DR. DANIEL G. AMEN

GESUNDES GEHIRN GESUNDE PSYCHE

Bibliografische Information der Deutschen Nationalbibliothek:
Die Deutsche Nationalbibliothek verzeichnet diese Publikation in der Deutschen Nationalbibliografie; detaillierte bibliografische Daten sind im Internet über http://dnb.de abrufbar.

Für Fragen und Anregungen:
info@m-vg.de

Wichtige Hinweise
Dieses Buch ist für Lernzwecke gedacht. Es stellt keinen Ersatz für eine individuelle medizinische Beratung dar und sollte auch nicht als solcher benutzt werden. Wenn Sie medizinischen Rat einholen wollen, konsultieren Sie bitte einen qualifizierten Arzt. Der Verlag und der Autor haften für keine nachteiligen Auswirkungen, die in einem direkten oder indirekten Zusammenhang mit den Informationen stehen, die in diesem Buch enthalten sind.

Ausschließlich zum Zweck der besseren Lesbarkeit wurde auf eine genderspezifische Schreibweise sowie eine Mehrfachbezeichnung verzichtet. Alle personenbezogenen Bezeichnungen sind somit geschlechtsneutral zu verstehen.

2. Auflage 2025

Türkenstraße 89
80799 München
Tel.: 089 651285-0

Die amerikanische Originalausgabe erschien 2020 bei Tyndale House Publishers, a division of Tyndale House Ministries, unter dem Titel *The End of Mental Illness*.

Übersetzung: Sarah Henter
Umschlaggestaltung: Sonja Vallant
Umschlagabbildung: shutterstock/SyafArt
Bildnachweis: sämtliche Abbildungen im Innenteil von Dr. Daniel G. Amen, außer: S. 447 Lesley Bohm
Satz: Daniel Förster, Belgern
Druck: Florjančič Tisk d.o.o., Slowenien
Printed in the EU

ISBN Print 978-3-7423-1661-5
ISBN E-Book (EPUB, Mobi) 978-3-7453-1359-8

DR. DANIEL G. AMEN

GESUNDES GEHIRN GESUNDE PSYCHE

Warum Angststörungen, Depressionen, ADHS und andere psychische Krankheiten körperliche Ursachen haben und wie man sie heilen und vermeiden kann

riva

Für Alizé und Amelie
Eure Geschichte ist nicht euer Schicksal.
Lasst uns psychische Erkrankungen mit eurer Generation beenden.

INHALT

DANIEL AMEN UND DIE GESUNDHEIT DES GEHIRNS

Die Gesundheit unseres Gehirns ist von zentraler Bedeutung für unsere allgemeine Gesundheit und auch für unseren Erfolg: Davon ist Dr. Daniel Amen überzeugt. Wenn das Gehirn gut funktioniert, so sagt er, dann funktioniert auch der Mensch als Ganzes. Kommt es jedoch zu einer Störung der Hirnfunktion, wird die betroffene Person mit größerer Wahrscheinlichkeit auch noch andere Probleme in ihrem Leben bekommen. Mit seiner Arbeit möchte Daniel Amen Menschen zu einem gesünderen Gehirn und einem besseren Leben verhelfen.

Die Website sharecare.com ernannte ihn zum einflussreichsten Experten und Fürsprecher für psychische Gesundheit im Internet und die *Washington Post* bezeichnete ihn als den beliebtesten Psychiater Amerikas.

Als Psychiater mit Ausbildung beim Militär verbrachte er zehn Jahre im aktiven Dienst der US-Armee – zunächst als Infanteriesanitäter und Röntgentechniker und später als Offizier im Medical Corps. Er ist Facharzt für Kinder- und Jugendpsychiatrie sowie Allgemeine Psychiatrie. Er verfügt in neun US-Staaten über eine Zulassung, als Arzt zu arbeiten. Er wurde für seine Arbeit zum Thema Suizid mit dem Marie-H.-Eldridge-Forschungspreises der American Psychiatric Association ausgezeichnet, seine Kollegen verliehen ihm den Distinguished Fellow Award (die höchste Auszeichnung, die an Mitglieder dieser Gesellschaft für Psychiatrie vergeben wird). Er hat seine Forschungsergebnisse und klinischen Arbeiten auf wissenschaftlichen Tagungen weltweit vorgestellt, darunter bei der Konferenz »Learning & the Brain«, die von der Harvard University organisiert wird, sowie auf Veranstaltungen der National Science Foundation. Die Zeitschrift *Discover* listete seine Forschungsarbeiten zur genauen Unterscheidung zwischen posttraumatischer Belastungsstörung und traumatischer Hirnverletzung unter Zuhilfenahme der Einzelphotonen-Emissionscomputertomografie (*Single-Photon Emission Computed Tomography*, SPECT) als eine der 100 wichtigsten Neuerungen der Wissenschaft im Jahr 2015 auf.

Er ist der leitende Prüfarzt der ersten und größten Studie zur Bildgebung des Gehirns und Rehabilitation von aktiven und pensionierten Spielern der National Football League (NFL) in den Vereinigten Staaten. In dieser Studie ließ sich zum einen ein hohes Maß an Hirnschäden bei den Sportlern nachweisen, zum anderen zeigte sich jedoch für viele der Betroffenen die Möglichkeit einer Heilung, und zwar durch die Anwendung der in diesem Buch beschriebenen Prinzipien. Er war Berater für den 2015 gedrehten Film *Erschütternde Wahrheit* (Originaltitel *Concussion*, zu Deutsch »Gehirnerschütterung«) mit Will Smith in der Hauptrolle.

Die Amen Clinics, die er im Jahr 1989 gründete, verfügen über die weltweit größte Datenbank funktioneller Hirnscans (SPECT und QEEG) zur Untersuchung von Verhalten mit insgesamt mehr als 170 000 Scans von Patienten aus 121 Ländern. Die Amen Clinics verfügen über einige der besten veröffentlichten Therapieerfolge von Patienten mit komplexen psychiatrischen Krankheiten. Im Durchschnitt wurden den dort behandelten Patienten 4,2 Diagnosen gestellt, 3,3 Therapeuten sowie die Gabe von fünf Medikamenten haben bei ihnen keinen Erfolg gebracht. Nach einem Behandlungszeitraum von sechs Monaten in den Amen Clinics berichten 75 Prozent dieser Patienten, dass es ihnen besser geht. Die Zahl stieg auf 84 Prozent, wenn sie die Behandlung in einer der Amen Clinics auch nach diesem Zeitraum noch weiter fortsetzten.

Dr. Amen hat 14 Sendungen über das Gehirn im öffentlichen Fernsehen moderiert, die in den letzten zwölf Jahren mehr als 110 000-mal in ganz Nordamerika ausgestrahlt wurden. Seine Leidenschaft gilt der Aufklärung über die Gesundheit unseres Gehirns.

Zusammen mit Pastor Rick Warren und Dr. Mark Hyman ist Dr. Amen auch einer der Hauptbegründer des Programms »The Daniel Plan«, das mithilfe religiöser Organisationen Menschen auf der ganzen Welt helfen will, gesund zu werden. Das Programm wird bereits in Tausenden von Kirchen, Moscheen und Synagogen umgesetzt. Dr. Amen und Prof. Jesse Payne schufen den Highschool- und Collegekurs »Brain Thrive by 25«, an dem Studenten aus sieben Ländern und allen 50 US-Staaten teilnehmen. Unabhängige Untersuchungen haben ergeben, dass das Programm den Drogen-, Alkohol- und Tabakkonsum der Teilnehmer reduziert, Depressionen verringert und das Selbstwertgefühl von Teenagern verbessert.

Im November 2017 wurde ein Video von Dr. Amens Darstellung der Passionsgeschichte (sechs Minuten) anonym veröffentlicht, das inzwischen mehr als 40 Millionen Zuschauer hatte.[1]

Zweifellos sind Dr. Amen und seine Kollegen an den Amen Clinics Neuerer im Bereich der Psychiatrie, das einzige medizinische Fachgebiet, in dem das behandelte Organ praktisch nie wirklich angesehen wird.

Dr. Amen hat mehr als 70 von Fachkollegen begutachtete wissenschaftliche Artikel veröffentlicht, darunter einige der größten Studien zur Bildgebung des Gehirns, die jemals durchgeführt wurden – mit jeweils 21 000, 46 000 und 62 000 SPECT-Scans. Wenn Sie den Begriff »brain SPECT« in die Suche auf der Website der National Library of Medicine (pubmed.gov) eingeben, werden mehr als 14 000 wissenschaftliche Abstracts angezeigt.

Mehr als 10 000 Ärzte und Therapeuten für psychische Gesundheit und Medizin haben Patienten an eine Amen Clinic überwiesen und mehr als 3000 Personen wurden in Dr. Amens zertifiziertem Coaching für die Gesundheit des Gehirns ausgebildet.

Wissenschaftler in Kanada haben seine Arbeiten zur Bildgebung des Gehirns repliziert und Studien veröffentlicht, die zeigen, dass seine Forschungsergebnisse Diagnosen und Ergebnisse verbessert haben.[2]

Dr. Amen arbeitet nicht für pharmazeutische Unternehmen und hält auch keine Anteile dieser Unternehmen, dennoch ist er der Überzeugung, dass bei Bedarf psychiatrische Medikamente eingesetzt werden sollten. Sie sind jedoch in der Regel nicht seine erste Wahl, da eine solche Behandlung, einmal aufgenommen, oft nur sehr schwer wieder abgesetzt werden kann.

Dr. Amen ist Eigentümer von BrainMD, einem sogenannten nutrazeutischen Unternehmen, welches er gegründet hat, nachdem er in Studien zur Bildgebung des Gehirns die negativen Auswirkungen einiger von ihm zuvor verschriebener Medikamente gesehen hatte. Er glaubt an das Prinzip (hippokratischer Eid), das allen Medizinstudenten beigebracht wird: »Primum non nocere.« (»Zuallererst nicht schaden.«)

Achten Sie auf diese Symbole

Achten Sie beim Lesen auf die drei folgenden Symbole, um sich leichter zurechtzufinden:

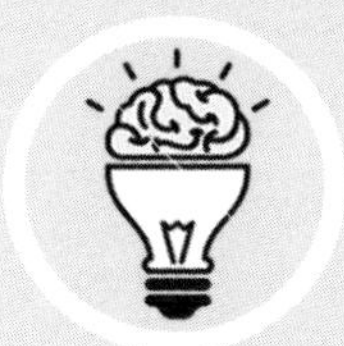

Diese Tipps für kluge Köpfe heben wesentliche Informationen hervor.

Wenn sich ein Mensch in sein Gehirn »verliebt« und dessen Funktionsweise optimiert, führt das dazu, dass sich viele andere Menschen ebenfalls in ihr Gehirn verlieben und eine wahre Heilungslawine in Gang gesetzt wird. Wenn die Liebe zu Ihrem Gehirn sich immer weiter ausbreitet, verbessern sich die Dynamiken in der ganzen Familie, bei der Arbeit und im sozialen Umfeld. Das nennen wir dann »Brain Love Stories«.

Menschen dabei zu helfen, sich zu verändern, ist seit mehr als 40 Jahren Dr. Amens Leidenschaft. Deshalb hat er sich mit B. J. Fogg, dem Leiter des Persuasive Tech Lab der Stanford University, und dessen Schwester Linda Fogg-Phillips zusammengetan, um mehr über die aktuellsten Techniken der Veränderung zu lernen. Sie alle glauben, dass die Schaffung kleiner Angewohnheiten die wirksamste Art ist, um große Veränderungen einfacher zu machen: Nehmen Sie kleine, schrittweise Veränderungen im Laufe der Zeit vor, die sich schließlich zu großen entwickeln.

EINFÜHRUNG

WARUM ICH DEN BEGRIFF »GEISTESKRANKHEIT« ABLEHNE UND WARUM SIE DAS AUCH TUN SOLLTEN

In Zeiten tiefgreifender Veränderungen erben die Lernenden die Erde, während die Gelehrten sich wunderbar gerüstet finden, sich in einer Welt zurechtzufinden, die nicht mehr existiert.

Eric Hoffer

Als ich an einer Ampel an der Ecke Hollywood and Vine in Hollywood, Kalifornien, auf dem Weg zu einem Podcast mit dem Geschichtenerzähler und Social-Media-Phänomen Jay Shetty feststeckte, sah ich einen Mann um die 30, etwa um die 1,80 Meter groß, mit schmutzigen blonden Haaren, zerrissener Kleidung und Blut im Gesicht, der mit sich selbst sprach, während er wild mit den Händen in der Luft gestikulierte. Er schien die Leute um sich herum gar nicht zu bemerken und die Fußgänger in der Nähe schenkten ihm ebenfalls keine Beachtung. In Hollywood and Vine sehen die Leute so etwas schon gar nicht mehr. Die meisten meiner Kollegen hätten bei ihm Schizophrenie oder eine instabile bipolare Störung diagnostiziert und sich gefragt, warum er seine Medikamente nicht nehme, um die Stimmen und Visionen loszuwerden. Als ich ihn sah, fragte ich mich, wann er zum letzten Mal eine Hirnverletzung gehabt hatte, ob er Schimmel oder Umweltgiften ausgesetzt war, ob er unter schweren Darmproblemen litt oder ob er eine Infektionskrankheit wie Lyme-Borreliose oder Toxoplasmose hatte, die gerade sein Gehirn zerstörte.

Wir stehen an der Schwelle zu einer Revolution, die die Gesundheitsversorgung in Bezug auf psychische Krankheiten für immer verändern wird. Dieses Buch verwirft ein veraltetes, stigmatisierendes Paradigma, in dem Menschen mit abfälligen Etiketten versehen werden, was sie daran hindert, die Hilfe zu erhalten, die sie brauchen. Wir ersetzen dieses alte Schema nun durch ein modernes Programm, das auf der Funktion des Gehirns basiert, sich auf den ganzen Patienten konzentriert und auf Neurowissenschaften und Hoffnung beruht. Niemand wird stigmatisiert, wenn er Krebs, Diabetes oder Herzkrankheiten bekommt, auch wenn der Lebensstil des Patienten bedeutend dazu beiträgt, eine solche Erkrankung zu entwickeln. Ebenso sollte sich niemand für Depressionen, Panikattacken, bipolare Störungen, Suchtprobleme, Schizophrenie und andere Probleme mit der Gesundheit des Gehirns schämen müssen.

In den letzten 30 Jahren haben meine Kollegen und ich die weltweit größte Datenbank für verhaltensbezogene Hirnscans aufgebaut. Wir haben mehr als 160 000 Einzelphotonen-Emissionscomputertomografien (*Single-Photon Emission Computed Tomography*, SPECT) zur Messung von Durchblutungs- und Aktivitätsmustern des Gehirns und mehr als 10 000 QEEGs (quantitative Elektroenzephalogramme) zur Messung der elektrischen Aktivität bei Patienten im Alter von neun Monaten bis 105 Jahren aus 121 Ländern durchgeführt. Unsere Arbeit im Bereich der Bildgebung des Gehirns hat die Art und Weise, wie wir unseren Patienten helfen, gesund zu werden, völlig auf den Kopf gestellt, und diese Informationen können auch Ihnen helfen, selbst wenn niemand jemals Ihr Gehirn (per Hirnscan) näher anschauen sollte. Das menschliche Gehirn ist ein Organ wie Ihr Herz und all Ihre anderen Organe und Ihre psychische Gesundheit hängt direkt davon ab, wie gesund und funktional ihr Gehirn ist.

Für uns ist vollkommen klar geworden, dass wir es als Psychiater nicht mit Fragen der geistigen/psychischen Gesundheit zu tun haben, sondern mit Fragen der Gesundheit des Gehirns; und diese eine Erkenntnis hat alles verändert, was wir tun, um unseren Patienten zu helfen.

Wir haben es nicht mit Fragen der geistigen Gesundheit zu tun, sondern mit Fragen der Gesundheit des Gehirns; und diese eine Erkenntnis hat alles verändert.

Inzwischen bin ich so weit, dass ich einen regelrechten Groll auf Begriffe wie »Geisteskrankheit« und »psychiatrische Störungen« habe, und bei Ihnen sollte es nicht anders sein. Solche Bezeichnungen legen den Schwerpunkt auf die falsche Domäne (den Geist oder die Psyche). Dabei haben wir während unserer Arbeit in der Bildgebung gelernt, dass wir uns zuerst auf das Gehirn konzentrieren müssen. »Geisteskrankheit« und »psychiatrische Störungen« beschwören stigmatisierende Bilder von regelrecht durchgedrehten Menschen herauf, die verrückt, gestört, unausgeglichen oder instabil sind, obwohl diese Adjektive auf einen extrem kleinen Prozentsatz von Menschen zutreffen, die mit Problemen der Gesundheit des Gehirns/der psychischen Gesundheit zu kämpfen haben.

Wird eine Geisteskrankheit oder eine psychiatrische Störung diagnostiziert, wird der Patient, der mit diesen offensichtlichen Problemen der Psyche kämpft, auf heimtückische Weise stigmatisiert und sein Ansehen in den Schmutz gezogen, sodass die Wahrscheinlichkeit sinkt, dass er jemals Hilfe suchen wird, aus Angst, dass sein Ansehen in den Augen anderer abnehmen könnte.

Schauen Sie sich nur an, was mit dem 1972 für das Amt des Vizepräsidenten nominierten Thomas Eagleton geschah. Der aufstrebende Senator aus Missouri, der der jüngste Generalstaatsanwalt des sogenannten Show-Me-States gewesen war, ein frommer Katholik und ein glühender Gegner des Vietnamkrieges, wurde als Präsidentschaftskandidat von George McGovern angeworben und galt als die perfekte Wahl.[3] Als man jedoch herausfand, dass er wegen einer Depression behandelt worden war, wurde er nur 18 Tage nach seiner Nominierung gebeten, von der von McGovern in Aussicht gestellten politischen Karriere abzusehen. Seit dieser dunklen nationalen Episode gelten Schwierigkeiten mit der psychischen Gesundheit in politischen Kreisen als absolut tödlich.

Laut dem Biografen Joshua Wolf Shenk kämpfte Abraham Lincoln »sein ganzes Leben lang mit einer Depression, und wenn er heute noch leben würde, würde seine Krankheit als ›Charakterfrage‹ angesehen werden – das heißt, als eine politische Belastung. In der Tat war seine Krankheit für ihn eine Charakterfrage: Sie gab ihm das Rüstzeug, um die Nation zu retten.«[4] Shenks Argument lautet, dass Lincoln durch seine Depression an Leid gewöhnt war und Techniken entwickelt hatte, um in schwierigen Zeiten seine negativen Gefühle in den Griff zu bekommen. Bemerkenswert ist jedoch auch, dass Lincoln im Alter von zehn Jahren eine schwere Kopfverletzung erlitten hatte, weil er von einem Pferd am Kopf getreten worden war und das Bewusstsein verloren hatte.[5] Sie werden anhand der weiteren Beispiele in diesem Buch sehen, dass Kopfverletzungen eine häufige und oft übersehene Ursache für emotionale und Verhaltensprobleme sind.

Lincolns Depression war in der Tat eine Charakterfrage: Sie gab ihm das Rüstzeug, um die Nation zu retten.

Bezeichnet man derartige Schwierigkeiten als psychiatrische Krankheiten oder Probleme mit der geistigen Gesundheit statt als Beeinträchtigung der Gesundheit des Gehirns, dann leiden Menschen im Stillen, weil sie sich schämen. Denken Sie nur einmal an die vielen Selbstmorde von Prominenten und Todesfälle durch Überdosis von Menschen, die zu verunsichert oder beschämt waren, um um Hilfe zu bitten (von Ernest Hemingway, Judy Garland und Junior Seau bis hin zu Robin Williams, Mindy McCready, Philip Seymour Hoffman, Anthony Bourdain und Kate Spade). Von außen kam es uns so vor, als hätten diese Personen wirklich alles; doch hinter den Kulissen war ihr Leid unerträglich.

Wenn wir das Stigma für solche Probleme der Gesundheit des Gehirns nicht auslöschen oder doch wenigstens verringern, werden noch viel mehr Menschen unnötig leiden und sterben, ohne die Hilfe zu erhalten, die sie brauchen. Hier nur einige Gründe, warum wir uns in dieser Hinsicht bessern müssen:

- Etwa alle 14 Minuten stirbt in den Vereinigten Staaten ein Mensch durch Selbstmord. Selbstmord ist die zehnthäufigste Todesursache insgesamt und die zweithäufigste Todesursache bei den 10- bis 34-Jährigen.[6] Seit 1999 ist die Zahl der Selbstmorde um 33 Prozent gestiegen, wodurch die Lebenserwartung insgesamt gesunken ist, während im gleichen Zeitraum die Zahl der Krebserkrankungen um 27 Prozent zurückgegangen ist.[7] Das letzte Mal, dass Amerika einen Rückgang der Lebenserwartung erlebte, war Anfang des 20. Jahrhunderts, als die Spanische Grippe und der Erste Weltkrieg fast eine Million Menschen töteten. In meiner Familie und Umgebung hat es viele Selbstmorde gegeben. Meine Tante brachte sich um, ebenso wie der biologische Vater meines Adoptivsohns und der Vater meines Schwiegersohns. Der Schmerz, der durch einen Selbstmord entsteht, ist anders als bei jedem anderen Verlust, denn die Menschen sehen ihn vielmehr als eine persönliche Wahl und nicht als Folge einer Krankheit.
- Alle acht Minuten stirbt jemand an einer Überdosis Drogen[8] und die aktuelle Opiatkrise in Amerika wird von Jahr zu Jahr schlimmer. Im Jahr 2017 gab es mehr als 70 000 Fälle einer Überdosis von Drogen, davon 67 Prozent durch Opiate (ein Anstieg von 45 Prozent gegenüber 2016).[9]
- Im Jahr 2017 waren Teenager und junge Erwachsene in den Vereinigten Staaten anfälliger für Depressionen, Stress und Selbstmord als Millennials, als diese in dem entsprechenden Alter waren.[10]
- 36 Prozent der Mädchen leiden im Teenageralter an einer Depression, im Vergleich zu 13 Prozent der Jungen im Teenageralter.[11] Beide Werte sind vollkommen inakzeptabel.
- 23 Prozent der Frauen im Alter zwischen 40 und 59 Jahren nehmen Antidepressiva.[12]
- Gemäß einer großen epidemiologischen Studie haben 50 Prozent der US-Bevölkerung irgendwann in ihrem Leben mit einem Problem der psychischen Gesundheit zu kämpfen.[13] Angststörungen (28 Prozent), Depressionen (21 Prozent), Impulskontrollstörungen (25 Prozent) und Substanzmissbrauch (15 Prozent) sind die häufigsten. Die Hälfte aller Fälle beginnt im Alter von 14 Jahren und 75 Prozent beginnen im Alter von 24 Jahren.
- Nach Angaben der Weltgesundheitsorganisation sind 25 Prozent aller gesundheitsbezogenen Beeinträchtigungen auf psychische Gesundheit und Substanzmissbrauch zurückzuführen – achtmal mehr als Beeinträchtigungen durch Herzkrankheiten und 40-mal mehr als Krebs.[14]

Scham hält die Menschen davon ab, die Hilfe zu bekommen, die sie brauchen. Niemand schämt sich für Krebs, Diabetes oder Herzkrankheiten; ebenso sollte sich niemand für eine Depression, Panikstörung, bipolare Störung und andere Probleme der Gesundheit des Gehirns schämen müssen.

Obwohl ich schon seit 40 Jahren Psychiater bin und meinen Beruf liebe, bin ich kein Fan der Schublade, in die meine Kollegen und ich oft gesteckt werden: Psychiater werden oft als unwissenschaftlich abgetan und von anderen medizinischen Fachleuten und der breiten Öffentlichkeit missachtet. Als ich 1980 meinem Vater, einem hochintelligenten und erfolgreichen Unternehmer, sagte, dass ich Psychiater werden wolle, fragte er mich: »Wieso willst du kein richtiger Arzt werden? Warum willst du ein Irrenarzt werden und den ganzen Tag mit Verrückten zu tun haben?« Damals habe ich mich über seine Worte aufgeregt, aber 40 Jahre später habe ich ein tieferes Verständnis dafür, warum er besorgt war. In ähnlicher Weise habe ich unzählige Patienten sagen hören: »Ich gehe doch nicht zum Psychiater, ich bin ja nicht verrückt.« Das Stigma ist allgegenwärtig. Mir ist die Bezeichnung »klinischer Neurowissenschaftler« lieber als Psychiater.

Eine neue Darstellung der geistigen Gesundheit als Gesundheit des Gehirns ändert alles

Schon früh in meiner Karriere habe ich gelernt, dass nur sehr wenige Menschen einen Psychiater freiwillig aufsuchen wollen. Niemand will als »defekt« oder »unnormal« abgestempelt werden, aber sobald die Menschen über die Bedeutung ihres Gehirns Bescheid wissen, wollen sie ein Gehirn, das möglichst gut funktioniert. Was wäre, wenn psychische Gesundheit schlicht die Gesundheit des Gehirns (also ein gesundes Gehirn) wäre? Das lehren uns die Scan-Aufnahmen des Gehirns, die wir in den Amen Clinics täglich durchführen und besprechen. Stellen Sie es sich so vor: Ihr Gehirn kann ein Problem haben, genauso wie Ihr Herz ein Problem haben kann. Die meisten Menschen, die zu einem Kardiologen gehen, hatten noch nie einen Herzinfarkt. Sie sind dort, weil bei ihnen Risikofaktoren vorliegen – eine familiäre Vorgeschichte mit Herzkrankheiten, Bluthochdruck oder zu viel Bauchfett –, und sie wollen einen Herzinfarkt verhindern. Um psychischen Erkrankungen ein Ende zu setzen, müssen wir zu einer ähnlichen Denkweise kommen.

Eine Neuausrichtung des Diskurses um die psychische Gesundheit hin zu einem Fokus auf die Gesundheit des Gehirns ändert alles. Dann nämlich fangen die Leute an, ihre Erkrankungen als medizinische und nicht als moralische Probleme zu sehen. Ein solcher Fokus verringert Scham und Schuldgefühle und erhöht die Vergebung und das Mitgefühl der involvierten Familien.

Die Verlagerung der Diskussion hin zu einem Diskurs um die Gesundheit des Gehirns stellt außerdem eine genauere Beschreibung der Problematik dar und schafft neue Hoffnung, steigert den Wunsch, Hilfe zu bekommen, und erhöht die Bereitschaft, die notwendigen Änderungen der Lebensweise vorzunehmen. Sobald die Menschen verstehen, dass das Gehirn alles steuert, was sie tun und was sie sind, wünschen sie sich ein besseres Gehirn, damit sie ein besseres Leben führen können.

Eine Neuausrichtung des Diskurses um die psychische Gesundheit hin zu einem Fokus auf die Gesundheit des Gehirns ändert alles:

- Die Menschen sehen ihre Erkrankungen als medizinische und nicht länger als moralische Probleme.
- Stigmatisierung, Scham und Schuldgefühle nehmen ab.
- Ein solcher Ansatz erhöht das Mitgefühl und die Vergebung der betroffenen Familien.
- Mit dieser Sichtweise lassen sich die zugrunde liegenden biologischen Vorgänge genauer beschreiben.
- Sie weckt Hoffnung.
- Sie erhöht die Einhaltung von Behandlungsplänen.

Dieses Buch wird Ihnen eine völlig neue Art und Weise eröffnen, über Probleme mit der Gesundheit des Gehirns/der geistigen Gesundheit wie Angststörungen, Depressionen, bipolare Störungen, Aufmerksamkeitsdefizit-/Aufmerksamkeitsdefizit-Hyperaktivitätsstörungen (ADS/ADHS), Abhängigkeiten, Zwangsstörungen, posttraumatischen Belastungsstörungen (PTBS), Schizophrenie und sogar Persönlichkeitsstörungen nachzudenken und diese zu behandeln. Das Buch basiert auf einer sehr einfachen Prämisse: Lassen Sie Ihr Gehirn gesund werden und Ihre Psyche wird folgen. Dutzende von Studien belegen inzwischen, dass eine Verbesserung der physischen Funktionsweise des Gehirns die Psyche gesünder werden lässt.[15]

Die Geschichte Ihres Gehirns ist nicht Ihr Schicksal

Der Grund, warum ich dieses Buch meinen beiden Nichten Alizé (15) und Amelie (10) gewidmet habe, ist, dass sie in eine Familie geboren wurden, die von psychischen Krankheiten geplagt ist – es gab mehrfache Selbstmorde, schwere Depressionen, Schizophrenie, Drogenmissbrauch, manisch-depressive Verhaltensweisen, Zwangsstörungen, Angst- und Panikstörungen, ADS/ADHS (Aufmerksamkeitsdefizit-Syndrom mit/ohne Hyperaktivität), Störungen der Körperwahrnehmung (Körperdysmorphie) und auch kriminelle Verhaltensweisen. Beide Mädchen waren also schon vor der Geburt genetisch stark anfällig für psychische Erkrankungen. Darüber hinaus wurden sie in ein familiäres Chaos hineingeboren, mit Eltern, die mit Suchterkrankungen, Depressionen und Verhaltensproblemen zu kämpfen hatten. Im Jahr 2016 nahm das Jugendamt, das die Gefahr zu Hause als sehr hoch einstufte, sie aus dem Haushalt. Die beiden Mädchen erinnern sich noch lebhaft an die Panik und den Horror, als sie von der Polizei von ihrer Mutter weggeführt wurden.

Damals hatte sich meine Frau Tana von ihrer Halbschwester Tamara, der Mutter der Mädchen, entfremdet, aber als wir erfuhren, dass die Kinder in Pflegefamilien aufgenommen worden waren, wussten wir, dass wir handeln mussten. Wir sorgten dafür, dass Tamara geeignete medizinische und psychiatrische Unterstützung durch Therapeuten bekam (damals weigerte sich der Vater, Hilfe anzunehmen); und sie konnte die Kontrolle über ihre Sucht, Depression, ADHS und früher erlittene Verletzungen des Gehirns gewinnen (sie hatte 19 Autounfälle gehabt). Dank dieser Fortschritte konnte sie am Muttertag 2017 wieder mit ihren Töchtern vereint werden. Seit dieser Zeit haben Tamara, Alizé und Amelie es auf der Grundlage der in diesem Buch dargelegten Prinzipien geschafft, sich weiter gesund zu entwickeln. Wie alle Menschen, die diese Art von Chaos erleben, hatten sie Höhen und Tiefen, aber Tamara ist erwerbstätig in einem Beruf, den sie liebt, und die Mädchen sind beide Einserschülerinnen – glücklich, sozial gefestigt und zielstrebig. Zu dem Zeitpunkt, zu dem ich diesen Text verfasse, ist Alizé Mitglied einer sogenannten Honor Society (Ehrengesellschaft zur Auszeichnung besonders guter Schüler und Studenten in den USA), macht Crosslauf und Leichtathletik. Im letzten Schuljahr wurde sie als beste Schülerin für ihre Leistungen in Sprachen, Biowissenschaften und Automatisierung und Robotik ausgezeichnet.

Tana, Tamara und ich setzen uns dafür ein, den Kreislauf der psychischen Krankheit bei den Mädchen sowie bei deren zukünftigen Kindern und Enkelkindern zu durchbrechen. Dieses Buch ist unsere Blaupause. Es ist auch Ihre Blaupause. Das Ende der psychischen Erkrankungen beginnt bei Ihnen und den Ihnen nahestehenden Menschen.

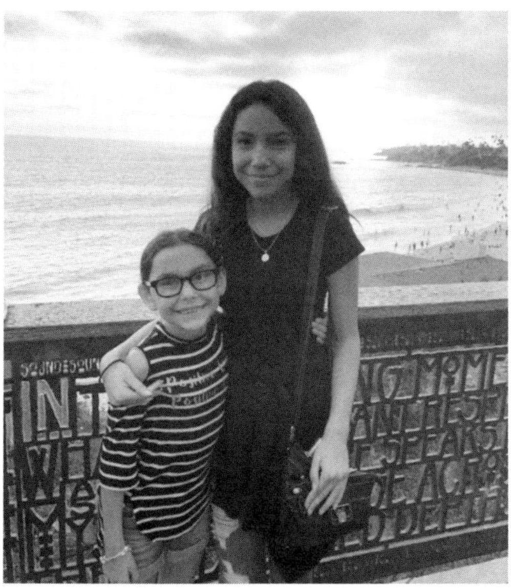

Alizé (rechts) und Amelie

Dieses Buch ist Ihre Blaupause

Teil 1 des Buchs führt Sie kurz in die Geschichte der Psychiatrie und der psychiatrischen Behandlung ein. Um dies zu veranschaulichen, werde ich einige der überraschenden und geradezu schockierenden Methoden aufzeigen, mit denen man einen meiner Patienten, Jarrett, im Laufe der Jahrhunderte wohl behandelt hätte. Ich werde Ihnen zeigen, wie sich psychische Krankheiten neu definieren lassen. Wir werden ein veraltetes diagnostisches Paradigma, das nur auf Symptomclustern basiert, hinter uns lassen und durch ein hirnzentriertes Paradigma ersetzen, das auf Symptomen plus Neuroimaging (bildgebende Verfahren des Gehirns/Scans), Genetik und einem personalisierten medizinischen Ansatz für die Gesundheit von Gehirn und Körper beruht. Als Nächstes werde ich Ihnen die zwölf wichtigsten Lehren vorstellen, die wir aus unserer Arbeit im Bereich der Bildgebung des Gehirns gezogen haben und die die Art und Weise, wie wir über unsere Patienten denken und ihnen helfen, völlig verändert haben. Ich werde Ihnen unser Bright-Minds-Programm zur Beendigung psychischer Erkrankungen (*Amen Clinics Four Circles Bright Minds Program to end mental disease*) vorstellen. Das Programm basiert auf dem einfachen, aber sehr wirkungsvollen Konzept, dass der Mensch, um einen gesunden Geist zu haben, zunächst einmal ein gesundes Gehirn haben muss. Um dies zu erreichen, müssen Sie die vier Kreise eines ganzen Lebens (biologisch, psychologisch, sozial und spirituell) optimieren sowie die elf Hauptrisikofaktoren, die das Gehirn schädigen und Ihre Psyche beeinträchtigen können, meiden oder behandeln.

Bright Minds steht für:

B*lood Flow* (Durchblutung)
R*etirement/Aging* (Ruhestand/Älterwerden)
I*nflammation* (Entzündung)
G*enetics* (Genetik)
H*ead Trauma* (Kopfverletzungen)
T*oxins* (Giftstoffe)

M*ind Storms* (Übermäßige elektrische Aktivität des Gehirns)
I*mmunity/Infections* (Immunsystem/Infektionen)
N*eurohormone Issues* (Hormonveränderungen, die Einfluss auf das Gehirn haben)
D*iabesity* (Diabetes und Übergewicht)
S*leep* (Schlaf)

In Teil 2 erfahren Sie, wie man psychische Erkrankungen hervorrufen oder erfolgreich behandeln kann. Wenn Sie wissen, wie sie entstehen, haben Sie auch das Rezept, um sie zu vermeiden und zu behandeln. Hier werden Sie den enormen Einfluss entdecken, den die moderne Gesellschaft auf die explodierende Krise der Gesundheit von Gehirn und Psyche in Amerika hatte. Dieser Abschnitt wird auch die elf Bright-Minds-Risikofaktoren untersuchen, die eine stabile Psyche stark beeinträchtigen können, und Ihnen zeigen, wie Sie diese vermeiden können. Ich habe in meinem Buch *Memory Rescue* bereits ausführlich über diese Risikofaktoren geschrieben, aber nur im Zusammenhang mit dem Gedächtnis. Dieselben Faktoren haben allerdings auch großen Einfluss auf andere Probleme des Gehirns beziehungsweise der Psyche. Sie werden sehen, wie Ihr Gehirn – und Ihre Psyche – gesünder werden, sobald Sie Ihre Risikofaktoren reduzieren.

In Teil 3 werde ich viele praktische Strategien vorstellen, mit denen Sie Ihr Gehirn stärken und Ihre psychische Gesundheit optimieren können. Hier wird es auch um psychiatrische Medikamente im Vergleich zu Nahrungsergänzungsmitteln (Nutrazeutika) gehen, sowie darum, welche medizinischen Untersuchungen Sie jedes Jahr durchführen lassen sollten, und um die entscheidende Bedeutung Ihrer Nahrung. Darüber hinaus fasst das Schlusskapitel zusammen, wie psychische Erkrankungen entstehen und wie wir sie in den Griff bekommen können.

> Lassen Sie Ihr Gehirn gesund werden und Ihre Psyche wird folgen. Es ist an der Zeit, die Hilfe zu bekommen, die Sie brauchen, indem Sie ein veraltetes, stigmatisierendes, unwissenschaftliches Paradigma ablegen.

Hier ist ein Beispiel dafür, warum wir das derzeitige überholte Paradigma zugunsten unseres neuen Modells aufgeben sollten.

Wie Chase seine »psychische Krankheit« erfolgreich bekämpfte, indem er sein Gehirn heilte

Chase war ein kluger, erfolgreicher junger Mann, der gerade seinen Collegeabschluss gemacht und einen tollen Job gefunden hatte. Aber innerlich litt er. Chase kämpfte mit schweren Ängsten, unkontrollierbaren Stimmungsschwankungen, negativen Gedankenmustern, lähmenden Panikattacken, Jähzorn und Schlafstörungen. Er hatte Schwierigkeiten mit beruflichen Kontakten und Freundschaften. Er konnte nicht mit Menschen sprechen und schien immer schlecht gelaunt zu sein. Außerdem fehlte ihm ein klares Gefühl dafür, dass sein Leben einen Sinn hatte.

Als Teenager suchte er einen Psychiater auf, der, nachdem er ihn gebeten hatte, einen Fragebogen auszufüllen, bei Chase eine bipolare Störung (eine schwere Stimmungsstörung, bei der Menschen zwischen Depression und Manie wechseln) sowie ADHS und eine Störung der Impulskontrolle diagnostizierte. Chase hatte außerdem eine Familiengeschichte mit Depressionen und Suchtkrankheiten.

Im Laufe der Jahre probierte er ein Medikament nach dem nächsten aus und versuchte, etwas zu finden, das wirkte. Die Nebenwirkungen verschlimmerten seinen Zustand allerdings noch weiter und er nahm mehr als 40 Kilo zu. Der junge Mann, der bereits soziale Ängste hatte, hatte nun noch mehr Gründe, sich selbst zu isolieren. Nicht nur das Gehirn von Chase, sondern auch sein Körper gaben schließlich auf; er hatte einen Nervenzusammenbruch und wurde arbeitsunfähig.

Die Stiefmutter von Chase, Terry, schlug vor, dass er zu einer Untersuchung in unsere Klinik in New York City kommen solle. Terrys Tochter hatte mit Lernschwierigkeiten und Angstattacken zu kämpfen gehabt; nach ihrem Besuch in unserer Klinik ging es ihr deutlich besser. Das inspirierte auch Terry zu einem Besuch in einer unserer Kliniken. Dies half ihr, die Gesundheit ihres Gehirns zu stärken, wodurch sie unter anderem eine bessere Geschäftsfrau wurde. In der Folge schickte Terry viele andere Mitglieder ihrer Familie in eine unserer Kliniken, um dort Hilfe zu suchen.

Wie bei allen unseren Patienten führten wir auch bei Chase zunächst umfassende Untersuchungen durch. Als Teil unseres diagnostischen Prozesses nahmen wir eine detaillierte Anamnese auf; es erfolgten neuropsychologische Untersuchungen und Laboruntersuchungen (Chase hatte einen niedrigen Vitamin-D- und Testosteronspiegel) und Hirnscans, um Durchblutung und Aktivitätsmuster seines Gehirns zu beurteilen.

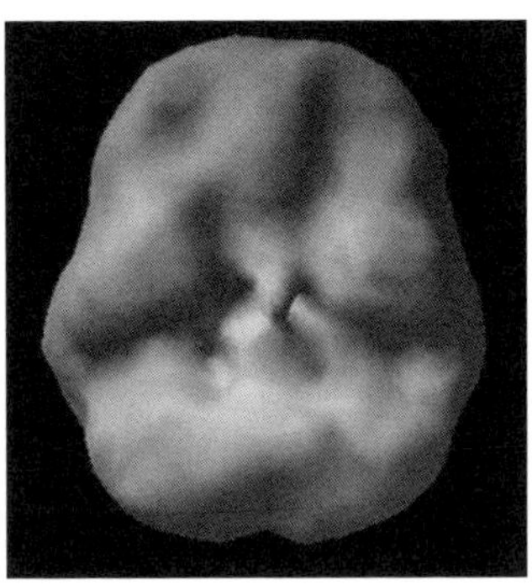

Gesunde SPECT-Aufnahme
Vollständige, gleichmäßige, symmetrische Aktivität

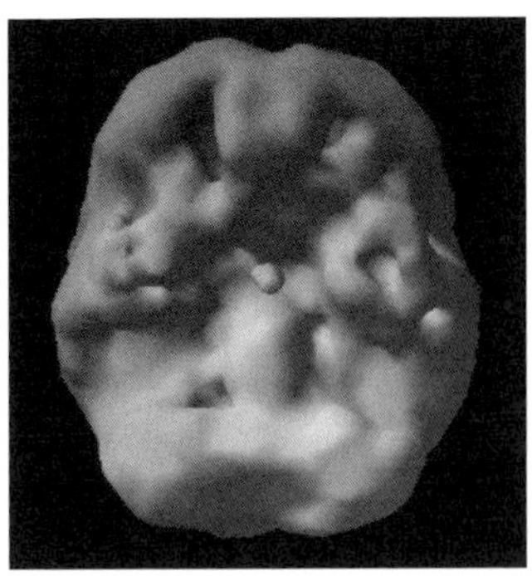

Chases SPECT-Aufnahme
Geringe Aktivität (Bereiche, die wie eingedrückt aussehen), insbesondere im präfrontalen Kortex und in den Temporallappen

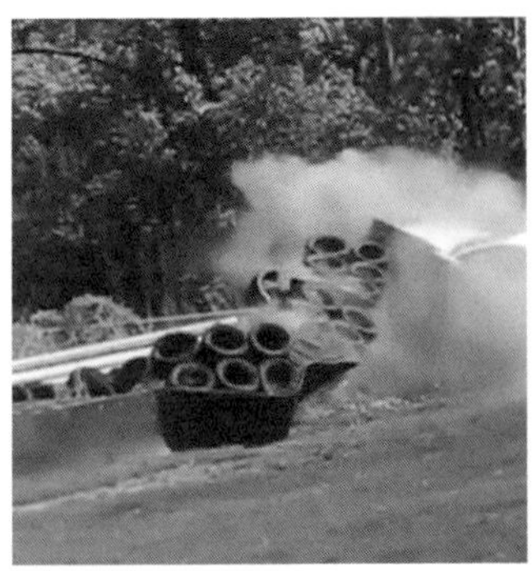

Chase rast gegen eine Wand

Die SPECT-Untersuchung zeigt, wie das Gehirn funktioniert. Sie unterscheidet sich von der Computertomografie und Magnetresonanztomografie, bei denen es sich um Aufnahmen allein der anatomischen Strukturen des Gehirns handelt. Mit SPECT-Aufnahmen hingegen lässt sich darstellen und beurteilen, wie das Gehirn funktioniert beziehungsweise wie es »arbeitet«; sie sind daher meiner Meinung nach viel hilfreicher für Menschen mit komplexen Problemen des Gehirns beziehungsweise der Psyche, wie ADS/ADHS und bipolaren Störungen. Sie werden in den Kapiteln 2 und 3 mehr über unsere Arbeit mit SPECT erfahren.

Der SPECT-Scan von Chase (siehe die Bilder auf Seite 22, die seinen Scan mit dem Scan eines Gesunden vergleichen) zeigte eine signifikant niedrige Gesamtblutzufuhr zum Gehirn, insbesondere zum präfrontalen Kortex (eine Hirnregion, die mit Fokus, Vorausdenken, Urteilsvermögen, Planung, Empathie und Impulskontrolle in Zusammenhang steht) und den Schläfenlappen (eine Hirnregion, die mit Stimmungsstabilität, Lernen, Gedächtnis und Temperamentskontrolle assoziiert ist). Die Scans seines Gehirns zeigten Auffälligkeiten, die zu früheren Kopfverletzungen und dem Einfluss von giftigen Stoffen passten. Das veranlasste uns, Chase gezieltere Fragen zu stellen, um zu verstehen, warum sein Gehirn diese Veränderungen aufwies.

Es stellte sich heraus, dass seine Familie eine NASCAR-Rennstrecke besaß und Chase seit seiner Kindheit Rennwagen fuhr und dabei über lange Zeit giftige Benzindämpfe eingeatmet hatte. Er hatte eine Reihe von schweren Gehirnerschütterungen erlitten, darunter eine beim Rennsport. Bei vielen Menschen wird eine bipolare Störung (psychische Krankheit) fälschlich diagnostiziert, nachdem diese Menschen eine heftige Gehirnerschütterung (Erkrankung des Gehirns) erlitten haben, die sich auf den präfrontalen Kortex und die Schläfenlappen ausgewirkt hat.

> Bei vielen Menschen wird eine bipolare Störung fälschlicherweise diagnostiziert, nachdem sie eine schwere Gehirnerschütterung erlitten haben. Die richtige Diagnose ist entscheidend für eine wirksame Behandlung.

Nachdem wir Chases Scans gesehen und seine Lebensgeschichte verstanden hatten, war klar, dass er nicht an einer bipolaren Störung, ADHS und Impulskontrollstörungen litt, sondern an den Langzeitfolgen von Gehirnerschütterungen und toxischer Belastung durch Benzindämpfe als Ursache für seine Symptome. Wir setzten seine Medikamente ab und gaben ihm Nahrungsergänzungsmittel, die die Funktion des Gehirns unterstützen. Um die Gesundheit seines Gehirns weiter zu verbessern, begannen wir mit dem Bright-Minds-Programm, das in den kommenden Kapiteln ausführlich beschrieben wird.

Als Teil des Programms änderten wir die Ernährung von Chase vollständig und ermutigten ihn, nur Nahrungsmittel zu essen, die der Gesundheit des Gehirns dienten, und solche, die ihr schaden, ganz wegzulassen. Außerdem fing er an, täglich Sport zu treiben. Chase tat alles, was wir ihm empfahlen.

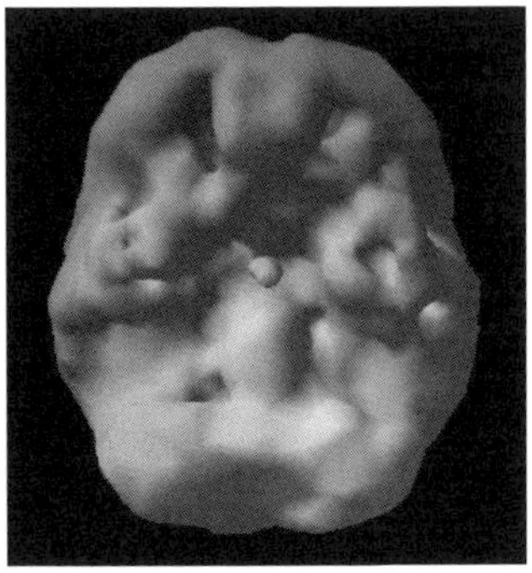

SPECT vorher
Geringe Aktivität, insbesondere im präfrontalen Kortex und in den Schläfenlappen

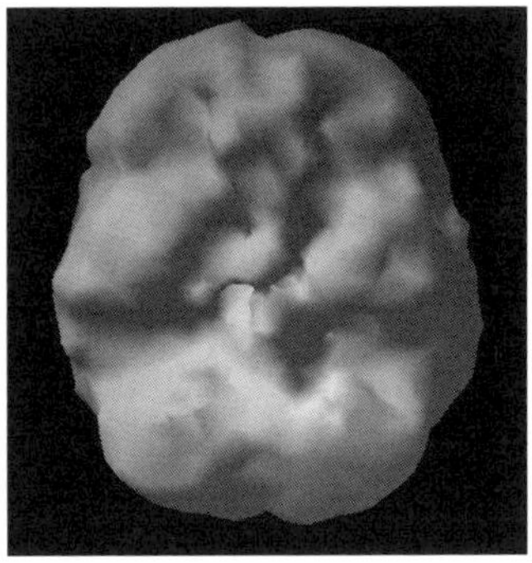

SPECT nach der Behandlung
Allgemeine Verbesserung

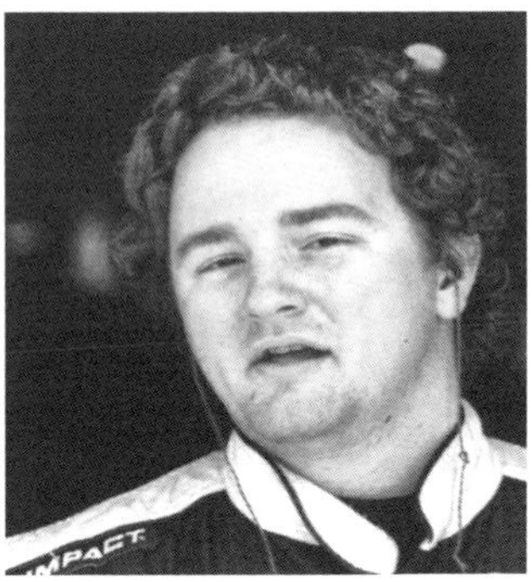

Vorher

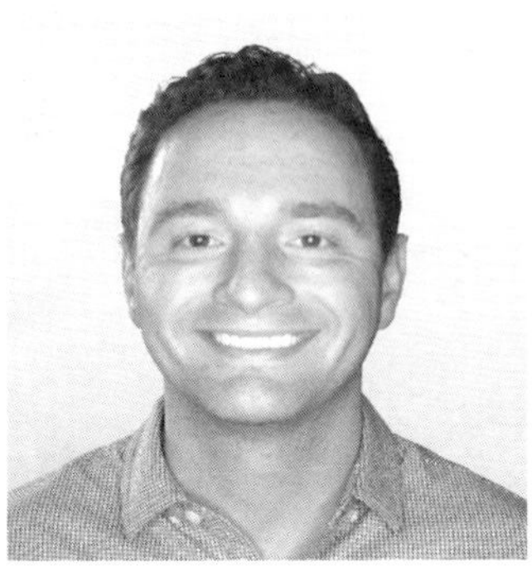

Nachher

In nur wenigen Monaten stieg sein Selbstvertrauen. Einige Monate später zeigte sein Gehirn eine deutliche Verbesserung. Seine Haut verbesserte sich ebenfalls und er hatte 40 Kilo abgenommen – weitere Anzeichen dafür, dass sein Gehirn gesünder war. Jetzt hat er einen noch besseren Job, von dem er sagt, dass er dort großartige Arbeitsbeziehungen hat; er hat viele Freunde außerhalb des Büros, probiert gerne neue Dinge aus und ist in einer festen Beziehung.

Nachdem er etwas über die Funktionsweise und die Gesundheit seines Gehirns gelernt hat, schaut Chase immer noch gerne Autorennen, sagt aber, dass er selbst nie wieder Rennen fahren wird. Und das nicht nur wegen der Gehirnerschütterungen, sondern auch wegen der Giftstoffe, die er dort eingeatmet hatte: Gas, Öl, verbranntes Gummi und all die anderen Chemikalien, die er nicht in seinem Körper haben will.

Chase brauchte dringend einen radikal neuen Ansatz; sowohl seine körperliche als auch seine psychische Gesundheit hatten sich verschlechtert.

Chase hatte drei psychiatrische Diagnosen von seinem Psychiater erhalten (bipolare Störung, ADHS und Impulskontrollstörung). Der Arzt hatte Checklisten und Gruppen verwandter Symptome, sogenannte Symptomcluster, aus dem *Diagnostic and Statistical Manual of Mental Disorders* (DSM) der American Psychiatric Association verwendet (also dem Standardbuch zur Diagnostik psychischer Krankheiten in den USA), um zu dieser Diagnose zu kommen. Die Behandlung allerdings hatte Chase mehr geschadet als geholfen. Ja – oberflächlich betrachtet ist es viel einfacher, verschiedene Medikamente auszuprobieren, in der Hoffnung auf eine schnelle Lösung, und sich nicht darum bemühen zu müssen, sein Leben zu verändern. Aber die Medikamente, die wir in der Psychiatrie einsetzen, sind oft tückisch, denn wenn man einmal damit anfängt, ist es sehr schwer, sie wieder abzusetzen. Die Wirkstoffe verändern Ihr Gehirn so, dass es sie braucht, damit Sie sich normal fühlen können. Auf lange Sicht ist es im Allgemeinen einfacher, ein wenig daran zu arbeiten, Ihre Gewohnheiten zu ändern, sodass Sie weniger oder in manchen Fällen gar keine Medikamente benötigen.

> Oberflächlich betrachtet ist es einfacher, in der Hoffnung auf eine schnelle Lösung verschiedene Medikamente auszuprobieren und sich nicht mit Änderungen des Lebensstils herumschlagen zu müssen. Aber psychiatrische Medikamente sind oft tückisch, denn wenn man einmal damit angefangen hat, ist es sehr schwer, sie wieder abzusetzen. Die Wirkstoffe verändern Ihr Gehirn so, dass es sie braucht, damit Sie sich normal fühlen können.

Die Art und Weise, wie wir die Symptome von Chase untersucht und beurteilt und ihm geholfen haben, unterscheidet sich stark von der typischen Art und Weise, wie die meisten Menschen im Fall von »psychischen Erkrankungen« diagnostiziert und behandelt werden. Wenn Sie im Jahr 2020 den Verdacht haben, dass Sie ein psychisches Gesundheitsproblem haben, werden Sie wahrscheinlich einen Psychiater oder Hausarzt aufsuchen (die 85 Prozent der psychiatrischen Medikamente verschreiben), der Sie erst einmal bitten wird, Ihre Symptome zu beschreiben. In den meisten Fällen wird Ihr Arzt zuhören, eine Untersuchung durchführen und dann nach Symptomclustern suchen. Auf dieser Grundlage wird er Ihnen eine Diagnose und einen Behandlungsplan vorlegen, der in der Regel eines oder mehrere psychiatrische Medikamente umfasst.

Wenn Sie zum Beispiel über vermehrte Angst berichten, erhalten Sie in der Regel die Diagnose »Angststörung« und am Ende ein Rezept für ein Medikament gegen Angstzustände, das in einigen Studien mit einer Häufung von Demenz in Verbindung gebracht wurde.[16] Wenn Sie Aufmerksamkeitsprobleme haben, kann es sein, dass Sie am Ende die Diagnose »ADHS« erhalten und ein Rezept für Stimulanzien wie Ritalin oder Adderall ausgestellt bekommen. Diese Medikamente können vielen Menschen helfen, aber es ist wichtig, sich darüber im Klaren zu sein, dass sie bei manchen Menschen auch deren ursprüngliches Problem verschlimmern können.

Oder Sie sagen vielleicht: »Ich bin deprimiert.« Ihr Arzt wird Sie dann in eine Diagnoseschublade stecken, die den gleichen Namen trägt wie Ihre Symptome – Depression in diesem Beispiel –, ohne dabei biologische Informationen zu berücksichtigen. Bei der Behandlung handelt es sich in der Regel um ein Antidepressivum.

Laut dem Psychiater Thomas Insel, dem ehemaligen Direktor des National Institute of Mental Health (NIMH), »ist die Ansprechrate bei den Antidepressiva (...) weiterhin langsam und niedrig. In der bisher größten Wirksamkeitsstudie mit mehr als 4000 Patienten mit schwerwiegenden depressiven Störungen in der Primärversorgung und in Gemeindeeinrichtungen befanden sich nach 14 Wochen optimaler Behandlung nur 31 Prozent in Remission. (…) In den meisten Doppelblindstudien mit Antidepressiva liegt die Placebo-Ansprechrate auch bei etwa 30 Prozent. (…) Die Realität ist leider, dass die Medikamente, die uns derzeit zur Verfügung stehen, zu wenigen Menschen helfen, sich besser zu fühlen, und nur sehr wenigen Menschen helfen, wirklich gesund zu werden.«[17] Dies stimmt mit dem überein, was Insels Vorgänger, Steven Hyman, der ehemalige Direktor des NIMH, im Jahr 2018 schrieb: Laut ihm haben wir im letzten halben Jahrhundert bei den Medikamenten zur Behandlung psychiatrischer Erkrankungen keine nennenswerten Fortschritte erzielt.[18]

Ein typisches Beispiel für diese veraltete diagnostische Methode sieht man bei Menschen, die Schwierigkeiten mit ihrem Temperament haben, wie Chase, die ab und zu emotional regelrecht explodieren. Sie erhalten oft die Diagnose »Impulskontrollstörung«, was eigentlich absurd ist. Diesen Menschen wird häufig Anti-Aggressions-Training empfohlen oder ihnen werden verschiedene Medikamente verschrieben.

Aus unserer Erfahrung mit Zehntausenden von Patienten in den Amen Clinics und nach 40 Jahren auf diesem Gebiet bin ich davon überzeugt, dass es unangemessen und respektlos gegenüber den Patienten ist, Diagnosen allein auf der Grundlage von DSM-Symptomclustern wie Angst, Depression, Wutausbrüchen oder einer kurzen Aufmerksamkeitsspanne zu stellen.

SYMPTOME	=	DIAGNOSE	=	BEHANDLUNG
Depression		Depression		Antidepressiva
Angstzustände		Angststörung		Medikamente gegen Angststörungen
Konzentrations-schwierigkeiten		ADHS oder ADS		Stimulanzien
Wutausbrüche		Impulskontrollstörung		Medikamente zur Temperamentskontrolle

Die Symptome sagen uns nichts über die zugrunde liegenden körperlichen, also biologischen, Probleme, die unsere Patienten haben. Alle anderen Mediziner schauen direkt auf die Organe, die sie behandeln, aber Psychiater sind daran gewöhnt, einfach davon auszugehen, dass bestimmte biologische Mechanismen Krankheiten wie Depression, ADS/ADHS, bipolaren Störungen und Sucht zugrunde liegen, ohne jemals das Gehirn zu betrachten, obwohl unsere Patienten genauso krank sind wie solche mit Herzkrankheiten, Diabetes oder Krebs.

Diagnosen ausschließlich auf der Grundlage von DSM-Symptomclustern wie Angst, Depression, Wutausbrüchen oder einer kurzen Aufmerksamkeitsspanne zu stellen, ist unangemessen.

Eine brisante Studie aus dem Jahr 2019 in der Zeitschrift *Psychiatry Research* bestätigt, was ich schon seit Jahrzehnten sage: Psychiatrische Diagnosen allein aufgrund von Symptomclustern zu stellen, ist wissenschaftlich bedeutungslos und entspricht auch nicht der Wahrheit. Die von Forschern der University of Liverpool geleitete Studie konzentrierte sich auf eine akribische Analyse von fünf Kapiteln im DSM-5: Angststörungen, depressive Störungen, traumabezogene Störungen, bipolare Störungen und Schizophrenie. Ihre Hauptergebnisse heben viele der Unzulänglichkeiten des gegenwärtigen diagnostischen Paradigmas hervor:[19]

- Die Symptome verschiedener Diagnosen überschneiden sich stark.
- Viele Diagnosen übersehen die Rolle von psychischen Traumata und Kopfverletzungen.
- Der gegenwärtige Ansatz berücksichtigt selten den einzelnen Patienten.

Durch die sehr genaue Analyse dieser Daten zeigte sich in dieser Studie, wie undurchsichtig und inkonsistent das diagnostische Modell ist. Zum Beispiel »gibt es fast 24 000 mögliche Symptomkombinationen für eine Panikstörung im DSM-5, verglichen mit nur einer möglichen Kombination für eine soziale Phobie«. Ebenso besorgniserregend ist das Ergebnis, dass »zwei Menschen die gleiche Diagnose erhalten können, ohne auch nur ein einziges Symptom gemein zu haben«. Außerdem macht die schiere Anzahl der Symptomkombinationen es fast unmöglich, eine genaue Diagnose zu stellen. Denken wir zum Beispiel einmal über diese verblüffende Tatsache nach: »Im DSM-5 gibt es 270 Millionen Kombinationen von Symptomen, die sowohl die Kriterien für eine PTBS als auch für eine schwere depressive Störung erfüllen würden, und wenn fünf andere häufig gestellte Diagnosen auch noch mit eingerechnet werden, steigt diese Zahl auf eine Trillion an Symptomkombinationen an – mehr als die Anzahl der Sterne in der Milchstraße.« Die Forscher kommen in der Studie zu dem Schluss, dass eine andere Herangehensweise wirksamer sein könnte, als sich auf ein, wie sie es nennen, »ungenaues System von Kategorien« zu stützen.[20]

Aber keine Angst, wir müssen nicht so weitermachen wie bisher. Wenn wir die Art und Weise, wie wir über »Geisteskrankheiten« denken, ändern, indem wir sie als Probleme der Gesundheit des Gehirns betrachten, wird das Ganze um einiges genauer. Diese Entdeckung ist es, die die Art und

Weise, wie wir in den Amen Clinics an die Diagnose und Behandlung unserer Patienten herangehen, völlig verändert hat. Sie ist auch der Grund dafür, dass die Amen Clinics eine der höchsten publizierten Erfolgsraten für Patienten mit komplexen psychischen Krankheiten haben, bei denen im Durchschnitt 3,3 Gesundheitsdienstleister und fünf Medikamente versagt haben.[21] In der Tat berichten 84 Prozent der Patienten mit komplexen, behandlungsresistenten Erkrankungen, die wir in den Amen Clinics behandeln, dass sie sich nach sechs Monaten besser fühlen.

Dieses Buch wird einige ihrer Geschichten erzählen und auch Ihnen die Schritte aufzeigen, um psychische Erkrankungen in den Griff zu bekommen. Denn dies ist nicht nur im Leben von Alizé und Amelie möglich, sondern auch in Ihrem eigenen Leben und im Leben Ihrer Kinder und Enkelkinder.

1. Lassen Sie uns den Begriff »Geisteskrankheit« aus unserem Vokabular streichen und ihn durch die Begriffe »Gesundheit des Gehirns/psychische Gesundheitsprobleme« ersetzen.

2. Wir verwerfen das veraltete diagnostische Paradigma, das ausschließlich auf Symptomclustern basiert, und ersetzen es durch ein hirnzentriertes Paradigma, das auf Symptomen plus Aufnahmen (Scans) des Gehirns, Genetik und einem personalisierten medizinischen Ansatz zur Gehirn-/Körpergesundheit basiert (siehe die Kapitel 1 bis 3).

3. Wir beurteilen und behandeln den ganzen Menschen in vier Kreisen – dem biologischen/physischen, dem psychologischen, dem sozialen und dem spirituellen (siehe Kapitel 4).

4. Wir zeigen Ihnen, wie Sie die elf wichtigsten Bright-Minds-Risikofaktoren, die dem Gehirn und Ihrer Psyche schaden, erkennen und behandeln können (siehe die Kapitel 5 bis 15).

5. Richte keinen Schaden an. Erfahren Sie mehr über die wissenschaftlichen Fakten, die Psychopharmaka mit Nutrazeutika vergleicht. Die Wirkung von Nutrazeutika ist stärker durch wissenschaftliche Untersuchungen gestützt, als die meisten Menschen wissen, und sie sind oftmals eine tatsächliche evidenzbasierte Option (Kapitel 16).

6. Informieren Sie sich über wichtige Befunde/Blutwerte und lassen Sie diese jährlich überprüfen, um Probleme der Gesundheit des Gehirns/psychischen Gesundheit zu vermeiden, bevor sie überhaupt erst auftreten können (Kapitel 17).

7. Essen Sie Nahrungsmittel, die die Funktion Ihres Gehirns fördern, anstatt solcher, die Krankheiten Ihres Gehirns und Ihres geistigen Zustands begünstigen (Kapitel 18).

8. Wir wollen auch in Schulen, Unternehmen, Kirchen und überall dort, wo Menschen zusammenkommen, für die Gesundheit des Gehirns/psychische Gesundheitserziehung sorgen (Kapitel 19).

TEIL 1

ALLES ÄNDERT SICH, WENN WIR UNS DIE PSYCHISCHE GESUNDHEIT ALS GEHIRNGESUNDHEIT VORSTELLEN

KAPITEL 1

VOM EXORZISTEN ZUM HAUSARZT

Die erste bekannte Verwendung des englischen Begriffs »Headshrinker« als umgangssprachlichen Ausdruck für einen Psychotherapeuten oder Psychiater erschien in der Ausgabe vom 27. November 1950 des Time Magazine. *Hier wurde behauptet, dass jeder, der den phänomenalen Erfolg des Fernsehwesterns* Hopalong Cassidy *vorhergesagt hätte, zu einem solchen geschickt worden wäre. Der Artikel erklärte in einer Fußnote, dass dieser Begriff Hollywood-Slang für einen Psychiater sei. (…) Diese Seelenklempner-Metapher spiegelt wohl die Gefühle der Angst, des Geheimnisses und der Feindseligkeit wider, die traditionell mit diesem Beruf verbunden sind. Eine andere Theorie geht davon aus, dass sie sich implizit auf das Schrumpfen (englisch* to shrink = *schrumpfen) des narzisstischen, aufgeblasenen Selbstgefühls eines Patienten bezieht. Obwohl viele Psychiater den Begriff mit selbstironischem Humor akzeptiert haben, wurde er auch als ein Relikt eines veralteten therapeutischen Ansatzes kritisiert, der Menschen auf bloße Ursachen und Symptome reduziert, anstatt sie als komplexe Individuen zu betrachten.*[1]

Eine kurze Geschichte der Diagnosen und Therapien psychischer Erkrankungen

Wenn es einer einzigen Person besser geht, kann sich dies wie ein Dominoeffekt positiv und unterstützend auf mehrere Generationen von Menschen hinweg auswirken. Als ich meine Frau Tana 2006 zum ersten Mal traf, mochte ich sie wirklich sehr, sehr gern. Ich war zu dem Zeitpunkt seit sechs Jahren geschieden und ich hatte mir selbst vorgenommen, dass ich, bevor ich jemals wieder heiraten würde, den Gehirnscan der Frau sehen müsste, bevor ich noch einmal so weit gehen würde. Etwa drei Wochen nachdem wir uns kennengelernt hatten, lud ich Tana tatsächlich in die Klinik ein. Sie war Intensivkrankenschwester im Bereich Neurochirurgie und wir bauten eine Verbindung zueinander über unsere Liebe zum Gehirn auf; daher war das Ganze gar nicht so furchtbar seltsam, wie es jetzt vielleicht klingt. In der Scan-Aufnahme war ihr Gehirn wunderschön und zweieinhalb Jahre später waren wir verheiratet. Dieser eine Hirnscan führte im Laufe der Jahre dazu, dass das Gehirn vieler anderer Menschen verändert wurde.

Einige Monate nach dem Scan von Tana diagnostizierte ein Neurologe bei ihrem Vater, mit dem sie kaum Kontakt hatte, die Alzheimerkrankheit. Aber als ich ihren Vater erneut untersuchte, zeigte sein SPECT-Scan, dass er gar kein Alzheimer hatte, sondern eher eine Depression, die sich als etwas ganz anderes tarnte. Wir verschrieben ihm natürliche Nahrungsergänzungsmittel und einige Monate später konnte er ein sechsstündiges Seminar in der Kirche seines Wohnortes halten. Als sich Tanas Mutter und ihr Onkel bei der Arbeit zerstritten, untersuchte ich sie und führte bei beiden einen Scan durch. Wie sich zeigte, litten sie beide an einer überaus ausgeprägten Aufmerksamkeitsdefizit-Hyperaktivitätsstörung (ADHS). Mit Medikamenten kamen sie viel besser zurecht und auch ihr Unternehmen wuchs nun. Dann sah eine Jugendfreundin von Tana uns zusammen in einer Sendung im öffentlichen Fernsehen und kontaktierte Tana nach vielen Jahren erneut, weil ihr Sohn Jarrett echte Probleme hatte.

Jarrett

Bei Jarrett wurde bereits in der Vorschule ADHS diagnostiziert. Seine Mutter sagte, dass er sozusagen von einem Motor mit zu hoher Drehzahl angetrieben wurde. Er war hyperaktiv, redete sehr viel, unruhig und impulsiv und er konnte sich einfach nicht konzentrieren. Er schlief nicht gut und unterbrach ständig seine Gesprächspartner. Er hatte keine Freunde – seine Klassenkameraden mieden ihn und andere Eltern hielten ihre Kinder von ihm fern. Seine Lehrerin in der dritten Klasse sagte, er würde nie gut in der Schule sein, und riet seinen Eltern dazu, ihre Erwartungen herabzuschrauben. Er war bei fünf verschiedenen Ärzten gewesen, die ihm fünf verschiedene stimulierende Medikamente gegen ADHS verschrieben hatten. Dadurch wurde aber alles noch viel schlimmer, denn die Medikamente führten bei Jarrett zu Stimmungsschwankungen und schrecklichen Wutausbrüchen. Er schlug Löcher in die Wände ihres Hauses und erschreckte seine Geschwister. Sein Verhalten war derart untragbar geworden, dass sein letzter Arzt ihm ein antipsychotisches Medikament verabreichen wollte. Da brachte ihn seine Mutter zu uns. Jarretts SPECT-Scan des Gehirns zeigte deutlich eine dramatische Überaktivität in einem Muster, das wir »den Feuerring« nennen. Kein Wunder, dass Stimulanzien nicht wirkten; das war in etwa so, als würde man noch Benzin ins Feuer schütten. Unsere veröffentlichten Forschungsergebnisse zeigen eindeutig, dass Stimulanzien dieses Muster in 80 Prozent der Fälle noch verschlimmern.[2]

Wir rieten ihm zu einer Reihe natürlicher Nahrungsergänzungsmittel zur Beruhigung seines Gehirns – zusammen mit einem Elterntraining und strukturierten Gewohnheiten, die ebenfalls seiner Hirngesundheit zugutekamen. Daraufhin verbesserte sich Jarretts Verhalten dramatisch. Seine Noten stiegen, die Wutanfälle hörten auf und er fand endlich Freunde. Er steht nun das achte Jahr in Folge auf der Ehrenliste seiner Schule. Nach so langer Suche sind seine Eltern dankbar, den richtigen Behandlungsplan für ihn gefunden zu haben, der seinen Lebensweg völlig verändert hat. Man kann nicht sagen, was die Zukunft für Jarrett bereitgehalten hätte, wenn er auf seinem bisherigen Weg geblieben wäre.

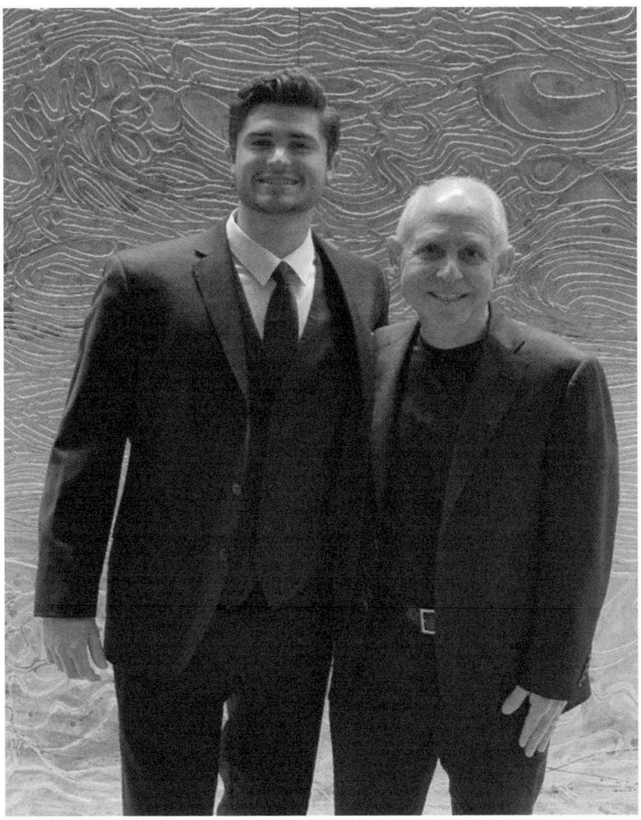

Jarrett und Dr. Amen

Wie wäre Jarrett in früheren Zeiten behandelt worden?

Das Wort »Psychiatrie« stammt von dem mittelalterlichen lateinischen Begriff *psychiatria* ab und bedeutet »Heilung der Seele«.[3] Viele frühere Gesellschaften sahen psychische Krankheiten als eine Art göttliche Bestrafung oder dämonische Besessenheit an. Dieses Kapitel führt Sie durch die Geschichte, um Ihnen einige der seltsamen und beunruhigenden Methoden zu zeigen, die bei dem Versuch, Jarrett zu heilen, wohl angewendet worden wären.

Antike Zivilisationen

In altindischen, ägyptischen, griechischen und römischen Schriften wurden Geisteskrankheiten oft als religiöses oder persönliches Versagen beschrieben. Bereits 6500 vor Christus zeigten prähistorische Schädel und Höhlenmalereien Hinweise auf sogenannte Trepanationen, einen chirurgischen Eingriff, bei dem ein Loch in den Schädel gebohrt oder gekratzt wurde, um böse Geister freizusetzen, von denen man annahm, sie seien darin gefangen.[4]

Behandlung: Religiöse Führer hätten möglicherweise einen Exorzismus bei Jarrett versucht oder ihm ein Loch in den Schädel gebohrt, um die bösen Geister herauszulassen.

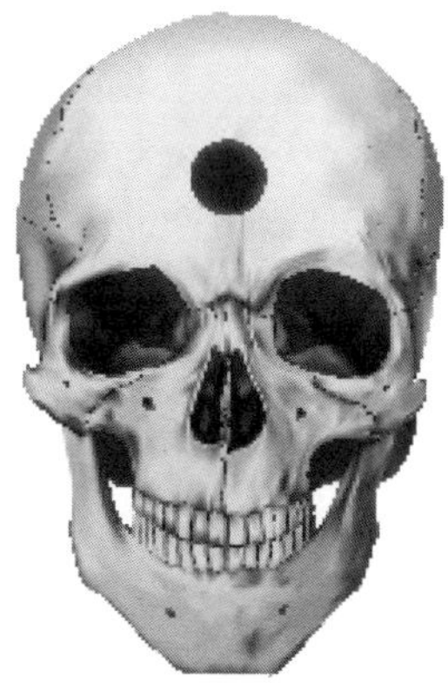

Trepanation, um eingesperrte böse Geister herauszulassen

Hippokrates

Der griechische Arzt Hippokrates (460–370 vor Christus) glaubte, dass alle Geisteskrankheiten vom Gehirn ausgehen.[5] Er schrieb: »Die Menschen sollten wissen, dass im Gehirn, und zwar nur im Gehirn, unsere Freude, unser Lachen und unsere Scherze, aber auch unsere Sorgen, Schmerzen, Niedergeschlagenheit und Tränen entstehen. (...) Und durch dasselbe Organ werden wir auch wahnsinnig und verfallen ins Delirium, wo Ängste und Schrecken über uns hereinbrechen. (...) All diese Dinge lässt unser Gehirn uns erleiden, wenn es nicht gesund ist.«[6]

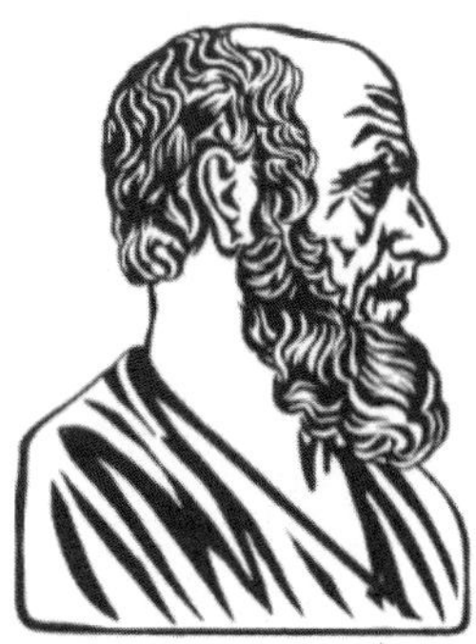

Als »Vater der Medizin« schlug Hippokrates eine der ersten Klassifikationen psychischer Störungen vor, darunter Manie, Melancholie, Phrenitis (Gehirnentzündung, Fieber, Delirium), Wahnsinn, Ungehorsam, Paranoia, Panik, Epilepsie und Hysterie. Einige dieser Begriffe werden auch heute noch verwendet. Der renommierte Arzt hielt Geisteskrankheit nicht für beschämend; er war der Ansicht, dass psychisch Kranke für ihr Verhalten nicht verantwortlich seien und sprach sich dafür aus, dass ihre Familie zu Hause für sie sorgen solle. Er war ein Pionier in der Behandlung psychisch kranker Menschen mit rationaleren Techniken, wobei er sich darauf konzentrierte, die Ernährung, das Umfeld oder den Beruf einer Person zu ändern und außerdem Medikamente, Bewegung, Musik, Kunsttherapie und sogar das Beten zu den Göttern empfahl.

Es ist unglaublich, wenn man bedenkt, dass Hippokrates bereits vor fast 2500 Jahren vorgeschlagen hat, dass psychische Erkrankungen als physische (körperliche) medizinische Erkrankungen behandelt und mit Änderungen der Lebensweise behandelt werden sollten (was ja auch das Hauptargument dieses Buches ist).[7] Er stellte jedoch auch die Theorie auf, dass physische Krankheiten durch ein Ungleichgewicht von vier essenziellen Körperflüssigkeiten oder Körpersäften (Blut, gelbe Galle, schwarze Galle und Phlegma) verursacht würden, was teilweise für die Praktiken des Aderlasses und der Entschlackung (ähnlich der Anwendung von Abführmitteln zur Darmentleerung) verantwortlich ist.

Behandlung: Wahrscheinlich hätte Hippokrates Jarrett Sport, Musik, künstlerische Betätigung und die Konzentration auf eine Beschäftigung empfohlen, die seiner rastlosen Natur besser entsprach. Möglicherweise hätte er auch einen Aderlass verordnet, um überschüssiges Blut freizusetzen, und ihm einige natürliche Nahrungsergänzungsmittel verschrieben.

Galen

Galen (130–201 nach Christus), ein weiterer griechischer Arzt, der während des Römischen Reiches lebte und arbeitete und letztlich einer der einflussreichsten Ärzte der Geschichte wurde, stimmte mit der Humorallehre (Säftelehre) der Krankheiten des Hippokrates überein und assoziierte sie mit den vier Temperamenten:

- Sanguiniker (Blut: extrovertiert, sozial, risikofreudig)
- Phlegmatiker (Phlegma: entspannt, friedlich, locker)
- Choleriker (gelbe Galle: angriffslustig, entschlossen, zielorientiert)
- Melancholiker (schwarze Galle: kreativ, freundlich und introvertiert)

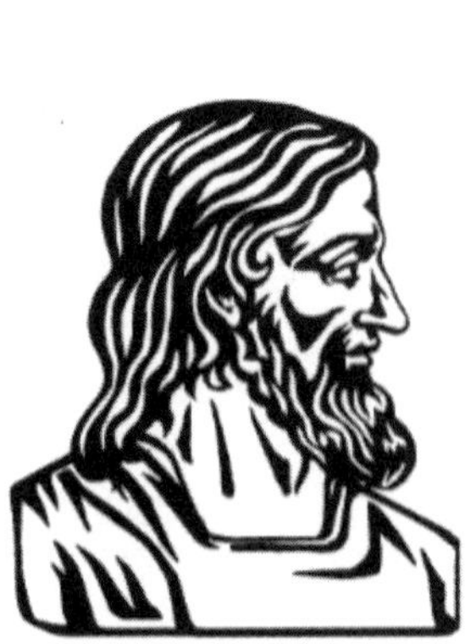

Wie Hippokrates glaubte auch Galen, dass es keinen Unterschied zwischen psychischen und physischen/körperlichen Krankheiten gab,[8] und stellte fest, dass psychischer Stress geistige Gesundheitsprobleme verursachen konnte. Ihm wird die Entwicklung einer dreigliedrigen Seelentheorie zugeschrieben, in der er zu lokalisieren versuchte, wo die drei Teile der Seele im Körper untergebracht waren: rational (Gehirn), spirituell (Herz) und begehrend (Leber). In seiner Schrift *De propriorum animi cuius libet affectuum dignotione et curatione* (Über die Diagnose und Heilung der Seelenleidenschaft) erörterte Galen die Behandlung psychologischer Probleme, die von einigen Experten als frühe Versuche im Bereich der Psychotherapie bezeichnet wurde.[9] Er wies Menschen mit psychologischen Problemen an, ihre tiefsten Leidenschaften und Geheimnisse zu teilen, da er davon ausging, dass sie sich dadurch besser fühlen würden.

Behandlung: Galen hätte Jarrett einen Behandlungsplan verschrieben, der dem von Hippokrates geähnelt hätte, mit dem Zusatz einer Gesprächstherapie.

Mittelalter

Im Mittelalter tauchten in Europa erneut übernatürliche Erklärungen für psychische Erkrankungen auf, um Naturkatastrophen wie Seuchen und Hungersnöte zu erklären. Im 13. Jahrhundert wurden psychisch kranke Menschen, vor allem Frauen, als von Dämonen besessene Hexen angesehen. Im 16. Jahrhundert versuchten der niederländische Arzt Johann Weyer und der Engländer Reginald Scot ihre Zeitgenossen davon zu überzeugen, dass die der Hexerei beschuldigten Personen in Wirklichkeit Menschen mit psychischen Krankheiten waren, die Hilfe brauchten, aber die Inquisition der katholischen Kirche verbot ihre Schriften. Diese Praxis ging erst im 17. und 18. Jahrhundert zurück. In der Zeit der meisten Hexenprozesse in den Vereinigten Staaten, zwischen Februar 1692 und Mai 1693, wurden in Salem, Massachusetts, mehr als 200 Menschen als Hexen angeklagt; 20 wurden hingerichtet (14 Frauen und 6 Männer), und andere starben im Gefängnis.

Im 16. und 17. Jahrhundert wurden »Irrenhäuser« errichtet, in denen die Erkrankten gegen ihren Willen eingesperrt wurden. Die Häftlinge, von denen viele angekettet und geschlagen wurden, lebten oftmals im Elend. Manchmal wurden sie gegen Bezahlung von Schaulustigen auch wie Zootiere vorgeführt. Außerdem unterzog man sie einer Reihe von obskuren medizinischen Praktiken wie erzwungenes Erbrechen, eine Anwendung heißer Auflagen auf der Haut, die zu einer Blasenbildung führte, oder Aderlass.[10]

Behandlung: Religiöse Führer hätten möglicherweise versucht, bei Jarrett einen Exorzismus durchzuführen; Ärzte hätten ihn womöglich in eine Anstalt eingewiesen, wo man seine Haut verbrannt, ihn zur Ader gelassen oder ihm ein Abführmittel verabreicht hätte.

18. und 19. Jahrhundert

1789 verfiel König Georg III. von England dem Wahnsinn. Seine Ärzte waren nicht in der Lage vorauszusagen, ob er sich erholen würde oder ob die Suche nach einem Nachfolger veranlasst werden sollte.[11] Diese Krise veranlasste die Ärzte in Englands Anstalten für psychisch Kranke dazu, sich verstärkt mit den Vererbungsmustern von psychischen Erkrankungen zu beschäftigen. Lange vor der Entdeckung der DNA begannen Ärzte damit, Familiengeschichten von Geisteskranken, Kriminellen und Menschen mit geistigen Behinderungen in den Heimen,

Gefängnissen und Schulen für »schwachsinnige« Kinder zu sammeln. Damals wurden Ärzte, die sich auf Geisteskrankheiten spezialisierten, im Englischen als »Alienists« bezeichnet, weil sie Menschen behandelten, die der Gesellschaft entfremdet (*alien*) waren. Einige dieser Alienisten glaubten, dass Stress psychische Erkrankungen verursachen konnte, aber die meisten waren der Ansicht, dass sie schlicht durch Vererbung in den Familien weitergegeben wurden.

Die Leiter der psychiatrischen Anstalten begannen, Stammbäume und Umfragen zu verwenden, um betroffene Verwandte ihrer Patienten zu untersuchen und ausfindig zu machen, und schlossen diese ebenfalls in ihren Anstalten ein, da sie der Meinung waren, dass diese Menschen davon abgehalten werden müssten, sich fortzupflanzen. Anstaltsleiter, Gesetzgeber und Sozialreformer traten eine zutiefst fehlgeleitete Eugenikbewegung zur Verbesserung der Gesellschaft los, indem sie Sterilisationsgesetze verabschiedeten, die schließlich vom Obersten Gerichtshof der USA unterstützt wurden (Fall Buck versus Bell 1927). Sie wurden in 32 Staaten verabschiedet und waren Teil der Begründung für die Gräueltaten in Nazideutschland. Diese Bewegung setzte sich bis in die 1960er-Jahre fort, und mehr als 60 000 Amerikaner wurden infolgedessen sterilisiert.[12]

Im Europa des 18. Jahrhunderts brachen Proteste gegen die Zustände in den Heimen aus und die Reformer setzten sich daran, die missbräuchlichen Praktiken zu beenden. Sie befreiten die Patienten von den Ketten und setzten sich für gute Hygiene, Erholung und Berufsbildung ein.[13] In den Vereinigten Staaten etablierte einer der Unterzeichner der Unabhängigkeitserklärung, der Arzt Benjamin Rush, der als Vater der amerikanischen Psychiatrie gilt, eine wohlwollendere Haltung, indem er Patienten von Ketten befreite, Schläge verbot und Lobbyarbeit für bessere Lebensbedingungen in Pennsylvania betrieb.

Das bedeutet allerdings nicht, dass alle Therapien, die Rush einsetzte, hilfreich waren. In seinem Buch *Medical Inquiries and Observations upon the Diseases of the Mind* (Medizinische Untersuchungen und Beobachtungen über die Krankheiten des Geistes) schrieb er, dass Hypochondrie, eine Form der Melancholie oder dem, was wir heute Depression nennen, durch »direkte und drastische Eingriffe« behandelt werden müsse, die einen »Angriff auf Geist und Körper des Patienten« beinhalteten mussten, wodurch die Konstitution des Patienten wiederhergestellt werden sollte.[14] Er empfahl den Ärzten, die Systeme der Patienten durch Blutungen (Blutegel), Blasenbildung und Schröpfen zu »säubern« (ähnlich dem aktuellen Trend zum Schröpfen, der landesweit Aufmerksamkeit erregte, als der Schwimmer Michael Phelps bei den Olympischen Spielen 2016 mit den verräterischen violetten Flecken auf seinem Rücken, die durch die Behandlung entstanden waren, gesichtet wurde).[15] Rush verschrieb auch Medikamente wie Quecksilber, Arsen und Strychnin, von denen bekannt ist, dass sie giftig sind und Erbrechen und Durchfall auslösen können, und schlug vor, zwei oder drei Tage lang zu fasten.[16] Nachdem der Körper gereinigt worden war, empfahl er Stimulanzien wie Tee und Kaffee, Ingwer und schwarzen Pfeffer in großen Dosen, Magnesiumoxid, Senf, heiße Bäder, um Schwitzen zu induzieren, gefolgt von kalten Bädern und Bewegung.

Als Abraham Lincoln im Januar 1841 schwer depressiv wurde, schloss sich sein Arzt Dr. Anson Henry Rushs aggressiven Theorien an und unterwarf den zukünftigen Präsidenten wahrscheinlich diesen harten Behandlungen. Nachdem Lincoln eine Woche allein mit Dr. Henry verbracht hatte, bezeichnete er sich selbst »als den elendsten Menschen auf der ganzen Welt«.[17]

Rush glaubte auch, dass viele psychiatrische Erkrankungen das Ergebnis eines blockierten Blutkreislaufs seien. Um die Durchblutung des Gehirns bei schizophrenen Patienten zu verbessern, schnallte Rush sie auf den »kreisenden Stuhl«, ein Gerät, das sie herumwirbelte, bis ihnen schwindelig wurde. Das half natürlich nicht.

In den 1770er-Jahren wurde Europa durch den deutschen Arzt Franz Anton Mesmer beeinflusst, der versuchte, die »Energieblockaden« zu behandeln, von denen er glaubte, dass sie die Ursache für psychische Erkrankungen seien. Er glaubte, dass alle Krankheiten auf einen unzureichenden Fluss dieser Energien zurückzuführen seien, die er »animalischen Magnetismus« nannte. Indem er Patienten in einen tranceähnlichen Zustand versetzte und dann bestimmte Körperteile sondierte, um den Energiefluss wiederherzustellen, trieb Mesmer seine Patienten in Krisenzustände (Delirium oder Anfälle). Bei einigen Patienten verschwanden die Symptome nach der Behandlung auf wundersame Weise, sodass Mesmer den Status einer Berühmtheit erlangte. 1843 prägte der schottische Arzt James Braid den Begriff »Hypnose« für eine ursprünglich vom »animalischen Magnetismus« abgeleitete Technik zur Induktion hypnotischer Trancen.

Behandlung: Man hätte Jarrett möglicherweise in einer Anstalt eingesperrt und sterilisiert, wenn nicht sogar getötet, und seine Familie wäre ebenfalls in Verdacht geraten. Möglicherweise hätte der US-amerikanische Arzt Dr. Rush verordnet, seine Haut so zu behandeln, dass sich Blasen bilden, und giftige Medikamente wie Arsen empfohlen, gefolgt von heißen und kalten Bädern. Der deutsche Arzt Dr. Mesmer hätte Jarrett vielleicht hypnotisiert, um eine Energieblockade zu lösen.

Freud und die Psychoanalyse

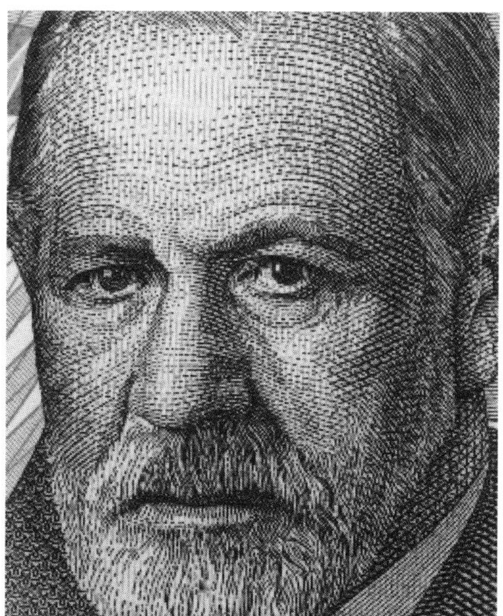

Ende des 19. Jahrhunderts besuchte der Wiener Arzt Sigmund Freud das Pariser Krankenhaus Salpêtrière, wo er beim Begründer der modernen Neurologie Jean-Martin Charcot studierte, der vor allem für seine Arbeit in den Bereichen Hysterie und Hypnose bekannt war. Charcot setzte Hypnose als kathartische Energiefreisetzung ein, um eine Heilung zu ermöglichen. Später gab Freud die Hypnose zugunsten der Psychoanalyse auf, der Gesprächstherapie, die die Psychiatrie in der ersten Hälfte des 20. Jahrhunderts beherrschte.

Freud, der Neurologe war, war entschlossen, die menschliche Psyche zu verstehen. Er versuchte, diese aus der Perspektive der Neurowissenschaften beziehungsweise des Gehirns zu verstehen, gab aber 1895 auf, als er zu dem Schluss kam, dass die Wissenschaft seiner Zeit der Aufgabe, die Symptome der Patienten zu erklären, nicht gewachsen war. Schließlich begann er an die Macht eines Unterbewusstseins zu glauben, auf das im Wachzustand kein Zugriff möglich war, welches aber im Zuge von hypnotischen Trancen und später auch durch Psychoanalyse zugänglich wurde. Für Freud war der Verstand eine Art Eisberg – der größte Teil war unbewusst und dem Blick verborgen. Er argumentierte, dass der Verstand drei Teile habe:

1. Das Es: kindliches Selbst, egoistische Wünsche und Instinkte
2. Das Ego: erwachsenes Selbst, das hilft, das Es zu kontrollieren, um rationalere Entscheidungen zu treffen
3. Das Über-Ich: moralisches Selbst, die Stimme in Ihrem Kopf, die Ihre Handlungen beurteilt

Er entwickelte die »Sprachheilung« der Psychoanalyse, um psychisch kranke Patienten von den inneren Konflikten zwischen ihrem Es, ihrem Ego und ihrem Über-Ich zu befreien, die er als Ursache vieler psychischer Erkrankungen ansah. Wenn ein Mann beispielsweise seinen Arbeitgeber bestehlen will (Es), kann er den Wunsch durch das Schreiben von Krimis unterdrücken oder den Wunsch gänzlich verleugnen. Was aber, wenn diese Abwehrmechanismen (Unterdrückung und Leugnung) nicht stark genug sind? Freud stellte die Hypothese auf, dass die Person dann eine psychische Störung entwickeln könnte. Indem er die Menschen ermutigte, über ihre verborgenen Ängste und Wünsche zu sprechen, glaubte Freud, sie zu einer Heilung führen zu können. Er ermutigte seine Patienten, über alles zu sprechen, was ihnen in den Sinn kam, einschließlich ihrer Träume, und sie dann psychologisch zu analysieren. Er glaubte, dass viele Konflikte typischerweise in der Kindheit beginnen. Die Psychoanalyse bildete die Ausgangsbasis für Hunderte von Schulen im Bereich der Psychotherapie und »Gesprächstherapien«, die noch heute existieren, darunter Verhaltenstherapie, kognitive Verhaltenstherapie, psychodynamische Therapie sowie Ehe-, Familien- und Gruppentherapie.

Behandlung: Freud hätte Jarrett vielleicht vier- oder fünfmal pro Woche auf der Couch eines Psychiaters liegen lassen, um dessen innere Konflikte zu lösen.

Kraepelin und die biologischen Ursachen psychischer Krankheiten

Der deutsche Psychiater Emil Kraepelin, ein Zeitgenosse Freuds, glaubte, dass die Hauptursache für psychische Erkrankungen biologischer Natur sei und dass ihnen eine starke genetische Komponente zugrunde liege. Seine Theorien waren zu Beginn des 20. Jahrhunderts einflussreich und tauchten am Ende des 20. Jahrhunderts wieder auf, als die Psychoanalyse nicht mehr so viele Anhänger hatte. Kraepelin betrachtete die Psychiatrie als einen Zweig der Medizin und begann mit der Entwicklung des modernen Klassifikationssystems für psychische Störungen. Er protestierte auch gegen die unmenschlichen Behandlungen in psychiatrischen Anstalten und sprach sich gegen Alkoholismus und Todesstrafe aus. Er trat als Fürsprecher für die Behandlung anstelle der Inhaftierung von Geisteskranken auf und lehnte Freuds psychoanalytische Theorien als unwissenschaftlich ab, insbesondere jene, die einen frühen sexuellen Drang als Ursache für psychische Erkrankungen ansahen.

Behandlung: Kraepelin hätte bei Jarrett die Diagnose gestellt, dass dessen Gehirn fehlerhafte Signale gibt, und versucht, eine auf den biologischen Ursachen dieser Störung begründete Heilmethode zu finden.

Anfang des 20. Jahrhunderts: Fieber, Insulinschock, Elektrokonvulsionstherapie (EKT) und Lobotomie als Therapiemethoden

Der österreichische Arzt Julius Wagner-Jauregg experimentierte damit, Psychosen durch das Auslösen von Fieber heilen zu wollen. In seinem Irrglauben infizierte er seine Patienten mit einem Nebenprodukt der Bakterien, die Tuberkulose verursachen. Die Behandlung war nicht erfolgreich. Unbeirrt begann er 1917, Malariaerreger zur Behandlung psychotischer Patienten einzusetzen, die auch an einer Syphilis litten. 15 Prozent von ihnen starben, der Rest erkrankte an Malaria, aber das Fieber verringerte in der Tat vorübergehend ihre psychischen Symptome. Wagner-Jauregg erhielt 1927 den Nobelpreis für seine Forschung.

1927 verabreichte ein anderer österreichischer Psychiater, Manfred Sakel, hohe Dosen Insulin, um bei psychotischen Patienten absichtlich Krampfanfälle zu verursachen. Forscher entdeckten, dass bei zu niedrigen Blutzuckerwerten Koma oder Krampfanfälle ausgelöst wurden, die die psychischen Symptome vorübergehend lindern konnten. Leider war die Behandlung mit negativen Nebenwirkungen wie Fettleibigkeit und schwerwiegenderen Folgen bis hin zu Hirnschäden und sogar Todesfällen verbunden.

1938 waren die italienischen Neurologen Ugo Cerletti und Lucio Bini die Ersten, die Patienten mit Elektroschocks »behandelten«, um Krampfanfälle auszulösen. Sie stellten fest, dass die Elektrokonvulsionstherapie (EKT) einen nachhaltigeren Nutzen hatte als die Insulinschocktherapie und weniger Nebenwirkungen aufwies. Die EKT wird auch heute noch zur Behandlung schwerer Fälle von Schizophrenie, Depression, Manie und schweren Selbstmordgedanken eingesetzt.[18] Mit geeigneten Narkosemedikamenten, Muskelrelaxanzien und einer gezielteren Dosierung kann diese Behandlung tatsächlich eine wirksame Technik sein, aber sie kann auch Gedächtnisprobleme, Verwirrtheit, Kopf- und Muskelschmerzen verursachen.

1935 bohrte der portugiesische Neurologe António Egas Moniz Löcher in die Schädel von 20 psychisch gestörten Patienten und durchtrennte bei 13 von ihnen Nervenverbindungen in den Frontallappen des Gehirns mit einem Draht. Moniz hoffte, dass dieses Verfahren namens Lobotomie seine Patienten, die an Angst, Depression und Schizophrenie litten, beruhigen würde. Es funktionierte! Die Patienten zeigten ein höheres Maß an Compliance, das heißt, sie waren eher bereit, in der Therapie mit den Ärzten zusammenzuarbeiten. Dies förderte die breite Akzeptanz des Verfahrens und es wurde im Verlauf bei Tausenden von Patienten angewendet.

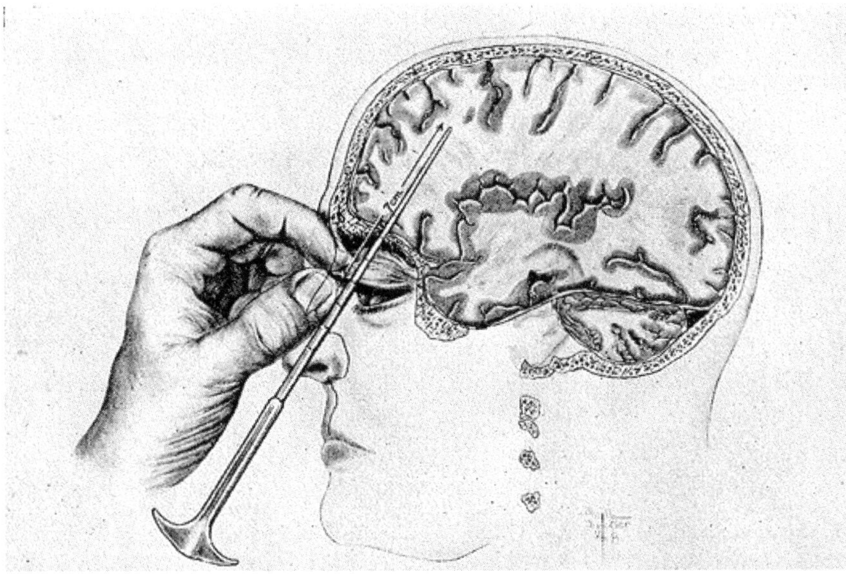

Lobotomie: Chirurgische Schädigung der Frontallappen des Gehirns

Mit der Zeit stellte sich jedoch heraus, dass es die individuelle Persönlichkeit der Patienten zerstörte und sie in zombieähnliche Wesen verwandelte. Trotz dieser alarmierenden Nebenwirkungen erhielt Moniz für seine Arbeit ebenfalls den Nobelpreis.

Behandlung: Wagner-Jauregg hätte Jarrett mit Malaria infiziert, um zu versuchen, ihn zu heilen. Sakel hätte bei Jarrett eine Insulinschocktherapie versucht. Cerletti und Bini hätten Jarrett einer Elektrokonvulsionstherapie unterzogen, um sein Gehirn wieder in Ordnung zu bringen. Moniz hätte bei Jarrett eine frontale Lobotomie durchgeführt, um dessen Aggressionen in den Griff zu bekommen, aber seine Persönlichkeit wäre dadurch dauerhaft geschädigt worden.

Derzeit findet eine Renaissance der chirurgischen Techniken bei psychiatrischen Erkrankungen statt, aber sie unterscheiden sich deutlich von der frontalen Lobotomie früherer Zeiten. Mit sehr präzisen, nicht schädigenden chirurgischen Eingriffen können bestimmte Schaltkreise im Gehirn aus- oder eingeschaltet werden. Dieser Ansatz hat sich bei der Parkinsonkrankheit als wirksam erwiesen und eine gewisse Wirksamkeit bei Zwangsstörung und bei einigen Patienten mit refraktärer Depression gezeigt.

Das späte 20. Jahrhundert

Die Revolution der Psychopharmaka

Trotz Psychoanalyse und der anderen oben aufgeführten Techniken gab es bis in die 1950er-Jahre, als Ärzten und Patienten eine Vielzahl psychiatrischer Medikamente zur Verfügung stand, wenig Hoffnung auf eine Heilung schwerer psychischer Erkrankungen. Das erste wirksame Medikament gegen Schizophrenie (Chlorpromazin, Markenname Thorazin) wurde 1951 entwickelt, um Übelkeit und Allergien zu behandeln und die Patienten vor einer Operation zu beruhigen. Als es einem jungen Mann verabreicht wurde, der wegen seiner Gewalttätigkeit in einer Klinik behandelt wurde, beruhigte es ihn sofort und bewirkte eine derartige Verbesserung seines Verhaltens, dass er einige Wochen später entlassen wurde. Chlorpromazin und in der Folge andere antipsychotische Medikamente, die Berichten zufolge überschüssiges Dopamin im Gehirn blockieren, führten bei vielen psychotischen Patienten zu dramatischen Verbesserungen und schließlich zu einer signifikanten Verringerung der Patienten in staatlichen Kliniken.

In den 1950er-Jahren wurden auch Methylphenidat (Ritalin), das bald darauf verschrieben wurde, um hyperaktiven Kindern zu helfen, Chlordiazepoxid (Librium), das erste Benzodiazepin, gegen Angstzustände und Imipramin (Tofranil) gegen schwere Depressionen auf den Markt gebracht. Das Zeitalter der Psychopharmakologie hatte begonnen und in den folgenden Jahrzehnten überschwemmten Medikamente gegen bipolare Störungen, Zwangsstörungen und andere Erkrankungen den Markt.

Während meines Medizinstudiums wurde Xanax für die Behandlung von Panikstörungen zugelassen, in der irrtümlichen Annahme, dass es weniger süchtig mache als Librium und die anderen Benzodiazepine. Da es neu war, wurde es von psychiatrischen Assistenzärzten häufig verschrieben, was ich später bedauerte, als ich auf den SPECT-Scans sah, was es tatsächlich anrichtete. Und immer, wenn ich es Patienten verschrieben hatte, stellte sich später heraus, dass es ihnen unglaublich schwerfiel, das Medikament wieder abzusetzen.

Im Jahr 1987 gab die US-amerikanische Zulassungsbehörde FDA grünes Licht für das Verkaufsschlager-Antidepressivum Prozac (Fluoxetin) und die Revolution der Psychopharmaka begann, die schließlich die Psychiatrie beherrschen sollten. Berichten zufolge hatte Prozac weniger Nebenwirkungen als Imipramin und ähnliche Medikamente, was dazu führte, dass auch andere selektive Serotonin-Wiederaufnahmehemmer (*Selective Serotonin Reuptake Inhibitor*, SSRI) als Antidepressivum zur Behandlung von Depressionen zugelassen wurden. Seit der Einführung von Prozac hat die Einnahme von Antidepressiva in den Vereinigten Staaten um 400 Prozent zugenommen; mittlerweile nimmt mehr als jeder zehnte Amerikaner ein solches Medikament. Nur Medikamente zur Senkung des Cholesterinspiegels werden in den Vereinigten Staaten noch häufiger verschrieben als Antidepressiva.[19]

Nach dem weltweiten Erfolg von Prozac drang die Theorie des »chemischen Ungleichgewichts« von psychischen Krankheiten in das öffentliche Bewusstsein und viele Menschen begannen, ihre Ärzte selbst darum zu bitten, ihnen dabei zu helfen, ihre Gemütsverstimmungen in den Griff zu bekommen. In den USA kennt jeder die Geschichte, die besagt, dass die Asche der Schauspielerin Carrie Fisher nach deren Tod in eine grün-weiße Urne in Form einer Prozac-Tablette aufbewahrt wurde.

Seit der Einführung von Prozac hat der Gebrauch von Antidepressiva in den Vereinigten Staaten um 400 Prozent zugenommen. Mehr als jeder zehnte Amerikaner nimmt inzwischen ein solches Medikament.

Einfach eine Pille einzuschmeißen, scheint eine einfachere und schnellere Lösung für schlechte Laune zu sein, als sich die Zeit zu nehmen und die Mühe zu machen, Gewohnheiten zu entwickeln, die der Gesundheit des Gehirns zuträglich sind, positive Fähigkeiten aufzubauen oder problematische Verhaltensweisen zu ändern. Dennoch haben Psychopharmaka auch eine dunkle Seite, die oft übersehen wird. In Tausenden von juristischen Klagen wird angeführt, dass Prozac und andere psychiatrische Medikamente gewalttätiges oder selbstmörderisches Verhalten verstärken. Praktisch alle Antidepressiva und antipsychotischen Medikamente verfügen über sogenannte Blackbox-Warnungen, was vereinfacht ausgedrückt bedeutet, dass die FDA (die amerikanische Zulassungsbehörde) den Patienten nachdrücklich empfiehlt, auf potenziell extrem schädliche oder gefährliche Bedrohungen für ihre Gesundheit zu achten.

1991, gerade als ich begann, die SPECT-Bildgebung des Gehirns zu Diagnosezwecken einzusetzen, tauchten Berichte auf, die darauf hindeuteten, dass Prozac gewalttätige Verhaltensweisen verstärkte. Als genau dies bei einem meiner Patienten geschah, war ich entsetzt. Das Ganze veranlasste uns dazu, mehrere Scans zu überprüfen, um zu sehen, ob wir vorhersagen konnten, welche Scan-Muster mit Medikamenten in Verbindung gebracht werden konnten, die den Zustand unserer Patienten verschlimmerten, wie etwa die negative Reaktion, die Jarrett auf verschiedene Stimulanzien gezeigt hatte. Wir veröffentlichten Arbeiten über ADS/ADHS[20] und Depressionen,[21] in denen die SPECT-Muster erklärt werden, die sowohl mit positiven als auch mit negativen Reaktionen auf Medikamente verbunden sind.

Trotz all dieser Probleme ist die Pharmaindustrie unglaublich erfolgreich bei der Vermarktung psychiatrischer Medikamente sowohl an Ärzte als auch an die breite Öffentlichkeit.

Von 1997 bis 2016 steigerte die Branche die Direktwerbung für verschreibungspflichtige Medikamente von 1,3 Milliarden Dollar auf sechs Milliarden Dollar.[22] Die Werbung für verschreibungspflichtige Medikamente erklärt die Nebenwirkungen oft nicht ausreichend, und viele Menschen schalten – weil sie diese schon so oft gehört haben – bei den Aussagen am Ende von Fernsehspots schon ab, die oft sehr schnell »heruntergerattert« werden, etwa: »Dieses Medikament kann dauerhafte Leberschäden, Krampfanfälle, eine allergische Reaktion, die zu tödlichen Halsschwellungen führt, und Selbstmordgedanken verursachen.« Patienten in den Vereinigten Staaten fragen mit mehr als doppelt so hoher Wahrscheinlichkeit nach Arzneimitteln, die in Anzeigen zu sehen sind, als in Kanada, wo die meisten direkt an den Verbraucher gerichteten Werbemaßnahmen verboten sind.[23]

Meiner Meinung nach besteht kein Zweifel daran, dass psychiatrische Medikamente Leben retten, insbesondere für Menschen, die an schwerwiegenderen Störungen der Gesundheit des Gehirns beziehungsweise der psychischen Gesundheit leiden, wie bipolare Störungen und Schizophrenie. Dennoch sollten wir alle mit Medikamenten vorsichtig umgehen, denn wenn die Behandlung erst einmal begonnen ist, sind sie nur schwer wieder abzusetzen[24] und sie setzen das Gehirn nicht einfach nur zurück auf null, sondern sie verändern es. Eine Studie der Oxford University fand heraus, dass die meisten SSRI – wie Prozac, Paxil, Zoloft und Lexapro – nicht nur negative Emotionen verringern; sie verringern alle Emotionen, einschließlich Liebe, Glück und Freude. Die Studienteilnehmer fühlten sich von ihrer Umgebung abgeschnitten und kümmerten sich weniger um wichtige Dinge in ihrem täglichen Leben. Sie hatten das Gefühl, dass sich ihre Persönlichkeit verändert hatte.[25]

Behandlung: Obwohl bei Jarrett bereits fünf verschreibungspflichtige Medikamente versagt hatten, bevor er zu uns kam, würden andere Ärzte üblicherweise die Versuch-und-Irrtum-Methode fortsetzen, um seine Symptome unter Kontrolle zu bringen.

Das DSM: Ein wissenschaftlicherer Ansatz?

In dem Bestreben, einen objektiveren und wissenschaftlicheren Ansatz zu verfolgen und die Standardisierung in einem Bereich zu erhöhen, der um seine Glaubwürdigkeit rang, veröffentlichte die American Psychiatric Association (APA) 1952 die erste Version des Handbuchs *Diagnostic and Statistical Manual of Mental Disorders* (DSM-1), in dem alle psychischen Störungen kategorisiert wurden. Ursprünglich nach dem Vorbild der von der Militär- und Veteranenverwaltung verwendeten Diagnoseinstrumente erstellt, wurde das DSM seither mehrmals überarbeitet, was zu fünf nachfolgenden Ausgaben führte (DSM-2 1968, DSM-3 1980, DSM-3R 1987, DSM-4 1994 und DSM-5 2013). Das DSM war ein großer Erfolg und fast alle psychiatrischen Fachkräfte in den Vereinigten Staaten und viele auf der ganzen Welt wenden es an. Dennoch ist es nicht ganz unumstritten.

In einem Vortrag auf der Jahrestagung der APA im Jahr 2005 verursachte Thomas Insel, damals als Direktor des National Institute of Mental Health einer der wichtigsten Psychiater der Welt, einen Aufruhr, als er verkündete, das DSM sei zu 100 Prozent zuverlässig ... aber null Prozent gültig: Das heißt, wenn Sie mit diesen Kriterien heute eine Diagnose einer bestimmten Erkrankung wie Depression stellen, werden Sie dieselbe Diagnose zwar morgen erneut stellen, aber es ist keine Gültigkeit vorhanden, weil die Kriterien nicht auf einer zugrunde liegenden Neurowissenschaft beruhen.

Nach der Veröffentlichung des DSM-5 2013 veröffentlichte Insel einen Blogeintrag, in dem es hieß:

> *Das Ziel dieses neuen Handbuchs ist es, wie bei allen früheren Ausgaben, eine gemeinsame Sprache für die Beschreibung von Psychopathologien zu schaffen. Während das DSM als eine Art Bibel für das Fachgebiet beschrieben wurde, ist es in Wahrheit bestenfalls ein Wörterbuch, das eine Reihe von Bezeichnungen erstellt und jede einzelne definiert. Die Stärke jeder Ausgabe des DSM ist seine »Zuverlässigkeit« – jede Ausgabe hat dafür gesorgt, dass Ärzte die gleichen Begriffe auf die gleiche Weise verwenden. Der Schwachpunkt ist die mangelnde Validität. Im Gegensatz zu unseren Definitionen von ischämischer Herzkrankheit, Lymphom oder Aids basieren die DSM-Diagnosen [nicht] auf (...) irgendeiner objektiven Labormessung. (...) Patienten mit psychischen Störungen haben Besseres verdient.*[26]

Nachdem ich eine Reihe der DSM-Versionen in den letzten 40 Jahren bei Tausenden von Patienten angewendet habe, ist mir klar, dass das Handbuch uns helfen kann, Krankheiten wie Depression, bipolare Störung, Schizophrenie, Panikstörung oder Borderline-Persönlichkeitsstörung zu kategorisieren, aber es sagt nichts darüber aus, wie sie entstehen oder wie man vorhersagen kann, welche Behandlungen wirken werden, weil es, wie Insel nahelegte, nicht auf einer zugrunde liegenden Neurowissenschaft beruht.

Zudem kommen mit jeder neuen Version des DSM zusätzliche psychische Störungen hinzu, was zu einem Anstieg der Zahl der Menschen führt, bei denen Probleme diagnostiziert werden – ein Phänomen, das als Medikalisierung bezeichnet wird und bei dem in einem gegebenen Jahr etwa jeder fünfte Amerikaner an mindestens einer DSM-Erkrankung leidet.[27] Vergleichen Sie dies mit den Raten aus den 1950er-Jahren, als jedes Jahr weit weniger Menschen diagnostiziert wurden. Je mehr Störungen in das DSM einbezogen werden und je weicher die Definitionen sind, desto einfacher ist es, bei gesunden Menschen ein Problem zu diagnostizieren. Es ist vorhersehbar, dass die Zunahme der »kranken« Menschen mit einer Zunahme der Behandlung, insbesondere der Medikamente, korreliert.

Behandlung: Bei Jarrett war seit seinem dritten Lebensjahr ADHS laut DSM-4 diagnostiziert worden, aber keines der empfohlenen Standardmedikamente hatte gewirkt. Tatsächlich verschlimmerten sie alle seinen Zustand noch weiter.

Der 15-Minuten-Check beim Arzt

Als ich von Ende der 1970er- bis Mitte der 1980er-Jahre in der Facharztausbildung war, konnten Psychiater noch Zeit mit ihren Patienten verbringen. Wenn Patienten ins Krankenhaus eingewiesen werden mussten, konnten sie von Psychiatern über Wochen oder Monate behandelt und stabilisiert werden. In ambulanten Einrichtungen führten Psychiater sowohl Psychotherapie als auch Medikationsmanagement durch, wobei sie die Patienten oft ein- bis zweimal pro Woche sahen. Anfang der 1990er-Jahre, als das Konzept der Managed Health Care in den USA immer beliebter wurde, begannen die Krankenversicherungsunternehmen zu diktieren, wie lange Patienten im Krankenhaus bleiben durften und wie viele Sitzungen sie mit Therapeuten haben konnten. Ich stand damals an vorderster Front und es schien mir, dass viele dieser Entscheidungen nicht auf den Bedürfnissen der Patienten beruhten, sondern auf Versuchen, die Gewinnzahlen zu optimieren.

Im Laufe der Jahre wurden die Fachkräfte unter Druck gesetzt, mehr Patienten in kürzerer Zeit zu behandeln, um genug Geld zu verdienen, um ihre Studienkredite zurückzahlen und ihre Familien unterstützen zu können. Weniger ausgebildete und weniger teure Fachkräfte führten mehr Therapien durch und Psychiater wurden zu monatlichen 15-minütigen medizinischen Checks verdonnert. Mit der Zunahme dieser kurzen medizinischen Kontrollen stieg auch der Einsatz psychiatrischer Medikamente an, was zum Teil darauf zurückzuführen war, dass es sich dabei um das einzige Werkzeug handelte, das den Psychiatern noch zur Verfügung stand. Ein Nebeneffekt der 15-minütigen medizinischen Checks war, dass die

Psychiater immer weniger über die persönlichen Einzelheiten des Lebens der Patienten in Erfahrung bringen konnten.

Behandlung: Jarrett und seine Eltern waren bei fünf verschiedenen Ärzten, die alle nach dem 15-Minuten-Check-Modell praktizierten. Keiner von ihnen konnte dem Jungen helfen.

Das 21. Jahrhundert

Nicht psychiatrisch ausgebildete Ärzte, Krankenpfleger und andere medizinische Angestellte verordnen heutzutage in den USA die meisten Medikamente, die die Psyche beeinflussen

Einer der beunruhigendsten Entwicklungen ist, dass fast 85 Prozent der psychiatrischen Medikamente von Hausärzten, Krankenpflegern und Arzthelfern in kurzen Sprechstundenbesuchen verschrieben werden und 72 Prozent dieser Rezepte nicht von einer Diagnose begleitet werden.[28] Diese medizinischen Fachkräfte haben oft nicht die Zeit oder gar die spezialisierte Ausbildung, um umfassende Behandlungspläne zu entwickeln oder Sie über sicherere und natürlichere Lösungen zu informieren. Einige Hausärzte leisten eine wunderbare Arbeit im Umgang mit psychischen Gesundheitsproblemen, während andere mehr Schaden als Nutzen anrichten.

Behandlung: Viele Patienten wie Jarrett bekommen zunächst von ihren Hausärzten oder Kinderärzten ein Rezept für ein bestimmtes Medikament. Manchmal ist das hilfreich, manchmal nicht.

Transkranielle Magnetstimulation (TMS)

Die TMS ist eine relativ neue Behandlungsmethode, um die Hirnfunktion mit dem Ziel zu verändern, Symptome zu lindern. Dabei werden kurze magnetische Impulse verwendet, um die Aktivität in den Hirnregionen zu stimulieren, die bekanntermaßen Stimmung, Angst und Schmerz beeinflussen. Hierbei handelt es sich nicht um dasselbe wie die EKT aus den 1930er-Jahren. Die TMS erfordert keine Anästhesie, ist zudem kostengünstiger und hat weniger Nebenwirkungen als die EKT. Eine israelische Studie zeigte, dass TMS und EKT eine ähnliche Wirksamkeit haben.[29] Die FDA hat die TMS für die Behandlung von Depressionen zugelassen, die sich mit üblichen Therapien nicht lindern ließen, aber neue Erkenntnisse zeigen, dass diese Technik auch das Gedächtnis verbessern und möglicherweise dazu beitragen kann, eine Vielzahl anderer Probleme im Zusammenhang mit dem Gehirn zu lindern, darunter Depressionen,[30] Angstzustände,[31] Sucht,[32] Raucherentwöhnung,[33] posttraumatische Belastungsstörung (PTBS),[34] Zwangsstörungen,[35] kognitive Probleme, Gedächtnisstörungen und Demenz[36] sowie Tinnitus (Ohrensausen).[37] In den Amen Clinics wenden wir die TMS allerdings anders an als die meisten unserer Kollegen. Wir passen die Einstellungen auf Grundlage dessen, was wir bei der Bildgebung im Gehirn sehen, an. Die gleichen Behandlungseinstellungen bei allen Patienten anzuwenden ist, als würde man jedem depressiven Patienten das gleiche Medikament verabreichen, was in etwa so gut zu funktionieren scheint wie die Verabreichung eines Placebos.

Behandlung: Jarrett hätte möglicherweise eine TMS-Behandlung ausprobiert.

Marihuana und Psychedelika

Neben der pharmazeutischen Medikation geht der aktuelle Trend dahin, Marihuana und psychedelische Drogen – wie LSD, Ketamin, Psilocybin-Pilze, Ecstasy, Ayahuasca und Ibogain – zur Behandlung psychiatrischer Erkrankungen einzusetzen. Zum Zeitpunkt des Verfassens dieses Artikels ist der Gebrauch von Marihuana zumindest für medizinische Zwecke in 30 US-Staaten legal, weitere sind auf dem Weg dorthin. In dem Maße, wie die Wahrnehmung der Gefahr einer Droge abnimmt, steigt auch ihr Gebrauch. Viele Ärzte verschreiben heute Marihuana und CBD-Öl (Cannabidiol, einer der Inhaltsstoffe der Marihuana- und Hanfpflanzen), um Patienten mit Angst, Depression, Reizbarkeit und Aggression zu helfen, obwohl es hierzu nur begrenzte Forschungsergebnisse gibt. Dieser neue Markt hat viele Marihuana-Millionäre hervorgebracht – in einem Überfluss, wie er selten zu sehen ist. Die FDA genehmigte vor Kurzem eine Cannabidiol-Lösung, Epidiolex, für zwei Anfallsleiden.

Unsere Arbeit im Bereich der Bildgebung des Gehirns in den letzten 30 Jahren hat mich dazu veranlasst, mich in Bezug auf Marihuana eher zurückzuhalten, und zum Zeitpunkt des Verfassens dieses Artikels bin ich mir in Sachen CBD immer noch unsicher. In den letzten 30 Jahren habe ich Tausende von SPECT-Scans von Patienten gesehen, die regelmäßig Marihuana konsumiert haben. Im Jahr 2016 veröffentlichten meine Kollegen und ich eine Studie über mehr als 1000 Marihuanakonsumenten und zeigten, dass praktisch jeder Bereich des Gehirns im Vergleich zu gesunden Scans weniger durchblutet war, insbesondere im Hippocampus, einem der wichtigsten Gedächtniszentren des Gehirns.[38] Im Jahr 2018 veröffentlichten wir die weltweit größte Studie zur Hirnbildgebung mit 62 454 SPECT-Scans im Hinblick auf die Alterung des Gehirns. Marihuana wurde mit einer beschleunigten Alterung des Gehirns in Verbindung gebracht.[39] Daher ist Vorsicht geboten.

Auch andere Fachleute untersuchen und verwenden Psychedelika zur Behandlung von Sucht und Depression, insbesondere Ketamin. Aufgrund seiner halluzinogenen Wirkungen hat Ketamin den Ruf einer beliebten und illegalen Partydroge, die unter dem Spitznamen »Special K« bekannt ist. Sie dämpft Schmerzen und die Konsumenten fühlen sich oft vom eigenen Körper losgelöst oder dissoziiert. Ketamin wurde erstmals in den 1960er-Jahren entwickelt, zunächst als Anästhetikum verwendet und während des Vietnamkriegs an Soldaten verabreicht. Im Jahr 2000 begannen Forscher, Ketamin zur Behandlung von Depressionen zu untersuchen, und entdeckten, dass es die Stimmung viel schneller verbessert als herkömmliche Antidepressiva und manchmal auch dann wirkt, wenn andere Medikamente bereits versagt haben. Mehr als hundert Studien haben gezeigt, dass Ketamin eine antidepressive Wirkung hat.[40] Im Gegensatz zu Antidepressiva, die durch die Verstärkung von Neurotransmittern wie Serotonin und Dopamin wirken, wird vermutet, dass Ketamin die Art und Weise verändert, in der die Gehirnzellen miteinander kommunizieren – ähnlich wie bei einem Neustart des Computers oder einer Hardwarereparatur. Ketamin zeigt Potenzial, aber eine neue Studie ergab, dass wir auch hiermit vorsichtig umgehen müssen. Darin konnte gezeigt werden, dass die antidepressiven Wirkungen von Ketamin mit dem Opiatblocker Naltrexon aufgehoben wurden. Das bedeutet, dass der Wirkstoff Ketamin durch

Aktivierung der Opiatzentren des Gehirns wirkt.[41] Könnte es auf lange Sicht ähnlich schädliche Wirkungen wie andere Opioide an den Tag legen und mehr Schaden als Nutzen anrichten?

Behandlung: Im Erwachsenenalter hätte Jarretts Arzt ihm möglicherweise Marihuana oder Ketamin verschrieben.

So wird häufig Verrücktheit definiert: Man tut immer das Gleiche, erwartet aber ein anderes Ergebnis.

Das psychiatrische Diagnose- und Behandlungssystem braucht ein neues Paradigma

Als Präsident Barack Obama mehr psychische Gesundheitsfürsorge forderte,[42] nachdem der 20-jährige Adam Lanza zunächst seine Mutter ermordet hatte und dann in die Sandy-Hook-Grundschule in Newtown, Connecticut, eindrang, wo er 20 sechs- und siebenjährige Kinder und sechs Erwachsene erschoss, war mir vollkommen klar, dass, selbst wenn wir mehr Geld dafür ausgeben würden, wir mit demselben symptombasierten Diagnose- und Behandlungsmodell immer noch die gleichen beunruhigend mittelmäßigen Ergebnisse erzielen würden. Wie Lanza hatten einige der berüchtigtsten Amokläufer der USA, darunter Kip Kinkel (Springfield, OR, 1998), Eric Harris (Columbine, CO, 1999), Seung-Hui Cho (Virginia Tech, 2007), James Holmes (Aurora, CO, 2012) und Nikolas Cruz (Parkland, FL, 2018), vor ihren Verbrechen Psychiater oder psychiatrische Fachkräfte aufgesucht und eine »Standardbehandlung« erhalten.

Wir brauchen nicht noch mehr von dem, was wir schon seit Jahren versuchen. Wir brauchen ganz andere, in den Neurowissenschaften und der Hoffnung verwurzelte Paradigmen. Ein neuer Weg nach vorn in der Psychiatrie erfordert die Beendigung des Paradigmas der psychischen Krankheiten, denn psychiatrische Fragen sind in Wirklichkeit so viel mehr. Das Gehirn ist die Grundlage unseres Verstands. Die Probleme, die unseren Verstand beeinflussen, entstammen unserem Gehirn, unserem Körper, unseren Gedanken, unseren sozialen und beruflichen Interaktionen mit anderen und hängen mit unserem tiefsten Sinn und Zweck zusammen. Wir konnten Jarrett helfen, seinen Lebensweg zu ändern, indem wir all diese Faktoren auf integrative Weise angegangen sind. Es begann damit, dass wir auf sein Gehirn geschaut haben; denn wenn man nie hinsieht, weiß man nie wirklich genau, wo das Problem liegt.

KAPITEL 2

UNSICHTBARE KRANKHEITEN SICHTBAR MACHEN

Die bedeutenden Probleme, denen wir uns gegenübersehen, können nicht auf der gleichen Ebene des Denkens gelöst werden, auf der wir uns befanden, als wir sie geschaffen haben.

Albert Einstein

Wie der Blick auf das Gehirn ein veraltetes Paradigma unterbrechen und uns einen neuen Weg zeigen kann

Wenn Sie starke Schmerzen im Brustkorb haben, wird Ihr Arzt Aufnahmen von Ihrem Herz machen; wenn Sie aber eine erdrückende Depression haben, wird niemand jemals auf Ihr Gehirn schauen.

Wenn Ihnen übel ist, wird Ihr Arzt ein Bild Ihres Bauchraums anfertigen; wenn Sie aber vor Angst krank sind, wird niemand jemals Ihr Gehirn untersuchen.

Wenn Sie stechende Rückenschmerzen haben, ordnet Ihr Arzt ein MRT an; wenn Sie jedoch den Drang haben, andere zu erstechen, wird niemand jemals Ihr Gehirn untersuchen.

Wenn Sie anhaltende Knieschmerzen haben, wird Ihr Arzt ein Bild Ihrer Knie anschauen; wenn Sie jedoch anhaltenden Liebeskummer haben, wird niemand jemals einen Blick auf Ihr Gehirn werfen.

Wenn Sie einen chronischen Husten haben, wird Ihr Arzt Ihre Lunge röntgen; aber wenn Ihre Alkoholabhängigkeit gerade dabei ist, ihr Leben zu zerstören, wird niemand jemals auf Ihr Gehirn schauen.

Wenn Sie quälende Hüftschmerzen haben, wird Ihr Arzt ein Röntgenbild Ihrer Hüfte machen; aber wenn Sie Ihren Ehepartner so sehr quälen, dass er Sie verlässt, wird niemand sich Ihr Gehirn ansehen.

Wenn Sie durch einen Unfall gelähmt sind, wird Ihr Arzt Ihre Wirbelsäule scannen; wenn Sie jedoch durch zwanghafte Gedanken gelähmt sind, wird niemand jemals auf Ihr Gehirn schauen.

Wenn Sie einen unkontrollierbar schnellen Herzrhythmus (eine Tachykardie) entwickeln, wird Ihr Arzt Ihr Herz genau untersuchen; wenn Ihr Teenager jedoch wegläuft und auf der Straße lebt, wird niemand sich sein Gehirn anschauen.

Sie haben vielleicht schon einmal jemanden sagen gehört, dass ein Bild wie tausend Worte ist, aber eine Landkarte ist wie tausend Bilder. Ohne eine Karte sind Sie verloren. Wenn man sich ohne dieses Hilfsmittel in der Wildnis verirrt, leidet man unnötig und läuft Gefahr, zu sterben. Ebenso sind viele Menschen im Morast der psychiatrischen Versorgung verloren und das Fehlen einer richtigen Diagnose und Behandlung kostet viele Menschen das Leben. Im Jahr 2020 ist das schlichtweg inakzeptabel. Hier ist ein Beispiel.

Jason

Jason war 18 Jahre alt und im ersten Jahr seines Studiums an der University of Rhode Island, als er begann, Stimmen zu hören und visuelle Halluzinationen zu haben. Aufgrund seiner Symptome diagnostizierte der Universitätspsychiater bei ihm eine Schizophrenie und teilte seinen Eltern mit, dass er für den Rest seines Lebens antipsychotische Medikamente einnehmen werden

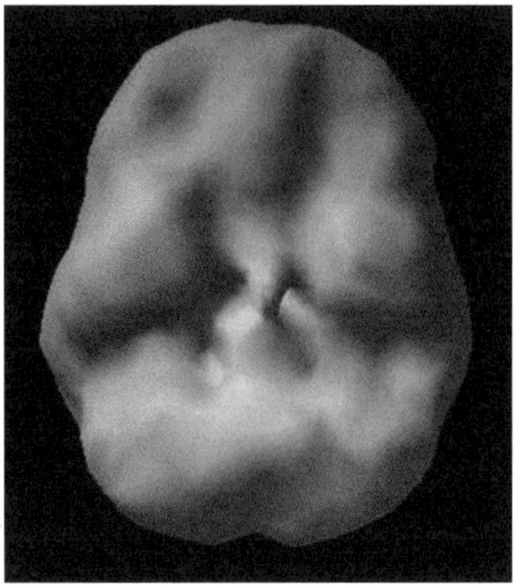

Gesunde SPECT-Aufnahme
Vollständige, gleichmäßige, symmetrische Aktivität

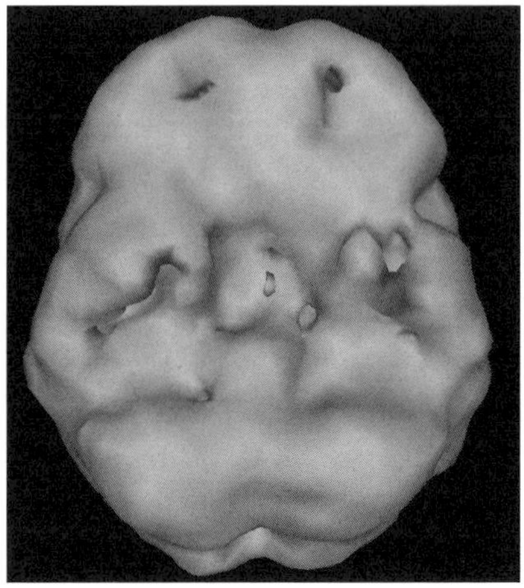

Jasons SPECT-Aufnahme
Geringe Aktivität, insbesondere im präfrontalen Kortex und in den Temporallappen

müsse. Doch die Medikamente lösten bei ihm Selbstmordgedanken aus. Außer sich rief seine Mutter mich an. Sie und ich hatten zusammen bei einem großen öffentlichen Fernsehsender gearbeitet. Ich sagte ihr, dass ich Jason sofort sehen wolle.

Jasons Hirn-SPECT-Scan zeigte Hinweise auf eine frühere Hirnverletzung – in seinem linken Temporallappen. Dieser Teil des Gehirns ist häufig, wenn er beschädigt ist, an der Entstehung von Stimmungsinstabilität, düsteren Gedanken und Halluzinationen beteiligt. Zudem zeigte sich auch eine nur geringe Aktivität in seinen Frontallappen (wo Fokus, vorausschauendes Denken und Planung stattfinden). Im Alter von fünf Jahren war Jason kopfüber in eine leere Badewanne gesprungen und war für kurze Zeit bewusstlos gewesen. Außerdem hatte er beim Ringen und beim Footballspielen mehrere Gehirnerschütterungen erlitten. Seit seinem fünften Lebensjahr hatte Jason mit leichten Depressionen gekämpft. Seine Symptome verschlechterten sich, als er zwölf Jahre alt war und Mobbing in der Schule erlebte. Während seines Studiums begann Jason Stimmen zu hören. Sie machten ständig gemeine Bemerkungen über ihn und andere. Oft sprachen mehrere der Stimmen gleichzeitig. Außerdem fing er an, blutige Visionen von seinem eigenen Tod zu sehen, darunter auch eine, in der er von einer Schlange erwürgt wurde.

Nach einem Treffen mit Jason und der Überprüfung seiner SPECT-Hirnscans hatte ich die Vermutung, dass er nicht an Schizophrenie litt, sondern an einer psychotischen Depression, die durch die frühere Hirnverletzung, ungeordnete Denkmuster und chronischen Stress noch verschlimmert worden war. Wir setzten seine antipsychotische Medikation ab, unterstützten die Erholung seines Gehirns mit heilenden Nährstoffen und empfahlen ihm eine kognitive Verhaltenstherapie (mehr über diese einfache Methode zur Beseitigung von ANG – automatischen negativen Gedanken – erfahren Sie in einem der nächsten Kapitel) und eine hyperbare

Sauerstofftherapie (*Hyperbaric Oxygen Therapy*, HBOT), um seine frühere Gehirnverletzung zu heilen. Innerhalb von vier Monaten ging es ihm bemerkenswert besser. Im folgenden Jahr konnte er sein Studium fortsetzen. In der Folgezeit haben wir auch vielen Menschen in Jasons Familie geholfen, darunter seiner Mutter, seinem Vater, seinem Neffen und seinem Cousin.

Hirnbildgebung ist das A und O

Als wir mit unserer Arbeit an der Bildgebung des Gehirns begannen, waren wir vollkommen begeistert, weil diese neuartige Methode unglaublich nützliche Informationen zur Unterstützung unserer Patienten vermittelte, wie im Fall von Chase in der Einleitung und auch im Fall von Jarrett in Kapitel 1. Sobald mir einmal klar geworden war, dass es den Menschen schneller besser ging, weil wir durch unsere Hirnbildgebungsarbeit etwas über sie gelernt hatten, führte ich SPECT-Aufnahmen praktisch immer durch, trotz der heftigen Kritik, die noch auf mich zukommen sollte. Als ich anfing, auf nationalen psychiatrischen Tagungen über unsere Arbeit zu sprechen, griffen akademische Psychiater mich und meine Kollegen an, weil wir diese Instrumente in unseren Kliniken eingesetzt hatten, und sagten, sie seien nur für die Forschung bestimmt – nicht für die unmittelbare Anwendung im wirklichen Leben der Menschen. Aber für mich gab es kein Zurück mehr, denn ich merkte, dass es meinen Patienten wirklich schneller besser ging.

Nachdem die APA (die Gesellschaft für Psychiatrie in den USA) Anfang der 1990er-Jahre mehrere Jahre lang ganztägige Kurse über die SPECT-Methode erteilt hatte, lehnte sie die Verwendung von SPECT und verwandter Neurobildgebungsmethoden plötzlich ab, weil sie nicht zu ihrer diagnostischen »Bibel« (dem DSM, das ihr gehört und von dem sie profitiert) passte.[1] Leider ging die Position der APA völlig an der Frage vorbei, wie Ärzte und Patienten von den bildgebenden Verfahren des Gehirns profitieren könnten. Also blieben Psychiater die einzigen medizinischen Spezialisten, die das behandelte Organ praktisch nie anschauen, und sie werden dazu verurteilt, Diagnosen für komplexe Fälle nur auf der Grundlage von Gesprächen mit den Patienten zu stellen, sie anzuschauen und nach Symptomclustern zu suchen, ganz ähnlich, wie Dr. Anson Henry im Jahr 1841 bei Lincoln die Melancholie diagnostiziert hatte.

Ohne Bildgebung stellen Psychiater immer noch Symptomcluster-Diagnosen, ähnlich wie Dr. Anson Henry 1841 bei Lincoln die Melancholie diagnostizierte.

Diejenigen von uns, die die funktionelle Hirnbildgebung verwenden, wissen, dass die Scans niemals mit dem DSM übereinstimmen werden, weil das DSM nicht auf einer zugrunde liegenden Neurowissenschaft basiert und entwickelt wurde, bevor es Zugang zu funktionellen Bewertungsinstrumenten wie SPECT und QEEG überhaupt gab. Erfahrene Ärzte können feststellen, ob jemand wahrscheinlich an einer Aufmerksamkeitsdefizit-/Aufmerksamkeitsdefizit-Hyperaktivitätsstörung (ADS/ADHS), einer Zwangsstörung oder einer bipolaren Störung leidet, wenn diese Hilfsmittel nicht zur Verfügung stehen. Aber was ein Arzt ohne funktionelle Hirnbildgebung nicht tun kann und nie tun können wird, ist, die zugrunde liegende Hirnbiologie der Patienten zu verstehen, die sie behandeln. Ohne die Bildgebung Ihres Gehirns kann Ihr Arzt nicht sagen, woher Ihre Unaufmerksamkeit, Depression oder Aggression stammt, denn es gibt sehr viele Möglichkeiten:

- Niedriger Blutfluss aufgrund von Gefäßerkrankungen
- Ein vorzeitiger Alterungsprozess
- Ein entzündlicher Prozess, der mit niedrigen Omega-3-Fettsäuren oder Darmproblemen zusammenhängt
- Eine genetische Anomalie
- Anhaltendes körperliches Trauma vom Footballspielen in der Highschool
- Toxische Belastung durch Kohlenmonoxid oder Schimmel, die behandelt werden muss
- Anfallsartige Aktivität
- Hirninfektion
- Nährstoff- oder Neurohormon-Anomalien
- Blutzucker-Anomalien
- Nicht diagnostizierte Schlafapnoe
- Ein Gehirn, das zu hart arbeitet und beruhigt werden muss
- Ein Gehirn, das nicht hart genug arbeitet und stimuliert werden muss

Wenn wir nicht auf das Gehirn schauen, befinden wir uns ganz unnötigerweise auf einem Blindflug. Das kann dazu führen, dass wir wichtige Diagnosen übersehen, den falschen Behandlungsplan verordnen und Menschen schaden, die sich uns anvertraut haben, damit wir ihnen helfen.

Wenn wir nicht auf das Gehirn schauen, begeben wir uns unnötigerweise auf einen Blindflug, was den Menschen schaden kann, die auf unsere Hilfe vertrauen.

Warum verwenden nicht alle Psychiater Hirnscans?

Wenn ich recht mit meinen Ansichten habe, warum ist dann nicht die gesamte Psychiatrie mit an Bord? Weil diese neue Denkweise das Diagnose- und Behandlungsparadigma, das seit mehr als 50 Jahren in medizinischen Fakultäten und psychiatrischen Facharztausbildungsprogrammen gelehrt wird, völlig verändert. Die funktionelle Bildgebung des Gehirns führt die Psychiatrie von einer generalisierten Symptomcluster-Diagnostik und Behandlung ohne biologische Beweise zu einem objektiveren Fachgebiet, das auf der soliden Grundlage des Einsatzes modernster Brain-Mapping-Tools zur Optimierung der Hirnfunktion des Patienten beruht.

Die funktionelle Bildgebung verändert nicht nur die Art und Weise, wie wir die Gesundheit des Gehirns/die geistige Gesundheit beurteilen beziehungsweise eine Diagnose stellen, sondern führt auch zu völlig anderen Behandlungsprotokollen zur Verbesserung der Gehirnfunktion.

Dazu gehören Strategien, die oft natürlicher und stärker auf dem Lebensstil basiert sind und den Patienten direkt zugänglich sind. Diese Arten von Therapieprogrammen werden nicht an medizinischen Fakultäten gelehrt und auch von der Pharmaindustrie nicht angenommen, die die finanzielle Unterstützung der psychiatrischen Einrichtungen dominiert hat. (Man muss nur an psychiatrischen Tagungen teilnehmen oder die meisten psychiatrischen Zeitschriften lesen, um die massive Werbung zu sehen, die von der Pharmaindustrie finanziert wird.)

Als meine Kollegen anfingen, mich wegen unserer Arbeit an der Bildgebung des Gehirns anzugreifen, machte mich das zunächst ängstlich und verärgerte mich auch. Dann wurde mir klar, dass jeder, der versucht, ein Paradigma zu ändern, giftigen Bemerkungen Tür und Tor öffnet. Im 16. Jahrhundert erklärte der italienische Politiker Niccolò Machiavelli: »Nichts ist schwieriger zu planen, zweifelhafter im Erfolg und gefährlicher zu handhaben als ein neues System. Denn der Initiator hat die Feindschaft aller, die von der Erhaltung der alten Institution profitieren würden, sicher.« Aber dennoch: Indem wir die Gehirne von Chase, Jarrett und Jason funktionell bildlich darstellten und dann personalisierte Behandlungen für sie entwickelten, konnten wir den Verlauf ihres Lebens positiv verändern.

Thomas Kuhn: Die Struktur der wissenschaftlichen Revolution

Der Wissenschaftshistoriker und Philosoph Thomas Kuhn schrieb 1962, dass wissenschaftliche Revolutionen typischerweise in fünf Phasen ablaufen.

Stufe 1: Die Diskrepanzen kommen zutage

In der ersten Phase beginnt die Revolution hin zu etwas Neuem, wenn das Standardparadigma anfängt, zu versagen. Ich würde zum Beispiel Patienten mit schwerer Depression oder ADS/ADHS auf der Grundlage der DSM-Kriterien diagnostizieren, ihnen Standardbehandlungen wie Prozac oder Ritalin verschreiben und dann dabei zusehen, wie sie selbstmörderisch oder aggressiv werden. Hierbei handelt es sich um ein typisches paradigmenbasiertes Versagen, das viel zu oft vorkam und für meine Patienten (und auch für mich) emotional traumatisch war.

Stufe 2: Die Meinungsverschiedenheiten beginnen

Sobald das Paradigma zu scheitern beginnt, suchen die Experten nach Möglichkeiten, ihre Theorien zu korrigieren, aber sie weigern sich, ihre alten Modelle ganz zu verwerfen, und suchen stattdessen nach weniger umfänglichen Lösungsansätzen. Mit der Zeit zersplittert das scheiternde Modell in viele miteinander konkurrierende Schulen. Es gibt mehr als 250 Arten von Psychotherapien und unzählige Medikamente zur Behandlung psychischer Erkrankungen. Kuhn schrieb, dass, egal wie falsch ihre Modelle geworden seien, deren führende Vertreter an ihren Überzeugungen festhielten und weiterhin versuchten, an ihren Ideen zu feilen, um ihre Macht und ihren Einfluss zu erhalten. Das lässt mich an die sechs Versionen des DSM denken, das seit 1980 immer wieder angepasst, aber nicht wesentlich verändert wurde.

Stufe 3: Die Revolution

Mit der Zeit entsteht ein neues Paradigma, das viele der Probleme in diesem konkreten Bereich löst. Ein neues Paradigma – wie etwa »Lassen Sie Ihr Gehirn gesund werden, und Ihre Psyche wird folgen« – interpretiert das vorhandene Wissen neu, behält das Beste des alten Denkens bei und integriert die neuesten Erkenntnisse in ein neuartiges Modell: Es kommt zum Paradigmenwechsel.

Stufe 4: Die Ablehnung

Das neue Paradigma wird dann von den führenden Vertretern des Wissensbereichs abgelehnt und lächerlich gemacht. Dies ist eine der verlässlichsten Phasen einer wissenschaftlichen Revolution. Die alte Garde ist frustriert darüber, dass die neue Idee nicht von ihnen stammt, und weil sie an ihren eigenen Theorien festhalten, kann diese Phase Jahrzehnte dauern, bis die Verfechter in den Ruhestand treten oder sterben. Der mit dem Nobelpreis ausgezeichnete Physiker Max Planck schrieb: »Eine neue wissenschaftliche Wahrheit triumphiert nicht, indem man seine Gegner überzeugt und versucht, sie zu erleuchten, sondern vielmehr, weil die Gegner schließlich sterben und eine neue Generation heranwächst, die mit dem Neuen bereits vertraut ist.«[2] Kurz gesagt: Die Wissenschaft schreitet durch Begräbnisse voran.

Stufe 5: Die Akzeptanz

Die neue Theorie wird nach und nach übernommen, da jüngere, aufgeschlossenere Wissenschaftler sie schon früh in ihrer Karriere akzeptieren und später zu den führenden Wissenschaftlern auf diesem Gebiet werden. Kuhn merkte auch an, dass Fachleute, die nicht auf dem Status bestehen, oft diejenigen sind, die sich für neue Paradigmen einsetzen. Man braucht Mut, um aus altbewährten Theorien auszubrechen, aber auf lange Sicht zahlt es sich aus, weil wir alle so von einer besseren medizinischen Versorgung profitieren können. Gegenwärtig sind Tausende von jungen Psychiatern und Ärzten aus dem Bereich der Gesundheit des Gehirns in unserer Arbeitsweise ausgebildet und wir bilden immer mehr von ihnen aus. Wir und andere Experten veröffentlichen zudem bahnbrechende Forschungsartikel zu dem neuen Paradigma in angesehenen wissenschaftlichen Zeitschriften.

SPECT-Aufnahmen des Gehirns: Ganz einfach zu erklären

Die Arbeit im Bereich der Gehirn-SPECT-Bildgebung, die wir in den Amen Clinics durchführen, hat mein Leben revolutioniert und ist eine wichtige Grundlage für dieses Buch. Im weiteren Verlauf werden Sie noch viele weitere SPECT-Scans sehen. Daher ist es wichtig, etwas mehr über den wissenschaftlichen Hintergrund zu erfahren und zu wissen, wie die Bilder betrachtet werden.

Zunächst möchte ich Ihnen als kurze Hintergrundgeschichte erzählen, wie ich mich in die Hirnbildgebung verliebt habe, über die ich bereits in meinem Buch *Change Your Brain, Change Your Life* geschrieben habe. Im Jahr 1972 trat ich in die US-Armee ein und wurde Infanterie-Sanitäter. Es war die Geburtsstunde meiner Liebe zur Medizin. Nach etwa 18 Monaten wurde ich zum Röntgentechniker umgeschult und entwickelte eine Leidenschaft für die medizinische Bildgebung. Wie unsere Professoren zu sagen pflegten: »Woher wollen Sie das wissen, wenn Sie nicht hinsehen?« Im Jahr 1979, als ich im zweiten Studienjahr Medizin studierte, versuchte eine Person, die mir nahestand, sich umzubringen, und ich brachte sie zu einem wunderbaren Psychiater. Mit der Zeit wurde mir klar, dass er, wenn er ihr helfen würde (was er tatsächlich tat), in Wirklichkeit nicht nur ihr helfen würde; es würde schließlich auch ihren Kindern und sogar ihren zukünftigen Enkelkindern helfen, da sie von jemandem geprägt werden würden, der glücklicher und stabiler war. Ich habe mich in die Psychiatrie verliebt, weil ich erkannte, dass sie das Potenzial hat, Generationen von Menschen zu helfen. In den letzten 40 Jahren habe ich sie jeden Tag geliebt.

Und doch habe ich mich in den einzigen Arztberuf verliebt, der sich fast nie das zu behandelnde Organ ansieht. Wie Sie am Anfang dieses Kapitels gesehen haben, machen Kardiologen Aufnahmen vom Herzen, Gastroenterologen von Magen und Darm und Orthopäden von den Knochen. Praktisch jedes andere medizinische Fachgebiet schaut sich die Organe genau an, die es behandelt, aber Psychiater schauen nie auf das Gehirn. Vielmehr sind sie darin geschult, Diagnosen auf der Grundlage von Symptomclustern auszugeben und fundierte Vermutungen über den Behandlungsbedarf anzustellen. Schon früh in meiner Laufbahn wusste ich, dass es einen besseren Weg geben musste, und ich begann, aktiv nach diesen besseren Möglichkeiten zu suchen.

1991 besuchte ich einen Vortrag über die SPECT-Bildgebung des Gehirns von Dr. Jack Paldi, dem Chefarzt des Krankenhauses, in dem ich arbeitete. Dr. Paldi erklärte, dass SPECT ein Mittel sei, um Psychiatern mehr Informationen an die Hand zu geben, mit denen sie ihren Patienten helfen konnten. SPECT-Aufnahmen stellen die Durchblutung und die Aktivität des Gehirns dar. Mit der Methode lässt sich untersuchen, wie das Gehirn funktioniert. Sie unterscheidet sich von MRT- und CT-Studien, die sich mit der Struktur des Gehirns befassen. SPECT befasst sich mit der Gehirnfunktion. Jack Paldi sagte, SPECT-Aufnahmen zeigen uns im Wesentlichen drei Dinge über die Aktivität in jedem Bereich des Gehirns: ob sie gesund, unteraktiv oder überaktiv ist.

> SPECT-Aufnahmen zeigen im Grunde drei wichtige Dinge über jeden Bereich des Gehirns: ob er gesund, unteraktiv oder überaktiv ist.

Um Ihnen das Verständnis unserer bildgebenden Verfahren des Gehirns zu erleichtern, sehen Sie sich die folgenden Beispiele gängiger Gehirn-SPECT-Muster an. Ein Oberflächen-SPECT-Scan hilft uns, Bereiche mit gesunder Aktivität und solche mit geringer Aktivität auf der äußeren Oberfläche des Gehirns zu sehen. Die Oberflächenscans zeigen die obersten 45 Prozent der Aktivität im Gehirn. Alle Bereiche, die unter diesen Prozentsatz fallen, sehen auf dem Scan wie ein Loch oder eine Vertiefung aus. Bei diesen »Löchern« handelt es sich eigentlich nicht um fehlende Hirnstrukturen, sondern eher um ein Zeichen für zu geringe Aktivität. Ein aktiver SPECT-Scan zeigt innere Bereiche des Gehirns, in denen eine zu hohe Aktivität vorhanden ist. Nachfolgend finden Sie Beispiele für übliche Gehirn-SPECT-Muster, die von der Oberseite des Kopfes herabblickend aufgenommen wurden.

Oberflächen-SPECT-Scans

Der erste Scan ist eine Aufnahme eines gesunden Gehirns, die die äußere Oberfläche desselben zeigt. Man sieht eine vollständige, gleichmäßige, symmetrische Aktivität und Durchblutung.

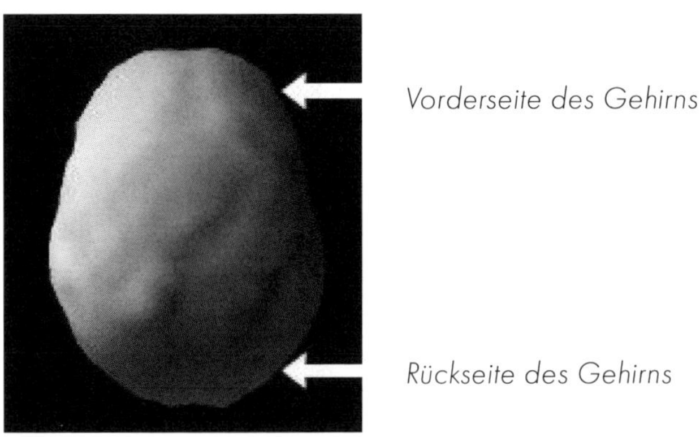

Scan einer gesunden Oberfläche *(Blick von oben nach unten)*
Vollständige, gleichmäßige, symmetrische Aktivität

Vergleichen Sie nun das gesunde Gehirn mit dem einer Frau, die zwei Schlaganfälle hinter sich hat. Anhand des Aktivitätsniveaus kann man mit einer SPECT-Untersuchung erkennen, wie viel Gewebe heilen oder sich rehabilitieren kann.

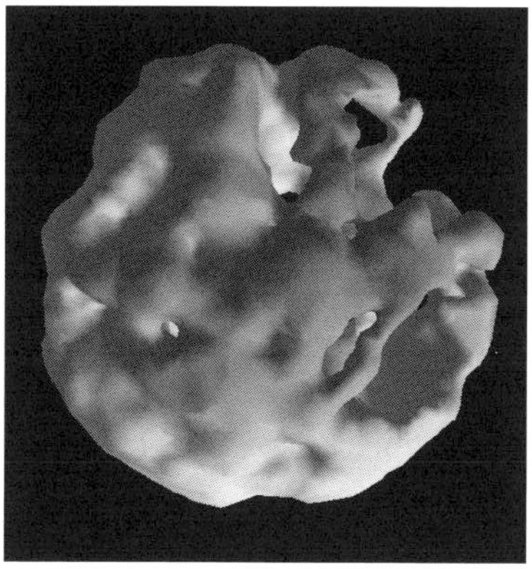

Zwei Schlaganfälle
Löcher weisen auf geringe oder fehlende Aktivität hin.

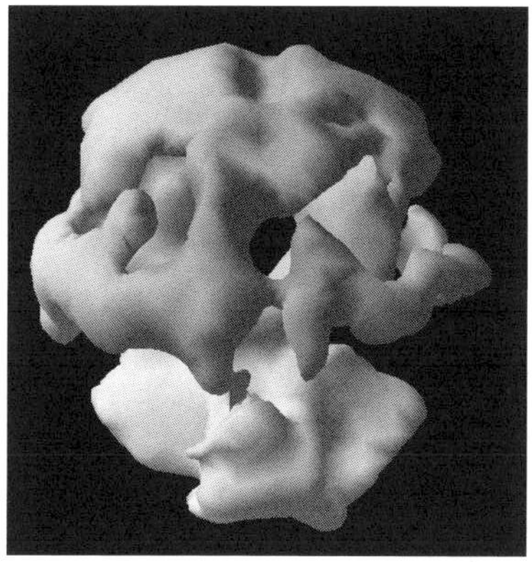

Alzheimer
Hintere Hälfte des Gehirns stirbt ab.

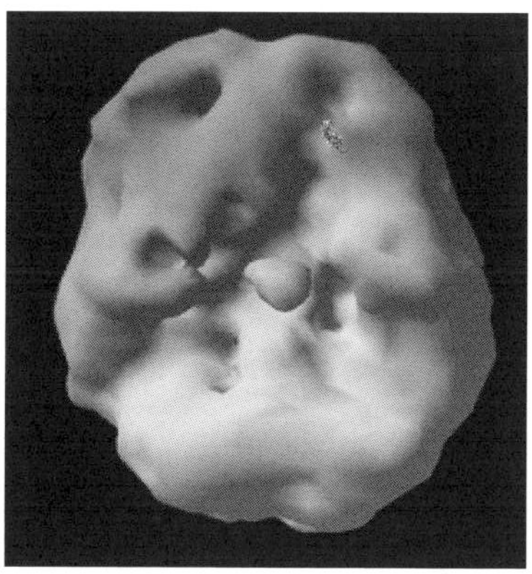

Hirntrauma/-verletzung
Schädel-Hirn-Trauma durch Fußballspielen

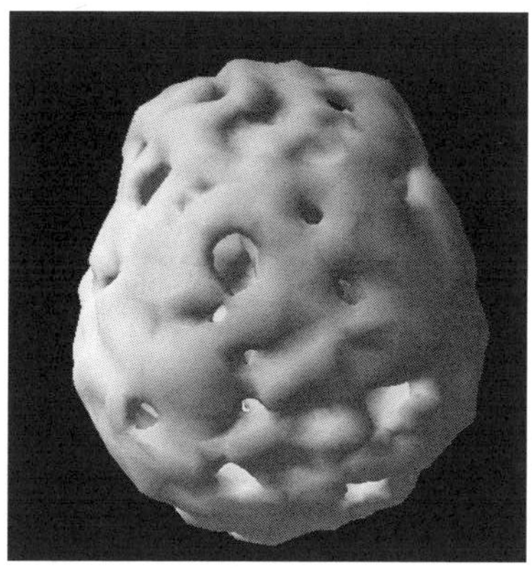

Toxizität durch Drogen- und Alkoholmissbrauch
»Versteinerung« oder insgesamt geringe Aktivität

Die Alzheimerkrankheit beginnt Jahre, sogar Jahrzehnte bevor die Patienten tatsächlich irgendwelche Symptome entwickeln. Diese 59-jährige Frau hatte wahrscheinlich im Alter zwischen 20 und 30 Jahren bereits negative Veränderungen in ihrem Gehirn.

Verletzungen des Gehirns sind eine Hauptursache für psychische Gesundheitsprobleme. Aber nur wenige Psychiater wissen das, weil sie das Gehirn nur selten durch Bildgebungsmaßnahmen untersuchen lassen.

Der wahre Grund, warum wir keine Drogen oder wenig Alkohol konsumieren sollten, ist, dass sie das Gehirn schädigen.

Aktive SPECT-Scans

Bei einem aktiven SPECT-Scan repräsentiert der graue Hintergrund die durchschnittliche Aktivität; weiß repräsentiert die 15 Prozent mit der höchsten Aktivität. Bei einem gesunden Scan zeigt sich die stärkste Aktivität typischerweise im hinteren, unteren Teil des Gehirns, in einem Bereich, der *Cerebellum* (lateinisch für »kleines Gehirn«, also das Kleinhirn) genannt wird, da dieser Bereich 50 Prozent der Neuronen des Gehirns enthält.

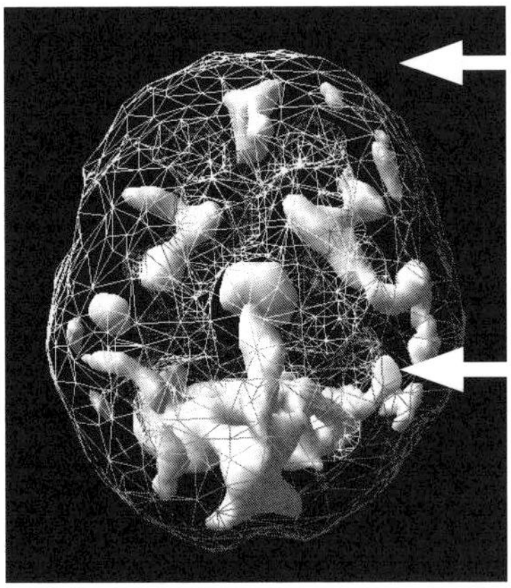

Vorderseite des Gehirns

Kleinhirn, Hinter- beziehungsweise Unterseite des Gehirns

Aktiver Scan eines gesunden Gehirns (Blick von oben nach unten)
Grau ist die durchschnittliche Aktivität; weiß sind die aktivsten 15 Prozent des Gehirns.

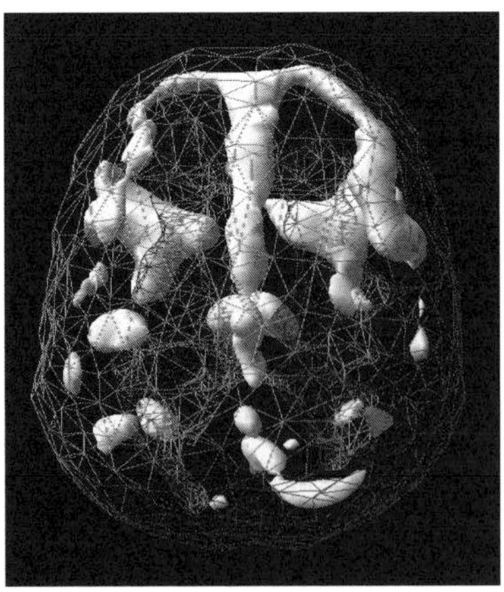

Zwanghafte/kompulsive Züge
Deutlich erhöhte Aktivität in den Frontallappen

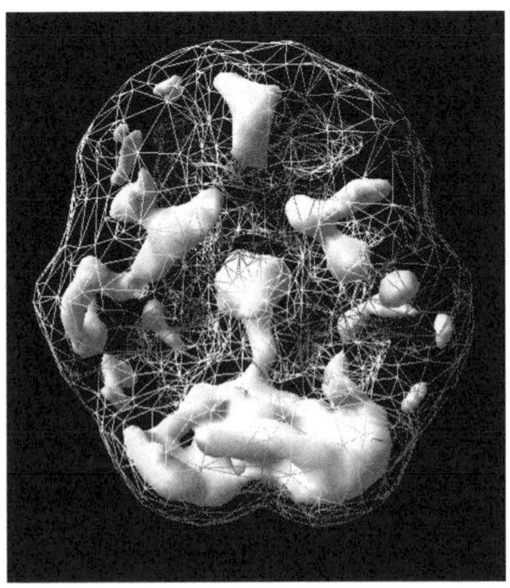

Posttraumatische Belastungsstörung
Diamantmuster erhöhter Aktivität im tiefen emotionalen Teil des Gehirns (Diamant)

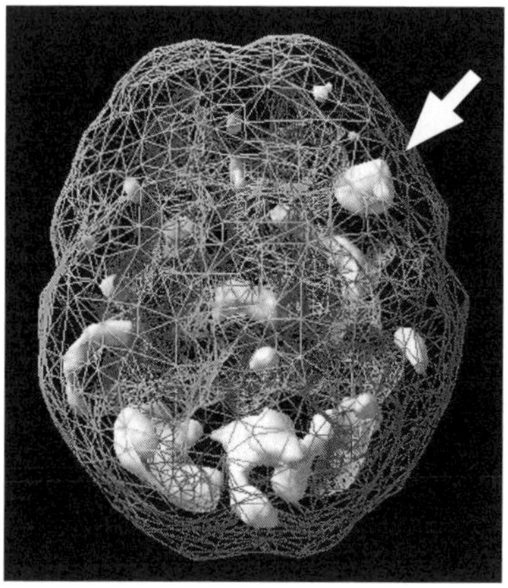

Anfallsaktivität
Fokussierter Bereich mit erhöhter Aktivität (siehe Pfeil)

Die SPECT-Forschung

Die SPECT-Methode wurde ursprünglich vor mehr als 50 Jahren entwickelt, um lebendiges Gewebe zu untersuchen. Bei SPECT handelt es sich um eine nuklearmedizinische Untersuchung, bei der sehr kleine Lichtteilchen, sogenannte Photonen, verwendet werden, um lebendes Gewebe zu analysieren. Da es sich bei SPECT um ein nuklearmedizinisches Verfahren handelt, ist es mit einer gewissen Strahlenbelastung verbunden. Diese ist in etwa dieselbe wie bei einer Computertomografie des Kopfes, die im Jahr 2006 in den USA 19 Millionen Mal angeordnet wurde.[3] Dr. Michael Devous, der frühere Präsident der Society of Nuclear Medicine, schrieb: »SPECT-(...)Verfahren bergen nicht mehr Risiken als MRT-basierte Verfahren. (...) Tatsächlich gibt es keine Daten, die eine Schädigung des Menschen durch Strahlenexposition bei diagnostischen Bildgebungsniveaus nachweisen würden.«[4]

Seit den 1970er-Jahren wird die Hirn-SPECT zur Beurteilung von Schlaganfällen, Anfällen und Hirntumoren eingesetzt.[5] In den 1980er-Jahren wurde sie auch zur Untersuchung von Alzheimer, Schädel-Hirn-Trauma, Schizophrenie, Depressionen, ADS/ADHS und Drogenmissbrauch genutzt. Heute ordnen Ärzte auf der ganzen Welt typischerweise Hirn-SPECT-Scans an, um folgende Erkrankungen zu untersuchen:[6]

- Alzheimer und andere Arten von Demenz
- Epileptische Anfälle
- Schlaganfall
- Kopfverletzungen
- Exposition gegenüber chemischen Stoffen
- Lyme-Borreliose
- Entzündung des Gehirns
- Toxizität von Arzneimitteln/Drogen

Die Forschung zu Gehirn-SPECTs ist umfangreich, mit mehr als 14 000 wissenschaftlichen Forschungsartikeln, die auf pubmed.gov zu dem Thema aufgeführt sind. Nachstehend finden Sie eine Auflistung der Anzahl der wissenschaftlichen Artikel zu einigen häufigen neurologischen und psychiatrischen Erkrankungen.

Krankheit	Wissenschaftliche Artikel[7]
Schlaganfälle	> 1300
Demenz	> 2200
Alzheimer	> 1500
Anfälle und Epilepsie	> 1600
Depression	> 850
Schizophrenie	> 570
Kopfverletzungen	> 350
Drogenmissbrauch	> 310
Alkoholmissbrauch	> 280
Infektionen	> 270
Angststörungen	> 250
Zwangsstörungen	> 150
ADS/ADHS	> 120
Bipolare Störungen	> 120
Autismus	> 75
Essstörungen	> 70
PTBS	> 50

Die ersten zehn Fälle, in denen ich SPECT-Scans angefordert habe, haben die Art und Weise, wie ich meinen Patienten helfe, völlig verändert und revolutioniert, wie ich Psychiatrie praktiziere, ja sogar wie ich mein eigenes Leben führe. Ich achte auf die Gesundheit meines eigenen Gehirns wie nie zuvor. Seit 1991 haben die Amen Clinics die weltweit größte Datenbank mit SPECT-Scans zu psychiatrischen Themen aufgebaut, die insgesamt fast 160 000 Scans von Patienten aus 121 Ländern umfasst. Wir haben SPECT untersucht und eingesetzt, um uns damit bei der Diagnose und Therapie von Patienten mit komplexen psychiatrischen Krankheiten zu unterstützen. Außerdem haben wir 70 wissenschaftliche Studien mit Peer-Review-Verfahren zu SPECT veröffentlicht, darunter auch zu den folgenden Themenbereichen:

- ADS/ADHS[8] und Vorhersage des Ansprechens auf eine Behandlung mit Stimulanzien bei ADS/ADHS[9]
- Altern[10]
- Aggression[11] und Mord[12]
- Alzheimerkrankheit[13]
- Angststörung[14]
- Autismus[15]
- Depression, Vorhersage des Ansprechens auf eine Behandlung bei Depression[16] und Manie[17]
- Unterscheidung zwischen Depression und Demenz[18]
- Geschlechtsspezifische Unterschiede[19]
- Unterscheidung zwischen PTBS und einer traumatischen Hirnverletzung bei Veteranen und in der Allgemeinbevölkerung[20] (die Zeitschrift *Discover* listete diese Forschung als eine der 100 Top-Storys der Wissenschaft [Nr. 19] im Jahr 2015 auf)
- Marihuana[21]
- Meditation[22]
- Omega-3-Fettsäuren[23]
- Fettleibigkeit[24]
- Selbstmord[25]
- Traumatische Hirnverletzungen[26]
- Auswirkungen des Footballspiels in der NFL[27]
- Rehabilitierung von Hirntrauma bei NFL-Spielern[28]
- Hyperbare Oxygenierung bei traumatischen Hirnverletzungen[29]

Unserer Erfahrung nach gibt es eine Reihe von gängigen SPECT-Mustern, die bei Diagnose- und Behandlungsentscheidungen eine Rolle spielen. Auf den folgenden Seiten stelle ich Ihnen einige der häufigsten Muster vor.

Häufige SPECT-Muster, die wichtige Hinweise für die Diagnose und Therapie geben

1. SPECT mit Wellenmuster/insgesamt verminderter Perfusion auf der Oberfläche

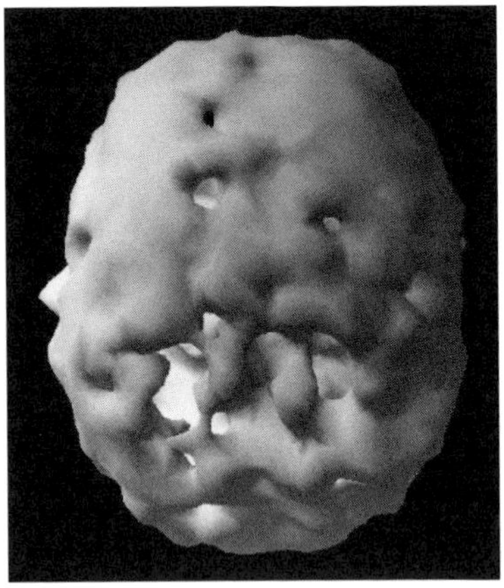

Dieses Muster zeigt eine insgesamt geringe Aktivität und Durchblutung, die auf einem Oberflächen-SPECT-Scan wie Wellen oder Muscheln aussehen.

Dieses Muster zeigt sich am häufigsten bei:

- Drogen- oder Alkoholmissbrauch
- Chemotherapie oder Bestrahlung
- Umweltgiften wie zum Beispiel Schimmel
- Schwermetallbelastung
- Kohlenmonoxid-Vergiftung
- Anoxie (Sauerstoffmangel über mehrere Minuten, etwa durch einen Herzinfarkt oder Beinahe-Ertrinken)
- Infektionen wie Lyme-Borreliose oder Herpesvirus
- Schilddrüsenunterfunktion
- Schwere Blutarmut (Anämie – SPECT kann auch die Durchblutung sichtbar machen)

Wenn sich dieses Muster zeigt, ziehen wir die folgenden Behandlungen in Betracht:

- Identifikation und Beseitigung des Toxins oder der Infektion, falls vorhanden
- Behandlung jeglicher medizinischen Ursachen
- Ein Programm zur Rehabilitation des Gehirns ist unerlässlich. Die Komponenten umfassen:
  - Alles vermeiden, was dem Gehirn schadet
  - Sich regelmäßige Gewohnheiten aneignen, die eine gesunde Hirnfunktion fördern

- Neurofeedback
- Hyperbare Oxygenierung
- Gezielte Nutrazeutika und Medikamente

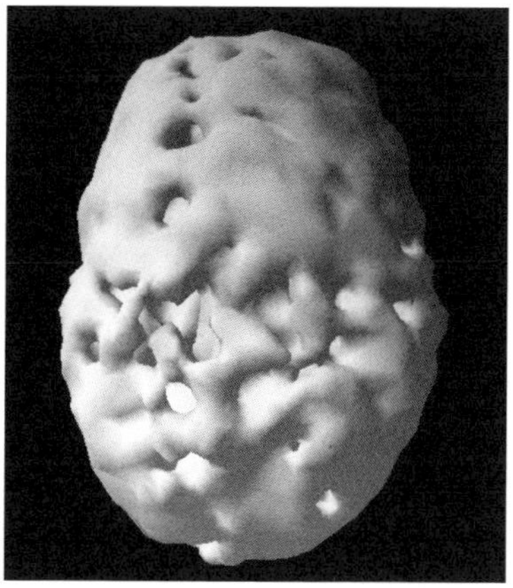

Beispiel für Wellenmuster
Mäßige bis schwere Wellenbildung durch Inhalation von Giftstoffen (»Schnüffeln«)

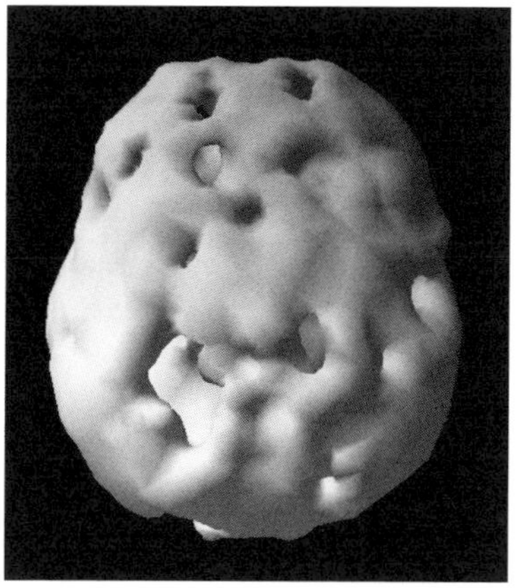

Beispiel für Wellenmuster
Mäßige bis schwere Wellenbildung durch Chemotherapie und Bestrahlung

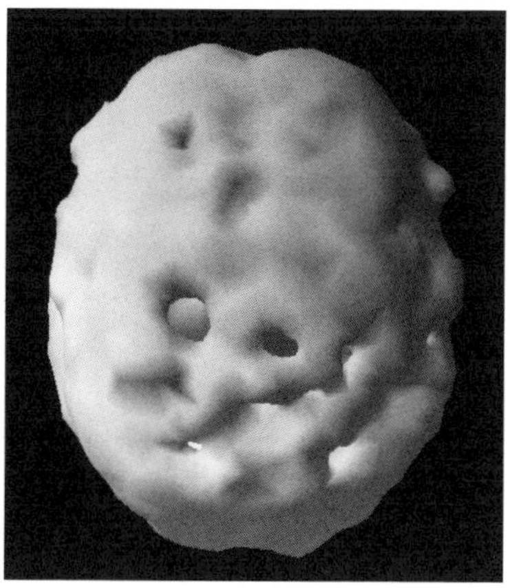

Wellenbildung vor der Behandlung
Moderate Wellenbildung durch Arsenvergiftung

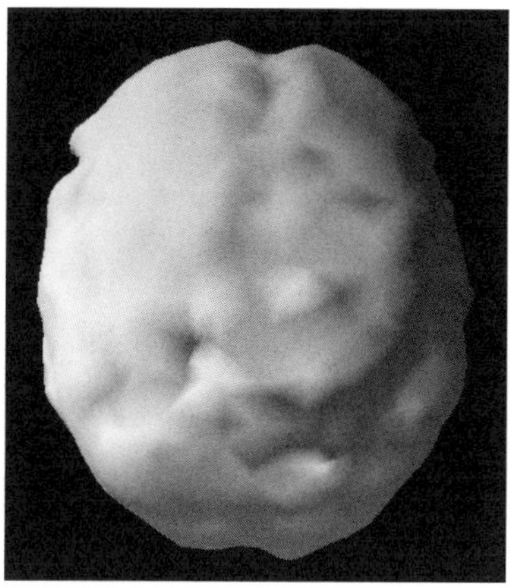

Wellenbildung nach der Behandlung
Deutliche Verbesserung nach elf Monaten

2. Insgesamt erhöhte Aktivität bei aktivem SPECT

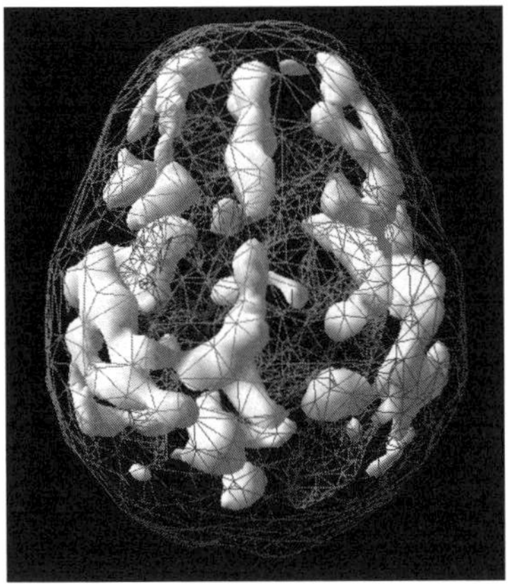

Dieses Muster zeigt eine insgesamt erhöhte Aktivität auf den Scans.

Dieses Muster zeigt sich am häufigsten bei:

- Bipolarer Störung/Manie
- Autoimmun- oder Entzündungsprozessen, zum Beispiel akute Allergien, Infektionen oder Lupus erythematodes
- ADS/ADHS – wenn wir dieses Muster bei Patienten mit ADS/ADHS sehen, nennen wir es den »Ring of Fire«. Stimulanzien verschlimmern dieses Muster in 80 Prozent der Fälle noch weiter.[30]

Wenn sich dieses Muster zeigt, ziehen wir die folgenden Behandlungen in Betracht:

- Untersuchung und Behandlung potenzieller Entzündungsursachen wie Lupus erythematodes oder Nahrungsmittelallergien
- Eliminierung von Allergenen
- Behandlung etwaiger Grunderkrankungen
- Beruhigende Interventionen wie etwa Magnesium, Gamma-Aminobuttersäure (GABA) oder Medikamente gegen Krampfanfälle

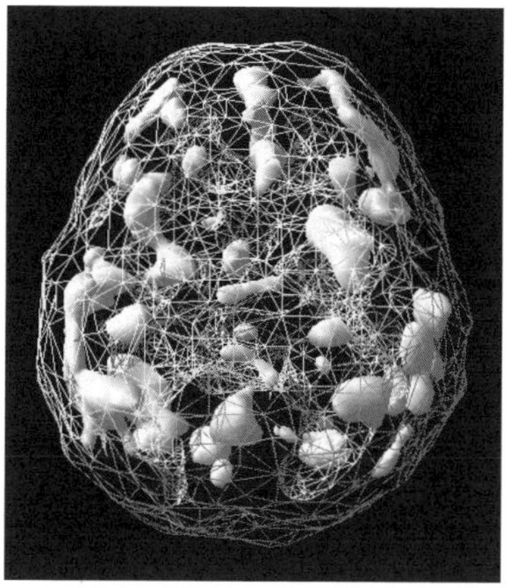

Insgesamt erhöhte Aktivität
Bipolare Störung, Manie

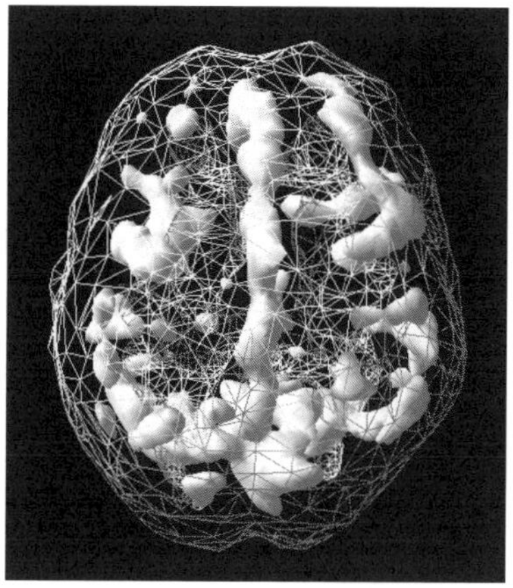

Insgesamt erhöhte Aktivität
Lupus-Schub

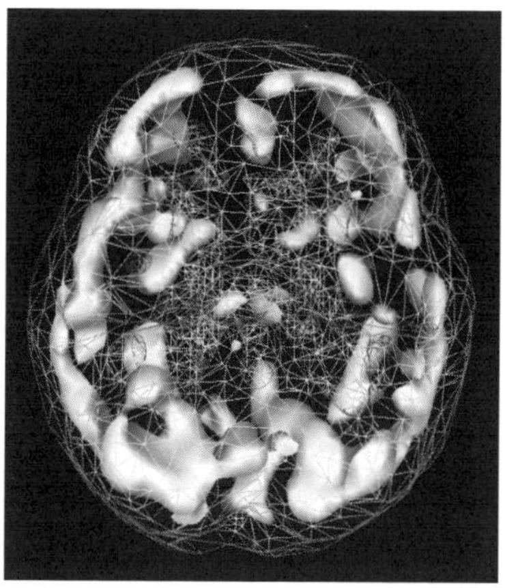

Insgesamt erhöhte Aktivität
»Ring of Fire« ADS/ADHS

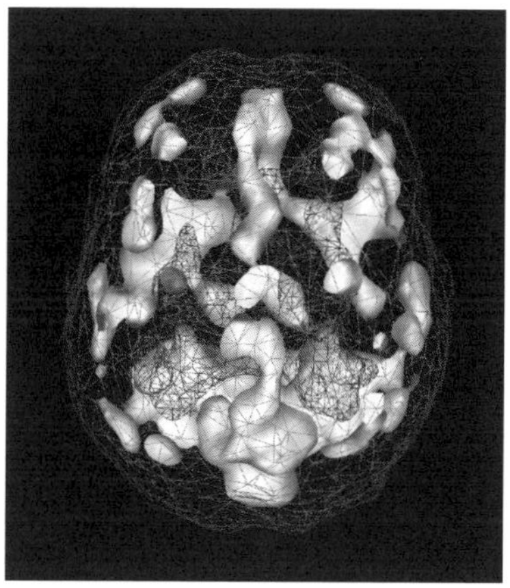

Insgesamt erhöhte Aktivität
Zwanghafter psychotischer Zustand

3. Muster von traumatischen Hirnverletzungen (THV) auf Oberflächen-SPECT-Scans

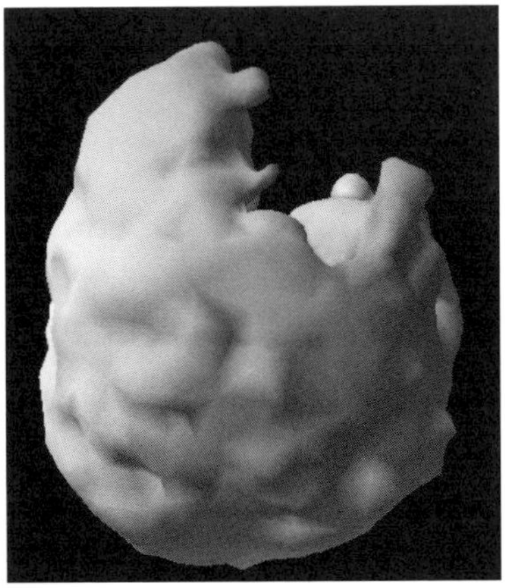

Es gibt viele THV-Muster.

Wir vermuten eine THV, wenn die folgenden Muster vorliegen:

- Geringe Aktivität in einem oder mehreren Bereichen des Gehirns
- Eine Seite sieht schlechter aus als die andere
- Abflachung der Frontallappen
- Verminderte Aktivität in den Polen (vorderer Teil) der Schläfenlappen
- Schäden an der Vorder- und Rückseite des Gehirns (Coup-Contrecoup-Verletzung)

Wenn sich dieses Muster zeigt, ziehen wir die folgenden Behandlungen in Betracht:

- Gehirnrehabilitationsprogramm; dazu kann Folgendes gehören:
  - Alles vermeiden, was dem Gehirn schadet
  - Regelmäßige Gewohnheiten für die Hirngesundheit
  - Neurofeedback
  - Hyperbare Oxygenierung
  - Gezielte Nutrazeutika und Medikamente

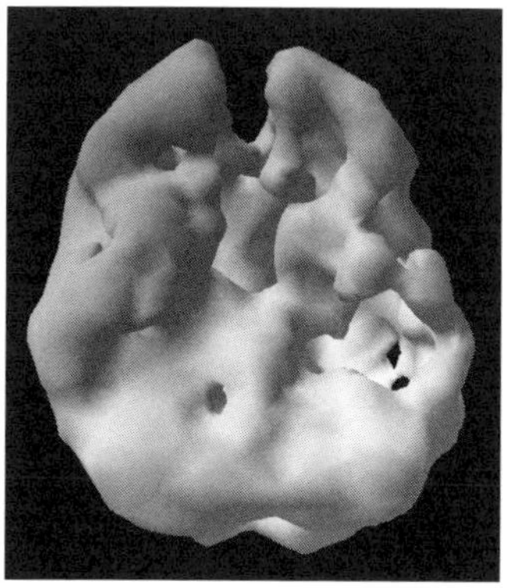

THV-Beispiel: Ansicht der Unterseite
Schädigung des vorderen und linken Schläfenlappens: Sturz vom Dach

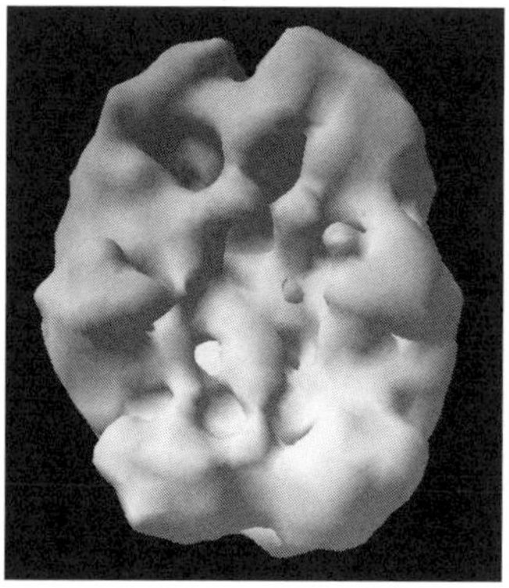

THV-Beispiel: Ansicht der Unterseite
Schädigung der gesamten rechten Hirnhälfte: Motorradunfall

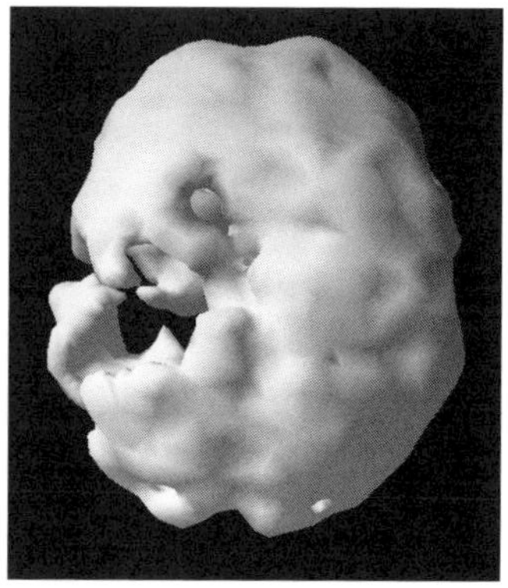

THV-Beispiel: Ansicht von oben nach unten
Schädigung des linken Scheitellappens: Trauma durch stumpfe Gewaltanwendung nach einem Überfall

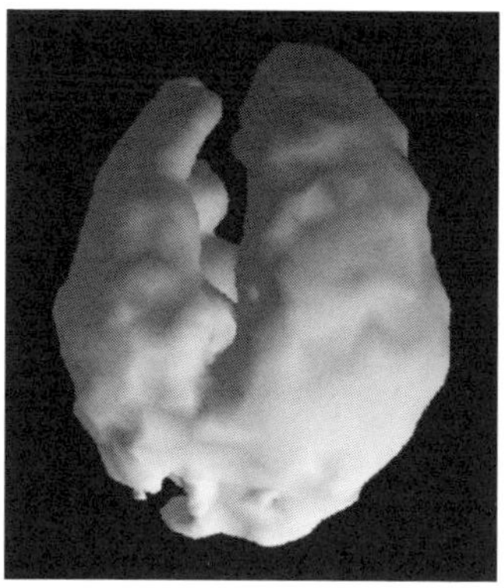

THV-Beispiel: Ansicht von oben nach unten
Schädigung der linken Gehirnhälfte: Treppensturz

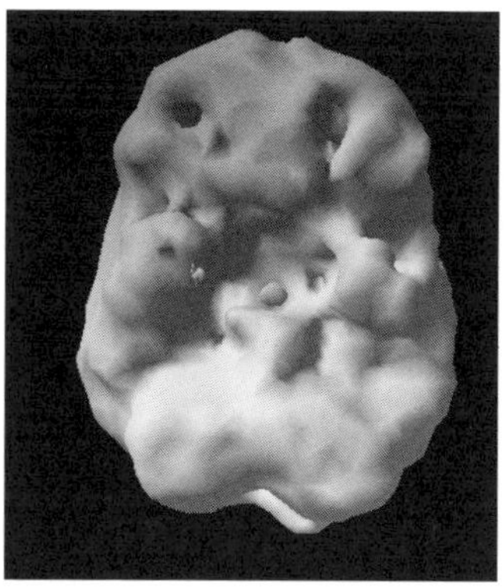

THV vor der Behandlung (NFL-Spieler Anthony Davis, USC und LA Rams): Ansicht der Unterseite
Schädigung des linken Stirn-/Temporallappens: mehrere Gehirnerschütterungen

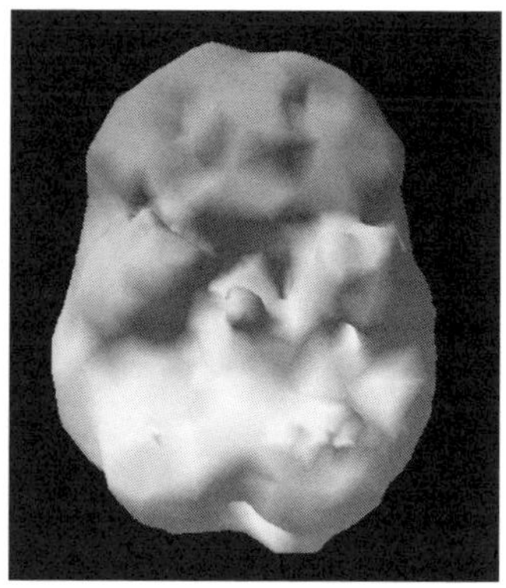

THV nach der Behandlung: Ansicht der Unterseite
Deutliche Verbesserung: zehn Jahre später, nach der Behandlung

4. Übermäßige Aktivität in den Frontallappen bei aktivem SPECT

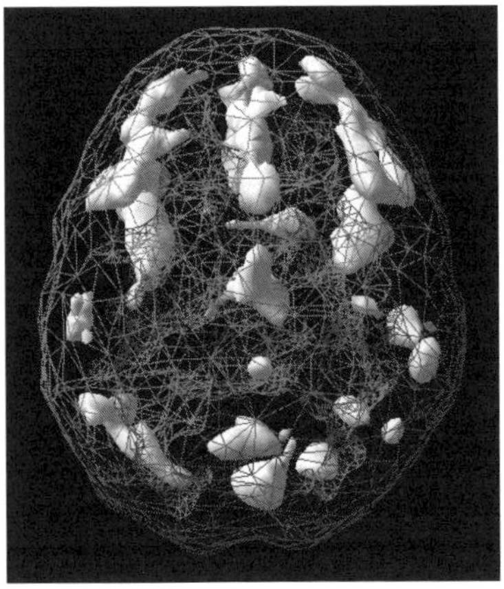

Dieses Muster zeigt eine erhöhte Aktivität im vorderen Teil des Gehirns.

Dieses Muster zeigt sich am häufigsten bei:

- Zwangsstörung
- Obsessiver zwanghafter Persönlichkeitsstörung
- Oppositioneller Verhaltensstörung[31]
- Störungen des autistischen Spektrums
- Menschen, die übermäßig besorgt, psychisch starr und unflexibel sind und sich in negativen Gedanken verfangen
- Verschiedene Arten von Angstzuständen, Depressionen, ADS/ADHS und Abhängigkeiten, bei denen Menschen an negativen Gedanken oder negativen Verhaltensweisen festhalten

Wenn sich dieses Muster zeigt, ziehen wir die folgenden Behandlungen in Betracht:

- Erhöhung des Serotonins zur Beruhigung des vorderen Teils des Gehirns durch
  - Sport
  - Nahrungsergänzungsmittel wie 5-Hydroxytryptophan (5-HTP), Safran oder Johanniskraut bei Angstzuständen oder Depression
  - Selektive Serotonin-Wiederaufnahmehemmer (SSRI) bei Angstzuständen oder Depression
  - Antipsychotika wie zum Beispiel Risperdal bei Psychosen

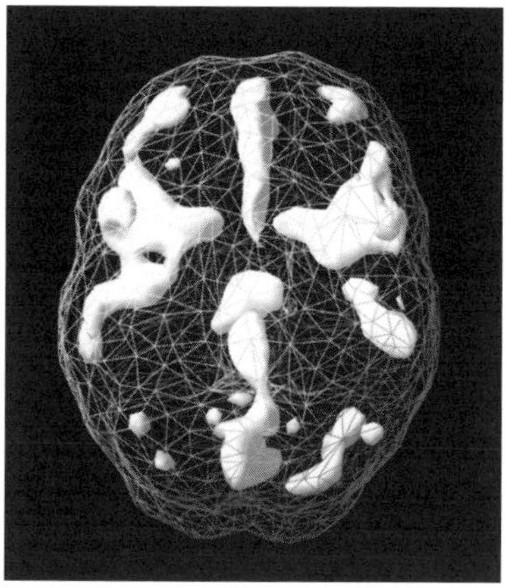

Hyperfrontales Muster
Zwangsstörung

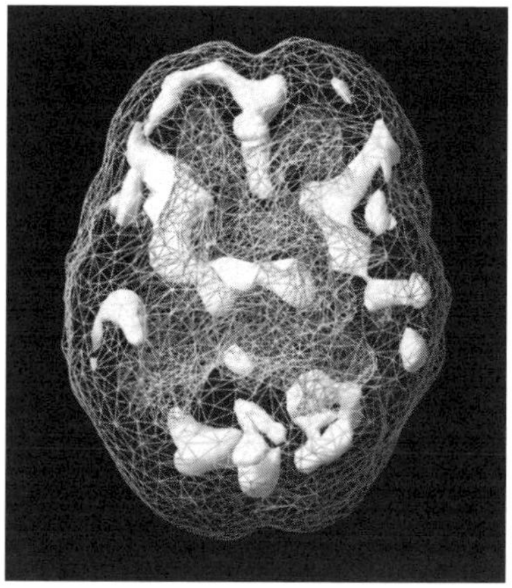

Hyperfrontales Muster
Angststörung mit obsessiven Gedanken

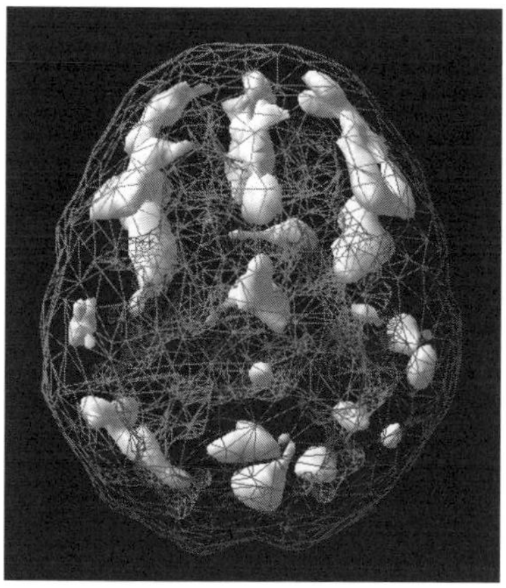

Hyperfrontales Muster vor der Behandlung (Geschäftsinhaber mit Zwangsstörung)
Zwanghafte Persönlichkeitsmerkmale

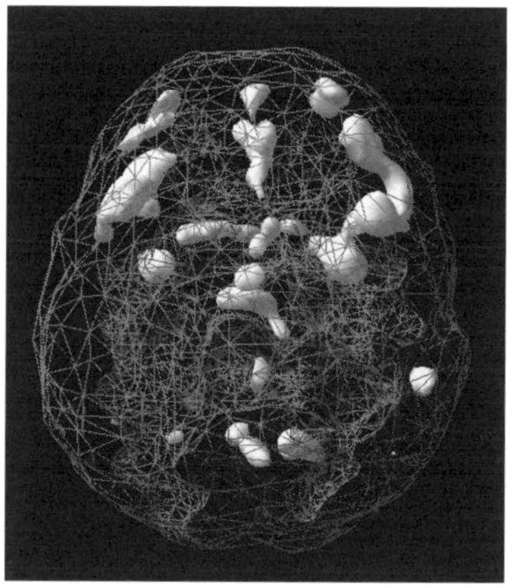

Nach der Behandlung: Beruhigung des hyperaktiven Musters
Verbesserte Persönlichkeit, Arbeitsbeziehungen und Ehe

5. Verminderte Aktivität in den Frontallappen auf Oberflächen-SPECT

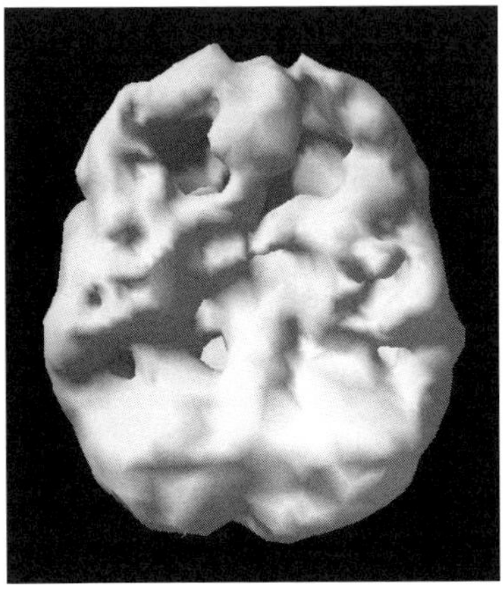

Dieses Muster zeigt eine verminderte Aktivität im vorderen Teil des Gehirns.

Dieses Muster tritt am häufigsten auf bei:

- ADS/ADHS
- Schizophrenie
- Schädel-Hirn-Trauma
- Alkoholikern mit Rückfallgefahr
- Mangelndes Pflichtbewusstsein/mangelnde Gewissenhaftigkeit
- Einigen Formen der Depression
- Einigen Arten von Angstzuständen, ADS/ADHS und Suchterkrankungen, bei denen die Patienten mit kurzen Aufmerksamkeitsspannen, Ablenkbarkeit, Desorganisation und Impulskontrollproblemen zu kämpfen haben

Wenn sich dieses Muster zeigt, ziehen wir die folgenden Behandlungen in Betracht:

- Erhöhung von Dopamin zur Steigerung der Frontallappenaktivität durch
  - Sport
  - Stimulierende Nahrungsergänzungsmittel wie grüner Tee, L-Tyrosin oder Rhodiola
  - Stimulanzien für ADS/ADHS
  - Stimulierende Antipsychotika, falls erforderlich, wie etwa Abilify (Aripiprazol)
  - Stimulierende Antidepressiva wie Bupropion oder S-Adenosylmethionin (SAMe) bei Depression
  - Rehabilitationstherapie für das Gehirn, falls erforderlich

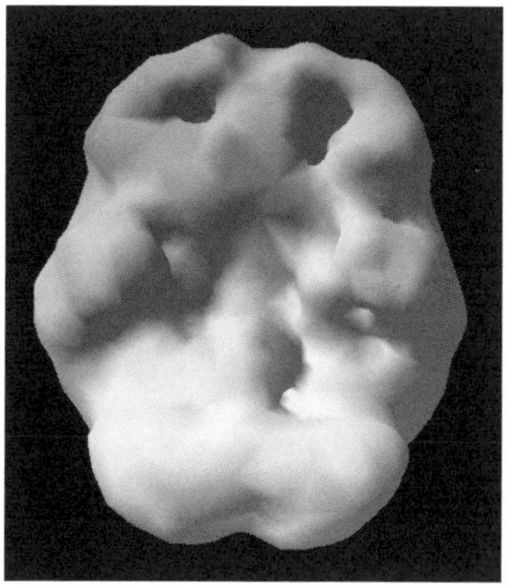

Ansicht der Unterseite
Geringe Aktivität des präfrontalen Kortex: Sexsucht

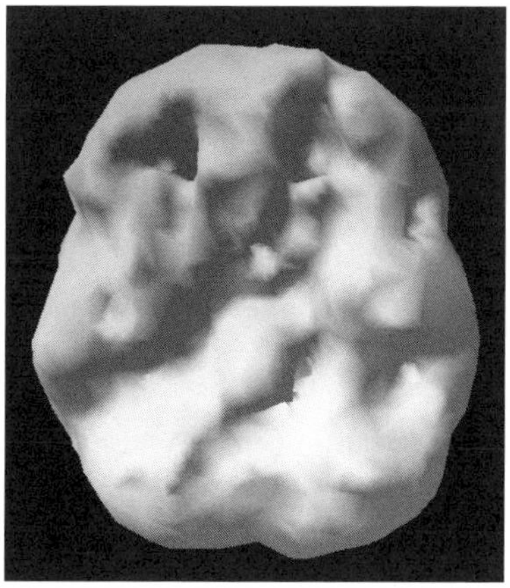

Ansicht der Unterseite
Geringe Aktivität des präfrontalen Kortex: klassisches ADS/ADHS

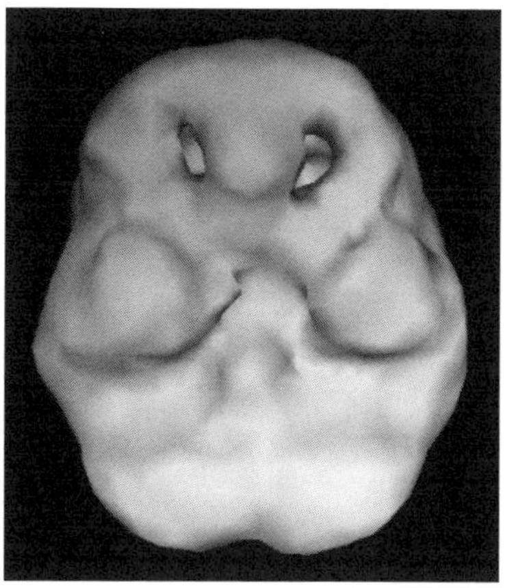

Ansicht der Unterseite
Geringe Aktivität des präfrontalen Kortex vor der Behandlung (Schulversagen): Collegeabbruch

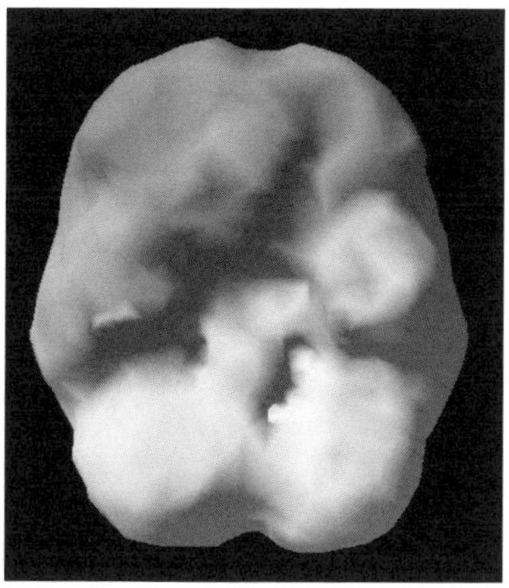

Ansicht der Unterseite
Deutliche Verbesserung nach sechsmonatiger Behandlung

6. Diamantmuster auf aktivem SPECT

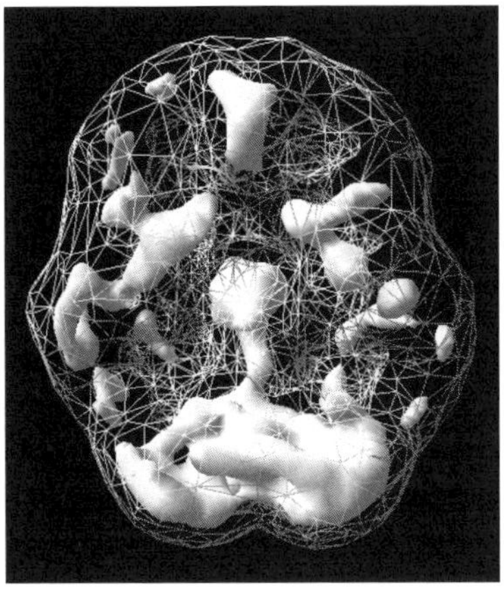

Dieses Muster (Ansicht der Unterseite) zeigt eine erhöhte Aktivität im vorderen Gyrus cinguli (oben auf der Rautenform), in den Basalganglien (Rautenseiten) und im tiefen Thalamus (unten auf der Raute)

Dieses Muster zeigt sich am häufigsten bei:

- PTBS
- Früheren ungelösten Traumata
- Einigen Arten von Ängsten, Depressionen und Suchterkrankungen, bei denen Menschen in negativen Gedanken oder negativen Verhaltensweisen stecken bleiben, die sie ängstlich und traurig machen

Wenn sich dieses Muster zeigt, ziehen wir die folgenden Behandlungen in Betracht:

- EMDR (*Eye Movement Desensitization and Reprocessing*, das heißt Desensibilisierung und Aufarbeitung durch Augenbewegungen) bei PTBS zur Behandlung ungelöster Traumata der Vergangenheit
- Erhöhung von Serotonin und GABA zur Beruhigung des vorderen Teils des Gehirns durch:
  - Sport
  - Ergänzungsmittel wie 5-HTP (5-Hydroxytryptophan), Safran, GABA und Magnesium
  - SSRI (selektive Serontonin-Wiederaufnahmehemmer)
  - Antikonvulsiva wie Gabapentin, Oxcarbazepin oder Lamotrigin

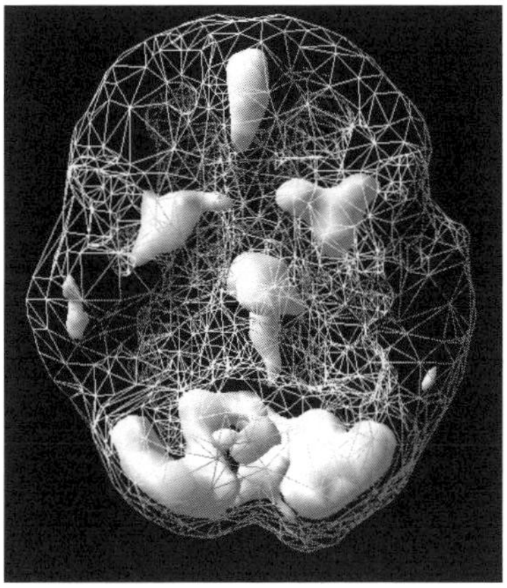

Rautenmuster
PTBS

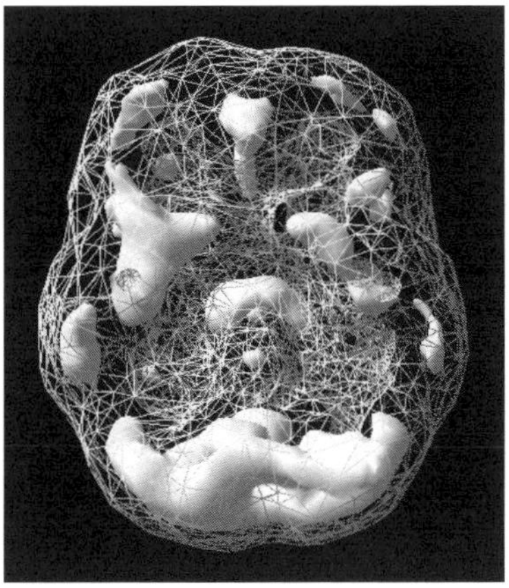

Rautenmuster
Erfüllt nicht die Kriterien für PTBS, aber Patient wuchs in einem Haushalt mit Missbrauch und Alkoholismus auf und kämpft mit Ängsten und Sorgen

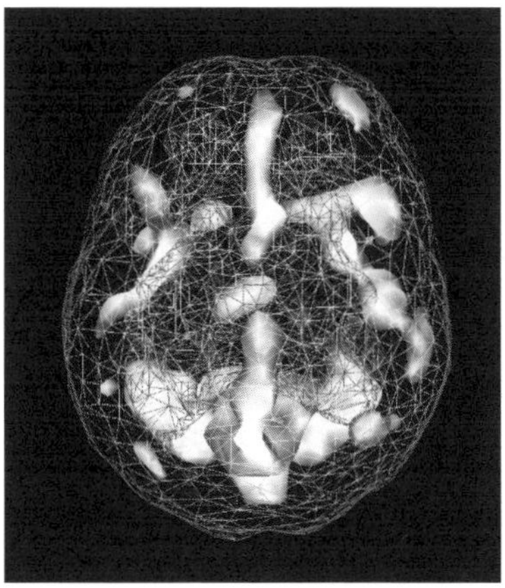

Rautenmuster vor der Behandlung (EMDR-Therapie): PTBS

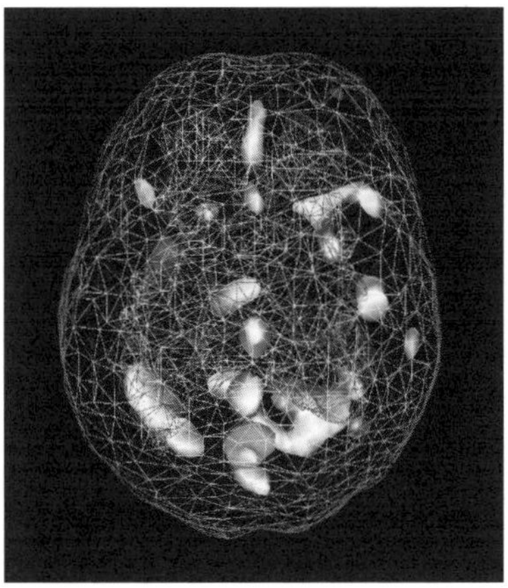

Nach der Behandlung: Beruhigung des Rautenmusters, verbesserter Schlaf und weniger Angstzustände

7. Hypoperfusion des Temporallappens bei Oberflächen-SPECT

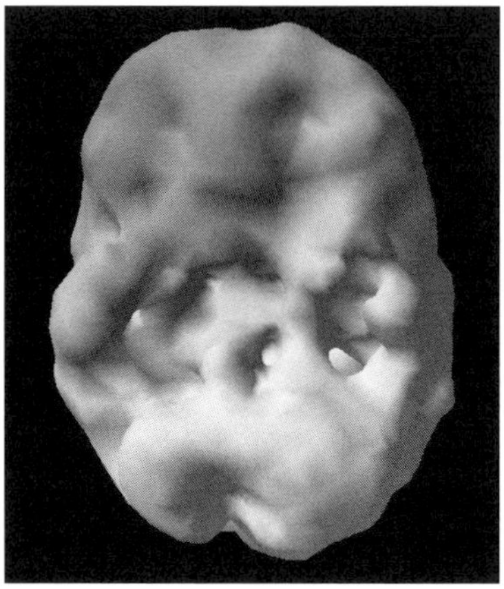

Hypoperfusion des Temporallappens
Dieses Muster einer verminderten Durchblutung (Hypoperfusion) zeigt eine verminderte Aktivität in einem oder beiden Temporallappen (Schläfenlappen).

Die Schläfenlappen haben mit unserem Gedächtnis, der Lernfähigkeit, Stimmungsstabilität und emotionalen Reaktionen zu tun.

Dieses Muster zeigt sich am häufigsten bei:

- Gedächtnisproblemen
- Einigen Formen der Demenz
- Temporallappen-Epilepsie
- Legasthenie und anderen Lernbehinderungen
- Stimmungsschwankungen
- Störung mit intermittierend auftretender Reizbarkeit (Aggressionsstörung)
- Einigen Arten von Angstzuständen, Depressionen, ADS/ADHS und Suchterkrankungen, bei denen Menschen mit Stimmungsschwankungen, Reizbarkeit, »dunklen« Gedanken, schlechtem Gedächtnis und Lernschwierigkeiten zu kämpfen haben

Wenn sich dieses Muster zeigt, ziehen wir die folgenden Behandlungen in Betracht:

- Ketogene Ernährung
- Neurofeedback
- GABA-verstärkende Nutrazeutika oder Medikamente wie zum Beispiel Antiepileptika bei Stimmungsschwankungen oder Reizbarkeit
- Gedächtnisverbessernde Nutrazeutika wie Ginkgo, Vinpocetin oder Huperzin A oder gedächtnisverbessernde Medikamente wie Memantin oder Aricept (Donepezil) für ein besseres Gedächtnis bei Lernproblemen

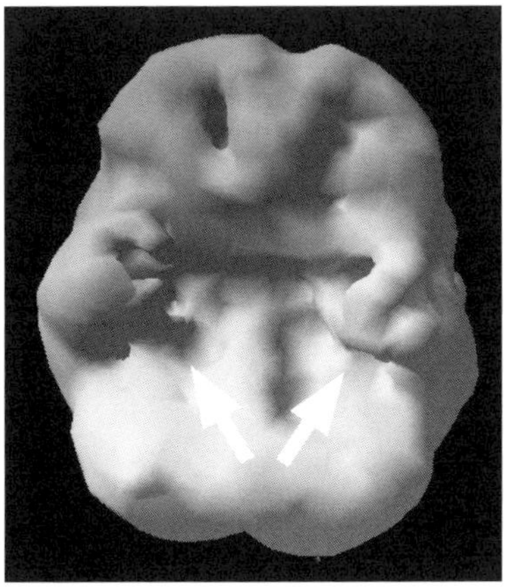

Ansicht der Unterseite
Geringe Aktivität des präfrontalen Kortex und des linken und rechten Temporallappens (Pfeile): Störung mit intermittierend auftretender Reizbarkeit

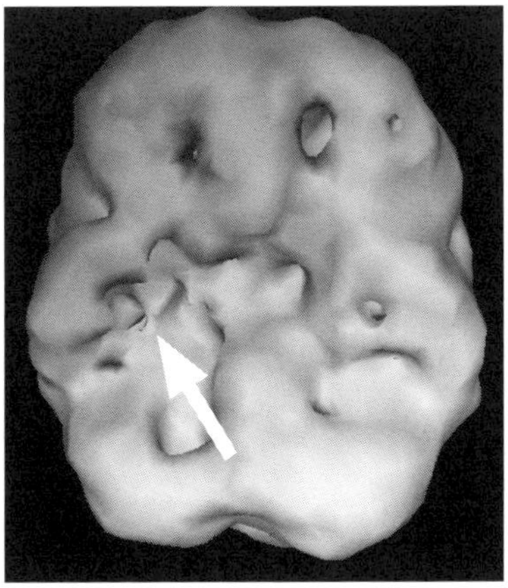

Ansicht der Unterseite
Geringe Aktivität des rechten Temporallappens: Schwierigkeiten in Bezug auf soziale Fähigkeiten; kann nur schwer soziale Reaktionen anderer Personen einschätzen

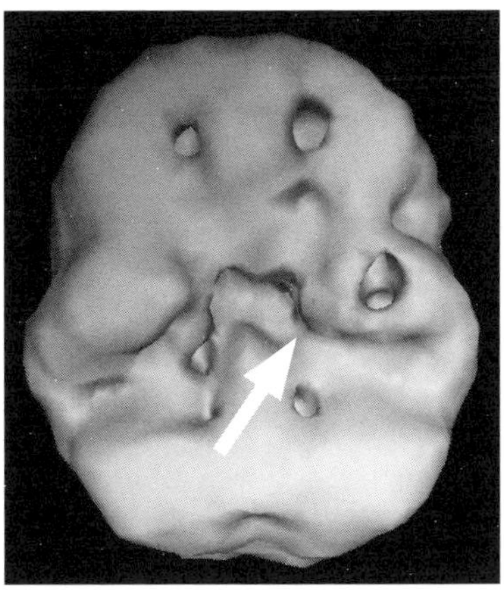

Störung mit intermittierend auftretender Reizbarkeit (Ansicht der Unterseite)
Geringe Aktivität des präfrontalen Kortex und Schädigung des linken Temporallappens: Lernschwierigkeiten

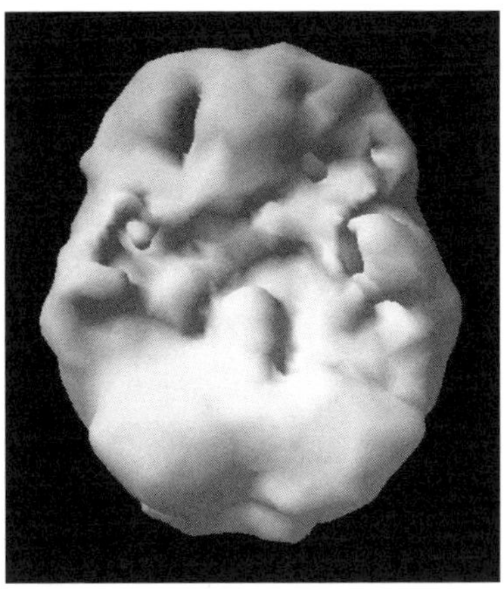

Schwierigkeiten in Bezug auf soziale Fähigkeiten (kann nur schwer soziale Reaktionen anderer Menschen einschätzen; Ansicht der Unterseite)
Niedrige Aktivität des linken und rechten Temporallappens: Verhaltens- und Lernprobleme

Oft glauben wir etwas erst, wenn wir es selbst gesehen haben. Wenn man sich SPECT-Aufnahmen des Gehirns ansieht, also praktisch in den Schädel hineinschaut, sieht man, dass psychische Gesundheitsprobleme in Wirklichkeit Probleme der Gesundheit des Gehirns sind, und es ist nur sinnvoll, dass die Heilung des Gehirns der Schlüssel zur erfolgreichen Therapie psychischer Erkrankungen ist. Der Blick auf das Gehirn verändert alles zum Besseren für unsere Patienten. Unsere bildgebende Arbeit im Gehirn bewirkt Folgendes:

- Sie verringert Stigmatisierung, Scham und Schuldgefühle (die Menschen erkennen, dass ihre Probleme medizinischer und nicht moralischer Art sind).
- Sie erhöht die Einhaltung der Behandlung (Menschen wollen ihre Hirnfunktion verbessern).
- Zusammen mit den Symptomen der Patienten hilft sie unseren Ärzten dabei, personalisierte Behandlungsprogramme zu entwickeln, die speziell auf das individuelle Gehirn ausgerichtet sind.
- Sie sorgt für eine andere Perspektive auf die Begriffe »gut« und »böse«. Es ist leicht, Menschen als schlecht zu beurteilen. Unsere Arbeit an der Bildgebung des Gehirns hat uns dazu veranlasst, einen Schritt zurückzutreten und zu fragen, warum unsere Patienten dieses Verhalten an den Tag legen.
- Sie hilft uns, Fehler zu vermeiden, zum Beispiel ein überaktives Gehirn noch weiter zu stimulieren oder ein unteraktives zu beruhigen.
- Sie zeigt, dass Krankheiten, wie etwa die Alzheimerkrankheit, Jahrzehnte bevor Menschen irgendwelche Symptome bemerken, beginnen. Die Bildgebung ist ein ausgezeichnetes Früherkennungsinstrument zur Beurteilung Ihrer gesundheitlichen Schwachstellen.
- Sie zeigt, dass kein Gehirn dem anderen gleicht. Die Behandlung muss auf Ihr Gehirn ausgerichtet sein, nicht auf eine Gruppe von Symptomen.

Der Blick auf das Gehirn verändert alles.

Unsere Bildgebungsarbeit hat uns ein besseres Verständnis dieses erstaunlichen Organs zwischen unseren Ohren ermöglicht und uns dazu geführt, zwölf einfache Prinzipien über das Gehirn und unser Verhalten zu identifizieren. Im folgenden Kapitel werden Sie diese grundlegenden Erkenntnisse kennenlernen und sehen, wie sie Ihnen helfen können, das Leben zu beginnen, das Sie sich wünschen.

KAPITEL 3

ZWÖLF LEITPRINZIPIEN ZUR VERÄNDERUNG IHRES LEBENS

Zu erwarten, dass eine Persönlichkeit weiterhin Bestand hat, wenn das Gehirn zerfällt, ist genauso, wie zu erwarten, dass ein Cricketklub überlebt, wenn alle seine Mitglieder tot sind.

Bertrand Russell

Unsere Arbeit im Bereich der klinischen Untersuchungen und der Hirnbildgebung hat uns zu zwölf einfachen Prinzipien geführt, die allem, was wir tun, zugrunde liegen. Über diese Prinzipien habe ich in mehreren meiner Bücher ausführlich geschrieben, darunter auch in *Change Your Brain, Change Your Life.*[1] Wenn Sie sich diese Prinzipien zu eigen machen, werden sie eine gute Grundlage für die Gesundheit Ihres Gehirns schaffen – und alles in Ihrem Leben wird anfangen, sich zu verändern.

1. **Ihr Gehirn ist an allem beteiligt, was Sie tun.** Wie Sie denken, wie Sie sich fühlen, wie Sie handeln und wie gut Sie mit anderen Menschen zurechtkommen, hat mit der momentanen Funktionsweise Ihres Gehirns zu tun. Ihr Gehirn ist an jeder Entscheidung, die Sie treffen, beteiligt.

2. **Wenn Ihr Gehirn richtig arbeitet, läuft es auch in Ihrem Leben rund.** Wenn Ihr Gehirn gestört ist, bekommen Sie Probleme. Wenn Ihr Gehirn gesund ist, werden Sie eher effektiv, vernünftig, kreativ und energisch sein. Wenn Ihr Gehirn Probleme hat – aus welchen Gründen auch immer –, ist die Wahrscheinlichkeit sehr viel größer, dass in Ihrem Leben Schwierigkeiten auftauchen, etwa mit Depression, Angststörungen, Impulsivität, Wut, geistiger Inflexibilität und Gedächtnisstörungen. Eine Hirnfunktionsstörung, auch wenn sie noch so subtil ist, beeinträchtigt Ihre Fähigkeit, in Ihren Beziehungen, Ihrer Arbeit und sogar in finanzieller Hinsicht erfolgreich zu sein.

3. **Das Gehirn ist das komplizierteste Organ des Universums.** Mit etwa 100 Milliarden Neuronen (Nervenzellen) und etwa 100 Milliarden weiteren Zellen zur Unterstützung hat Ihr Gehirn mehr Verbindungen, als es Sterne im Universum gibt. Ihr Gehirn macht nur zwei Prozent Ihres Körpergewichts aus, es verbraucht allerdings 20 bis 30 Prozent der Kalorien, die Sie verbrennen, und 20 Prozent des Sauerstoffs und des Blutflusses in Ihrem Körper.

4. Ihr Gehirn hat Bedürfnisse, die erfüllt werden müssen, damit es optimal arbeiten kann. Zu den Voraussetzungen für eine optimale Gehirnfunktion gehören:

   - Gesunde Durchblutung (zur Versorgung des Gehirns mit Sauerstoff, Vitaminen und wichtigen Mineralien)
   - Richtige Wasserzufuhr (Hydratisierung)
   - Körperliches und geistiges Training
   - Stimulierung (neues Lernen)
   - Treibstoff (in anderen Worten: Nahrung)
   - Hormone
   - Ein starkes (aber nicht zu starkes) Immunsystem
   - Ein effizientes Abfallmanagementsystem
   - Ausreichend Schlaf

- Sinn und Zweck in Ihrem Leben
- Soziale Verbindung mit anderen Gehirnen

5. **Ihr Gehirn ist weich und es ist in einem sehr harten Schädel untergebracht.** Ihr Gehirn hat etwa die Konsistenz von weicher Butter und es schwimmt in einem Bad aus sogenanntem Liquor in Ihrem Kopf. Im Inneren Ihres Schädels gibt es scharfe knöcherne Vorsprünge, die Ihr Gehirn leicht beschädigen können. Sie müssen es schützen.

6. **Viele Dinge können dem Gehirn schaden.** Für Sie ist es wichtig zu wissen, was das Gehirn verletzt (die Bright-Minds-Risikofaktoren werden in Teil 2 besprochen).

7. **Viele Dinge können dem Gehirn helfen**. Es ist entscheidend, dass Sie wissen, was den Gesundheitszustand Ihres Gehirns verbessert (siehe die Bright-Minds-Interventionen in Teil 2 des Buchs).

> Viele Dinge fügen dem Gehirn Schaden zu oder helfen ihm, gesünder zu werden. Es ist wichtig, dass Sie die Bright-Minds-Risikofaktoren und -Interventionen genau kennen.

8. **Wie bei einem Orchester müssen alle Teile Ihres Gehirns gut zusammenarbeiten, damit Sie selbst alle Ihre Stärken bestmöglich zeigen können.** Bestimmte Bereiche im Gehirn sind üblicherweise auch für konkrete Dinge zuständig. Zum Beispiel:

   - Präfrontaler Kortex (PFK, Stirnlappen): Sprache, Konzentration, vorausschauendes Denken, Urteilsvermögen, Empathie, Impulskontrolle und Lernen aus Fehlern. Dieser Teil wird auch als Exekutivhirn bezeichnet, weil es wie der Chef bei der Arbeit ist und Ihnen hilft, gute Entscheidungen zu planen und zu treffen.
   - Temporallappen: visuelle und auditive Verarbeitung, Gedächtnis, Lernen, Stimmungsstabilität und emotionale Reaktivität
     – Auf der Innenseite der Temporallappen befinden sich zwei überaus wichtige Strukturen: der Hippocampus, der mit der Stimmung und dem Gedächtnis zu tun hat, und die Amygdala, die bedeutsam ist für die Signalisierung von Furcht, emotionale Reaktionen und Angstzustände.
     – Der Hippocampus ist einer der wenigen Teile Ihres Gehirns, in dem jeden Tag neue Nervenzellen entstehen. Wenn Sie ihn in eine gesunde Umgebung bringen, kann er größer werden. Wenn er Giftstoffen oder anhaltendem Stress ausgesetzt ist, kann er leicht geschädigt werden.

- Parietallappen: Richtungssinn, Mathematik und Konstruktion
- Okzipitallappen: visuelle Verarbeitung
- Kleinhirn: körperliche, emotionale und kognitive Koordination und Verarbeitungsgeschwindigkeit. Es beherbergt die Hälfte der Neuronen des Gehirns, obwohl es nur zehn Prozent des Gehirnvolumens ausmacht. Es handelt sich hierbei um den am stärksten unterschätzten Teil des Gehirns.
- *Cortex cingularis anterior:* zielgerichtete Veränderung der Aufmerksamkeit und Erkennung von Fehlern
- Basalganglien: Freude, Motivation und Feinabstimmung von Bewegungen
- Tiefes limbisches System: Verarbeitung der Sinneswahrnehmungen und emotionale Verarbeitung

Keiner dieser Bereiche Ihres Gehirns arbeitet isoliert.

9. **Wenn Sie verstehen, wie Ihr Gehirn funktioniert, können Sie spezifische Probleme besser erkennen und genauer herausfinden, welcher Teil Ihres Gehirns möglicherweise Hilfe benötigt.** Probleme in bestimmten Hirnregionen sind eher mit bestimmten Schwierigkeiten verbunden, zum Beispiel:

- Präfrontaler Kortex: Sprachprobleme, kurze Aufmerksamkeitsspanne, Ablenkbarkeit, Mangel an Planung und Voraussicht, schlechtes Urteilsvermögen, geringes Einfühlungsvermögen, schlechte Impulskontrolle und Schwierigkeit, aus Fehlern zu lernen
- Temporallappen: Probleme beim Sehen und Hören, schlechtes Gedächtnis, Lernbehinderungen, Stimmungsschwankungen und Temperamentsprobleme
- Parietallappen: schlechter Orientierungssinn und Probleme mit Mathematik
- Okzipitallappen: Probleme mit der visuellen Verarbeitung
- Kleinhirn: Probleme mit körperlicher, emotionaler und gedanklicher Koordination und Verarbeitungsgeschwindigkeit
- *Cortex cingularis anterior:* Probleme bei der Steuerung von Aufmerksamkeit, Sorgen, Groll, Obsessionen und extreme Suche nach Fehlern
- Basalganglien: Suchterkrankungen, Tremor und geringe Motivation
- Tiefes limbisches System: sensorische Überlastung, Traurigkeit und niedergedrückte Stimmung

10. **Psychiatrische »Krankheiten« sind keine einförmigen oder einfachen Störungen; sie alle umfassen mehrere Formen, die jeweils eine konkrete individuelle Behandlung erfordern.** Ein zu allgemeiner, einheitlicher Behandlungsansatz lädt zu wiederholtem Versagen und Frustration ein. Depressionen zum Beispiel stellen ein Symptom dar, es handelt sich nicht um eine Krankheit. Ich habe Bücher über folgende Themen geschrieben: die sieben Arten von Angstzuständen und Depressionen (*Healing Anxiety and Depression*), die

AUSSENANSICHT DES GEHIRNS

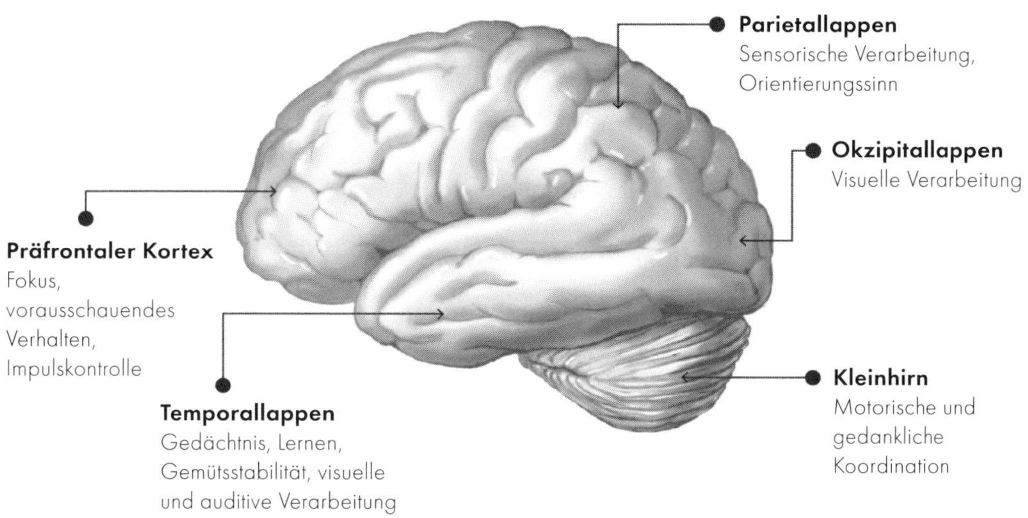

INNENANSICHT DES GEHIRNS

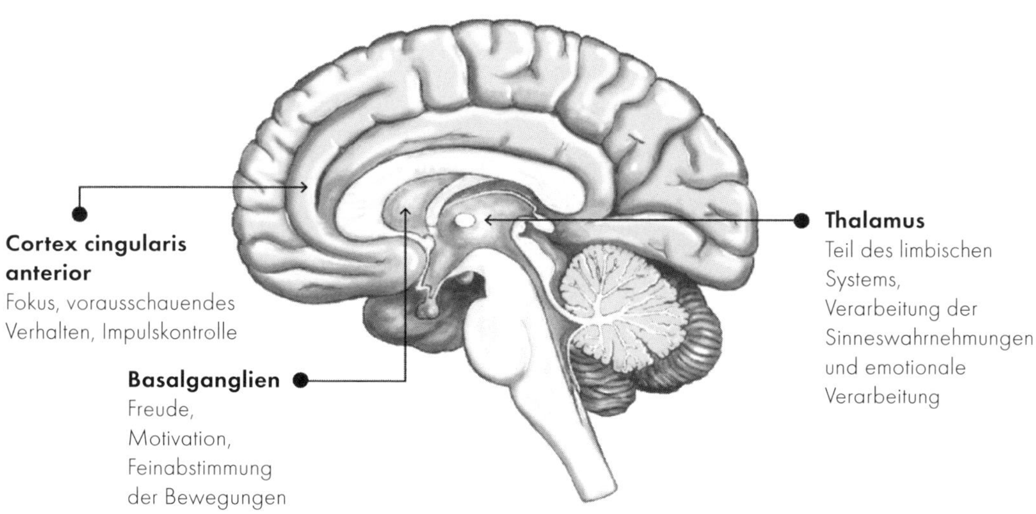

sieben Arten von ADS/ADHS (*Healing ADD*), die sechs Arten der Sucht (*Unchain Your Brain*) und die fünf Arten einer übersteigerten Nahrungsaufnahme (*Change Your Brain, Change Your Body*).

11. **Ob Sie mit den Belastungen des Lebens gut umgehen können oder diesen eher verletzlich gegenüberstehen, hängt auch davon ab, wie groß Ihre »Hirnreserve« ist.** Wussten Sie, dass das erwachsene Gehirn durchschnittlich etwa 85 000 Neuronen pro Tag verliert? In der frühen Kindheit ist das Gehirn sehr aktiv, es sprießen neue Neuronen und es entwickeln sich viele neue Verbindungen zwischen den Synapsen. Ältere Erwachsene zeigen deutlich weniger Aktivität im Gehirn. Wenn wir älter werden, neigen unsere Muskeln dazu abzubauen, und ein ähnlicher Prozess findet im Gehirn statt. Was wir aus unserer bildgebenden Arbeit am Gehirn gelernt haben, ist, dass unser alltäglicher Lebensstil und unsere Aktivitäten den Alterungsprozess des Gehirns entweder beschleunigen oder verlangsamen können. Genauso wie Sie Ihre Muskeln trainieren können, um einen jugendlicheren Tonus beizubehalten, können Sie Strategien anwenden, um Ihr Gehirn optimal funktionieren zu lassen. Letztlich ist die Gehirnalterung kein zwingend ablaufender Prozess, wenn Sie konsequent alles richtig umsetzen. Wenn ich mit meinen Patienten über Hirnalterung spreche, finde ich es hilfreich, sie mit dem Konzept der »Hirnreserve« vertraut zu machen. Das ist das zusätzliche »Polster« an Hirnfunktion, das Sie haben, um mit den Belastungen umgehen zu können, denen Sie im Leben ausgesetzt werden. Im Allgemeinen gilt: Je mehr Gehirnreserve Sie haben, desto belastbarer sind Sie und desto besser kann Ihr Gehirn den Alterungsprozess bewältigen, um Störungen der Psyche in Schach zu halten. Um meinen Patienten diesen Punkt zu veranschaulichen, zeige ich ihnen in der Regel die rechts abgebildete Zeichnung, die das Konzept »Hirnreserve« erläutern soll. Sie zeigt die Schnittmenge von Hirnaktivität, Alter und Gewohnheiten. Wie Sie sehen können, überschreiten Sie an einem bestimmten Punkt auf der Linie in der Grafik eine Schwelle, die anzeigt, dass Ihre Reserven aufgebraucht sind. Zu diesem Zeitpunkt können Symptome wie übermäßige Angst, Depression, Gedächtnisprobleme oder unkontrollierte Wutausbrüche auftreten.
    Lassen Sie uns einen Schritt zurückgehen, um zu erklären, warum manche Menschen mehr Hirnreserve haben als andere. Immer mehr wissenschaftliche Erkenntnisse zeigen, dass die Lebensgewohnheiten Ihrer Eltern die Grundlage für Ihr allgemeines Wohlbefinden und Ihre körperliche und psychische Gesundheit legen, und zwar schon bevor Sie gezeugt wer-

> Psychiatrische Erkrankungen sind keine einförmigen oder einfachen Störungen; sie alle umfassen mehrere Formen, die jeweils eigene spezifische Behandlungsstrategien erfordern. Ein einheitlicher Behandlungsansatz setzt die Voraussetzungen für Scheitern und Frustration.

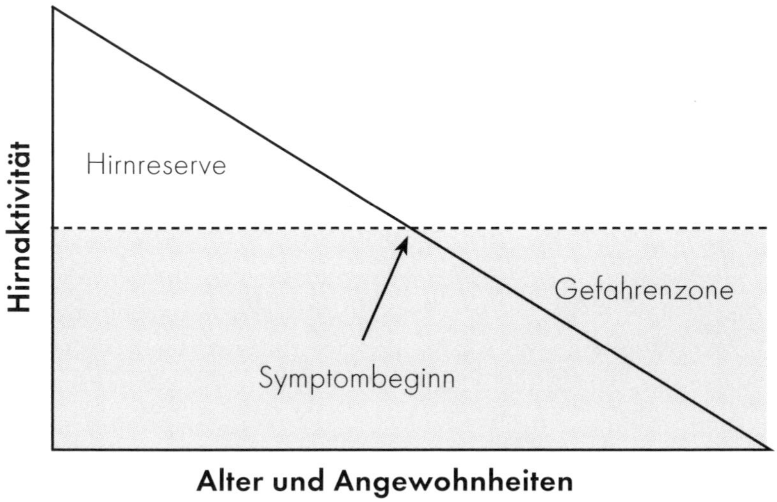

den.[2] Zum Zeitpunkt der Empfängnis wird für Ihr Gehirn ein gewisses Potenzial an Reserven angelegt. Wenn Ihre Mutter jedoch rauchte (oder dem Passivrauch Ihres Vaters ausgesetzt war), zu viel Alkohol trank, Junkfood aß, chronisch gestresst war oder während der Schwangerschaft Infektionen hatte, wurde diese Reserve bereits etwas verbraucht – sogar schon vor Ihrer Geburt. Wenn Ihre Mutter (und Ihr Vater) dagegen nicht rauchte und gesund war, sich ausgewogen ernährte, wichtige Vitamine vor der Schwangerschaft einnahm und nicht übermäßig gestresst war, trug das zu einer Stärkung Ihrer Reserven bei.

Sobald Sie die große Bühne der Welt betreten, setzt sich diese Zunahme oder Erschöpfung Ihrer Gehirnreserve immer weiter fort, und zwar für den Rest Ihres Lebens. Wenn Sie zum Beispiel chronischem Stress ausgesetzt waren oder im Elternhaus häusliche Gewalt miterlebt haben, verringerte sich Ihre Reserve. Wenn Sie in der Grundschule vom Fahrrad gefallen sind und sich den Kopf heftig gestoßen haben, hat das Ihre Reserve verringert, auch wenn Sie keine Symptome hatten. Wenn Sie als Teenager angefangen haben, Marihuana zu rauchen, hat das Ihre Reserve weiter geschwächt. Wenn Sie dann Football gespielt oder beim Fußball viele Kopfbälle angenommen haben, hat auch das Ihre Reserven beeinträchtigt. Trotz allem kann es sein, dass Sie keinerlei Symptome entwickelt haben ... jedenfalls noch nicht.

Hier ist ein Beispiel, das ich gerne im Gespräch mit meinen Patienten verwende. Stellen Sie sich zwei Soldaten in einer vom Krieg zerstörten Region vor. Sie befinden sich beide im selben Panzer und erleiden eine Explosion mit der derselben Wucht und aus derselben Richtung. Beide überleben die Explosion ohne körperliche Verletzungen, doch einer von ihnen wird nach dem Erlebnis von einer posttraumatischen Belastungsstörung (PTBS) und Depressionen geplagt, während der andere keine psychischen Probleme davonträgt. Warum? Ist es einfach eine Frage des Glücks? Wahrscheinlich nicht. Es ist viel wahrscheinlicher, dass die beiden Soldaten zum Zeitpunkt des Unfalls über eine unterschiedliche Hirnreserve verfügten. Der eine Soldat hatte eine größere Reserve, weil er sich gut um sein

Gehirn kümmerte, im Laufe seines Lebens viele Bildungsmöglichkeiten erhalten hatte, seine Eltern ihn gut ernährt und nicht haben Football spielen lassen.

Der andere Soldat hatte weniger Reserve aufgrund einer instabilen häuslichen Umgebung, drei vorausgegangenen Gehirnerschütterungen durch Football, einer Junkfood-Diät und Drogenkonsum als Teenager. Beide erledigten ihren Job effektiv, aber hinsichtlich ihrer Reserve hatten sie schlicht unterschiedliche Ausgangspunkte. Und obwohl die Explosion bei beiden die Reserve schmälerte, kam es bei dem Soldaten mit den besseren Voraussetzungen nicht zu Folgen für seine psychische Gesundheit, während derjenige mit den schlechteren Voraussetzungen die bereits erwähnte Schwelle überschritt, wodurch seine Reserve schließlich ganz aufgebraucht war. Und das machte ihn anfällig für Probleme der Gesundheit des Gehirns/psychischen Gesundheit wie PTBS und Depressionen.

In den Amen Clinics haben die meisten Menschen, die zu uns kommen, bereits Symptome. Das bedeutet, sie haben die Hirnreserve-Schwelle (die gestrichelte Linie in den Abbildungen auf Seite 83 und unten auf dieser Seite) schon überschritten. Bei der Genesung geht es nicht nur darum, die Symptome ihrer »psychischen Krankheit« in den Griff zu bekommen; es geht auch darum, die Hirnreserve zu erneuern, um wieder in den grünen Bereich zu kommen. Um Ihre Gehirnreserve zu erhöhen, müssen Sie drei einfache Strategien befolgen:

- Lieben Sie Ihr Gehirn (Sie müssen sich wirklich um Ihr Gehirn kümmern).
- Vermeiden Sie die Dinge, die Ihr Gehirn verletzen.
- Tun Sie die Dinge, die Ihrem Gehirn helfen.

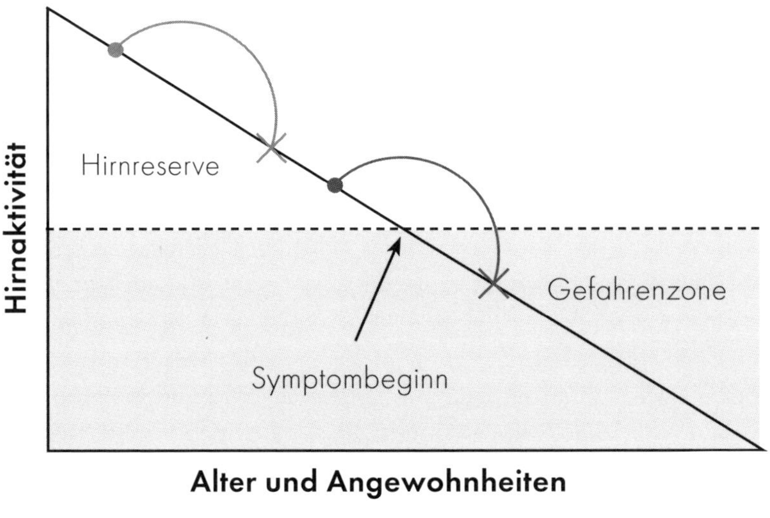

Warum traumatische Erlebnisse bei einigen Menschen zu psychischen Problemen führen und bei anderen nicht

Die Entscheidungen, die Sie treffen, und die Gewohnheiten, denen Sie tagtäglich nachgehen, füllen oder leeren die Reserve Ihres Gehirns und beschleunigen entweder den Alterungsprozess oder verjüngen Ihr Gehirn. Wenn Sie dieses Konzept begreifen, erkennen Sie, dass Sie einen großen Einfluss auf die Gesundheit und das Altern Ihres Gehirns sowie auf Ihre eigene psychische Gesundheit und Ihre Fähigkeit haben, »psychische Krankheiten« zu überwinden.

12. **Die wichtigste Lektion, die wir durch die Bildgebung gelernt haben, ist, dass unser Gehirn nicht in dem Zustand bleiben muss, in dem es sich derzeit befindet. Sie können seinen Zustand verbessern und wir können es Ihnen beweisen.** Dies ist vielleicht die aufregendste und hoffnungsvollste Lektion, die wir gelernt haben. Wir alle sollten hart daran arbeiten, die Funktionsweise unseres Gehirns zu verbessern, denn mit einem besseren Gehirn gehen immer auch ein besseres Leben und eine bessere psychische Gesundheit einher.

Die zwölf Leitprinzipien und »psychische Krankheiten«

Wenn man sich die Konzepte der zwölf Leitprinzipien vergegenwärtigt, wird immer deutlicher, dass es sich bei psychischen Gesundheitsproblemen in Wirklichkeit um Probleme der Gesundheit des Gehirns handelt. Und es macht noch mehr Sinn, dass die Optimierung der Gehirnfunktion und die Stärkung der Hirnreserve die Voraussetzungen dafür sind, Störungen der Gesundheit des Gehirns/der psychischen Gesundheit erfolgreich heilen zu können. Die Interventionen, die Ihnen dabei helfen, werden Sie in den folgenden Kapiteln des Buchs entdecken. Ich verstehe, dass Sie es vielleicht eilig haben, mit der Umsetzung dieser Strategien in Ihrem eigenen Leben zu beginnen, aber ich bitte Sie trotzdem ausdrücklich, nicht voreilig die jetzt folgenden Abschnitte zu überspringen. Es ist sehr wichtig zu verstehen, warum Sie einen umfassenden Heilungsansatz verfolgen sollten. Auf diese Weise haben Sie eine solidere Grundlage, um die Strategien in Teil 2 noch wirksamer zu nutzen.

> Die aufregendste Lektion aus fast 160 000 Gehirn-SPECT-Scans ist, dass man sein Gehirn, sein Leben und seine psychische Gesundheit verändern kann, und das kann ich Ihnen beweisen.

KAPITEL 4

LASSEN SIE IHR GEHIRN GESUND WERDEN UND IHRE PSYCHE WIRD FOLGEN

Sie wird ein Superstar sein, wenn Sie sie mit Superstars umgeben. Sie wird ins Gefängnis kommen, wenn Sie sie mit Leuten umgeben, die im Gefängnis gelandet sind.

Mein Kommentar an die Mutter einer meiner jugendlichen Patientinnen

Es beginnt mit vier Kreisen und der Prävention oder Behandlung der elf Risikofaktoren

Um Ihre Psyche in Ordnung zu bringen, müssen Sie zunächst einmal über ein gesundes Gehirn verfügen. Stellen Sie sich vor, Sie gehen wegen Depressionen, Angstzuständen, einer bipolaren Störung oder einem Suchtproblem zu einem Psychotherapeuten, dabei ist aber Ihr Gehirn beispielsweise wegen eines Unfalls verletzt oder es ist chronisch entzündet, leidet an den Folgen von Giften oder an einer Infektion, verfügt über nur wenige Hirnbotenstoffe, ist überaktiv oder zu wenig aktiv. Sie verbringen Zeit, investieren Geld, geben sich Mühe, öffnen sich, zeigen Ihre emotionale Verwundbarkeit, um die Hilfe zu bekommen, die Sie brauchen – aber all das funktioniert nicht, weil Sie sich schlichtweg nicht auf die Informationen des Therapeuten konzentrieren, diese nicht behalten oder verarbeiten können. Wahrscheinlich werden Sie die Therapie abbrechen und sich demoralisiert und »wertloser« als andere Personen fühlen, von denen Sie annehmen, dass sie von ähnlichen Methoden profitieren. Sie fragen sich, warum die Therapie für diese anderen Menschen zu funktionieren scheint, aber nicht für Sie selbst. Wenn dies der Fall ist, kann eine Therapie wegen der enttäuschten Erwartungen und verschwendeten Ressourcen tatsächlich mehr Schaden als Nutzen anrichten. Hier ist ein Beispiel.

Dave und Bonnie

Dave und Bonnie hatten Probleme in ihrer Ehe. Dave war schlecht gelaunt und hatte viele negative Gedanken und Bonnie fiel es schwer, mit seinem Verhalten umzugehen. Sie beschlossen, zur Paartherapie zu einem Psychologen zu gehen, und hielten drei Jahre lang daran fest. Aber es war ein überaus frustrierendes Unterfangen. Sosehr sie auch versuchten, sich anzunähern, nichts schien zu funktionieren. Die Therapiesitzungen waren voll von Schuldzuweisungen, Streit, häufigen Wutausbrüchen und einem allgemeinen Gefühl der Unzufriedenheit. Die Therapeutin, die sehr erfahren war, versuchte und versuchte es immer wieder. Sie hatte bei Dave eine gemischte Persönlichkeitsstörung mit narzisstischen und antisozialen Zügen diagnostiziert sowie eine Störung mit intermittierend auftretender Reizbarkeit, aber keine der üblichen Behandlungen, Strategien oder Techniken zur Verbesserung von Beziehungen half, Fortschritte zu machen. Nach reiflicher Überlegung entschied sich die Psychologin, dass eine Ehetherapie dem Paar nicht helfen würde. Sie sagte Dave und

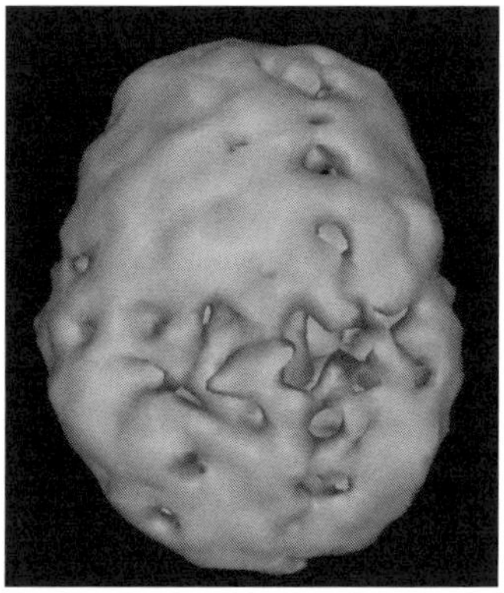

Daves toxischer SPECT-Scan
Achten Sie auf das »verschrumpelte« Aussehen und die riesigen »Löcher«, die auf eine verringerte Aktivität hindeuten.

Bonnie, dass ihrer Meinung nach die Zeit für eine Scheidung gekommen sei. Nach jahrelangen Bemühungen, die mehr als 25 000 Dollar gekostet hatten, um ihre Eheprobleme in den Griff zu bekommen, protestierte das Paar und die Therapeutin sagte, es gäbe noch eine letzte Möglichkeit. Sie erzählte ihnen von den Amen Clinics, in denen einige ihrer schwierigsten Klienten Hilfe gefunden hatten.

Nach einer ersten Bewertung führte unser Team bei dem Paar SPECT-Scans des Gehirns durch. Bonnies Scan zeigte ein gesundes Gehirn. Aber Daves Gehirnscan sah wie verschrumpelt und voller Löcher aus – dasselbe Muster, das wir auch bei Drogen- oder Alkoholabhängigen sehen.

Das war merkwürdig, weil Dave sagte, er trinke nicht und habe niemals Drogen genommen. Ich wandte mich an Bonnie, um weitere Informationen zu erhalten, da ich wusste, dass Alkoholiker oft nicht zugeben wollen, dass sie ein Problem haben, und Drogenabhängige häufig zum Lügen neigen. Sie sagte: »Es stimmt. Er trinkt nicht und hat, soweit ich weiß, noch nie Drogen genommen. Das ist nicht sein Problem, Dr. Amen. Er ist einfach ein Idiot.«

Ich musste über Bonnies Kommentar lachen. Aber nachdem klar war, dass Dave wirklich weder trank noch drogenabhängig war, fing ich sofort an, nach Alternativen dafür zu suchen, warum sein Gehirn so aussah, als sei es Giften ausgesetzt. Mein Freund Harold Bursztajn, der ebenfalls Psychiater und ehemaliger Mitverantwortlicher des Programms für Psychiatrie und Recht in Harvard ist, sagt oft, dass Scans nicht immer eine Antwort geben; sie bringen uns aber bei, bessere Fragen zu stellen. Ich ging die verschiedenen möglichen medizinischen Ursachen in meinem Kopf durch – Hirninfektionen, Beinahe-Ertrinken, Hypothyreose (Schilddrüsenunterfunktion), Anämie (Blutarmut), Umweltgifte.

Meine nächste Frage an Dave war: »Wo arbeiten Sie?«

Er antwortete: »Ich arbeite in einer Möbelfabrik.«

»Und was machen Sie da?«, fragte ich.

»Ich lackiere die Möbel.«

»Ist der Raum gut belüftet?«

»Nein«, sagte Dave. »Es ist oft heiß und stinkt nach den Mitteln, die wir benutzen.«

Ach du meine Güte, dachte ich. *Dave hat das Gehirn eines Drogenabhängigen von den Lösungsmitteln, die er bei der Arbeit verwendet.* Obwohl er nie absichtlich Drogen genommen hatte, fraßen die Chemikalien sein Gehirn sozusagen auf.

»Tragen Sie eine Maske bei der Arbeit?«, fragte ich.

»Nein. Auf der Arbeit hat man mir gesagt, ich soll mir eine anziehen, aber ich halte das für unnötig.«

»Autsch«, sagte ich. »Sie sollten wirklich eine tragen.«

Meine nächste Frage ging an Bonnie: »Wann fing er an, ein Idiot zu werden?«

Sie dachte einen Moment lang nach. »Wir waren nicht immer unglücklich. Wir sind seit 15 Jahren verheiratet. Ich glaube, dass nur die letzten acht Jahre so schwierig waren. Die ersten Jahre waren großartig. Er war ganz anders.« Dann stand Bonnie das Aha-Erlebnis plötzlich regelrecht ins Gesicht geschrieben. »Dave begann vor acht Jahren, in der Möbelfabrik zu arbeiten. Glauben Sie, dass sich seine Persönlichkeit durch seine Arbeit verändert haben könnte?«

»Darauf können Sie wetten«, antwortete ich. »Irgendetwas schädigt sein Gehirn und schadet seiner Fähigkeit, der gütige, nachdenkliche, einfühlsame und liebende Mann zu sein, den Sie geheiratet haben.«

Ich drängte Dave, sich sechs Monate lang krankschreiben zu lassen, und erlaubte ihm danach nur, zu einem Arbeitsplatz in der Fabrik ohne giftige Dämpfe zurückzukehren. Nachdem sie Daves Gehirnscans gesehen hatte, entwickelte Bonnie Einfühlungsvermögen für ihren Mann. Sie hielt ihn nicht mehr für einen Idioten, sondern sah ihn als jemanden, der Hilfe und Verständnis brauchte. Wenn sich das Verhalten einer Person dramatisch ändert oder keinen Sinn ergibt, wie bei Dave, ist es wichtig, Probleme mit der Gesundheit des Gehirns als mögliche Ursache der Probleme in Betracht zu ziehen. Mir war vollkommen klar, dass Daves Problem nicht nur psychiatrischer, sondern auch biologischer Natur war. Zahlreiche Studien haben gezeigt, dass die Exposition gegenüber Chemikalien und Lösungsmitteln negative Auswirkungen auf die Gesundheit des Gehirns hat, einschließlich Stimmung, Gedächtnis und Aufmerksamkeit.[1] Keine Therapie und keine Bemühungen von Daves Seite konnten die schädlichen Auswirkungen der Lösungsmittel auf sein Gehirn heilen. Das Problem ist, dass praktisch niemand unter den Paartherapeuten, Psychologen oder Psychiatern damit beginnt, genauere Aufnahmen des Gehirns zu erstellen, weshalb sie keine Ahnung haben, ob es gesund oder ungesund und reparaturbedürftig ist. Und die meisten befassen sich nicht mit den biologischen Merkmalen eines Patienten, die zu dem Problem beitragen könnten. Wir können und müssen diesbezüglich noch viel lernen.

Bright-Minds-Programm in vier Kreisen

Um die psychische Erkrankung bei Menschen wie Dave erfolgreich zu behandeln – genauso wie auch bei meinen Nichten Alizé und Amelie, von denen ich Ihnen am Anfang des Buches erzählt habe –, müssen wir aufhören, psychiatrische Probleme nur aus einem Blickwinkel als eine bloße Ansammlung von Symptomen zu betrachten, und anfangen, die ganze Person zu beurteilen und zu behandeln. Das Programm der Amen Clinics mit dem Namen »Four Circles Bright Minds Program« wurde entwickelt, um Ihnen und Ihren Angehörigen zu helfen, langfristig ein gesundes Gehirn beziehungsweise psychische Gesundheit zu erreichen. Unser Programm verfügt über drei Hauptkomponenten:

1. Optimieren Sie Ihre vier Lebenskreise in allen Bereichen Ihres Wohlbefindens – biologisch, psychologisch, sozial und spirituell (darüber sprechen wir in diesem Kapitel).

2. Verhindern oder behandeln Sie die elf Hauptrisikofaktoren, die das Gehirn schädigen und Sie und Ihre Psyche beeinträchtigen (dieses Thema behandeln wir in Teil 2).

3. Richten Sie die Behandlung auf Ihre spezifischen Bedürfnisse aus, wie etwa ADS/ADHS, Angstzustände, Depressionen, Psychosen oder Schlaflosigkeit (dies wird in Teil 3 abgedeckt).

Die vier Kreise

Als ich 1978 mein Medizinstudium begann, hielt unser Dekan, Dr. Sid Garrett, eine unserer ersten Vorlesungen darüber, wie man Menschen jeden Alters bei jedem Problem helfen sollte. Er sagte uns: »Denken Sie immer an den Menschen als ganzes Wesen, niemals nur an seine Symptome.« Er bestand darauf, dass wir, wann immer wir jemanden untersuchen und behandeln, die vier sogenannten Kreise von Gesundheit und Krankheit in Betracht ziehen sollten:

B **Biologisch:** wie Ihr Körper und Ihr Gehirn physisch funktionieren (Körper)

P **Psychologisch:** Entwicklungsprobleme und die Art, wie Sie denken (Geist)

S **Sozial:** Unterstützung durch soziale Kontakte und Interaktionen sowie Ihre aktuelle Lebenssituation (Verbindungen)

SP **Spirituell:** Ihre Verbindung zu Gott, dem Planeten, vorangegangenen und kommenden Generationen und Ihr tiefster Eindruck vom Sinn des Lebens und Ihrer eigenen Bedeutung darin (Spiritualität)[2]

In den Amen Clinics verwenden wir diese vier Kreise als Teil eines ausgewogenen, umfassenden Ansatzes zur Beurteilung und Heilung. Jeder dieser vier Kreise hängt mit den elf Bright-Minds-Risikofaktoren zusammen, über die Sie in Teil 2 lesen werden. Das Zusammenspiel dieser vier Kreise und der elf Risikofaktoren ist unser Leitfaden zur Linderung von psychischen Erkrankungen. Wenn Sie die vier Kreise ignorieren, können Ihre Risikofaktoren außer Kontrolle geraten, die sich dann gegen Sie »verschwören« und zu psychischen Erkrankungen führen können. Wenn Sie sich andererseits um die vier Kreise kümmern, werden Ihre Risikofaktoren minimiert. Sie beginnen, gemeinsam daran zu arbeiten, psychische Erkrankungen nicht nur bei sich selbst, sondern auch bei der nächsten Generation, seien es Nichten (wie Alizé und Amelie), Neffen, Kinder oder Enkelkinder, zu verhindern oder zu behandeln.

In diesem Kapitel sehen Sie, wie sich jeder der vier Kreise auf die Gesundheit des Gehirns/psychische Gesundheit auswirkt. Sie werden auch entdecken, wie die moderne Gesellschaft die vier Kreise negativ beeinflusst und zu einer Zunahme von Problemen der psychischen Gesundheit/Gesundheit des Gehirns beiträgt. Um diese regelrechten Angriffe auszugleichen, gibt es einfache Strategien zur Optimierung jedes Kreises, die ich erkläre. Es beginnt damit, sie kennenzulernen und sich um sie zu kümmern, alles zu vermeiden, was ihnen schadet, und einfache Gewohnheiten anzunehmen, um sie zu optimieren.

DIE VIER KREISE IM BRIGHT-MINDS-PROGRAMM

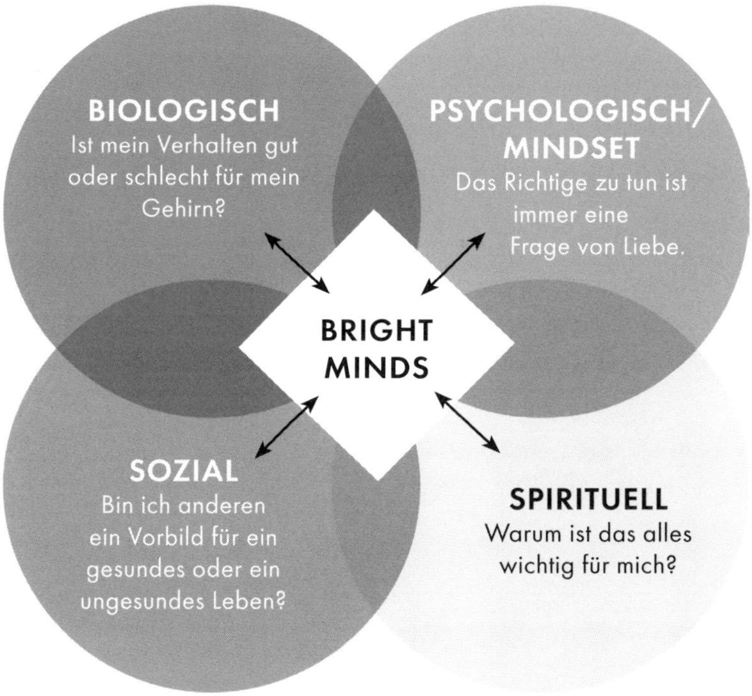

B – Blood Flow (Durchblutung)
R – Retirement/Aging (Ruhestand/Alter)
I – Inflammation (Entzündung)
G – Genetics (Genetik/Erbgut)
H – Head Trauma (Kopfverletzung)
T – Toxins (Giftstoffe)
M – Mind Storms (Übermäßige elektrische Aktivität des Gehirns)
I – Immunity/Infections (Immunsystem/Infektionen)
N – Neurohormone Issues (Status der Neurohormone)
D – Diabesity (Diabetes und Übergewicht)
S – Sleep (Schlaf)

Ich möchte, dass Sie sich einmal zwei Herrscher in miteinander verfeindeten Königreichen vorstellen. Der eine ist ein böser König, dessen oberste Priorität es ist, psychische Krankheiten zu schaffen und zu untermauern, um die Untertanen des Königreichs zu unterjochen und zu kontrollieren. Wie würde diese Person diesen teuflischen Plan umsetzen? Der böse Herrscher würde die vier Kreise gegen uns wenden, indem er eine Politik entwickelt und Verhaltensweisen fördert, die garantiert die Bright-Minds-Risikofaktoren erhöhen (Teil 2). Der andere ist ein wohlwollender Herrscher, der sich leidenschaftlich für die Beseitigung von psychischen Krankheiten einsetzt, um glücklichere Menschen in seinem Reich zu haben, die auch besser für die Gesellschaft als Ganzes sind. Was würde er tun, um diesen Krankheiten ein Ende zu setzen? Der gute Herrscher würde die Menschen ermutigen, die vier Kreise zu nutzen, um ihre Gehirngesundheit zu verbessern, und sich für Richtlinien und Verhaltensweisen einsetzen, die dazu beitragen, etwaige Risikofaktoren zu minimieren.

Über das ganze Kapitel verteilt finden Sie für jeden der vier Kreise Diagramme, die die gesellschaftlichen Einflüsse und die Schritte aufzeigen, die dazu beitragen können, entweder psychische Krankheiten zu verursachen und zukünftige Generationen leiden zu lassen oder psychische Krankheiten zu heilen und so auch geistige Gesundheit für zukünftige Generationen zu sichern.

B Biologischer Kreis

Der erste Kreis, der besonders wichtig für ein zufriedenes Leben und ein gesundes Gehirn ist, ist die Biologie – also wie die physikalischen Aspekte Ihres Gehirns und Ihres Körpers zusammenarbeiten. Damit Ihr Körper und Ihr Geist biologisch mit höchster Effizienz arbeiten können, muss ihre Maschinerie (Zellen, Verbindungen, chemische Substanzen, Energie, Durchblutung und Ausscheidung von Abfallprodukten) richtig funktionieren. Das Gehirn ist wie ein Supercomputer, der sowohl über Hardware als auch über Software verfügt. Stellen Sie sich den biologischen Kreislauf als Hardware vor. In ihm befinden sich die Bright-Minds-Faktoren (auf die wir in den folgenden Kapiteln jeweils näher eingehen werden).

Wenn die biologischen Funktionen des Gehirns gesund sind, wirken all diese Faktoren auf positive Weise zusammen, um Ihren Erfolg und Ihr Wohlbefinden zu optimieren. Wenn einer der Bright-Minds-Risikofaktoren aus der Bahn gerät, ist die Wahrscheinlichkeit höher, dass Sie unter verschiedenen Symptomen leiden.

Biologischer Kreis	
Der böse Herrscher würde ...	Der wohlwollende Herrscher würde ...
Eine Art biologische Kriegsführung gegen uns einsetzen, sodass 88 Prozent der Bevölkerung in Bezug auf die biologischen Basisfunktionen/den Stoffwechsel ungesund sind. (Weitere biologische Schandtaten werden wir in den Bright-Minds-Kapiteln besprechen.)	Den biologischen Angriff abwehren, indem er ein nationales Programm aufbauen würde, das das Interesse der Einwohner an ihren Gehirnen erhöhen würde, damit die Menschen sich besser um die Gesundheit ihres Gehirns kümmern können. Das Programm könnte in Schulen umgesetzt werden, aber auch in Kirchen, Unternehmen und Altenheimen – überall dort, wo Menschen zusammenkommen.

> Im biologischen Kreis kann jeder einzelne der Bright-Minds-Risikofaktoren eine psychische Erkrankung hervorrufen.

Leider wird die Bevölkerung Amerikas bereits mit biologischer Kriegsführung bekämpft. Nur zwölf Prozent der Bevölkerung sind in Bezug auf ihren Stoffwechsel (Metabolismus) gesund.[3] In einer Studie aus dem Jahr 2018 berichten Forscher, dass 88 Prozent der Bevölkerung die folgenden Kriterien für eine optimale Gesundheit nicht erfüllten:

- Taillenumfang: weniger als 114/89 Zentimeter für Männer/Frauen
- Glukosewert im Nüchternzustand weniger als 100 Milligramm pro Deziliter und Hämoglobin A1c weniger als 5,7 Prozent
- Blutdruck: Systolisch weniger als 120 Millimeter Quecksilbersäule und diastolisch weniger als 80 Millimeter Quecksilbersäule
- Triglyceride: Weniger als 150 Milligramm pro Deziliter
- High-Density-Lipoprotein (HDL)-Cholesterin von mehr als 40/50 Milligramm pro Deziliter für Männer/Frauen
- Keine Medikamente anwenden, die mit den oben genannten Problemen in Verbindung stehen[4]

Kein Wunder, dass in den Staaten psychische Erkrankungen häufig vorkommen. Das Gehirn ist ein Organ, das mit dem Rest Ihres Körpers verbunden ist. Wenn Ihr Körper nicht gesund ist, ist es auch Ihr Gehirn. Die Sängerin Demi Lovato, die offen über ihre bipolare Störung spricht, ermutigt die Menschen öffentlich dazu, sich mit der den biologischen Faktoren hinter psychischen Erkrankungen auseinanderzusetzen.

Biologischer Kreis	
Maßnahmen, die psychische Krankheiten verursachen können … und die zum Leid meiner Nichten, Alizé und Amelie, geführt haben	Maßnahmen zur erfolgreichen Behandlung psychischer Krankheiten … und die auch meine Nichten Alizé und Amelie gesund erhalten
1. Kümmern Sie sich nicht um Ihr Gehirn. 2. Nehmen Sie Gewohnheiten an, die Ihr Gehirn schädigen, und fördern Sie die Bright-Minds-Risikofaktoren (siehe Teil 2). 3. Vermeiden Sie regelmäßige Gewohnheiten, die die Gesundheit Ihres Gehirns fördern würden.	1. Behandeln Sie Ihr Gehirn gut. 2. Vermeiden Sie alles, was Ihr Gehirn verletzt (etwa die Bright-Minds-Risikofaktoren in Teil 2). 3. Nehmen Sie regelmäßige Gewohnheiten an, die die Gesundheit Ihres Gehirns fördern (diese werden in den folgenden Kapiteln des Buchs besprochen).

Im Jahr 2015 sagte sie dem *People Magazine*: »Das Problem mit psychischen Erkrankungen ist, dass die Menschen sie nicht als körperliche Krankheit betrachten. Wenn man darüber nachdenkt, ist das Gehirn aber in Wirklichkeit das komplexeste Organ des Körpers. Wir müssen solche Krankheiten wie eine körperliche Erkrankung behandeln und sie ernst nehmen.«[5]

Hier ist meine liebste kleine Angewohnheit, die sich nicht nur auf den biologischen Kreis, sondern auf alle vier Kreise bezieht:

Wenn Sie sich im Laufe des Tages an einem Punkt befinden, an dem Sie eine Entscheidung treffen müssen, fragen Sie sich selbst: »Ist die Entscheidung, die ich gerade treffen möchte, gut oder schlecht für mein Gehirn?« Das dauert nur drei Sekunden, und wenn Sie konsequent gute Entscheidungen treffen, werden sich Ihr Gehirn und Ihre psychische Gesundheit umgehend verbessern.

P Psychologischer Kreis

Der psychologische Kreis bezieht sich auf die Art und Weise, wie wir denken, und auf unseren inneren Dialog – das laufende Selbstgespräch in unserem Kopf – sowie unser Konzept von uns selbst, unser Körperbild, vergangene emotionale Traumata, unsere Erziehung und bedeutende Entwicklungsereignisse.[6] Dieser Kreis hilft uns zu entscheiden, ob wir den Ansprüchen genügen – ob wir gut genug sind, klug genug, hübsch genug, stark genug, reich genug und so weiter. Wenn wir das Gefühl haben, dass wir den Ansprüchen genügen, sind wir glücklicher und erfolgreicher in unseren Beziehungen und in unserer Arbeit. Wenn wir uns als weniger genügend fühlen, löst das Gefühle von Traurigkeit, Angst und Versagen aus.

»I keep fighting voices in my head that say I'm not enough.«
(zu Deutsch: Ich kämpfe immerzu gegen die Stimmen in meinem Kopf, die mir sagen, dass ich nicht gut genug bin.)

Lauren Daigle, You say

In einem einigermaßen glücklichen Zuhause aufzuwachsen, positive Botschaften zu erhalten und sich mit unseren Fähigkeiten und unserem Körper sicher und wohlzufühlen, all dies trägt zu einer guten psychischen Gesundheit und dem Gefühl bei, gut genug zu sein. Wenn einer dieser Bereiche für uns eine Problemzone ist, ist es weniger wahrscheinlich, dass wir »psychologisch gesund« sind. Wenn wir uns selbst als unattraktiv oder unseren Altersgenossen irgendwie unterlegen empfinden, fangen die Probleme an, sich zu häufen. Wenn wir übermäßig streng mit uns oder kritisch sind – ich nenne das automatische negative Gedanken (ANG) –, wirkt sich das negativ auf unsere Stimmung, unseren Angstpegel und letztlich auf unsere biologischen Funktionen aus.

Schwierigkeiten während der Entwicklung, wie Adoption, Vernachlässigung oder Missbrauch oder das Erleben eines bedeutenden Verlusts oder Traumas als Kind, sind ebenfalls wichtig. Kinder glauben oft, dass sie das Zentrum des Universums sind, und wenn etwas Schlimmes passiert, zum Beispiel wenn der Vater eines Kindes einen Herzinfarkt hat, kann das Kind denken, es sei seine Schuld, und von Schuldgefühlen geplagt werden. Erfolge und Misserfolge, Hoffnung, Selbstwertgefühl und persönlicher Einfluss auf oder Kontrolle über Situationen gehören ebenfalls zum psychologischen Kreis.

Im psychologischen Kreis können frühere emotionale Traumata, unkontrollierte Gedanken, automatische negative Gedanken (ANG), exzessive Nutzung sozialer Medien und vor dem Bildschirm verbrachte Zeit sowie Scham eine psychische Erkrankung hervorrufen.

Ich halte Eckhart Tolles Konzept des »Schmerzkörpers« für ein sehr hilfreiches psychologisches Konzept. Er schreibt: »Es gibt so etwas wie einen alten emotionalen Schmerz, der in Ihnen lebt. Es handelt sich um eine Anhäufung von schmerzhaften Lebenserfahrungen, die im Moment ihrer Entstehung nicht vollständig verarbeitet und akzeptiert wurden. Dies hinterlässt eine Art Energie aus emotionalem Schmerz. Dies kommt zusammen mit anderen Energieformen aus anderen Lebensmomenten, und so hat man nach einigen Jahren einen ›Schmerzkörper‹, eine Energieeinheit, die aus alten Emotionen besteht.«[7] Wenn Ihr Schmerzkörper mit den Schmerzkörpern anderer Personen zusammenstößt, kann das zu intensiven Beziehungsstörungen führen, bei denen sich jeder Schmerzkörper von den anderen ernährt.

Tolle lehrt uns: »Sie erkennen den Schmerzkörper, wenn er von schlafend auf aktiv umschaltet, wenn etwas eine sehr starke emotionale Reaktion auslöst. In diesem Moment, wenn er Ihren Verstand übernimmt, wird der innere Dialog, der im besten Fall dysfunktional ist, zur Stimme des Schmerzkörpers, der innerlich zu Ihnen spricht. Alles, was diese Stimme sagt, ist tief von der alten, schmerzhaften Emotion des Schmerzkörpers gefärbt. Jede Interpretation, alles, was sie sagt, jedes Urteil über Ihr Leben, über andere Menschen, über eine Situation, in der Sie sich befinden, wird durch den alten emotionalen Schmerz völlig verzerrt.«[8]

Psychologischer Kreis	
Der böse Herrscher würde ...	Der wohlwollende Herrscher würde ...
1. Psychologische Kriegsführung einsetzen, um Personen zu verletzen. Dazu gehört das Ignorieren früherer emotionaler Traumata, die durch alkohol- oder drogenabhängige Eltern verursacht wurden, und die Nichtbeachtung aktueller oder vergangener Traumata, etwa durch Erdbeben, Brände, Überschwemmungen, Einwanderung und kriminelle Verhaltensweisen. 2. Unkontrollierte, negative Denkmuster vorleben und den Menschen niemals beibringen, wie sie die ANG, die ihren Verstand bedrängen, in den Griff bekommen können. 3. Schamgefühle aufrechterhalten, eine der mächtigsten psychologischen Waffen. Scham ist ein schmerzhaftes Gefühl, das dadurch entsteht, dass man sich selbst im Vergleich mit anderen negativ bewertet oder den eigenen Standards nicht gerecht wird. Soziale Medien sind wahre Meister darin, Schamgefühle zu erzeugen, da sie pausenlos Vergleiche mit anderen Menschen anstellen, die vielleicht real sind – oder vielleicht auch nicht. Aus diesem Grund würde der böse Herrscher soziale Medien nutzen, um unter der Bevölkerung Schamgefühle zu erzeugen, und er würde den Menschen freie Hand lassen, um hasserfüllte Ideen ohne Konsequenzen zu verbreiten.	1. Psychotherapie für diejenigen leicht zugänglich machen, die diese wünschen oder brauchen, insbesondere wenn sie in der Vergangenheit ein emotionales Trauma erlitten haben – und zwar nachdem sie an der Verbesserung ihres Gehirns gearbeitet haben. 2. Den Menschen die Verarbeitung aktueller oder früherer emotionaler Traumata beibringen. 3. Die Fähigkeit, rational zu denken (Eliminierung der ANG) zum Bestandteil der Lehrpläne machen, zusammen mit Möglichkeiten, den Menschen zu helfen, ihren Körper und ihre Emotionen durch geführte Bilder, Meditation und Hypnose selbst zu regulieren. 4. Soziale Medien einschränken, damit die Menschen sich nicht endlos mit anderen vergleichen können, was dazu führt, dass sie sich nie als »genügend« fühlen. 5. Allen Therapeuten vorschreiben, im Rahmen ihrer Ausbildungsprogramme Module zum Thema Gesundheit des Gehirns zu absolvieren. 6. Mehr Grünflächen in die Stadtplanung einbeziehen, um positivere Gemütszustände zu fördern und die Häufigkeit psychischer Erkrankungen zu verringern.[9]

Wenn Sie präsent sind, indem Sie sich »im Augenblick« befinden, kann sich der Schmerzkörper nicht mehr von Ihren Gedanken oder den Reaktionen anderer Menschen ernähren. Das Gegenmittel gegen den Schmerzkörper besteht darin, ihn zu erkennen, indem Sie sich fragen: »Ist das vielleicht nur mein Schmerzkörper, der spricht? Reagiere ich aus dem gegenwärtigen Moment heraus oder auf der Grundlage von Schmerzen, die ich in der Vergangenheit erlitten habe?« Tolle schreibt: »Sie können ihn einfach beobachten, ihn als Augenzeuge betrachten, ihm Raum geben. Dann wird seine Energie allmählich nachlassen.«[10]

Um Ihren psychologischen Kreis zu optimieren, ist es wichtig, Ihren Verstand zu trainieren, damit er Sie dabei unterstützt, anstatt Ihnen zu schaden. In einer kürzlich ausgestrahlten öffentlichen Fernsehsendung teilte meine 16-jährige Tochter Chloe einige ihrer eigenen Ängste über die Schule, ihr Aussehen und ihre Zukunft. Sie weiß, dass dies häufige Sorgen von Teenagern sind, aber das bedeutet nicht, dass sie deshalb weniger schmerzhaft sind. Viele Jahre lang dachte sie, sie sei die einzige Person, die so empfand. Viele Erwachsene tragen immer noch ANG in sich, die sich während der Pubertät angesammelt haben ... Und die sie für den Rest ihres Lebens heimsuchen können, wenn sie nicht lernen, wie man sie ausschaltet.

Um den psychologischen Kreis zu optimieren, ist es entscheidend, Ihren Verstand zu trainieren, damit er Ihnen hilft, indem er die ANG eliminiert und möglicherweise vorhandene Schmerzkörper lindert.

Sie können Ihre Denkmuster trainieren, um sich zu helfen, aber wenn Sie Ihr Denken in der undisziplinierten Form belassen, kann es außer Kontrolle geraten. Leider wird den meisten Menschen nie beigebracht, wie sie ihre Gedanken trainieren können. Chloe erzählte von den folgenden Beispielen für Gedanken, die sie häufig quälten:

- Ich bin nicht gut genug.
- Ich bin nicht klug genug.
- Warum muss ich mich mehr anstrengen als andere?
- Warum bin ich die Einzige, die so denkt?
- Ich gehöre nirgends dazu.

Ich habe Chloe die folgenden Prinzipien beigebracht, um ihre Denkmuster zu trainieren:

1. Wann immer du einen traurigen Gedanken, einen wütenden Gedanken oder einen hoffnungslosen Gedanken wie »Ich bin anders als alle anderen« hast, setzt dein Gehirn chemische Substanzen frei, die dazu führen, dass du dich schlecht fühlst. Deine Hände werden kälter und beginnen zu schwitzen, deine Atmung verändert sich, deine Muskeln spannen sich an, du kannst keinen klaren Gedanken fassen, und diese Veränderungen geschehen sofort. Aber das stimmt genauso auch für das Gegenteil.

2. Jedes Mal, wenn du einen glücklichen Gedanken, einen hoffnungsvollen Gedanken oder einen Gedanken hast, der dir Kraft gibt, wie zum Beispiel »Ich bin nicht so wie alle anderen, und vielleicht ist das auch ganz gut so«, setzt dein Gehirn andere chemische

Substanzen frei, durch die du dich super fühlst ... und zwar sofort. Deine Hände werden wärmer und trockener, deine Atemfrequenz verlangsamt sich, deine Muskeln entspannen sich und du fühlst dich glücklicher.

3. Unsere Gedanken haben sehr viel Macht über uns und sie können dir helfen, dich wunderbar zu fühlen, oder dazu führen, dass du todunglücklich bist.

4. Gedanken kommen automatisch, das geschieht einfach.

5. Leider sind unsere Gedanken nicht die Realität, sondern wahre Lügenbolde. Sie lügen furchtbar viel und es sind diese schlechten Gedanken, die uns um unser Glück bringen. Wir nennen sie ANG, aber du kannst lernen, die ANG abzustellen und glücklicher zu sein.

6. Um ANG zu stoppen, schreibe dir auf, was du genau denkst, wenn du dich wütend, traurig, nervös oder außer Kontrolle fühlst. Frage dich dann, ob die Gedanken tatsächlich wahrhaftig sind oder ob du vielleicht voreilige Schlüsse ziehst oder es sich möglicherweise nur um Vermutungen handelt. Oftmals sind ANG schlicht Interpretationen, von denen du nicht einfach als Wahrheit ausgehen kannst. Kannst du mit absoluter Sicherheit bestätigen, dass sie wahr sind? Die ANG infrage zu stellen hilft, ihnen die Kontrolle über die Situation zu entreißen.

Viele meiner Patienten tragen Gummibänder um ihre Handgelenke und lassen sie schnalzen, wenn sie schlechte Gedanken bemerken, um sich selbst daran zu erinnern, die ANG zu eliminieren. Sie müssen nicht jeden Gedanken auch glauben, der Ihnen in den Kopf kommt. Die ANG zu stoppen, hat für Chloe einen großen Unterschied gemacht, und normalerweise dauert das nur ein paar Minuten. Je mehr man es tut, desto leichter wird es. Wenn ein Teenager das hinbekommt, dann schaffen Sie das auch, oder?

Außerdem ist es wichtig, den eigenen Verstand darauf zu programmieren, nach der Wahrheit zu suchen, anstatt nur darüber nachzudenken, was vielleicht nicht richtig ist. Wohin Sie Ihre Aufmerksamkeit lenken, bestimmt, wie Sie sich fühlen. Ich beginne jeden Tag mit dem Satz »Heute wird ein großartiger Tag«. Das ist eine einfache Möglichkeit, damit zu beginnen, Ihr Gehirn darauf zu trainieren, nach dem Richtigen statt nach dem Falschen zu suchen, und es setzt eine positive Note für den Rest des Tages. Wenn Sie jeden Tag mit einem Tagebucheintrag oder einer Meditation darüber beenden, was an diesem Tag gut gelaufen ist, werden Ihre Träume viel positiver. Diese einfache Technik dauert etwa drei Minuten und kann Depressionen in nur 30 Tagen verringern. Machen Sie dies mit dem ganzen Haushalt oder als Familie. Beginnen Sie jeden Tag damit, einander zu sagen: »Heute wird ein großartiger Tag.« Beenden Sie jeden Tag mit der Frage: »Was ist heute gut gelaufen?« Das wird Ihre Beziehungsdynamik in nur wenigen Tagen völlig verändern.

Dankbarkeit zu üben ist unglaublich wirkungsvoll. Diese Praxis steigert das Glücksgefühl, das Selbstwertgefühl, die Selbstbeherrschung, Sie leben länger und Ihre Beziehungen verbessern sich. Dankbarkeit sollte oben auf jedes Rezept geschrieben werden, das Ihnen Ihr Arzt verschreibt. Ein Dankbarkeitstagebuch zu führen dauert nicht länger als drei Minuten am Tag. Diese Übung hat der 16-jährigen Sarah wirklich geholfen, die in unsere Klinik in Chicago kam, um Hilfe bei einer sehr schweren Depression zu suchen.

Sarah (16) entdeckt die Macht der Dankbarkeitstagebuchs

Meine Geschichte psychischer Erkrankungen begann im Februar 2017. Zunächst fühlte ich mich häufig traurig und das Ganze steigerte sich dann langsam zu einer dumpfen Depression. Mit dem Lauf der Zeit überlagerte und dämpfte die Depression alle Glücksgefühle, die ich hatte, und machte es mir scheinbar unmöglich, Dinge zu genießen, die ich einst gerne gehabt und getan hatte. Zum Glück hatte ich die Hoffnung noch nicht ganz aufgegeben und ich fand die Kraft, mich mitzuteilen und professionelle Hilfe zu suchen.

Am Anfang versuchte ich es mit einer Therapie. Ich ging zu vielen Terminen bei mehreren Therapeuten, aber ich verließ jeden einzelnen mit einem Gefühl im Bauch, das nicht wirklich besser war als davor. Für mich war es ganz einfach. In meinem Leben lief nichts schief, ich hatte nichts, worüber ich reden musste oder das ich »reparieren« konnte. Als ich merkte, dass die Therapie mir nicht half, versuchte ich es mit Medikamenten. Monat für Monat nahm ich etwas ein, das mir wie eine Art zufällig ausgewählter Medikamentencocktail vorkam. Leider war auch das eine Sackgasse. Jedes Mal, wenn ein Medikament nicht half, verlor ich ein wenig mehr die Hoffnung.

Während dieser Monate verfolgte mich meine Depression immer weiter, dann kamen auch noch Angststörungen hinzu. Nachdem ich monatelang unermüdlich versucht hatte, mich besser zu fühlen, und meine Symptome trotzdem immer schlimmer wurden, kam ich an meinem bisherigen Tiefpunkt an. Ich hatte jede Hoffnung auf Besserung verloren, es gab kein Licht mehr am Ende des Tunnels, an dem ich mich festhalten konnte, und ich hatte das Gefühl, dass es keinen Grund gab, es weiter zu versuchen. Ich gab auf. Zu diesem Zeitpunkt stieß meine Großmutter auf die Amen Clinics. Anstatt Medikamente nach dem Zufallsprinzip auszuwählen, um mich zu behandeln, würde man dort Gehirnscans verwenden, um genau zu sehen, was mit mir los war, erklärte sie mir. Als ich sah, wie viel Hoffnung diese neue Option meiner Mutter und meiner Großmutter gab, sagte ich zu.

Im Februar 2018 fuhren meine Mutter, meine Großmutter und ich zum Standort der Amen Clinics in Chicago. An den ersten beiden Tagen, die ich dort war, wurden meine beiden Gehirnscans durchgeführt und ich absolvierte einen Test am Computer. Am dritten Tag bekam ich meine Auswertung. Anhand der Testergebnisse ermittelte Dr. Michelle Flowers, was die beste Behandlungsoption für mich war. Zuerst würde ich damit beginnen, bewusst ausgewählte Vitamine und Nahrungsergänzungsmittel einzunehmen. Ich würde auch die Medikamente weiter einnehmen, die ich noch von meinem letzten Arzt verschrieben bekommen hatte, weil mein Körper mithilfe dieser neuen Nahrungsergänzungsmittel die Medikamente optimal nutzen konnte. Zweitens würde ich beginnen, eine neue Art von Therapie auszuprobieren, und im Gegensatz zu der Therapieform, mit der ich es davor versucht hatte, würde diese neue Behandlung dazu dienen, mein Gehirn neu zu trainieren, und nicht noch weiter auf meinem Leiden herumreiten. Und das dritte wichtige Teil des Puzzles war das Dankbarkeitstagebuch.

Am Anfang war es eine Herausforderung, an angenehme Momente zu denken, über die ich schreiben konnte, aber mit der Zeit lernte mein Gehirn, diese Momente ohne Nachdenken zu finden. Bald bemerkte mein Gehirn Momente, für die ich den ganzen Tag über dankbar sein konnte.

Ich ging mit dem Wissen aus der Klinik nach Hause, dass wir körperliche Beweise und Fakten zur Untermauerung des vorgeschlagenen Behandlungsplans hatten. Wir hatten einen Plan, von dem wir genau wussten, dass er helfen würde. Da war nicht einfach irgendein Arzt, der mir sagte, dass schon alles in Ordnung kommen würde, sondern Ärzte, die mir genau zeigen konnten, was falsch lief und wie wir es in den Griff bekommen konnten. Ich habe bis zu meiner Genesung noch einen langen Weg vor mir, aber ich habe genau das, was ich brauche, um weiterzuwachsen, zu genesen und das anzunehmen, mit dem ich im Leben konfrontiert werde.

Es ist wichtig, die psychologische Kriegsführung anzuerkennen, der unsere Gesellschaft durch die übertriebene Nutzung sozialer Medien ausgesetzt ist, wo Jugendliche und junge Erwachsene sich endlos mit anderen vergleichen und sich nie genügend fühlen. Ich spreche regelmäßig mit meinen Nichten Alizé und Amelie darüber, um ihnen zu helfen, eine gesunde Perspektive in Bezug auf soziale Medien beizubehalten. In einer Studie mit mehr als einer Million Teenager, die im Jahr 1991 begann, haben Forscher herausgefunden, dass Teenager, die nur begrenzt soziale Medien nutzten und sich persönlich mit ihren Freunden trafen, trainierten, einer Sportart nachgingen, Gottesdienste besuchten, lasen und sogar Hausaufgaben machten, glücklicher waren, als diejenigen, die Zeit im Internet und auf sozialen Medien verbrachten, Computerspiele spielten, Textnachrichten schrieben, Video-Chats nutzten oder fernsahen.[11]

<table>
<tr><th colspan="2">Psychologischer Kreis</th></tr>
<tr><th>Maßnahmen, die psychische Krankheiten verursachen können … und die zum Leid meiner Nichten Alizé und Amelie geführt haben</th><th>Maßnahmen zur erfolgreichen Behandlung psychischer Krankheiten … und die auch meine Nichten Alizé und Amelie gesund erhalten</th></tr>
<tr><td>1. Denken Sie nicht über Ihre psychische Gesundheit nach und kümmern Sie sich nicht darum.
2. Nehmen Sie Gewohnheiten an, die Ihre Psyche beeinträchtigen, wie etwa:
• Vergleichen Sie sich mit anderen (so werden erste Schamgefühle gesät).
• Sagen Sie sich selbst immer wieder, dass Sie nicht gut genug sind.
• Glauben Sie an Ihre ANG.
• Erkennen Sie den Schmerzkörper nicht an und suchen Sie sich keine Hilfe für in der Vergangenheit erlebte emotionale Traumata.
• Konzentrieren Sie sich in erster Linie auf all das, was an Ihnen selbst und anderen falsch ist.
3. Vermeiden Sie es, sich weiterzubilden oder Gewohnheiten anzunehmen, die Ihrer Psyche helfen könnten.</td><td>1. Kümmern Sie sich intensiv um Ihre psychische Gesundheit.
2. Nehmen Sie regelmäßig gesunde psychologische Gewohnheiten an, einschließlich der folgenden:
• Sagen Sie sich selbst, dass Sie gut genug sind.
• Stellen Sie ANG infrage und halten Sie sie von sich fern.
• Achten Sie bei sich selbst mehr auf all das, was richtig ist, als auf das, was falsch ist.
• Sagen Sie sich: »Heute wird ein
• großartiger Tag.«
• Schreiben Sie am Ende des Tages alles auf, was gut gelaufen ist.
• Üben Sie sich in Dankbarkeit.
• Erkennen Sie Schmerzkörper an und konzentrieren Sie sich auf den gegenwärtigen Moment, um ihn zu beruhigen.
• Suchen Sie nötigenfalls einen Psychotherapeuten auf, der sich mit der Gesundheit des Gehirns auskennt.
3. Vermeiden Sie eine exzessive Nutzung sozialer Medien und schlechte psychologische Gewohnheiten, wie etwa jeden Gedanken zu glauben, den Sie haben, oder sich nicht mit vergangenen emotionalen Traumata auseinanderzusetzen.</td></tr>
</table>

Hier sind drei meiner liebsten kleinen Gewohnheiten für den psychologischen Kreis:

- Wann immer Sie sich traurig, wütend oder nervös fühlen oder spüren, dass Sie die Kontrolle verlieren, schreiben Sie Ihre ANG auf und fragen Sie sich, ob es sich um Vermutungen, Schlussfolgerungen, Interpretationen oder tatsächlich um die Wahrheit handelt. Können Sie absolut wissen, ob sie wahr sind? Das Infragestellen Ihrer Gedanken hilft Ihnen dabei, die Kontrolle über die Situation zu bekommen.

- Sagen Sie sich jeden Tag, wenn Sie morgens zum ersten Mal die Füße auf den Boden stellen: »Heute wird ein großartiger Tag!« Auf diese Weise wird Ihr Unterbewusstsein sich darum bemühen, einen Grund dafür zu finden, warum es ein großartiger Tag ist. Das hilft auch dabei, Ihren Verstand darauf zu trainieren, darauf zu achten, was alles richtig ist, und nicht auf das, was falsch ist.

- Schreiben Sie jeden Abend vor dem Schlafengehen auf, was an diesem Tag gut gelaufen ist. Untersuchungen deuten darauf hin, dass diese Gewohnheit Ihr Glücksgefühl bereits nach einem Monat verbessern kann.[12]

S Sozialer Kreis

Stellen wir uns eine Computeranalogie vor, so ist der biologische Kreis die Hardware, der psychologische Kreis die Software und der soziale Kreis sind die Netzwerkverbindungen. Der soziale Kreis umfasst die Qualität Ihrer Beziehungen und alle aktuellen Belastungen – denken Sie an Probleme mit Ihrem Ehepartner oder Ihren Kindern, an unerfüllbare Abgabetermine bei der Arbeit, an gesundheitliche Probleme eines Familienmitglieds oder an Ihr Konto, das immer mehr ins Minus gerät. Wenn wir großartige Beziehungen, gesunde Familien, einen Job, den wir lieben, und genug Geld haben, geht es unserem Gehirn in der Regel viel besser, als wenn einer dieser Bereiche gestört ist. Der Umgang mit schwierigen Lebensumständen – wie Scheidung, Umzug, Arbeitsplatzwechsel oder Tod eines nahen Familienmitglieds – erhöht den Stresshormonpegel und macht uns anfälliger für viele Krankheiten, darunter auch Depressionen, Angststörungen und viele andere.

Sozialer Kreis	
Der böse Herrscher würde ...	Der wohlwollende Herrscher würde ...
1. Zwietracht unter seinem Volk säen und die Menschen chronischem Stress aussetzen, der sie voneinander trennt, damit der Herrscher seine Macht behalten kann. 2. Die Menschen regelmäßig mit negativen Nachrichten bombardieren, wodurch eine »Wir gegen die anderen«-Mentalität entsteht und politische, ethnische und andere Gruppen gegeneinander ausgespielt werden. 3. Eine Gesellschaft schaffen, in der Marihuana für den Freizeitgebrauch an jeder Ecke verkauft und Alkohol als gesundes Nahrungsmittel beworben wird. (Ein Beispiel für das unternehmerische Genie des bösen Herrschers: Pfadfinderinnen stellen ihre Keksverkaufsstände jetzt vor den Türen von sogenannten Marihuana-Apotheken in den Staaten auf. Im Jahr 2014 verkaufte eine 13-jährige Pfadfinderin 177 Schachteln Kekse der Sorten Samoas, Tagalongs und Thin Mints vor einer Marihuana-Apotheke in San Francisco. Nachdem sie nur kurze Zeit dort gestanden hatte, musste sie Nachschub bestellen. Im Jahr 2018 verkaufte eine neunjährige Pfadfinderin innerhalb von sechs Stunden 300 Schachteln der leckeren Cookies vor einer Marihuana-Apotheke in San Diego.[13] Noch klüger ist, dass in den Marihuana-Apotheken Kekse mit THC und einer Marihuanasorte namens Girl Scout Cookies angeboten werden). 4. Den sozialen Druck erhöhen, sowohl für den Arbeitgeber als auch im Rahmen sozialer Beziehungen, über Telefon und soziale Medien ständig erreichbar zu sein, und dadurch nicht genügend Zeit für Schlaf und Selbstpflege zulassen.	1. Berufsausbildung, Gesundheitsfürsorge, Schulungen für Eltern und finanzielle Unterstützung für diejenigen bereitstellen, die sie benötigen. 2. Für Stressbewältigungsklassen in Schulen und Unternehmen sorgen. 3. Kurse darüber, wie man zu guten Entscheidungen kommt, organisieren, damit die Menschen bessere Lebensentscheidungen treffen können und weniger gestresst sind. Ihre Entscheidungen werden besser, wenn Sie klare Ziele haben, mehr als sieben Stunden geschlafen haben, Phasen mit einem niedrigen Blutzuckerspiegel vermeiden (Proteine und gesunde Fette zu jeder Mahlzeit) und ANG eliminieren, sobald sie angreifen.

> Sie werden so wie die Menschen, mit denen Sie die meiste Zeit verbringen. Gesunde Beziehungen sind entscheidend für die Gesundheit Ihres Gehirns und Ihrer Psyche.

Stress entsteht, wenn eine Person eine übermäßige Beanspruchung ihrer emotionalen oder körperlichen Ressourcen wahrnimmt. Stress steigt auf ein toxisches Niveau an, wenn wir das Gefühl haben, dass die Dinge außer Kontrolle geraten sind. 1967 untersuchten die US-Psychiater Thomas Holmes und Richard Rahe die Auswirkungen von Stress auf die Gesundheit und befragten mehr als 5000 Patienten mit medizinischen Problemen. Sie baten sie um Auskunft darüber, ob sie in den vergangenen zwei Jahren bestimmte Ereignisse erlebt hatten. Je mehr Ereignisse ein Patient erlebt hatte, desto wahrscheinlicher war es, dass er körperlich oder emotional krank wurde.[14] Toxischer (also sehr negativer) Stress wird mit Adipositas, Herzkrankheiten, Krebs, ADS/ADHS, Lernbeeinträchtigungen, sozialen Ängsten, Depressionen, Alkohol- und Drogenmissbrauch, PTBS, Kriminalität und einer ungesunden aggressiven Tendenz zu »Kampf oder Flucht«-Verhalten im Gehirn in Verbindung gebracht. Die Verringerung von Stress im Alltag (in Beziehungen, Arbeit, Finanzen und Gesundheit) verringert Entzündungsreaktionen und verbessert die Funktion des Immunsystems.[15]

Soziale Kriegsführung – also der Angriff unserer Gesellschaft auf unser eigenes Wohlbefinden – ist eine der häufigsten Ursachen für psychische Erkrankungen. Ständige negative Nachrichten schaffen eine »Wir gegen die anderen«-Mentalität, in der politische, ethnische und andere Gruppen gegeneinander ausgespielt werden. Es hat sich gezeigt, dass bereits 14 Minuten negativer Nachrichten sowohl ängstliche als auch traurige Stimmungen verstärken.[16] Ein solcher chronischer Stress und soziale Isolation schaden dem Gehirn. Darüber hinaus tragen ungesunde Beziehungen, gesundheitliche Probleme und finanzielle Belastung zu den sozialen Komponenten psychischer Erkrankungen bei. Deshalb sind alle vier Kreise der Gesundheit so wichtig.

Einsamkeit ist auch ein Risikofaktor im sozialen Kreis. Die Generation der Babyboomer leidet mehr als jede andere Generation in der Geschichte der USA im Alter an Einsamkeit. Etwa zehn Prozent der Amerikaner, die 50 Jahre und älter sind, haben keinen Ehepartner, Partner oder ein lebendes Kind. Diese Gruppe hat die höchste Selbstmordrate und ein zunehmendes Problem mit Drogenabhängigkeit.[17] Einsamkeit ist ein anerkannter Risikofaktor für die Alzheimerkrankheit.[18]

Wir verbringen immer mehr Zeit im Internet, wobei die sozialen Medien zunehmend persönliche Verbindungen ersetzen. Aber soziale Medien bieten uns nicht die gleichen Vorteile wie ein persönlicher Kontakt. Tatsächlich stellte sich in einer neuen Studie ein klarer, kausaler Zusammenhang zwischen Facebook, Snapchat und Instagram und Depression und Einsamkeit heraus, insbesondere bei Mädchen im Teenageralter.[19] Diese Apps und Websites führen auch dazu, dass gefährdete Personen sich unwohler mit ihrem Körper fühlen.[20] Darüber hinaus zeigen neue Forschungsergebnisse, dass die Benutzung von Bildschirmen über lange Zeiträume das Gehirn von Kindern auf negative Weise verändert. Forscher an den National Institutes of Health führten bei 4500 Kindern Gehirnscans durch. Bei denjenigen, die täglich mehr als sieben Stunden am Bildschirm verbrachten, zeigte sich eine vorzeitige Ausdünnung der Hirnrinde, der äußersten Hirnschicht, die für die Verarbeitung von Informationen aus der Umwelt verantwortlich ist.[21]

Noch beängstigender sind Berichte über scheinbar harmlose Onlinevideos, die sich an Kinder richten und sie ermutigen, sich auf Mutproben einzulassen, die mit Selbstverletzung verbunden sind. So wurde zum Beispiel über tödliche Selbstmordspiele berichtet, die sich an Teenager richten und »Momo Challenge« (Momo ist eine furchterregend aussehende puppenähnliche Figur) und »Blue Whale Challenge« genannt werden.[22] Selbst wenn diese Spiele nicht wirklich existieren, kann sich der soziale Medienrummel um sie herum schnell unter gefährdeten Kindern und Teenagern ausbreiten, die glauben, dass sie echt sind, und die auf sie reagieren könnten.

Darüber hinaus haben die Gewohnheiten bezüglich der Gesundheit der Menschen, mit denen Sie Zeit verbringen, einen dramatischen Einfluss auf Ihre eigene Gesundheit und Ihre Gewohnheiten. Wenn Sie Zeit mit ungesund lebenden Menschen verbringen, ist es viel wahrscheinlicher, dass Sie selbst ungesund sind. Das entdeckte das brasilianische Supermodel Gisele Bündchen, als sie Anfang 20 war und trotz ihrer Multimillionen-Dollar-Karriere und ihrer romantischen Verbindung mit dem Hollywood-Schwarm Leonardo DiCaprio in eine Depression versank und Panikattacken bekam. Es überrascht kaum, dass ein Arzt ihr erst einmal ein Medikament aus der Gruppe der Benzodiazepine verschrieb. Doch das Supermodel entschied sich stattdessen für einige Änderungen ihres Lebensstils. Die Jetsetterin, die im Grunde von Wein, Kaffee und Zigaretten gelebt hatte, schränkte diese schlechten Gewohnheiten ein, reduzierte ihre Arbeitsstunden und integrierte Yoga, Meditation und Familienzeit in ihr tägliches Leben.

»Ich habe gelernt, dass unsere Gedanken, Worte und Taten allesamt miteinander verbunden sind und warum wir damit vorsichtig umgehen müssen. Ich begann, meinen Körper, meinen Geist und meine Seele durch Meditation, heilende Nahrungsmittel und eine positive Einstellung zu ernähren, und als Ergebnis erfuhr ich eine tiefere Klarheit und mein Leben bekam einen Sinn«, schrieb sie in ihrem Buch *Lessons: Mein Weg zu einem sinnerfüllten Leben.*[23] Daraufhin merkte sie, dass ihr Freund nicht ganz der Richtige für sie war, und das Paar trennte sich. Gesund zu werden bedeutet, Menschen zu meiden, die Gewohnheiten fördern, die zu Krankheiten beitragen, und sich stattdessen mit solchen zu umgeben, die dem Gehirn zuträgliche Entscheidungen unterstützen.

Auch soziale Verbindungen sind für die psychische Gesundheit von wesentlicher Bedeutung. Der deutsche Kaiser Friedrich II. führte im 13. Jahrhundert ein barbarisches Experiment durch, weil er wissen wollte, welche Sprache und welche Worte Kinder sprechen würden, wenn sie aufwüchsen, ohne jemals ein gesprochenes Wort zu hören. Er nahm einige Kleinkinder aus ihren Familien und brachte sie zu Menschen, die ihnen zu essen gaben, aber strikte Anweisungen

Sozialer Kreis	
Maßnahmen, die psychische Krankheiten verursachen können ... und die zum Leid meiner Nichten Alizé und Amelie geführt haben	Maßnahmen zur erfolgreichen Behandlung psychischer Krankheiten ... und die auch meine Nichten Alizé und Amelie gesund erhalten
1. Denken Sie nicht über Ihre sozialen Beziehungen nach oder darüber, wie Sie mit Stress umgehen. 2. Beschäftigen Sie sich mit Dingen, die Ihre sozialen Beziehungen schädigen und Stress erzeugen, einschließlich: • Einsamkeit, soziale Isolation • Schlechte oder lieblose Beziehungen • »Wir gegen die anderen«-Mentalität, soziale oder politische Gruppen gegeneinander ausspielen • Übermäßiger Stress in Bezug auf die Gesundheit, Schule, Arbeit, Finanzen, Beziehungen oder rechtliche Probleme • Toxischer gesellschaftlicher Stress; durchweg negative Nachrichten • Umgang mit Menschen mit negativen Gesundheitsgewohnheiten • Sich ständig in der Nähe von gesundheitsschädlichen Versuchungen aufhalten, wie etwa Fast-Food-Restaurants, Marihuana-Shops, Bars mit Happy Hour, ausufernde Feiertagspartys und so weiter • Jederzeit mit Ihrem Telefon und anderen Geräten in Verbindung bleiben • Präferenz von Social-Media-Verbindungen vor persönlichen Beziehungen 3. Vermeiden Sie jegliche Wissenserweiterung oder gute Gewohnheiten, durch die Sie Ihre sozialen Verbindungen stärken oder Stress abbauen können.	1. Kümmern Sie sich um Ihre sozialen Beziehungen und darum, wie Sie mit Stress umgehen. 2. Vermeiden Sie alles, was Ihren Beziehungen schadet oder Sie noch mehr Stress aussetzt, wie zum Beispiel: • Ungesunde Menschen • »Wir gegen die anderen«-Mentalität • Viele negative Nachrichten • Unnötiger Stress • Übermäßige Bildschirmzeit und Nutzung von sozialen Medien 3. Nehmen Sie Gewohnheiten an, die Ihre Beziehungen stärken und unnötigen Stress abbauen, wie zum Beispiel: • Positive Beziehungsgewohnheiten (Verantwortung, Einfühlungsvermögen, Zeit, Zuhören, Selbstbehauptung, Vergebung, darauf achten, was Sie selbst mögen und was nicht) • Freiwilligenarbeit, um anderen in Not zu helfen • Suchen Sie nach Möglichkeiten, Ihre sozialen Verbindungen zusammenzubringen • Kultivierung von Stressmanagement- und Entscheidungsfähigkeiten • Sich mit positiven, gesunden Menschen umgeben – der schnellste Weg, gesund zu werden, besteht darin, die gesündesten Menschen zu finden, die Sie mögen, und so viel Zeit wie möglich mit ihnen zu verbringen. • Meiden Sie Fast-Food-Restaurants, Marihuana-Shops, Happy-Hour-Bars, dekadente Feiertagspartys und so weiter.

Im sozialen Umfeld können eine »Wir gegen die anderen«-Mentalität, chronischer Stress, sozialer Druck, der schlechte Gewohnheiten und Krankheiten fördert, Einsamkeit und ein Mangel an Zuneigung und Berührung eine psychische Erkrankung hervorrufen.

hatten, sie nicht zu berühren, in den Arm zu nehmen oder mit ihnen zu sprechen. Die Babys sprachen nie ein Wort. Sie starben alle, bevor sie sprechen konnten. Salimbene, ein Historiker jener Zeit, schrieb 1248 über das Experiment: »Sie konnten nicht leben, ohne jemals gestreichelt zu werden.«[24] Diese mächtige Erkenntnis ist immer wieder neu entdeckt worden. In den frühen 1990er-Jahren wurden Tausende rumänischer Kleinkinder verwaist und ohne Berührung manchmal jahrelang eingesperrt. PET-Studien (ähnlich wie SPECT-Studien) an einer Reihe dieser benachteiligten Kinder haben gezeigt, dass die Aktivität im gesamten Gehirn deutlich abnahm.[25]

Hier sind drei meiner liebsten kleinen Gewohnheiten für den sozialen Kreis:

- Nachdem ich mich mit einem geliebten Menschen gestritten habe, übernehme ich die Verantwortung für meinen Teil der Diskussion und entschuldige mich schnell.
- Wenn ich mich überwältigt oder gestresst fühle, atme ich fünfmal tief ein, wobei ich doppelt so lange ausatme, wie ich einatme, um mich zu beruhigen und zu konzentrieren.
- Wenn ich Kinder habe, verbringe ich mindestens 20 Minuten am Tag voll präsent mit ihnen und tue etwas, das sie gerne tun wollen. Ich bitte sie um nichts, stelle keine Fragen und gebe keine Anweisungen. Es ist einfach Zeit, in der wir zusammen sein können. (Das verbessert die Bindung dramatisch).

SP Spiritueller Kreis

Über die biologischen, psychologischen und sozialen Aspekte unseres Lebens hinaus sind wir auch spirituelle Wesen. Um vollständig gesund und die beste Version Ihrer selbst zu werden, ist es wichtig zu erkennen, dass wir mehr sind als nur unsere Zellen, Gedanken und Verbindungen. Wir alle sind spirituelle Wesen, die mit einem göttlichen Zweck erschaffen wurden, unabhängig davon, ob wir an Gott glauben oder nicht. Wir suchen nach dem Sinn des Lebens und handeln nach einem moralischen Kodex. Wir sind mit Gott, den Planeten und vergangenen Generationen verbunden (zum Beispiel mein Großvater: Ich wurde nach ihm benannt und er war in meiner Kindheit mein bester Freund). Das Gleiche gilt auch für zukünftige Generationen (meine Enkel und Urenkel). All das erinnert uns daran, dass unser Leben für andere wichtig ist; wir haben eine Rolle zu spielen und eine Berufung zu erfüllen. Ohne diese spirituelle Verbindung erleben viele Menschen ein Gefühl der Verzweiflung oder Bedeutungslosigkeit, das zur Depression führen kann.

Spiritueller Kreis	
Der böse Herrscher würde ...	Der wohlwollende Herrscher würde ...
1. Menschen dazu anhalten, ein bedeutungsloses Leben zu führen, ohne Werte und ohne Verbindung zu einem Leben jenseits ihrer selbst. 2. Ein unmoralisches Leben vorleben und es normal, ja sogar wünschenswert erscheinen lassen.	1. Ein zielbewusstes Leben führen und alle anderen dazu ermutigen, das Gleiche zu tun. 2. Zu spirituellen Überzeugungen und Praktiken ermuntern, ohne diese zu diktieren, wie etwa Gebet, Meditation, Anbetung und Gottesdienst. 3. Eine tiefe Verbindung zur Vergangenheit, zur Zukunft und zu unserem Planeten fördern.

Menschen, die ein Ziel oder eine Absicht verfolgen, definiert als Menschen, die »die psychische Tendenz haben, aus ihren Lebenserfahrungen Sinn abzuleiten und einen Sinn für Intentionalität und Zielstrebigkeit besitzen, der ihr Verhalten anleitet«, leben länger und sind insgesamt gesünder.[26] In einer großen Studie wurde festgestellt, dass solche Menschen eine bessere psychische Gesundheit, weniger Depressionen, mehr Glück und Zufriedenheit, mehr persönliche Reife und Selbstakzeptanz haben und auch besser schlafen. Im Laufe der Zeit waren höhere Werte auf dieser Skala auch mit einem geringeren Risiko für Alzheimerkrankheit, weniger kognitiven Beeinträchtigungen und einem langsameren kognitiven Rückgang im Alter verbunden.[27]

Untersuchungen zeigen, dass ein starker »Lebenszweck« auch die Wahrscheinlichkeit verringert, dass Ihr Selbstwertgefühl mit der Anzahl an »Likes«, die Sie in den sozialen Medien erhalten, schwankt.[28] Letztlich tragen das Gefühl, eine Rolle in der Gesellschaft zu spielen, sowie ein zielgerichtetes Leben dazu bei, sich vor dem sozialen Krieg zu schützen, von dem wir heute wissen, dass er hinter so vielen psychischen Erkrankungen steckt. Auf der anderen Seite wurde ein Mangel an Sinn im Leben mit höheren Konzentrationen des Stresshormons Cortisol, mehr Bauchfett und anderen negativen Gesundheitsmarkern in Verbindung gebracht. Es ist leicht zu verstehen, wie erhöhter Stress, ein größerer Bauch und ein schlechterer Gesundheitszustand zu negativen Gefühlen beitragen können, was dann in Kombination mit einer geringen Hirnreserve zu psychischen Erkrankungen führen kann. Stellen Sie sich vor, wie leicht das auf jüngere Menschen, wie meine Nichten, die verletzlich sind, anwendbar wäre.

In unserer Gesellschaft heben die Medien ständig Menschen hervor – wie Politiker, religiöse und wirtschaftliche Führer und Prominente –, die ein Leben ohne Moralvorstellungen vorleben. Darüber hinaus kommen wir tagtäglich häufig mit Menschen in Kontakt – einschließlich unserer eigenen Eltern, Lehrer oder Chefs –, deren Leben keinen Sinn und Zweck hat. Wie können wir bei so viel Verwirrung über den spirituellen Kreis in unserer Gesellschaft unseren Lebenszweck finden?

Dr. Viktor Frankl, ein Psychiater, Überlebender eines Konzentrationslagers im Zweiten Weltkrieg und Autor des Buches *… trotzdem Ja zum Leben sagen: Ein Psychologe erlebt das Konzentrationslager*, glaubte, dass es drei Möglichkeiten gibt, einen Lebenssinn zu schaffen:

1. Gezieltes Arbeiten oder sich produktiv fühlen: Stellen Sie sich Fragen wie »Warum ist die Welt ein besserer Ort, weil ich hier bin?« Oder: »Was kann ich beitragen?«
2. Liebe zu den Menschen, die im Mittelpunkt unseres Lebens stehen
3. Mut im Angesicht von Schwierigkeiten: unser Schicksal annehmen, egal, wie schwer es ist, und anderen helfen, ihr eigenes Schicksal anzunehmen

Ich schlage vor, spirituelle Praktiken wie Gebet, Meditation, Anbetung und Gottesdienste zu praktizieren. Ich bleibe mit Gott und meinem christlichen Glauben durch tägliche Gebete, Meditation und den Besuch der Kirche mit meiner Familie verbunden. Betrachten Sie Ihre Kirche oder andere Orte für Gottesdienste sowie jede nährende Umgebung als einen Raum, der alle vier Kreise der Gesundheit fördert. Ich stelle auch meinen Patienten die Frage:

- Was bedeutet Ihr Leben?
- Was ist Ihr Lebenssinn?
- Warum sind Sie hier?
- Was sind Ihre Werte?
- Glauben Sie an Gott oder an eine höhere Macht?
- Wie wirkt sich das auf Ihr Leben aus?
- Welche Verbindung haben Sie zu vergangenen und zukünftigen Generationen und zu unserem Planeten?[29]

> Im spirituellen Kreis kann ein Mangel an Zielen oder Verbindungen zu etwas Größerem als man selbst sowie ein Leben, das nicht dem eigenen Moralverständnis entspricht, eine psychische Krankheit hervorrufen.

Spiritueller Kreis	
Maßnahmen, die psychische Krankheiten verursachen können ... und die zum Leid meiner Nichten Alizé und Amelie geführt haben	Maßnahmen zur erfolgreichen Behandlung psychischer Krankheiten ... und die auch meine Nichten Alizé und Amelie gesund erhalten
1. Kümmern Sie sich nicht um Ihr spirituelles Wohlergehen oder Ihre Ziele im Leben und denken Sie auch nicht darüber nach. 2. Leben Sie ein bedeutungsloses Leben, das nur auf sich selbst und die Freuden des Augenblicks ausgerichtet ist. 3. Verhalten Sie sich so, dass Sie gegen moralische Vorstellungen verstoßen (Wut, Völlerei, Süchte, Affären, Pornografie und so weiter). 4. Schauen Sie zu Menschen auf, die ein unmoralisches Leben führen. 5. Vermeiden Sie ein Gefühl der Leidenschaft oder des Sinns. 6. Vermeiden Sie ein Gefühl der Verbindung zur Vergangenheit, Zukunft und zum Planeten. 7. Vermeiden Sie Vorbilder, die ein spirituelles Leben führen.	1. Kümmern Sie sich um den tiefsten Sinn und Zweck Ihres Lebens. Sie sind mehr als nur Ihre Zellen, Gedanken und Verbindungen. 2. Hören Sie auf, Gewohnheiten anzunehmen, die Ihrem spirituellen Kreis schaden. 3. Leben Sie nach einem moralischen Kodex. 4. Nehmen Sie regelmäßige positive spirituelle Gewohnheiten an, einschließlich: • Mit Intentionalität leben, zielorientiert auf ein höheres Ziel hinarbeiten • Aufbau oder Wiederentdeckung von Verbindungen mit Gott, der Kirche, der Vergangenheit, der Zukunft und/oder dem Planeten • Engagieren Sie sich für sinnvolle Arbeit, wie etwa ehrenamtliche Arbeit in Ihrer Kirche oder anderen Versammlungsorten. • Gehen Sie sinnvolle Beziehungen mit Menschen ein, die Ihre Werte und Ihren Glauben teilen. • Haben Sie Mut und Vertrauen im Angesicht von Herausforderungen. • Haben Sie auch das Ende des Lebens im Hinterkopf – was will Gott, dass Sie zu Lebzeiten erreichen?

Hier sind zwei meiner liebsten kleinen Gewohnheiten aus dem spirituellen Kreis:

- Am Morgen frage ich mich: Was werde ich heute Sinnvolles tun?
- Wenn ich mich über etwas aufrege, das gerade geschieht, frage ich mich: Hat es einen ewigen Wert?

Die Macht der Sinngebung und der spirituelle Kreis

Ich traf Byron Katie 2005 und wir wurden sofort Freunde. Sie ist die Autorin eines meiner Lieblingsbücher *Loving What Is* und hat mir persönlich in einer schwierigen Zeit der Trauer geholfen. Sie hat mit Menschen gearbeitet, die mir sehr nahestehen, um ihnen zu helfen, ihre psychische Verfassung in Ordnung zu bringen, und genauso habe ich mit Menschen gearbeitet, die ihr am Herzen liegen, um ihnen zu helfen, ihre Gehirne ins Gleichgewicht zu bringen. Schließlich scannte ich Katies Gehirn. Es war nicht gesund und sah aus wie der Scan von jemandem, der leidet. Dennoch war sie in Frieden. Ihre spirituelle Praxis setzte die Probleme, die sich in ihrem Gehirn zeigten, außer Gefecht.

Ebenso habe ich vor einigen Jahren einen Scan bei Sam durchgeführt, der seit 20 Jahren die Metta-Meditation praktiziert hatte, ein Meditationsobjekt, bei dem es um Liebe und Freundlichkeit geht. Es ist bemerkenswert, dass sein SPECT-Scan wirklich furchtbar aussah, mit einer verringerten Aktivität in seinem linken Frontal- und Temporallappen. Er erzählte mir, er habe vor 20 Jahren einen Motorradunfall gehabt. Er hatte mit der Meditationspraxis begonnen, um mit der Depression umzugehen, die er nach dem Trauma erlebt hatte. In den letzten 15 Jahren hatte er seine eigene chiropraktische Praxis eröffnet, war sehr erfolgreich gewesen und hatte keine Depressionen mehr gehabt, obwohl er zugab, dass er ziemlich desorganisiert war und sich auf seine wunderbare Frau und Praxisleiterin verließ, die ihn auf Kurs hielt.

Psychologische Gesundheit, positive soziale Verbindungen und spirituelle Praktiken können helfen, auch krank gewordene Gehirne zu stabilisieren.

Sowohl Byron Katies Geschichte als auch Sams Geschichte weisen darauf hin, wie psychische Gesundheit, positive soziale Verbindungen und spirituelle Praktiken dabei helfen können, Gehirne gesund zu halten, die in Schwierigkeiten geraten sind. Gesund werden und gesund bleiben betrifft alle vier Kreise. In Teil 2 sehen Sie, wie sich die vier Kreise mit den elf Bright-Minds-Risikofaktoren überschneiden und diese beeinflussen. Und ich werde Ihnen einige einfache Strategien anhand der vier Kreise vorstellen, mit denen Sie diesen Risikofaktoren vorbeugen oder sie heilen können, um Ihre Gehirngesundheit zu verbessern und mentalen Erkrankungen ein Ende zu setzen.

TEIL 2

WIE MAN PSYCHISCHE KRANKHEITEN VERURSACHT ODER ERFOLGREICH BEHANDELT

KAPITEL 5

DURCHBLUTUNG

OPTIMIEREN SIE IHRE LEBENSGRUNDLAGE

Eine Möglichkeit, Bluthochdruck zu bekommen, ist, auf Maulwurfshügeln bergsteigen zu gehen.

Earl Wilson

Um Ihr Gehirn und Ihre Psyche gesund zu erhalten oder um das Ruder herumzureißen, wenn Sie schon auf Ärger zusteuern, müssen Sie die elf wichtigsten Risikofaktoren, die Ihre psychische Gesundheit beeinträchtigen können, verhindern oder behandeln. In meinem Buch *Memory Rescue* habe ich ausführlich über diese Risikofaktoren in Bezug auf das Gedächtnis und den kognitiven Verfall geschrieben. Aber diese Risikofaktoren haben auch enorme Auswirkungen auf andere Bereiche der Gesundheit des Gehirns/psychischen Gesundheit. Sich mit ihnen auseinanderzusetzen, kann Ihnen helfen, »psychische Erkrankungen« zu verhindern oder rückgängig zu machen, und auch Ihr Gedächtnis wird langfristig davon profitieren.

Die folgenden Kapitel helfen Ihnen zu bestimmen, welche der Risikofaktoren bei Ihnen vorliegen könnten und wie Sie ihnen vorbeugen und sie behandeln können, einschließlich spezifischer Strategien und Nutrazeutika, falls angebracht. Nahrungsmittel zur Unterstützung der einzelnen Risikofaktoren werden in Kapitel 18 besprochen.

Daniel

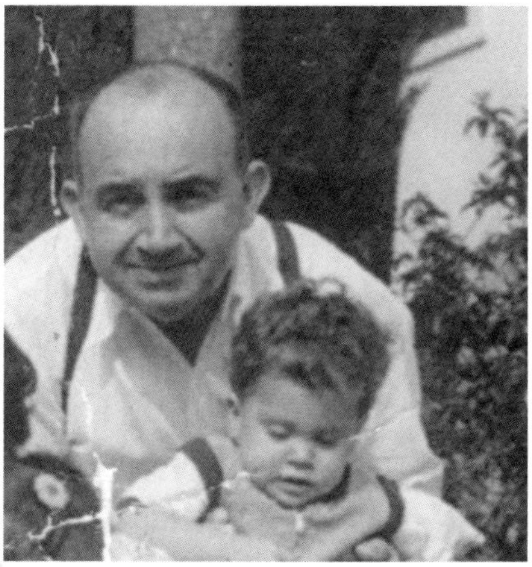

Daniel Ara war der liebenswürdigste Mensch, den ich je kennengelernt habe. Er war mein Großvater. Ich wurde nach ihm benannt und er war in meiner Kindheit mein allerbester Freund. Als drittes von sieben Kindern hatte ich nicht viel Zeit für mich allein mit meinen Eltern, aber immer, wenn ich bei ihm zu Hause war, fühlte ich mich wie der außergewöhnlichste Mensch der Welt. Außerdem war er ein professioneller Süßwarenhersteller. Noch besser kann es für ein Kind ja gar nicht werden. Meine frühesten Erinnerungen sind, wie ich an dem weißen Ofen in seiner Küche stand und lernte, wie man den in Amerika beliebten Fudge und Pralinen herstellt. Lecker!

Doch der viele Zucker forderte schließlich seinen Tribut und er hatte seinen ersten Herzinfarkt im Alter von 69 Jahren. Davor kann ich mich an keinen einzigen Zeitpunkt erinnern, zu dem Großvater gereizt oder verärgert gewesen wäre, auch wenn er mit meiner Großmutter verheiratet war, die einen ganz schön auf die Palme bringen konnte. Er war glücklich, lächelte immer und hatte eine durchweg positive Einstellung. Aber nach seinem Herzinfarkt veränderte er sich. Er fing schnell an zu weinen, schlief schlecht und verlor all seine Fröhlichkeit. Ein Arzt diagnostizierte bei ihm eine schwere Depression und er nahm

Medikamente ein. Ich war in dieser Zeit zunächst auf dem College und dann an der medizinischen Fakultät und lernte aus erster Hand über den Zusammenhang zwischen Herz-Kreislauf-Erkrankungen und Depression. Seine Beerdigung war der traurigste Tag meines Lebens. Er war einer der Hauptgründe dafür, dass ich mich mit Leidenschaft der Aufgabe zuwandte, Menschen zu helfen, die an Problemen mit der Gesundheit des Gehirns/geistigen Gesundheit leiden.

Ich wünschte, ich hätte damals schon gewusst, was ich heute über Zucker, Durchblutung, Herzkrankheiten und Depressionen weiß. Eine gute Durchblutung ist entscheidend für unser (Über-)Leben. Blut transportiert Nährstoffe, einschließlich Sauerstoff, zu jeder Zelle Ihres Körpers und spült Giftstoffe fort. Obwohl Ihr Gehirn, das etwa 1400 Gramm wiegt, nur zwei Prozent Ihres Körpergewichts ausmacht, verbraucht es ganze 20 Prozent des Sauerstoffs und Blutflusses in Ihrem Körper. Alles, was Ihre Blutgefäße schädigt oder den Blutfluss behindert, schadet daher auch Ihrem Gehirn direkt. Das bedeutet, dass es nicht nur für Ihre körperliche Gesundheit, sondern auch für Ihr seelisches Wohlbefinden wichtig ist, Ihr Herz und Ihre Blutgefäße zu pflegen, damit Ihr Gehirn auf gesunde Weise durchblutet wird. Und diese Beziehung ist gegenseitig.

Menschen mit Depressionen, Angstzuständen, bipolaren Störungen und Schizophrenie entwickeln häufiger Herz-Kreislauf-Erkrankungen, selbst in jungen Jahren, und Menschen mit Herz-Kreislauf-Erkrankungen leiden häufiger an Depressionen und Demenz.[1] Überaus interessante neue Forschungsergebnisse widersprechen dem lange Zeit vorherrschenden Glauben, dass unsere Gehirnzellen schnell altern; vielmehr sind es die Blutgefäße, die unsere Neuronen versorgen, die schneller altern.[2] Wenn Sie Ihr Gehirn so lange wie möglich gesund, Ihren Verstand scharf und Ihre psychische Gesundheit stark erhalten wollen, müssen Sie Ihre Blutgefäße schützen.

Anhand von SPECT-Untersuchungen können der Blutfluss und die Aktivität des Gehirns gemessen werden. Ein niedriger Blutfluss auf dem SPECT-Bild hat sich in Fällen von Depressionen, Selbstmord, bipolaren Störungen, Schizophrenie, Aufmerksamkeitsdefizit-/Aufmerksamkeitsdefizit-Hyperaktivitätsstörung (ADS/ADHS), traumatischen Hirnverletzungen (THV), Messie-Syndrom (Anhäufen von übermäßig vielen Gegenständen), Mord, Drogenmissbrauch, epileptischer Anfallsaktivität und vielen anderen Dingen gezeigt. Eine geringe Durchblutung ist der wichtigste anhand bildgebender Verfahren festzustellende Vorhersagefaktor dafür, dass eine Person an Alzheimer erkranken wird.[3]

Ein niedriger Blutfluss in der SPECT-Untersuchung wurde unter anderem bei Menschen mit Depressionen, Selbstmordgedanken, bipolaren Störungen, Schizophrenie, ADS/ADHS, Drogenmissbrauch, Messie-Syndrom, bei Mördern, Personen mit epileptischen Anfällen und Schädel-Hirn-Trauma festgestellt.

Deshalb war ich auch so besorgt, als ich das Gehirn meiner Nichte Alizé im Alter von 13 Jahren scannte und entdeckte, dass es insgesamt eine geringere Durchblutung aufwies. Um die psychischen Erkrankungen bei Alizé und ihrer Schwester Amelie aufzuhalten, musste ich ihr beibringen, wie man die Durchblutung fördert, und sie musste lernen, sich ernsthaft um ihr Gehirn zu kümmern.

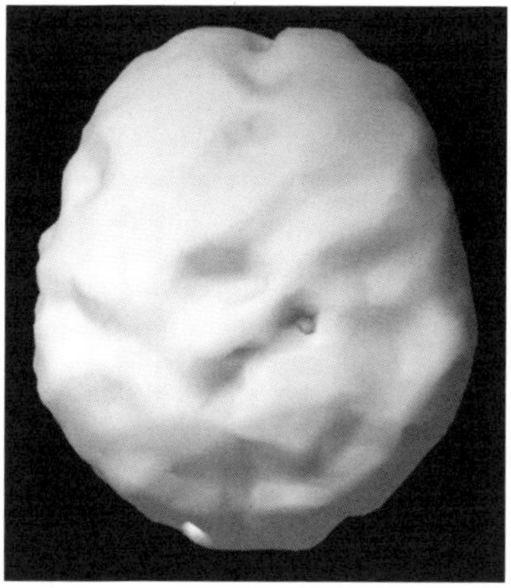

Alizés SPECT-Scan
Vorher: allgemein niedriger Blutfluss, besonders für ihr Alter

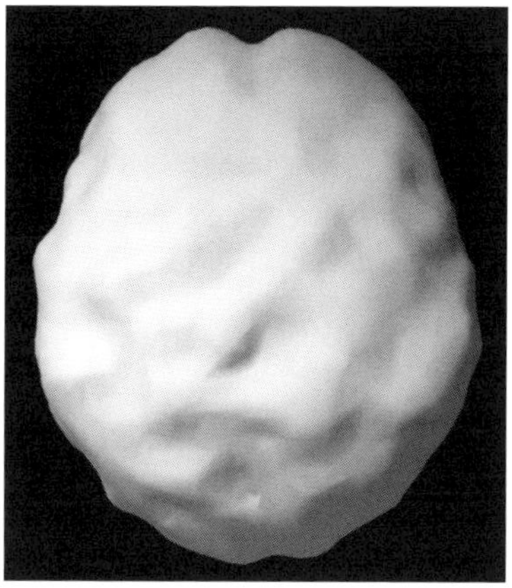

Alizés SPECT-Scan
Nachher: allgemeine Verbesserung

Wie alle Eltern wissen, kann es eine echte Herausforderung sein, einen Teenager dazu zu bringen, neue Gewohnheiten anzunehmen. Aber ich zeigte Alizé einen gesunden Hirnscan und legte ihren eigenen Scan daneben. Das half ihr zu erkennen, dass ihr Gehirn dringend Hilfe brauchte, und motivierte sie, sich dafür zu entscheiden, am Bright-Minds-Programm teilzunehmen.

Nach weniger als einem Jahr führten wir bei Alizé erneut einen Hirnscan durch und es zeigte sich eine deutliche Verbesserung der allgemeinen Durchblutung nach Einnahme von Nahrungsergänzungsmitteln und Durchführung einer hyperbaren Sauerstofftherapie (*Hyperbaric Oxygen Therapy*, HBOT). Als sie diese Verbesserung sah, wusste sie, dass sie auf dem richtigen Weg war, was sie wiederum dazu ermutigte, das Programm auch weiterhin durchzuführen.

Meine Nichte Alizé und mein Großvater sind Paradebeispiele dafür, wie sehr die vier Kreise mit der Durchblutung zusammenhängen können.

B **Biologisch:** Eine Beeinträchtigung der Durchblutung wie bei Alizé oder ein Herzinfarkt wie bei meinem Großvater ist mit einem höheren Risiko für Probleme der Gesundheit des Gehirns/psychischen Gesundheit verbunden.

P **Psychologisch:** Im Fall meines Großvaters wusste er damals noch nicht, dass er Maßnahmen ergreifen konnte, um seine Durchblutung zu verbessern und seine Depressionen zu minimieren. Aber, wie Alizé gerade dabei ist zu lernen, man kann, wenn man an sich glaubt, sein Gehirn und sein Leben ändern, die Durchblutung des Gehirns verbessern und die Symptome psychischer Erkrankungen verringern.

S **Sozial:** Alizé wuchs in einer Umgebung auf, die zu einer geringeren Durchblutung des Gehirns beitrug. Als sie zu mir und meiner Frau kam, haben wir sie jedoch mit Menschen umgeben, die ein für die Hirnfunktion gesundes Leben führen. Das hat sie dazu inspiriert, gesündere Gewohnheiten anzunehmen, die die Durchblutung ihres Gehirns fördern.

SP **Spirituell:** Für viele Menschen, wie meinen Großvater, hat die Fürsorge für andere Vorrang vor der Fürsorge für sich selbst. Die eigene Gesundheit zu einer Priorität zu machen, mag sich zunächst egoistisch anfühlen, aber dafür zu sorgen, dass man glücklich, gesund und voller Energie ist, ist der Schlüssel, um für seine Familie und Freunde da sein zu können.

Unsere Forschung im Bereich der Bildgebung des Gehirns hat uns gelehrt, dass die Strategie Nummer eins zur Unterstützung Ihres Gehirns und Ihrer psychischen Gesundheit darin besteht, Ihr Herz und Ihre Blutgefäße zu schützen, zu pflegen und zu optimieren. Alles, was Ihre Blutgefäße schädigt, schädigt Ihr geistiges Wohlbefinden. Liegt bei Ihnen einer der folgenden Risikofaktoren für eine geringe Durchblutung des Gehirns vor?

Risikofaktoren im Zusammenhang mit der Durchblutung (und die vier Kreise, die sie repräsentieren)

B 1. Schlaganfall in der Anamnese,[4] was darauf hinweist, dass die Blutgefäße bereits geschädigt oder anfällig für Probleme sind

B S 2. Mehr als zwei Tassen koffeinhaltige Getränke pro Tag, was die Durchblutung des Gehirns einschränkt (sozialer Kreis, wenn Sie dies zusammen mit Freunden oder Kollegen tun)

B 3. Vorgeschichte von Herz-Kreislauf-Erkrankungen, einschließlich koronarer Herzkrankheit, Herzinfarkt, Herzinsuffizienz oder Herzrhythmusstörungen[5]

B S 4. Hohes Low-Density-Lipoprotein (LDL-)Cholesterin im Blut, insbesondere mit einem hohen Gehalt an kleinen LDL-Partikeln (sozialer Kreis, wenn Sie beim Essen mit Freunden oder der Familie Lebensmittel essen, die sich negativ auf das

LDL-Cholesterin auswirken). Eine negative Folge, die Ihnen übermotivierte Kardiologen selten mitteilen werden, ist, dass eine Senkung des Gesamtcholesterinspiegels unter 160 Milligramm pro Deziliter das Risiko von Depressionen und Aggressionen erhöhen kann. Der Körper braucht Cholesterin tatsächlich für bestimmte lebenswichtige Funktionen, also senken Sie Ihren Spiegel nicht zu sehr.[6]

B P 5. Prähypertonie oder Hypertonie (Bluthochdruck) in der Lebensmitte,[7] die die Durchblutung des Gehirns einschränkt (psychologischer Kreislauf, wenn chronischer Stress zu hohem Blutdruck beiträgt). Ein niedriger Blutdruck im späteren Leben[8] vermindert allerdings ebenfalls die Durchblutung.

B 6. Erektile Dysfunktion.[9] Wenn Sie an einem Organ Durchblutungsstörungen haben, bedeutet das wahrscheinlich, dass sie überall vorliegen.

B 7. Sitzender Lebensstil und eingeschränkte Bewegung, weniger als zweimal pro Woche.[10] Mehr als 90 Prozent aller Teenager erhalten nicht das von der US-Gesundheitsbehörde empfohlene Maß an Bewegung, was einer der Hauptgründe dafür sein könnte, dass Probleme mit der Gesundheit des Gehirns/geistigen Gesundheit bei Teenagern in den letzten 30 Jahren in die Höhe geschnellt sind.[11]

B 8. Prädiabetes oder Diabetes (siehe Kapitel 14, »Diabetes und Übergewicht«). Ein hoher Blutzuckerspiegel führt dazu, dass die Blutgefäße brüchig werden und zerstört werden können, was eine Heilung verzögern und Krankheitskomplikationen verursachen kann.

B S 9. Rauchen oder orale Aufnahme (Kautabak) von Nikotin (siehe Kapitel 10, »Giftstoffe«), das die Durchblutung des Gehirns einschränkt (sozialer Kreis, wenn Sie mit Freunden rauchen)

B S 10. Übermäßiger Alkoholkonsum (siehe Kapitel 10, »Giftstoffe«), der die allgemeine Durchblutung des Gehirns verringert (sozialer Kreis, wenn Sie in sozialen Situationen trinken)

B 11. Schlafapnoe (siehe Kapitel 15, »Schlaf«), die die allgemeine Durchblutung des Gehirns senkt, vor allem aber in den Bereichen, die bei der Alzheimerkrankheit zuerst absterben

Sehen Sie sich nun einmal an, wie der böse und der gütige Herrscher die Durchblutung beeinflussen würden, um psychische Krankheiten zu verschlimmern oder zu verringern.

Durchblutung	
Der böse Herrscher würde ...	Der wohlwollende Herrscher würde ...
1. Den Menschen sagen, dass sie keinen Sport treiben sollen, da dies die Elastizität der Blutgefäße verringert und die Gesundheit des Gehirns beeinträchtigt. 2. Videospielkonsolen und Online-streamingdienste an die Bevölkerung verteilen und ihnen damit Zeit und Aufmerksamkeit stehlen, sodass sie keine Zeit für Bewegung finden. 3. Schulen dazu ermuntern, Sportunterrichtsprogramme aus dem Lehrplan zu streichen. 4. Förderung einer höheren Inzidenz von Bluthochdruck und Herzkrankheiten wie Herzinfarkt (das Depressionsrisiko ist nach einem Herzinfarkt signifikant erhöht[12]) und Verhärtung der Arterien durch: • Herstellung von Zigaretten und Marihuana zu einem niedrigen Preis (beide Suchtmittel verringern die Durchblutung)[13] • Fast-Food-Restaurants an jeder Straßenecke eröffnen, sodass die Bevölkerung für wenig Geld viel zu große Mahlzeiten zu sich nehmen kann, wobei auf Speisekarten keine Kalorienzahlen angegeben werden sollten, damit die Menschen keine Ahnung haben, wie viel sie konsumieren; außerdem Verschenken von kostenlosen Desserts zu jeder Mahlzeit – denn die Bevölkerung hat es sich verdient! • Viele Cafés eröffnen (Koffein hemmt den Blutfluss zum Gehirn).	1. Die Leute in Schulen, Kirchen und am Arbeitsplatz dazu ermutigen, sich zu bewegen. 2. Videospiele und Bildschirmzeit begrenzen, sodass Kinder und Erwachsene mehr Zeit im Freien verbringen und Sport treiben können. 3. Eine jährliche Voruntersuchung für alle Erkrankungen der Blutgefäße einrichten und diese frühzeitig und mit viel Enthusiasmus behandeln, wenn erste Anzeichen von Problemen auftreten. 4. Aufklärungen über die Auswirkungen von Koffein, auch in Energydrinks, Nikotin und Marihuana in Schulen und Unternehmen zur Pflicht machen, da diese die Durchblutung beeinträchtigen.

> Die wichtigste Strategie, um Ihr Gehirn und Ihre Psyche gesund zu erhalten, besteht darin, Ihr Herz und Ihre Blutgefäße zu schützen, zu pflegen und deren Funktion zu optimieren. Alles, was ihnen schadet, schadet Ihrer psychischen Gesundheit.

Empfehlungen zur Reduzierung der Risikofaktoren für zu hohen Blutdruck

Hier sind die wichtigsten Strategien, die dazu beitragen können, Ihre allgemeine Durchblutung zu fördern und Ihren Blutdruck in gesunden Grenzen zu halten.

P SP

1. Achten Sie auf die Gesundheit Ihrer Blutgefäße. Sie sind von äußerster Wichtigkeit für alle anderen Organe Ihres Körpers.

B S

2. Vermeiden Sie alles, was die Durchblutung des Gehirns beeinträchtigt. Beispiele dafür sind Bewegungsmangel, Fettleibigkeit,[14] mehr als eine Portion Koffein am Tag,[15] Nikotin,[16] Marihuana,[17] und Dehydrierung.[18] Bei Menschen, die mit dem Rauchen aufgehört haben, sind die Angst-, Depressions- und Stressniveaus geringer, die Lebensqualität und die Stimmung verbessern sich und sogar die Dosis einiger Medikamente, die zur Behandlung psychiatrischer Probleme eingesetzt werden, kann reduziert werden.[19] Videospiele stehen auch in Zusammenhang mit einem verminderten Blutfluss im präfrontalen Kortex bei Kindern und Erwachsenen,[20] und das Spielen von gewalttätigen Videospielen führt zu einer geringeren Durchblutung des *Cortex cingularis anterior*.[21]

B

3. Suchen Sie sich medizinische Therapie für alle Krankheiten, die die Durchblutung Ihres Körpers beeinträchtigen. Ignorieren Sie etwaige gesundheitliche Probleme nicht und verzögern Sie nicht deren Behandlung, wenn Sie wissen, dass Sie bei Ihnen vorliegen. Dazu gehören zum Beispiel koronare Herzkrankheit, Herzrhythmusstörungen, Prädiabetes und Diabetes, grenzwertig hohe Blutdruckwerte und Bluthochdruck (Hypertonie), Schlafstörungen (Insomnie), Schlafapnoe, erektile Dysfunktion sowie Drogen- und Alkoholmissbrauch.

B

4. Gewöhnen Sie sich natürliche Strategien an, um Ihre Blutdruckwerte in einem gesunden Bereich zu halten. Zusätzlich zu den anderen Strategien auf dieser Liste helfen diese, Ihren Blutdruck unter Kontrolle zu halten.

   - Sorgen Sie für ausreichende Flüssigkeitszufuhr! Wenn Sie mindestens fünf Gläser Wasser am Tag trinken, könnten Sie so Ihr Bluthochdruckrisiko senken.[22]
   - Essen Sie hauptsächlich pflanzliche Nahrungsmittel.
   - Begrenzen Sie die Salzaufnahme.
   - Essen Sie mehr Nahrungsmittel mit hohem Magnesiumgehalt, wie zum Beispiel Avocados, Nüsse und Samen, und Kalium wie Spinat und Süßkartoffeln.
   - Verwenden Sie Lebensmittel, die den Blutdruck senken, wie etwa Rübensaft, Brokkoli, Sellerie, Knoblauch, Kichererbsen und Pilze.
   - Schränken Sie den Konsum von Alkohol, Koffein, Fruchtsäften und Limonaden (einschließlich Diätcolas und ähnlichen Getränken) ein.
   - Schlafen Sie sieben bis acht Stunden pro Nacht, und wenn Sie Schlafapnoe haben, lassen Sie sich untersuchen und behandeln.

B

5. Nehmen Sie Medikamente ein, wenn Sie sie benötigen. Ich ziehe eine natürliche Behandlung von Gesundheitsproblemen vor, aber hoher Blutdruck oder übermäßig hohes Cholesterin müssen richtig eingestellt werden. Der durchdachte Einsatz von Medikamenten kann in Kombination mit den oben genannten Lebensstilstrategien sehr hilfreich sein.

B P S SP

6. Eignen Sie sich regelmäßige Verhaltensweisen an, die die Durchblutung fördern.

   SP

   - Verbringen Sie 10 bis 20 Minuten pro Tag mit Gebet oder Meditation.[23] Sowohl das Gebet als auch die Meditation verbessern nachweislich den Blutfluss zum präfrontalen Kortex, verringern Angstgefühle und verbessern die Stimmung. Sie sind auch beide wirksame Werkzeuge zur Stressbewältigung.

   B S

   - Bringen Sie regelmäßige körperliche Bewegung in Ihrem Alltag unter (sozialer Kreis, wenn Sie mit Freunden trainieren). In einer Vergleichsstudie von Forschungsergebnissen mit mehr als 10 000 Personen wurde festgestellt, dass körperliche Bewegung eine ähnliche Wirksamkeit hat wie blutdrucksenkende Medikamente.[24] Die Vorteile von Sport für die Gesundheit des Gehirns sind anhaltend und wirklich beeindruckend. Fragen Sie nur einmal Lena Dunham, die Erfinderin der erfolgreichen HBO-Serie *Girls*. Sie schrieb auf Ihrem Instagram-Profil: »Ich habe mir selbst versprochen, dass ich meinen Sport nicht als Erstes auf der Strecke lassen würde, solange ich mit der

Girls-Staffel 5 beschäftigt bin, und hier ist der Grund dafür: Das Training hat mir mit meinen Angstproblemen auf eine Weise geholfen, die ich nie für möglich gehalten hätte. An diejenigen, die mit Angst- und Zwangsstörungen und Depressionen zu kämpfen haben: Ich weiß, es ist wahnsinnig nervig, wenn Leute einem sagen, man solle Sport treiben, und ich habe etwa 16 Jahre medikamentöser Behandlung gebraucht, bis ich endlich zugehört habe. Jetzt bin ich froh, dass ich es endlich getan habe.« Und Dunham hat völlig recht. Nur 100 Minuten Bewegung pro Woche (das sind nur 20 Minuten pro Tag, fünfmal pro Woche), zusammen mit einer gesunden Ernährung, verringern Studien zufolge das Hirnalter um fast zehn Jahre.[25] Außerdem bewirkt regelmäßige körperliche Bewegung Folgendes:

- Verringert das Risiko, eine Depression zu entwickeln (dazu reichen schon 15 Minuten Joggen am Tag)[26]
- Verbessert den Gemütszustand, Angstzustände und sogar die kognitive Gesundheit bei Patienten mit Depression und Schizophrenie[27]
- Reduziert Depressionen und Angstzustände bei Häftlingen[28] und Methamphetamin-Süchtigen[29]
- Verbessert Angstzustände, Depressionen und Schlaflosigkeit bei Frauen in den Wechseljahren[30] und bei Überlebenden von Brustkrebs[31]
- Erhöht die Größe des Hippocampus,[32] eines der wichtigsten Gedächtnis- und Stimmungszentren des Gehirns
- Schützt den Hippocampus vor stressbedingten Hormonen wie Cortisol,[33] die ihn normalerweise schrumpfen lassen. Sogar gemächliches Gehen erhöht nachweislich die Größe des Hippocampus bei Frauen.[34]
- Stimuliert die Produktion von Wachstumsfaktoren wie zum Beispiel BDNF (*Brain-Derived Neurotrophic Factors*), die die Neuroplastizität (Anpassungsfähigkeit des Gehirns) verbessern[35]
- Stimuliert die sogenannte Neurogenese, die Fähigkeit des Gehirns, neue Nervenzellen zu erzeugen. Wie sich in Forschungsarbeiten gezeigt hat, entstehen bei Laborratten, die ausreichend Bewegung bekamen, im Stirnlappen und im Hippocampus neue Neuronen, die etwa vier Wochen überleben und dann aber absterben, wenn sie nicht stimuliert werden.[36] Wenn Sie diese neuen Neuronen durch mentale oder soziale Interaktion stimulieren, können diese sich daraufhin mit anderen Neuronen verbinden und in Hirnschaltkreise integriert werden, die dazu beitragen, ihre Funktionen ein Leben lang aufrechtzuerhalten. Aus diesem Grund sind Menschen, die nach dem Training zum Beispiel in die Bibliothek gehen oder Musik machen, klüger als diejenigen, die trainieren und dann auf der Couch herumlümmeln.

- Verbessert die kognitive Flexibilität[37] und ist eine wirksame Behandlung für Zwangsstörungen[38] und posttraumatische Belastungsstörung (PTBS)[39]
- Verbessert die Fähigkeit des Herzens, Blut durch den Körper und das Gehirn zu pumpen, was die Sauerstoff- und Nährstoffzufuhr erhöht; steigert die Stickstoffmonoxidproduktion und die Elastizität der Blutgefäße, was das Risiko für Bluthochdruck, Schlaganfall und Herzerkrankungen verringert
- Verbessert die Fähigkeit des Insulins, hohe Blutzuckerspiegel zu senken, was das Risiko von Diabetes verringert
- Hilft Ihnen, eine bessere Koordination, Beweglichkeit und Schnelligkeit zu erreichen
- Ermöglicht eine bessere Entgiftung durch Schweiß
- Verbessert die Qualität Ihres Schlafs

Die folgenden vier sportlichen Übungen sind großartig für Ihr Gehirn. Natürlich sollten Sie grundsätzlich stets Ihren Arzt fragen, bevor Sie neue Übungsroutinen aufnehmen.

- **Intervalltraining:** Es handelt sich dabei um ein intensives Training mit 30- bis 60-Sekunden-Intervallen starker Anstrengung, denen einige Minuten geringerer Intensität folgen. Ein kurzes Intervalltraining hilft auch, die Endorphine zu erhöhen, Ihre Stimmung zu heben und gibt Ihnen neue Energie.
- **Krafttraining:** Krafttraining hilft gegen Angststörungen und steigert Energie und Stimmung.[40] Ich empfehle zwei 30- bis 45-minütige Krafttrainingseinheiten pro Woche, mit einer Pause von ein oder zwei Tagen zwischen den Trainings - eine für die unteren Extremitäten, die andere für den Oberkörper.
- **Koordinationstraining**. Tanzen, Pickleball (eine in den Staaten entstandene Ballsportart, die Elemente aus Badminton, Tennis und Tischtennis vereint), Tischtennis (der beste Gehirnsport der Welt) und ähnliche Sportarten, die Koordination erfordern, fördern die Aktivität im Kleinhirn. Das Kleinhirn enthält 50 Prozent der Nervenzellen des Gehirns und kontrolliert Ihre körperliche und gedankliche Koordination. In einer Studie aus Taiwan[41] wurde festgestellt, dass Tischtennis das Sozialverhalten und die exekutive Funktion bei Kindern mit ADS/ADHS verbessert.
- **Achtsamkeitsübungen:** Übungen wie Yoga, Pilates und Tai-Chi helfen bei Angstzuständen und Depressionen und steigern Konzentration und Energie, wodurch die Gesundheit Ihres Gehirns gefördert wird.

B 7. Hyperbare Sauerstofftherapie (*Hyperbaric Oxygen Therapy*, HBOT). Die HBOT ist eine einfache, nicht-invasive, schmerzfreie Behandlung mit minimalen Nebenwirkungen, die die Kraft des Sauerstoffs nutzt, um den Heilungsprozess zu fördern und Entzündungen zu reduzieren. Meine Einführung in die HBOT, die übrigens schon seit Jahrzehnten angewandt wird, erfolgte in den 1990er-Jahren durch Dr. Michael Uszler, einem Nuklearmediziner, der an der UCLA einen Vortrag über die Methode hielt. Als einer der ursprünglichen Pioniere bei der Verwendung der Gehirn-SPECT-Bildgebung in den 1980er-Jahren zeigte Michael Vorher-nachher-SPECT-Scans seiner Patienten, die sich einer HBOT unterzogen hatten. Die Scans zeigten eine bemerkenswerte Verbesserung der Durchblutung und inspirierten mich, diese Therapie in meiner eigenen Praxis einzuführen. Viele meiner Patienten, die an einer HBOT teilnahmen, insbesondere diejenigen mit geringer Durchblutung, erlebten eine ähnliche Verbesserung.
Wie funktioniert HBOT? Die HBOT versorgt den Patienten in einer speziellen Druckkammer mit konzentriertem Sauerstoff. Dieser erhöhte Druck ermöglicht es der Lunge, mehr Sauerstoff als gewöhnlich aufzunehmen, was vorteilhaft ist, da Sauerstoff für den Heilungsprozess entscheidend ist. Wenn mehr Sauerstoff in die Blutgefäße und das Gewebe gelangt, kann er die Produktion von Wachstumsfaktoren und Stammzellen, die die Heilung fördern, ankurbeln. Normalerweise transportieren nur die roten Blutkörperchen den Sauerstoff durch den Körper. Bei der HBOT jedoch löst sich der Sauerstoff in anderen Körperflüssigkeiten wie Plasma, Rückenmarksflüssigkeit und Lymphe, die ihn dann in Bereiche transportieren können, in denen die Durchblutung gering oder beeinträchtigt ist. Bei Schlaganfällen, Gefäßproblemen und nicht heilenden Wunden kann der Sauerstoff beispielsweise nicht in ausreichender Menge in die betroffenen Bereiche transportiert werden, wodurch die Heilungsfähigkeit des Körpers beeinträchtigt wird. Wenn zusätzlicher Sauerstoff in der Lage ist, in diese geschädigten Regionen einzudringen, beschleunigt er den Heilungsprozess. Forscher haben herausgefunden, dass eine erhöhte Sauerstoffzufuhr die Heilung nach leichten Schädel-Hirn-Traumata fördern kann. Eine 2013 durchgeführte Studie an 56 Patienten mit leichten THV und postkommotionellem Syndrom (den Auswirkungen einer Gehirnerschütterung) zeigte, dass die hyperbare Oxygenierung die kognitive und emotionale Funktionsfähigkeit sowie die Lebensqualität verbesserte.[42] Andere Forschungen kamen zu dem Schluss, dass eine erhöhte Sauerstoffzufuhr die Regeneration des Gehirns nach THV verbesserte.[43] Im Jahr 2011 veröffentlichten Dr. Paul Harch, einige Kollegen und ich eine Studie über 16 Soldaten, die an sprengstoffinduzierten THV und anschließendem PTBS erkrankt waren.[44] Sie wurden mit Gehirn-SPECT-Bildgebung und neuropsychologischen Tests vor und nach 40 HBOT-Sitzungen untersucht. Nach der Behandlung

zeigten unsere Patienten eine signifikante Besserung ihrer Symptome, des IQ (ein Begriff für umfassende kognitive Fähigkeiten; er war um 14,8 Punkte gestiegen), des Langzeit- und Arbeitsgedächtnisses, der Impulsivitäts-, Stimmungs- und Angstwerte sowie der Lebensqualität. Ihre SPECT-Scans zeigten insgesamt eine bemerkenswerte Verbesserung des Blutflusses. Viele der NFL- und NHL-Spieler, die wir in den Amen Clinics mit hyperbarer Oxygenierung behandelt haben, haben diese Vorteile ebenfalls bestätigt. Die hyperbare Oxygenierung hat sich auch für viele andere Erkrankungen als vorteilhaft erwiesen. Zum Beispiel zeigte eine Studie aus dem Jahr 2016, dass die HBOT sowohl die Durchblutung des Gehirns als auch die neuropsychologische Funktion bei Patienten verbesserte, die aufgrund einer Kohlenmonoxidvergiftung erhebliche neuropsychologische Probleme hatten.[45] Forschungsergebnisse deuten darauf hin, dass die HBOT auch für andere Erkrankungen hilfreich sein kann, zum Beispiel:

- Schlaganfall[46]
- Fibromyalgie[47]
- Borreliose (als hilfreiche Zusatzbehandlung)[48]
- Verbrennungen[49]
- Diabetische Ulzera und Komplikationen[50]
- Wundheilung[51]
- Multiple Sklerose[52]
- Reizdarmsyndrom[53]
- Postoperative Heilung[54]
- Autismus[55]
- Zerebrale Lähmung[56]

B

8. Nehmen Sie Nahrungsergänzungsmittel (Nutrazeutika) mit wissenschaftlich nachgewiesenem Nutzen ein, um einen gesunden Blutdruck[57] aufrechtzuerhalten und den Blutfluss zu erhöhen. Ein Nutrazeutikum ist ein Vitamin, Mineralstoff, anderer Nährstoff oder standardisierter Kräuterextrakt, der in gut kontrollierten klinischen Studien am Menschen gesundheitliche Vorteile gezeigt hat.

- Ginkgo biloba: In kontrollierten Studien hat dieses Nahrungsergänzungsmittel die zerebrale Durchblutung[58] und das Gedächtnis[59] unterstützt sowie neuropsychiatrische Symptome,[60] einschließlich Depressionen[61] und Angstzustände, verbessert.[62]
  Empfohlene Dosis: 60–120 Milligramm zweimal täglich. Ich empfehle, einige Wochen lang mit der niedrigeren Dosis zu beginnen und dann auf die höhere Dosis zu erhöhen, um zu sehen, was für Sie am besten wirkt.

- Kakaoflavonoide[63] verbessern die Durchblutung, unterstützen einen gesunden Blutdruck[64] und sorgen für eine bessere Gehirnfunktion,[65] selbst bei Personen, die nicht genug Schlaf hatten.[66] Als Enkel eines Süßwarenherstellers hat mich dieser Befund besonders glücklich gemacht.
  Empfohlene Dosis: Ich empfehle täglich ein Stück zucker- und milchfreie Zartbitterschokolade.
- Omega-3-Fettsäuren können die Durchblutung,[67] die Gehirnfunktion,[68] das Gedächtnis[69] und die Stimmung[70] verbessern sowie Entzündungen und die altersbedingte Hirnschrumpfung verringern.[71, 72] Es gibt zwei aktive Verbindungen in Omega-3-Fettsäuren: EPA (Eicosapentaensäure) und DHA (Docosahexaensäure). Sie benötigen beide.
  Empfohlene Dosis: Für die meisten unserer Patienten bevorzuge ich 1400 Milligramm oder mehr mit einem EPA-DHA-Verhältnis von etwa 60 zu 40. (Informieren Sie sich über den Omega-3-Index in Kapitel 7, aus dem Sie ablesen können, ob Sie auf dem richtigen Weg zu einem optimalen Schutz in Bezug auf Omega-3-Fettsäuren sind).
- Katechine aus grünem Tee (GTK) sind gut für die Durchblutung,[73] die Blutgefäße und den Blutdruck.[74] GTK verbessern auch den Cholesterinspiegel[75] und helfen, den Blutzucker zu regulieren.[76] Untersuchungen zeigen, dass die tägliche Einnahme von GTK Depressionen verbessert[77] und das Risiko eines kognitiven Abbaus, insbesondere bei Frauen und Menschen mit einem genetischen Risiko für die Alzheimerkrankheit, verringert.[78]
  Empfohlene Dosis: Ich empfehle eine tägliche Dosis von weniger als 720 Milligramm.
- Resveratrol steigert die Durchblutung.[79]
  Empfohlene Dosis: Untersuchungen zeigen, dass eine tägliche Dosis von 75 Milligramm wirksam ist.

In Kapitel 16 finden Sie zusätzliche Empfehlungen und Dosierungen für Nahrungsergänzungsmittel, die helfen, die Bright-Minds-Risikofaktoren zu umschiffen und Problemen der Gesundheit des Gehirns/psychischen Gesundheit vorzubeugen.

Auf Seite 129 sehen Sie Scans einer 40 Jahre alten Frau namens Brooke, die an ADHS leidet. Sie hatte einen signifikant reduzierten Blutfluss in den vorderen Teil ihres Gehirns. Sie wollte keine Medikamente einnehmen, also versuchte sie es mit Nutrazeutika, darunter die oben aufgeführten, sowie mit mehreren Vitaminen und Fischöl. Sie fühlte sich bemerkenswert besser und Sie können die Verbesserung ihrer Scans einen Monat später sehen.

Durchblutung	
Maßnahmen, die psychische Krankheiten verursachen können ... und die zum Leid meiner Nichten Alizé und Amelie geführt haben	Maßnahmen zur erfolgreichen Behandlung psychischer Krankheiten ... und die auch meine Nichten Alizé und Amelie gesund erhalten
1. Kümmern Sie sich nicht um Ihre Durchblutung. 2. Nehmen Sie Gewohnheiten an, die Ihre Blutgefäße schädigen und die Durchblutung beeinträchtigen. • Machen Sie nur wenig Sport. • Spielen Sie Videospiele und nutzen Sie Streamingdienste zur Ablenkung vom täglichen Sport. • Konsumieren Sie Zigaretten und Marihuana. 3. Vermeiden Sie jegliche Strategien, die die Durchblutung fördern.	1. Kümmern Sie sich um Ihre Durchblutung. 2. Vermeiden Sie alles, was Ihre Blutgefäße schädigt oder Ihre Durchblutung beeinträchtigt, wie zum Beispiel Nikotin, Koffein und Marihuana. 3. Nehmen Sie regelmäßige und gesunde Gewohnheiten an, die die Durchblutung fördern. 4. Machen Sie mindestens 100 Minuten pro Woche Sport. • Machen Sie jeden Tag einen Spaziergang. • Schränken Sie die Nutzung von Videospielen und Zeit vor dem Bildschirm ein. • Nehmen Sie jährlich an einer Vorsorgeuntersuchung im Hinblick auf Probleme in Bezug auf die Blutgefäße teil und lassen Sie sich frühzeitig behandeln, wenn Anzeichen von Schwierigkeiten auftreten. • Nehmen Sie Nutrazeutika ein, die den Blutfluss erhöhen. • Trinken Sie ausreichend Wasser.

Kommen wir noch einmal auf meinen Großvater zu sprechen. Wenn ich die Zeit zurückdrehen könnte, würde ich ihn ermutigen, weniger Süßigkeiten zu essen, weil Zucker (wie Sie in Kapitel 14 sehen werden) die Blutgefäße schädigt und zu Herzkrankheiten führt. Hätte ich damals schon gewusst, dass Herzkrankheiten mit Depressionen einhergehen, hätte ich sein Gehirn gescannt, um zu sehen, was dort genau vor sich geht, und ihm einen umfassenden Behandlungsplan mit den Bright-Minds-Strategien und Nutrazeutika zur Förderung seiner Durchblutung erstellt. Ich denke, das hätte ihm geholfen, weiterhin der glückliche, liebevolle Mann zu sein, der er vor seinem Herzinfarkt gewesen war. Und letztendlich hätte er vielleicht sogar länger gelebt. Leider ist es für mich zu spät, meinem Großvater zu helfen, aber er ist einer der Haupt-

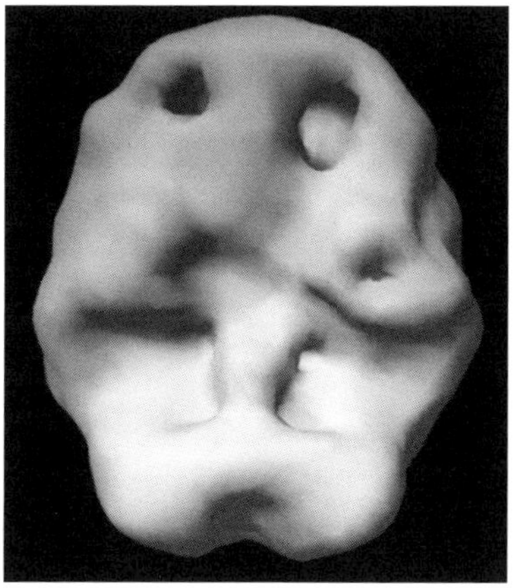

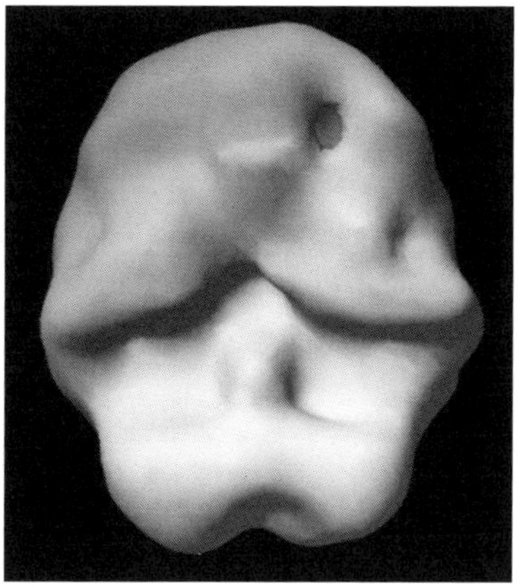

Brookes SPECT-Scan
Vorher: Geringe Durchblutung der Frontallappen

Nach einem Monat Behandlung mit Nutrazeutika: insgesamt verbesserter Zustand

gründe, warum ich mich so leidenschaftlich dafür einsetze, psychischen Krankheiten ein Ende zu setzen, auch damit meine Nichten Alizé und Amelie nicht genauso leiden müssen.

Wählen Sie eine kleine Bright-Minds-Gewohnheit für eine bessere Durchblutung, die Sie noch heute aufnehmen können.

1. Ich werde darauf achten, mehr Wasser zu trinken, und mich daran erinnern, dass mein Gehirn und andere Körperorgane hauptsächlich aus Wasser bestehen.
2. Ich werde auf Koffein und Nikotin verzichten.
3. Ich werde eine Sportart wie Tennis, Tischtennis, Badminton oder Ähnliches aufnehmen.
4. Wenn ich Lust auf etwas Süßes habe, esse ich ein Stück Zartbitterschokolade.
5. Als Nahrungsergänzungsmittel nehme ich einen Extrakt aus Ginkgo biloba. (Die gesündesten SPECT-Scans, die ich sehe, sind von Menschen, die einen standardisierten Extrakt dieses chinesischen Heilmittels einnehmen).
6. Ich werde mehr Lebensmittel zu mir nehmen, die die Durchblutung fördern. (Viele davon sind in Kapitel 18 aufgelistet).

KAPITEL 6

RUHESTAND UND ALTERN

WENN SIE AUFHÖREN ZU LERNEN, FÄNGT IHR GEHIRN AN ZU STERBEN

Wir hören nicht auf zu spielen, weil wir alt werden.
Wir werden alt, weil wir aufhören zu spielen.

George Bernard Shaw

Betty

Betty war 94 Jahre alt, als sie zum ersten Mal zu mir kam. Ich hatte in ihrer Familie drei Generationen von Menschen wegen Aufmerksamkeitsdefizit-Hyperaktivitätsstörung (ADHS) behandelt: ihren Sohn, ihren Enkel und ihre Urenkelin. Als ich sie fragte, warum sie sich untersuchen lassen wollte, sagte sie, sie wolle morgens die Zeitung zu Ende lesen können, etwas, das ihr in ihrem ganzen Leben nie möglich gewesen war. Als Betty zu ihrem ersten Folgebesuch nach einem Monat in unserem Programm zurückkam, sagte sie mir, sie hätte ihr erstes Buch gelesen! Es war ein freudiger Termin. Einige Monate später fragte sie sich laut, inwiefern ihr Leben wohl anders verlaufen wäre, wenn sie sich früher in ihrem Leben mit den Problemen auseinandergesetzt hätte, die sie mit der Aufmerksamkeit und Impulskontrolle hatte. Trotzdem war sie dankbar, dass ihre Kinder, Enkel und Urenkel nicht mehr darunter leiden mussten, wie sie es getan hatte.

Allzu oft werden bei älteren Menschen (sagen wir über 70 Jahre) Probleme der Gesundheit/geistigen Gesundheit – wie ADS/ADHS, Depressionen, Angstzustände oder Gedächtnisprobleme – leichtfertig abgetan, weil sie älter sind. Wie Forschungsergebnisse jedoch zeigen, kann sich Ihr Gehirn ganz unabhängig von Ihrem Alter verbessern, wenn Sie eine heilsame Umgebung für es schaffen. Die Beschäftigung mit der Bildgebung des Gehirns an den Amen Clinics hat ebenfalls deutlich gezeigt, wie sehr das Altern uns beeinträchtigt. Wenn Ihre Haut zu erschlaffen beginnt, Falten auftreten und sich erste andere Zeichen des Alterns zeigen, findet genau derselbe Prozess auch in Ihrem Gehirn statt. Im Folgenden zeige ich Ihnen drei Hirnscans, die eine typische Alterung zeigen

Ihr Gehirn muss sich nicht mit dem Alter verschlechtern, wenn Sie so lange auf Ihre Gesundheit achten, wie Sie bei klarem Verstand und glücklich bleiben möchten! Hier ist ein Scan von meiner Großmutter Margaret im Alter von 92 Jahren. Sie war bei sehr klarem Verstand bis zu dem Tag, an dem sie im Alter von 98 Jahren starb. Eines ihrer Geheimnisse der Gesundheit des Gehirns war, dass sie ihr ganzes Erwachsenenleben lang gestrickt hatte, eine Übung, die das Kleinhirn trainiert.

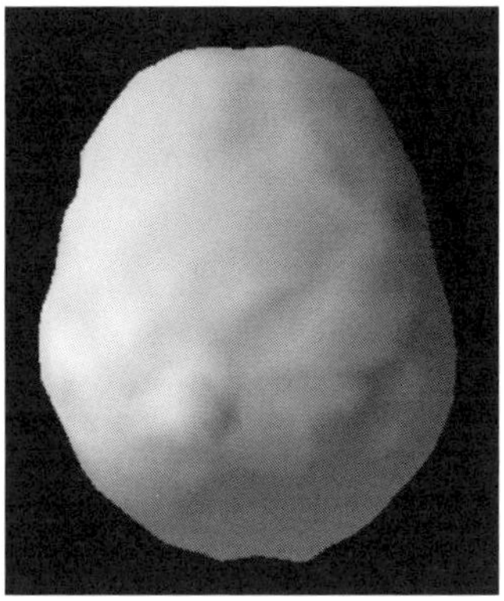

35 Jahre alt

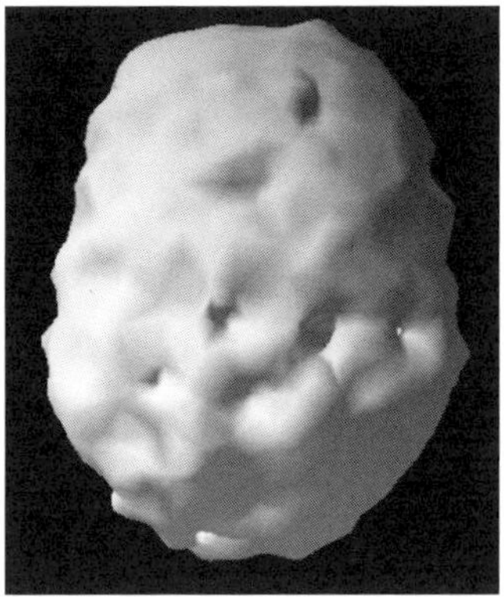

55 Jahre alt

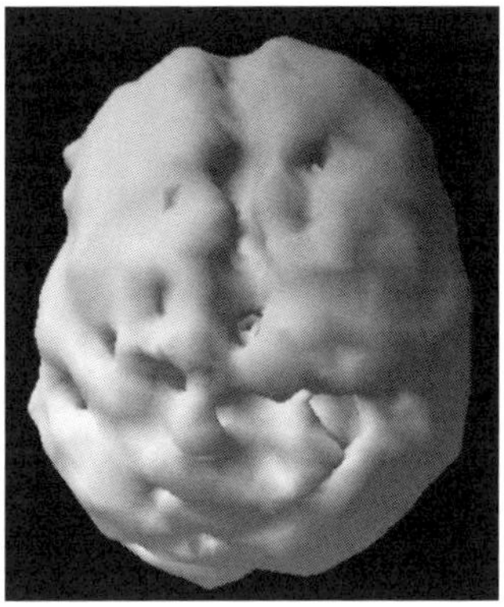

85 Jahre alt

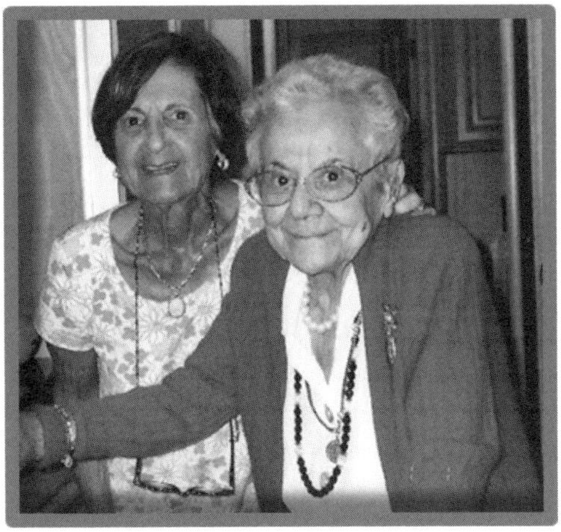

Meine Großmutter

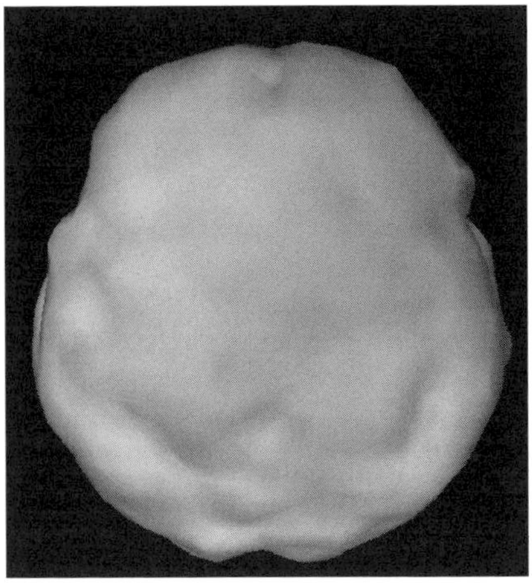

Scan mit 92 Jahren

In einer Studie, die von den Amen Clinics und anderen Forschern im Jahr 2018 im *Journal of Alzheimer's Disease* veröffentlicht wurde und die 62454 SPECT-Scans untersuchte, stellten wir das gesamte Muster der Hirnalterung und die Faktoren vor, die diese beschleunigten.[1] Zum Beispiel zeigten wir, dass Kinder sehr aktive Gehirne haben.

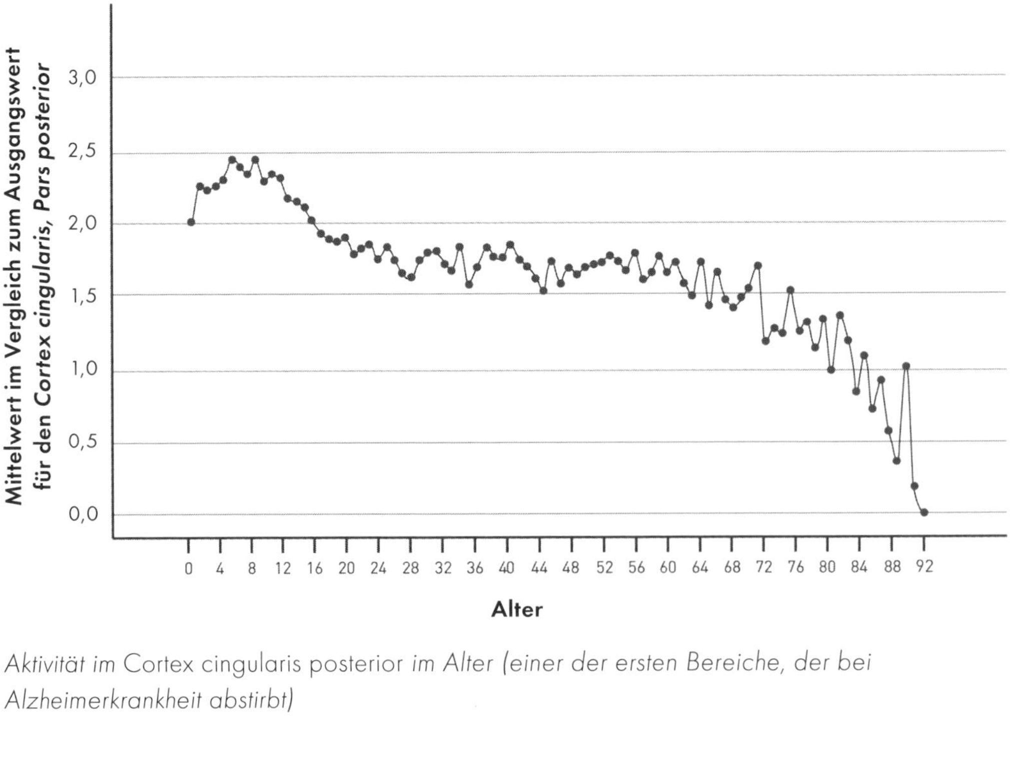

Aktivität im Cortex cingularis posterior im Alter (einer der ersten Bereiche, der bei Alzheimerkrankheit abstirbt)

Diese Aktivität nimmt etwa ab Mitte 20 tendenziell ab. Ab diesem Alter tendiert die Hirnaktivität dann dazu, relativ stabil zu bleiben, bis sie ab etwa 60 beginnt abzunehmen, was oft auf eine schlechte Gefäßgesundheit und die anderen Bright-Minds-Risikofaktoren zurückzuführen ist. Aber das muss nicht passieren – nichts daran ist unvermeidlich. Wir haben viele ältere Patienten gescannt und wirklich gesunde Scans gefunden, vor allem bei Menschen, die ernsthaft bemüht waren, sich um sich selbst zu sorgen. Sehen Sie sich in der Grafik links ein typisches Alterungsmuster des *Cortex cingularis posterior* an, einen für das Gedächtnis und die Stimmung kritischen Bereich des Gehirns.

Unsere Studie zeigte, dass die folgenden Faktoren die Alterung am stärksten beschleunigten (in der Reihenfolge ihrer Wichtigkeit): Schizophrenie, Marihuana-Missbrauch, bipolare Störung und ADS/ADHS, zusammen mit Alkoholmissbrauch und Rauchen. Andere Studien zeigen, dass hohe Eisenwerte im Blut[2] und der Verzehr von rotem Fleisch[3] ebenfalls mit vorzeitigem Altern zusammenhängen.

Die Weltbevölkerung wird im Durchschnitt immer älter und Altern ist der größte Risikofaktor für Alzheimer und andere Formen der Demenz.[4] Nach Angaben der Weltgesundheitsorganisation wird sich zwischen 2015 und 2050 der Anteil der über 60-Jährigen von zwölf Prozent auf 22 Prozent fast verdoppeln.[5] Dies ist sowohl für den Einzelnen als auch für Regierungen eine echte Herausforderung, denn bis zu zehn Prozent aller Menschen über 65 Jahren haben ernsthafte Gedächtnisprobleme, und bis zu 50 Prozent aller Menschen über 85 Jahren erhalten eine Demenzdiagnose. Das bedeutet: Wenn Sie das Glück haben, 85 Jahre alt zu werden, haben Sie eine Wahrscheinlichkeit von eins zu zwei, Ihr Gedächtnis zu verlieren. Und die wirklich schlechte Nachricht ist, dass unsere Forschung und die wissenschaftlichen Erkenntnisse anderer Wissenschaftler gezeigt haben, dass die Alzheimerkrankheit und andere Formen der Demenz tatsächlich im Gehirn beginnen, Jahrzehnte bevor die Menschen irgendwelche

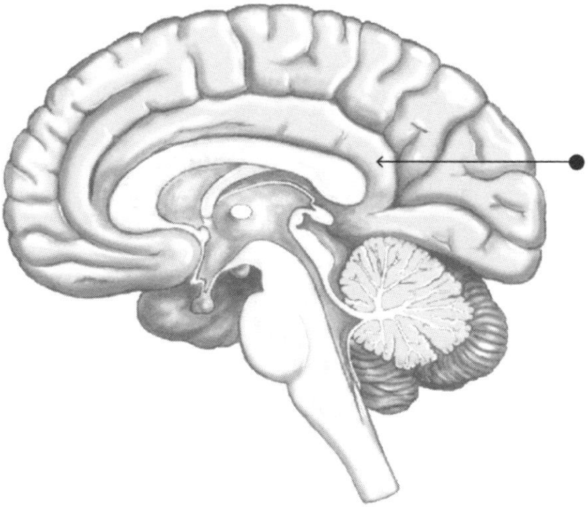

Symptome bei sich bemerken. Für zu viele Personen ist der goldene Lebensabend alles andere als golden. Je älter man wird, desto ernster muss man die Gesundheit des Gehirns nehmen.

Auch andere Probleme der Gesundheit des Gehirns/geistigen Gesundheit verschlechtern sich mit zunehmendem Alter. Je älter Sie werden, desto wahrscheinlicher ist es, dass Sie mit Ihrem Gedächtnis, sozialer Isolation, Hörproblemen und einer Verschlechterung der allgemeinen kognitiven Funktion zu kämpfen haben. Mit zunehmendem Alter steigt das Risiko von Gemütsstörungen, Ängsten, Reizbarkeit, unkontrollierten Wutausbrüchen und irrationalen Verhaltensweisen. Kombiniert man die verminderte Hirnaktivität mit nachteiligen Veränderungen in den vier Kreisen – biologisch, psychologisch, sozial und spirituell –, so kann dies Probleme mit der Gesundheit des Gehirns/geistigen Gesundheit noch weiter beschleunigen. Schauen wir uns an, wie die vier Kreise zu Problemen der Gesundheit des Gehirns/geistigen Gesundheit im alternden Gehirn beitragen können:

B **Biologisch:** Wenn Sie durch Schmerzen geplagt sind und sich unbeweglich und steif fühlen (vor allem, wenn Sie wie ich selbst in der Highschool Football gespielt haben), kann das dazu führen, dass Sie launisch und depressiv werden. (Probieren Sie Fischöl, S-Adenosylmethionin [SAMe] und Kurkumine wie ich, um Schmerzen zu lindern.) Wenn Sie an einer medizinischen Erkrankung wie Krebs leiden, kann sie Ihnen die Freude am Leben rauben. Wenn Ihre Sehkraft nachlässt (Wo habe ich meine Brille hingelegt?), fällt es Ihnen vielleicht schwer, Ihren Lieblingshobbys wie Lesen oder Stricken nachzugehen. Wenn Sie Hörprobleme haben (»Wie bitte?« ist scheinbar der Ausdruck, den ich in letzter Zeit am häufigsten benutze), fühlen Sie sich möglicherweise von Ihren Lieben isoliert. Wie Sie in Kapitel 18 erfahren werden, spielt es auch eine Rolle, was in Ihren Körper hineingelangt (zum Beispiel Nahrung). Wenn Sie etwa angebranntes Fleisch verzehren – denken Sie an die Burger oder Steaks im Sommer auf dem Grill –, entstehen giftige Chemikalien, Glykotoxine genannt, die mit Gedächtnisproblemen und anderen kognitiven Problemen in Verbindung gebracht werden.[6]

P **Psychologisch:** Möglicherweise machen Sie sich zunehmend Sorgen darüber, dass Sie entweder finanziell oder körperlich von anderen abhängig sind. Möglicherweise stellen Sie fest, dass sich Ihre Gedanken mehr auf das konzentrieren, was mit Ihnen nicht stimmt, als auf das, was in Ordnung ist.

S **Sozial:** Der Tod von Eltern, Geschwistern oder Freunden kann ein schon bestehendes Gefühl der Einsamkeit verstärken, was einen großen Einfluss auf Ihr psychisches Wohlbefinden haben kann. Leider gibt ein Drittel der Senioren im Alter zwischen 50 und 80 Jahren an, dass es ihnen an Geselligkeit mangelt, und 25 Prozent von ihnen fühlen sich sozial isoliert, so eine Umfrage der University of Michigan aus dem Jahr 2018.[7]

Spirituell: Wenn Sie aus dem Berufsleben ausscheiden, haben Sie vielleicht das Gefühl, keinen Sinn mehr im Leben zu haben. Wenn es Ihnen an Leidenschaft, Zielstrebigkeit, sozialem Beitrag, Glauben oder einer Verbindung zu Gott oder etwas Größerem als sich selbst fehlt, haben Sie ein höheres Risiko, Probleme mit der Gesundheit des Gehirns/geistigen Gesundheit zu entwickeln. Depressionen treten häufiger nach dem Eintritt in den Ruhestand auf, insbesondere dann, wenn Rentner keine neue Quelle für einen Sinn im Leben finden. Tatsächlich erhöht der Eintritt in den Ruhestand nach einem anfänglichen Gesundheitsschub Ihr Risiko für eine Depression um 40 Prozent, während die Wahrscheinlichkeit, eine körperliche Krankheit diagnostiziert zu bekommen, um 60 Prozent steigt.[8]

Ich sah, wie einige dieser Veränderungen bei einem meiner Onkel nach und nach auftraten. Als er älter wurde, wurde sein Verhalten schlichtweg peinlich, wenn wir zusammen zu Abend aßen. Er war schon immer ein bisschen impulsiv gewesen, aber im Alter war er unhöflich zu Kellnern und machte oft unpassende Bemerkungen. Ich konnte sehen, wie sich sein Gehirn vor meinen Augen langsam verabschiedete. Auch wenn bei älteren Menschen Depressionen auftreten, kann dies durchaus eines der ersten Anzeichen von Demenz sein. Wenn man aufhört zu lernen, beginnt das Gehirn schließlich zu sterben.

> Wenn Sie aufhören zu lernen, fängt Ihr Gehirn an zu sterben.

Nicht erst in höherem Alter können diese Probleme auftreten

Jeder, der einen Beruf ausübt, der kein ständiges Lernen erfordert, hat ein höheres Risiko für Gedächtnisprobleme und Probleme mit der Gesundheit des Gehirns/psychischen Gesundheit. Zahlreiche Studien zeigen, dass Menschen, die in der Schule Schwierigkeiten hatten, die gelernt haben, das Lernen zu hassen, oder die die Schule vorzeitig abgebrochen haben, auch häufiger mit Gedächtnisproblemen und Problemen der psychischen Gesundheit zu kämpfen haben.

Falls Sie also eine psychische Erkrankung auslösen wollen, sollten Sie Kinder mit ADS/ADHS oder Lernbeeinträchtigungen niemals umfassend unterstützen. Jeder Tag ihres Lebens, an dem sie das Gefühl haben zu versagen oder an dem jemand von ihnen enttäuscht ist, verstärkt den chronischen Stress, und dieser lässt den Hippocampus schrumpfen – eine äußerst wichtige Gehirnstruktur, die für das Gedächtnis, die Stimmung und das Lernen wichtig ist. Meine Nichten waren aufgrund ihrer häuslichen Situation einem großen Risiko ausgesetzt, bevor ihre Mutter Hilfe für ihr eigenes Gehirn bekam. Falls Sie eine psychische Krankheit hervorrufen wollen, sollten Sie Ihre Kinder auch möglichst früh in die Schule schicken. Die Forschung zeigt, dass bei jüngeren Kindern in der Schule eher ADS/ADHS diagnostiziert wird, was dann häufig mit entsprechenden Medikamenten behandelt wird.[9]

Die Forschung zeigt auch, dass Lebenssinn und sozialer Beitrag über die gesamte Lebensspanne hinweg ein überraschendes Muster aufweisen: Diese Merkmale sind oft besonders ausgeprägt, wenn die Menschen jung sind (Ende der Pubertät/junges Erwachsenenalter), werden dann bei Menschen mittleren Alters langsam weniger, bis sie im späteren Erwachsenenalter stark abnehmen.[10] Wenn kein Gefühl für einen übergeordneten Lebenssinn vorhanden ist oder nur in geringem Maße, erhöht dies das Risiko für psychische Erkrankungen, insbesondere Depressionen, und verringert die Selbstakzeptanz.[11]

Ebenso ist es wahrscheinlicher, dass Sie eine psychische Erkrankung entwickeln, wenn Sie eine Geisteshaltung haben, die typisch fürs höhere Alter zu sein scheint, wenn Sie sich also dabei ertappen, vielleicht eines der folgenden Dinge zu sagen:

Dafür bin ich zu alt.

Ich habe nicht mehr die Energie dafür.

Ich will einfach in Ruhe gelassen werden.

Ich werde bald sterben – warum sich also die Mühe machen, meine Gewohnheiten zu ändern?

So habe ich es jahrelang gemacht, warum sollte ich mich jetzt ändern?

Ich kann ... Süßigkeiten, Muffins, Wein, Chips ... (was auch immer) nicht aufgeben. Da komme ich lieber mit Angstzuständen klar oder bekomme Alzheimer.

Risikofaktoren im Ruhestand/Alter (und die vier Kreise, die sie repräsentieren)

B 1. Zunehmendes Alter, insbesondere über 65 Jahre

B P 2. Eine Arbeit, die kein neues Lernen erfordert

S 3. Einsamkeit oder soziale Isolation. Menschen sind einfach soziale Lebewesen: Soziale Verbindungen zu erleben, ist in unseren Gehirnen sozusagen fest verdrahtet, und wenn wir einsam sind und/oder uns von anderen abgetrennt fühlen, kann dies für uns kognitiv, emotional und körperlich negative Folgen haben.[12] Mehr als einer von acht Menschen gibt an, keine engen Freunde zu haben.[13] Die Einsamsten unter uns erleben einen um 20 Prozent schnelleren kognitiven Rückgang als Menschen, die mit anderen Menschen in Verbindung stehen, und Einsamkeit wurde mit Depressionen, sozialen Ängsten, Abhängigkeiten und sogar mit Messie-Verhalten in Verbindung gebracht.[14] Die Einsamkeit erreicht ihren Höhepunkt in verschiedenen Lebensphasen: mit Ende 20, Mitte 50 und bei Menschen, die schon weit über 80 sind.[15] Einsamkeit bedeutet nicht, allein zu sein oder keine Freunde zu haben. Es handelt sich vielmehr um einen subjektiven Eindruck, das heißt um die Diskrepanz zwischen den sozialen Beziehungen, die man hat, und denen, die man gerne hätte. Der mit Einsamkeit verbundene körperliche Schaden entspricht dem Rauchen von 15 Zigaretten pro Tag.

SP 4. Ein Ruhestand ohne neue Lernbemühungen, ohne Leidenschaft und Zielstrebigkeit

B 5. Zu viel oder zu wenig Eisen (Bluttest); der Ferritinwert im Blut gibt Auskunft über die Eisenspeicher. Lassen Sie Ihr Blut untersuchen. Optimal sind Werte zwischen 50 und 100 Nanogramm/Milliliter (ng/mg). Werte unter 50 ng/ml können Probleme wie Angstzustände, Müdigkeit (Fatigue), Restless-legs-Syndrom und ADS/ADHS verursachen. Eine Studie aus dem Jahr 2015 unter psychiatrischen Patienten ergab, dass mehr als 25 Prozent von ihnen auch an einer Blutarmut (Anämie) litten, wobei die Erkrankung am häufigsten bei Menschen mit Psychosen, Angstzuständen, Zwangsstörungen und bipolaren Störungen auftrat.[16] Hohe Konzentrationen (über 250 ng/ml) stehen mit Eisenüberladung im Zusammenhang und erhöhen das Risiko von Entzündungen, Herzkrankheiten und neurodegenerativen Erkrankungen wie Parkinson und Alzheimer.[17]

B 6. Rückgang der Neurotransmitter (Botenstoffe im Gehirn) wie Serotonin, Dopamin, Gamma-Aminobuttersäure (GABA) und Acetylcholin. Mit zunehmendem Alter verlieren wir Gehirnzellen, die diese wichtigen chemischen Substanzen produzieren, die unsere Nervenzellen bei der effektiven Kommunikation unterstützen. Eine niedrige Serotoninaktivität erhöht das Risiko von Depressionen;[18] niedriges Dopamin erhöht das Risiko für die Parkinsonkrankheit und den Verlust von Motivation und Freude;[19] niedriges GABA erhöht das Risiko von Angstzuständen;[20] und niedriges Acetylcholin kann das Lernen und das Gedächtnis beeinträchtigen.[21]

Schauen Sie sich hier an, wie der böse und der wohlwollende Herrscher dafür sorgen würden, dass in Alter und Ruhestand psychische Krankheiten begünstigt oder vermieden werden.

Ruhestand und Altern	
Der böse Herrscher würde ...	Der wohlwollende Herrscher würde ...
1. Jedem empfehlen, sich frühzeitig in den Ruhestand zurückzuziehen, aufzuhören, Neues zu lernen, und so viel fernzusehen, wie er will, insbesondere Nachrichten, die sich auf Gewalt, Naturkatastrophen und Politik konzentrieren, da diese Wut und Stress auslösen. 2. Menschen so viele Gruselfilme sehen oder gewalttätige Videospiele spielen lassen, wie sie wollen. Durch beides werden die Regionen im Gehirn beeinträchtigt, die für Wohlgefühl/Zufriedenheit wichtig sind. 3. Die Menschen dazu ermutigen, ihre Tage mit sinnlosen Aktivitäten in Isolation zu verbringen, und fordern, dass die Menschen täglich mehrere Stunden mit sozialen Medien verbringen, was das Risiko von Depressionen und Fettleibigkeit erhöht. 4. Kinder besonders früh in die Schule schicken.	1. Lebenslanges Lernen, Sinnfindungsmaßnahmen und Stricken fördern. 2. Kinder nicht so früh einschulen. 3. Cross-Training am Arbeitsplatz fördern. 4. Fernsehen, soziale Medien und Gruselfilme einschränken, um die Regionen im Gehirn gesund zu halten, die für Zufriedenheit/Glück wichtig sind. 5. Regelmäßiges Blutspenden für Personen fördern, die hohe Eisenwerte im Blut haben. 6. Menschen über die Vorteile des intermittierenden Fastens (Intervallfasten) aufklären. 7. ADS/ADHS und Lernbeeinträchtigungen behandeln, damit die Menschen Freude am Lernen haben. 8. Aufklärungsmaßnahmen über Gesundheit des Gehirns in Schulen und Unternehmen einführen, die die positiven Auswirkungen des lebenslangen Lernens hervorheben würden.

Trotz der schlechten Nachrichten über das Älterwerden und Ihr Gehirn müssen Sie diesen Abwärtskurs nicht einfach hinnehmen. Ja, Sie werden altern, aber Sie können den Prozess verlangsamen und kognitiv klar, wach und geistig fokussiert bleiben. Stellen Sie sich vor, Sie könnten den letzten Teil Ihres Lebens mit genauso viel geistiger Kapazität und Energie antreten wie jetzt, wenn nicht sogar noch mehr. Das ist tatsächlich möglich.

Empfehlungen für die Reduzierung von Risikofaktoren im Ruhestand und Alter

P SP

1. Vorsicht! Je älter Sie werden, desto ernster müssen Sie das Thema nehmen. Ich bin in diesem Jahr 65 Jahre alt geworden und ich plane, auch mit über 90 noch eines der gesündesten Gehirne zu haben, die es gibt. Ich frage mich oft: »Willst du ein altes Gehirn oder ein junges?«, um motiviert zu bleiben, wenn ich keine Lust habe, Sport zu treiben oder mich richtig zu ernähren. Kürzlich besuchte mich ein weltberühmter Boxchampion, dessen Gedächtnis ihm zu schaffen machte. Nachdem ich mir sein Gehirn angesehen hatte, erklärte ich ihm, dass er sich tatsächlich »im Kampf seines Lebens« befand. Er liebte Fast Food und musste diese Angewohnheit schnellstens einstellen, wenn er sein Gedächtnis gesund erhalten wollte. Er sagte mir, er würde fleißig trainieren, um sich für diesen Kampf zu wappnen, denn »ohne dein Gedächtnis bist du Nichts«.

B P S SP

2. Vermeiden Sie alles, was den Alterungsprozess beschleunigt – zum Beispiel keine neuen Lernanforderungen, einen Job, der kein ständiges Lernen erfordert, zu hohe Eisenwerte, Rauchen, Alkohol- oder Marihuanamissbrauch, viel Fast Food und anderes ungesundes Essen, Einsamkeit und den Verlust des Lebenssinns.

SP

3. Seien Sie sich im Klaren darüber, warum Sie gesund sein wollen. Glauben Sie, dass Sie gesund sein müssen, weil Gott eine Berufung für Sie hat? Geht es Ihnen um Ihre Unabhängigkeit? Ich liebe meine vier Kinder, aber ehrlich gesagt möchte ich nie mit ihnen zusammenleben müssen. Ich will ihnen nie zur Last fallen und ich will nicht, dass sie mir vorschreiben, was ich essen oder anziehen soll, oder mir Sorgen machen müssen, ob sie mir wohl den Führerschein wegnehmen werden. Wenn das auf Sie auch zutrifft, dann müssen Sie Ihre Gesundheit ernst nehmen.

B P

4. Trainieren Sie Ihr Gehirn mit neu Erlerntem. Lernen Sie Ihr ganzes Leben lang weiter, damit Ihr Gehirn stark bleibt. Nehmen Sie sich ein Beispiel an der Schauspielerin Dame Judi Dench, die weiter schauspielert, obwohl sie jetzt über 80 ist. Sie sagte dem *Telegraph* im Jahr 2015, dass »pensioniert« das unhöflichste Wort im Wörterbuch sei. »Ich glaube, unser Alter spielt überhaupt keine Rolle. Was zählt, ist Ihre Entschlossenheit, nicht aufzugeben und niemals aufzuhören, neue Dinge zu lernen.«[22]

Der beste Denksport besteht darin, sich neues Wissen anzueignen und Dinge zu tun, die man vorher noch nicht getan hat. Selbst wenn Ihre täglichen Aktivitäten komplex sind, zum Beispiel wenn Sie anderen das Programmieren beibringen, Gehirnscans interpretieren oder eine neue Brücke bauen, werden Sie Ihr Gehirn nicht so sehr herausfordern, wie wenn Sie eine ganze neue Tätigkeit erlernen. Wenn das Gehirn eine Aktivität immer und immer wieder durchführt, verbraucht es jedes Mal immer weniger Energie, um sie auszuführen. Neues Lernen, wie etwa ein neues Hobby aufzunehmen oder ein neues Spiel zu lernen, schafft neue Verbindungen, wodurch andere Hirnareale, die Sie weniger häufig benutzen, erhalten und verbessert werden.

Die Teile Ihres Gehirns, die Sie benutzen, wachsen, und die Teile Ihres Gehirns, die Sie normalerweise nicht benutzen, verkümmern oder schrumpfen. Daran erkennen Sie schon, wie das Gehirn trainiert werden kann. Wenn Sie immer nur Scrabble spielen oder das Sonntagskreuzworträtsel lösen würden, würden Sie dadurch nicht all die Vorteile erhalten, die Sie sich wünschen. Das ist, als würden Sie ins Fitnessstudio gehen, nur Bizeps-Curls auf der rechten Seite machen und dann nach Hause gehen. Weitere Ideen zu diesem Thema finden Sie in der folgenden Abbildung.

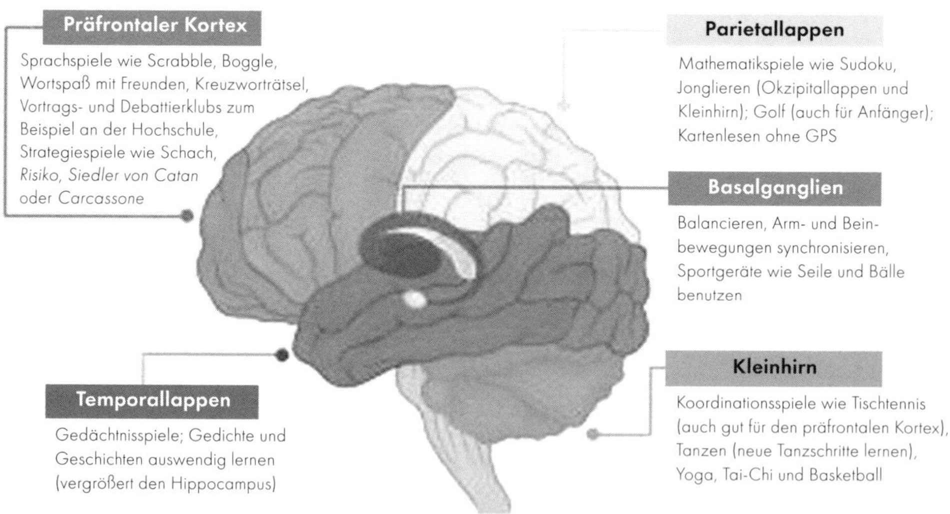

Workouts für die Gesundheit des Gehirns

B 5. Bringen Sie Ihren Eisengehalt ins Gleichgewicht. Ursachen für zu viel Eisen sind regelmäßiger Alkoholkonsum, Kochen in Eisentöpfen, mit Eisen angereicherte Lebensmittel, eisenreiches Brunnenwasser oder Vitamin- oder Mineralstoffzusätze mit zusätzlichem Eisen. Manche Menschen sind genetisch dazu veranlagt, zu viel Eisen aus der Nahrung aufzunehmen. Eine Blutspende kann Ihnen helfen, den Eisenspiegel zu senken. Grüner Tee, Rosmarin[23] und Kurkumin können ebenfalls helfen.[24] Wenn Sie eher an Eisenmangel leiden, ergänzen Sie Eisen, aber nehmen Sie Eisen nie in Kombination mit anderen Vitaminen ein, da es diese giftig machen kann, und nehmen Sie das Eisenpräparat immer ein paar Stunden vor oder nach anderen Präparaten ein.

B 6. Intermittierendes Fasten (Intervallfasten). Fasten hilft Ihrem Gehirn, gesund zu bleiben, weil es die Ansammlung toxischer Proteine beseitigt, die die Neuronen schädigen, Entzündungen reduziert und den Alterungsprozess verlangsamt. Eine einfache Möglichkeit, 12 bis 16 Stunden pro Nacht zu fasten, besteht darin, beispielsweise um 19 Uhr zu Abend zu essen und erst wieder um 7 Uhr (oder 11 Uhr für ein längeres Fasten) zu essen. Auch ein längeres Fasten von 24 Stunden kann hilfreich sein.

S 7. Bilden Sie Beziehungen. Um das Risiko von Einsamkeit und Isolation zu verringern, verbringen Sie Zeit mit Ihrer Familie, Ihrer Kirchengemeinde oder anderen Gruppen. Melden Sie sich für einen Kurs an oder lernen Sie neue Leute kennen, tun Sie alles, um in Verbindung zu bleiben und Beziehungen aufzubauen. Untersuchungen zeigen, dass die Anteilnahme am Leben anderer Ihre Lebenserwartung erhöht.[25] Großeltern, die sich zum Beispiel um ihre Enkelkinder kümmern, leben im Durchschnitt länger als Großeltern, die das nicht tun. In einer Studie konnten ältere Menschen, die zwei Jahre lang als Freiwillige gearbeitet haben, so tatsächlich die Größe ihres Hippocampus (beteiligt an Stimmung und Gedächtnis) erhöhen.[26]

B 8. Nehmen Sie diejenigen Nutrazeutika ein, die am nützlichsten sind, um das Altern zu verlangsamen.

- N-Acetylcystein (NAC): NAC hat vielversprechende Ergebnisse bei Menschen mit bipolarer Störung, Schizophrenie, Zwangsstörungen und Abhängigkeiten gezeigt.[27] Es kann auch Entzündungen verringern[28] und trägt möglicherweise dazu bei, die Hirnatrophie bei Alzheimer zu verzögern.[29]
  Empfohlene Dosis: Die übliche Dosis für Erwachsene liegt bei 600–2400 Milligramm pro Tag; mehr als 1800 Milligramm pro Tag kann Ihnen auf den Magen schlagen. Normalerweise beginnen meine Patienten mit zweimal täglich 600 Milligramm.

- Huperzin A: Diese bemerkenswerte Substanz, die in China seit fast zwanzig Jahren untersucht wird, verbessert die kognitive Beeinträchtigung, die häufig bei Menschen mit Depression[30] oder Schizophrenie[31] sowie bei verschiedenen Arten von Demenz auftritt.[32] Es kann unerwünschte Nebenwirkungen wie Magen-Darm-Probleme, Kopfschmerzen, Schwindel und vermehrtes Wasserlassen sowie Wechselwirkungen mit bestimmten Medikamenten hervorrufen. Vorsicht: Huperzin A sollte nur unter ärztlicher Aufsicht eingenommen werden.
  Empfohlene Dosis: Die typische Dosis für Erwachsene beträgt 50–100 Mikrogramm zweimal täglich.
- Safran: Jüngste klinische Studien haben gezeigt, dass das Gewürz bei Depressionen,[33] bipolaren Störungen und Angstzuständen hilft. Als starkes Antioxidans[34] und nervenschützenden Substanz[35] verbessert Safran das Gedächtnis,[36] schützt den Hippocampus, fördert die Durchblutung[37] und die Acetylcholinspiegel im Gehirn[38] und bekämpft die toxische Ablagerung von Proteinen, die vermutlich Demenz verursachen.[39]
  Empfohlene Dosis: Die typische Dosis von Safran in einer Studie betrug 30 Milligramm pro Tag eines standardisierten Konzentrats. Die Dosis des patentierten Safranpräparats namens Satiereal beträgt 176,5 Milligramm pro Tag und seine Wirkung ist mit der von 30 Milligramm pro Tag anderer Safrankonzentrate vergleichbar.
- Salbei: Im 17. Jahrhundert schrieb der Kräuterexperte Nicholas Culpeper, dass Salbei das Erinnerungsvermögen »heilen« könne, während er »die Sinne erwärmt und belebt«. Jahrhunderte später zeigt die Forschung die gehirnunterstützende Wirkung von Salbeiextrakten,[40] einschließlich einer möglichen Linderung von Depressionen.[41]
  Empfohlene Dosis: Die typische Dosis beträgt 300–600 Milligramm getrocknetes Salbeiblatt in Kapseln oder ätherisches Öl in Dosen von 25–50 Mikroliter. Vorsicht: Wer an Bluthochdruck oder epileptischen Anfällen leidet, sollte es nur unter ärztlicher Aufsicht anwenden.
- Phosphatidylserin (PS): Klinische Studien zeigen, dass PS die Aufmerksamkeit, die Lernfähigkeit, das Gedächtnis und die sprachlichen Fähigkeiten bei älteren Menschen mit kognitivem Rückgang verbesserte. Es ist das am besten dokumentierte Nutrazeutikum zur Verbesserung des Gedächtnisses. Sogar bei Menschen mit Alzheimer wurde festgestellt, dass sie von der Einnahme von PS profitierten. PS kann auch bei der Stresskontrolle wirksam sein, da es nachweislich den Cortisolspiegel senkt,[42] und es kann die Symptome von ADS/ADHS bei Kindern verringern.[43] PS ist in Eigelb, Muskelfleisch und Innereien enthalten.
  Empfohlene Dosis: Die typische Dosis für Erwachsene beträgt 100–300 Milligramm pro Tag.

Ruhestand und Altern	
Maßnahmen, die psychische Krankheiten verursachen können … und die zum Leid meiner Nichten Alizé und Amelie geführt haben	Maßnahmen zur erfolgreichen Behandlung psychischer Krankheiten … und die auch meine Nichten Alizé und Amelie gesund erhalten
1. Kümmern Sie sich nicht darum, wie Ihr Gehirn altert. 2. Nehmen Sie Gewohnheiten an, die die Gehirnalterung beschleunigen. • Behandeln Sie ADS/ADHS oder Lernbeeinträchtigungen nicht, damit Kinder lernen, das Lernen zu hassen. • Führen Sie eine Arbeit aus, die kein neues Lernen erfordert. • Gehen Sie in den frühzeitigen Ruhestand und leben Sie ohne ein neues Hobby, eine neue Leidenschaft oder einen neuen Lebenszweck. • Denken Sie nicht darüber nach, warum Sie ein gesundes Gehirn haben wollen. • Leben Sie allein und isolieren Sie sich von Freunden und Familie. • Kontrollieren Sie Ihren Eisenspiegel nicht und behandeln Sie anomale Werte nicht. • Konzentrieren Sie sich auf all Ihre Wehwehchen und andere Gründe, warum Ihr Leben nicht mehr so gut ist wie früher. • Nehmen Sie eine »altbackene Denkweise« an. • Sehen Sie viel fern, insbesondere Nachrichten, die sich auf Gewalt, Naturkatastrophen und eine Politik konzentrieren, die zu Wutgefühlen führen kann. • Verbringen Sie viele Stunden mit sozialen Medien, was das Risiko von Depressionen und Fettleibigkeit erhöht. 3. Vermeiden Sie jegliche Strategien, die den Alterungsprozess des Gehirns verlangsamen.	1. Kümmern Sie sich in jedem Alter um Ihr Gehirn. 2. Vermeiden Sie alles, was Ihr Gehirn vorzeitig altern lässt. 3. Nehmen Sie regelmäßig gesunde Gewohnheiten an, die den Alterungsprozess verlangsamen. • Konzentrieren Sie sich darauf, neue Dinge zu lernen, um Ihren Geist aktiv zu halten, und nehmen Sie an einer Vielzahl von Aktivitäten teil, die verschiedene Hirnregionen trainieren. • Lassen Sie sich auf der Arbeit in einem neuen Bereich ausbilden, um neue Fähigkeiten zu erlernen. • Setzen Sie im Rentenalter Ihre Arbeit oder Freiwilligenarbeit fort oder finden Sie eine neue Leidenschaft. • Seien Sie sich darüber im Klaren, warum Sie Ihr Gehirn im Alter gesund erhalten wollen. • Ziehen Sie intermittierendes Fasten in Betracht, um das Gehirn von toxischen Proteinen zu befreien, die die Neuronen schädigen. • Bleiben Sie mit Familie und Freunden in Verbindung und beteiligen Sie sich an kirchlichen oder anderen Gruppenaktivitäten, um Beziehungen zu anderen aufzubauen. • Überprüfen Sie Ihren Eisenspiegel und behandeln Sie ihn, wenn er anormal ist. • Behalten Sie eine jugendliche Lebensperspektive bei. • Vermeiden Sie es, zu viele beunruhigende Fernsehnachrichten zu sehen. • Begrenzen Sie die Zeit, die Sie mit sozialen Medien verbringen. • Lassen Sie sich bei ADS/ADHS oder anderen Lernbeeinträchtigungen behandeln, damit Sie Freude am Lernen haben. • Ziehen Sie Nutrazeutika in Betracht, um die Gesundheit Ihres Gehirns zu optimieren.

Suchen Sie sich eine kleine Angewohnheit im Zusammenhang mit dem Ruhestand und der Alterung aus, die Sie noch heute umsetzen können.

1. Ich werde weniger angebranntes/verkohltes Fleisch essen.
2. Ich werde meinen Arzt darum bitten, meine Ferritinwerte (Eisen) zu überprüfen.
3. Wenn meine Eisenwerte erhöht sind, werde ich Blut spenden.
4. Ich werde versuchen, jeden Tag 12 bis 16 Stunden zu fasten.
5. Ich werde starke Antioxidantien wie Blaubeeren, andere Beeren, grünen Tee und Nelken in meine Ernährung aufnehmen.
6. Um die Grundnährstoffe zu erhalten, die mein Gehirn braucht, um Energie zu erzeugen und diese für seine Funktionen zu nutzen, nehme ich eine Nahrungsergänzung aus mehreren Vitaminen und Mineralien sowie konzentriertes Fischöl zu mir.
7. Ich nehme außerdem acetylcholinreiche Nahrung zu mir, wie zum Beispiel Garnelen.
8. Ich werde mit anderen Personen in Verbindung bleiben und Freiwilligenarbeit ausführen, um Einsamkeit und Isolation zu vermeiden.
9. Ich beginne eine Musikausbildung oder setze diese fort.[44]
10. Ich fange heute noch an, etwas Neues zu lernen.

KAPITEL 7

ENTZÜNDUNGEN

WIE SIE DAS »FEUER« IN IHREM INNEREN LÖSCHEN

Reduzieren Sie Entzündungen, um die Ursache vieler Probleme zu behandeln. Wenn Ihr Darm nicht richtig funktioniert, kann das viele andere Probleme verursachen.

Jay Woodman

Lynn

Lynn war 53 und freute sich darauf, die Liebe ihres Lebens zu heiraten, als ihr Verlobter Will eines Abends einen Herzinfarkt hatte und in ihren Armen starb. Sie war am Boden zerstört und litt unter einer intensiven Trauer, die einfach nicht vorbeiging. Letztendlich wurde es so schlimm, dass sie einen Termin bei uns ausmachte. Sie klagte über Depressionen, Panikattacken, Kurzatmigkeit, Schlaflosigkeit und erdrückende Schmerzen in der Brust, was laut ihrem Hausarzt ein übliches Zeichen von Trauer und »gebrochenem Herzen« war. Lynn wurde von ihrer Schwester Debbie an mich verwiesen, die mich Jahre zuvor wegen einer Angststörung konsultiert hatte. Ich hatte auch Debbies Tochter und ihren Schwiegersohn untersucht.

Als ich Lynn sah, war die Trauer tatsächlich greifbar. Ich konnte verstehen, warum es leicht war anzunehmen, dass es sich um einen »normalen« Trauerzustand handelte, aber wie immer führten wir unseren üblichen Prozess durch. Ich ordnete eine SPECT-Untersuchung an, die insgesamt eine verminderte Durchblutung ihres Gehirns und eine vorzeitige Alterung zeigte. Sie war außerdem übergewichtig und ihr Laborscreening zeigte, dass ihr Blutmarker für Entzündungen, das C-reaktive Protein (CRP), mit 78 Milligramm pro Liter (der Normalwert liegt bei weniger als 1,0 Milligramm pro Liter) dramatisch erhöht war und dass sie eine niedrige Schilddrüsenfunktion, einen niedrigen Testosteronspiegel und einen hohen Nüchternblutzuckerspiegel hatte. Ich schickte sie sofort zu einem Kardiologen, der uns mitteilte, dass drei ihrer Koronararterien (Herzkranzgefäße) zu 95 Prozent verstopft waren. Sie unterzog sich in der nächsten Woche einer Koronararterien-Bypassoperation, die dabei half, ihre Schmerzen im Brustraum zu lindern.

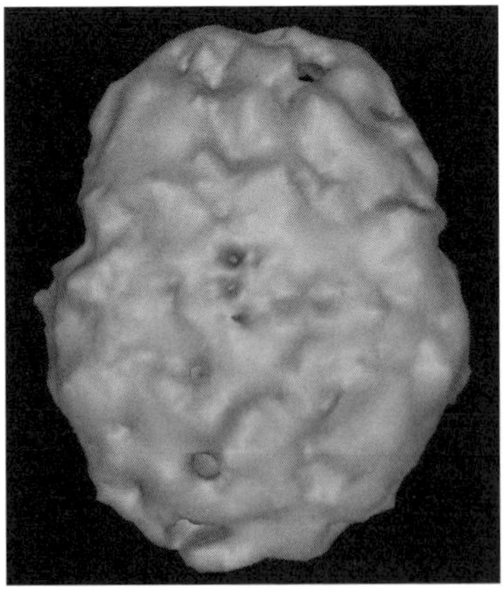

Lynns Scan vor der Behandlung
Insgesamt geringe Aktivität (häufig bei Herzkrankheiten und Entzündungen)

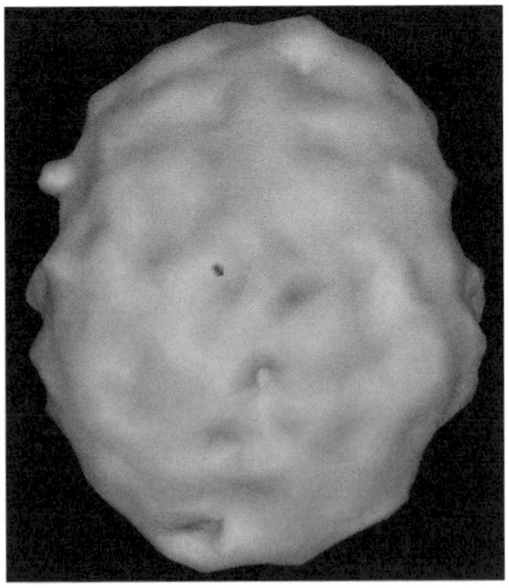

Nach der Behandlung
Insgesamt verbesserte Durchblutung und Aktivität

Dann arbeiteten wir gemeinsam daran, alle Bright-Minds-Risikofaktoren in den Griff zu bekommen, die bei ihr vorlagen. Innerhalb von sechs Monaten hellte sich ihre Stimmung auf, der Kummer ließ nach, ihre Entzündungsmarker befanden sich wieder im Normalbereich, sie hatte 15 Kilo abgenommen und ihr Nachsorge-Scan war deutlich verbessert.

Der Fachbegriff für das Wort »Entzündung«, »Inflammation«, stammt vom lateinischen Begriff *inflammare* und bedeutet »in Feuer ausbrechen«. Eine Entzündung ist die natürliche Art Ihres Körpers, mit einer Verletzung oder einem fremden Eindringling wie einem Splitter, einem Virus oder einer bakteriellen Infektion fertigzuwerden.

Wenn Sie sich verletzen oder eine Infektion entwickeln, tritt der natürliche Abwehrmechanismus Ihres Körpers in Aktion: Die Blutgefäße weiten sich, sodass Blut in das betroffene Gebiet strömen kann, und die Armee der weißen Blutkörperchen Ihres Immunsystems (sowie die von ihnen produzierten Substanzen) eilen zum Ort des Geschehens, um die Situation in den Griff zu bekommen – wie Feuerwehrleute bei einem Brand. Der betroffene Bereich schwillt an, wird warm, rot und schmerzhaft, während Ihr Immunsystem einen Angriff startet, um fremde Substanzen zu zerstören und den Heilungsprozess einzuleiten. Gewöhnlich verlangsamt sich die Immunreaktion nach einigen Stunden oder Tagen wieder auf ein neutrales Niveau und die Entzündung geht langsam zurück. Dieser äußerst wichtige körperliche Prozess soll dazu beitragen, Sie gesund zu erhalten. Man würde nie versuchen, den Entzündungsprozess vollständig zu unterdrücken, weil Sie dann anfällig für Infektionen werden und Verletzungen nicht verheilen würden.

Bei manchen Menschen bleibt die Entzündungsreaktion jedoch langfristig hoch und klingt nicht von allein wieder ab. Oder die Abwehrzellen verwechseln gesundes Gewebe mit einem fremden Eindringling und beginnen, eigene Zellen anzugreifen (eine Art Eigenbeschuss). Wenn eine Entzündung chronisch wird, ist das so, als würde ein konstantes Feuer, das die Organe und das Gewebe schädigt, auf niedriger Stufe im eigenen Körper brennen. Anhaltende Entzündungen, wie im Fall von Lynn, werden mit einer Vielzahl von körperlichen Beschwerden in Verbindung gebracht, darunter Herzkrankheiten, Krebs, Arthritis, Schmerzsyndrome und Magen-Darm-Erkrankungen. Tatsächlich stellen chronische degenerative Erkrankungen wie diese nach Angaben der Weltgesundheitsorganisation weltweit die Gesundheitsbedrohung Nummer eins dar. Und Entzündungen sind oft eine der Hauptursachen von Krankheiten.

Wenn Sie wegen eines Problems der Gesundheit des Gehirns/psychischen Gesundheit erfolglos behandelt worden sind, ist es vielleicht an der Zeit, eine chronische Entzündung als mögliche Ursache abzuklären.

Was hat chronische Entzündung mit Gesundheit des Gehirns/psychischer Gesundheit zu tun? Genauso wie diese Ihren Körper angreifen kann, kann sie auch Ihr Gehirn und Ihren Geist schädigen. Chronische Entzündungen werden mit einer Vielzahl von neurologischen und psychiatrischen Erkrankungen in Verbindung gebracht, darunter Depressionen, bipolare Störungen, Zwangsstörungen, Schizophrenie, Persönlichkeitsstörungen, Alzheimer und Parkinson.[1] Hohe Entzündungswerte spielen wahrscheinlich auch eine Rolle bei verminderter Motivation[2] und suizidalem Verhalten[3] sowie der Aktivierung von Hirnregionen, die für die Empfindung von sozialer Ablehnung, Angst und Bedrohung zuständig sind.[4] Wenn Sie wegen eines Problems der Gesundheit des Gehirns/psychischen Gesundheit ohne Erfolg behandelt wurden, ist es vielleicht an der Zeit, eine Entzündung als mögliche Ursache abzuklären.[5]

Wussten Sie zum Beispiel, dass Depressionen eine der häufigsten Nebenwirkungen von Medikamenten sind, die gezielt Entzündungen verstärken, wie Impfungen oder Interferon, das zur Behandlung von Hepatitis oder bestimmten Krebsarten eingesetzt wird? Auf der anderen Seite wurde festgestellt, dass einige entzündungshemmende Medikamente wie Aspirin und Ibuprofen[6] und Nutrazeutika wie Omega-3-Fettsäuren und Kurkumin Depressionen bei den Menschen verringern, die Anzeichen einer anhaltenden Entzündung aufweisen.

Depressionen sind eine häufige Nebenwirkung von Medikamenten, die Entzündungen verstärken; entzündungshemmende Nahrungsergänzungsmittel wie Kurkumin und Omega-3-Fettsäuren lindern Depressionen.

Wegen des Zusammenhangs zwischen Entzündungen und der Gesundheit des Gehirns/psychischen Gesundheit ist es wichtig, sich der vielen Risikofaktoren bewusst zu sein, die Entzündungen auslösen oder fördern können – und das sind nicht nur Verletzungen und Infektionen! Mit den folgenden Hinweisen können Sie herausfinden, ob Sie möglicherweise an einer anhaltenden Entzündung leiden, die einen Risikofaktor darstellt.

Risikofaktoren, die mit einer Entzündung in Zusammenhang stehen (und die vier Kreise, die sie repräsentieren)

B 1. Hoher Wert für C-reaktives Protein (Bluttest): Ein gesunder Bereich liegt zwischen 0,0 und 1,0 Milligramm pro Liter.

B 2. Hoher Homocysteinspiegel (Bluttest): Steht im Zusammenhang mit Entzündungen, Verhärtung und Verengung der Arterien und einem erhöhten Risiko für Herzinfarkte, Schlaganfälle, Blutgerinnsel und möglicherweise Alzheimer. Der Spiegel sollte weniger als 8 Mikromol/Liter (µmol/l) betragen.

B 3. Niedrige Vitamin-D-Werte

B 4. Umweltgifte

B P S SP 5. Rauchen (biologisch, weil es den Körper schädigt, psychologisch, weil Sie vielleicht zur Selbstmedikation rauchen, sozial, weil Sie möglicherweise in sozialen Situationen rauchen, und spirituell, weil Sie einen Grund finden müssen, warum Sie aufhören sollten)

B P S SP 6. Übermäßiger Alkoholkonsum (psychologisch, weil Sie vielleicht zur Selbstmedikation trinken, sozial, weil Sie möglicherweise in sozialen Situationen trinken, und spirituell, weil Sie einen Grund finden müssen, warum Sie Ihren Konsum einschränken sollten)

P S SP 7. Chronischer Stress

P 8. Kindheitstrauma[7]

B 9. Zahnfleischerkrankung

B P S SP 10. Fettleibigkeit, insbesondere Bauchfett (biologisch, weil schlechte Ernährungsgewohnheiten und Fettleibigkeit entzündungsfördernd sind, psychologisch, weil Sie vielleicht zur Selbstmedikation essen, sozial, weil Sie möglicherweise in sozialen Situationen übermäßig viel essen oder eine schlechte Ernährungswahl treffen, und spirituell, weil Sie einen Grund finden müssen, um die Kontrolle über Ihre Ernährung zu übernehmen)

B 11. Prädiabetes oder Diabetes

B P 12. Schlafprobleme, insbesondere bei Schichtarbeitern (psychologischer Kreis, wenn stressbedingte Gedanken Sie nachts wach halten)

B P S 13. Übermäßige Bewegung (psychologischer Kreis, wenn Sie sich zwanghaft bewegen, plus sozialer Kreis, wenn Sie sich übermäßig bewegen, weil Ihre Freunde es tun)

B P S SP

14. Entzündungsfördernde Lebensmittel

    - Zucker
    - Lebensmittel mit hohem glykämischem Index und wenig Ballaststoffen, die schnell zu Zucker abgebaut werden (Brot, Nudeln, Kartoffeln und Reis)
    - Transfette
    - Überschüssige Omega-6-Fettsäuren aus Mais, Soja und Pflanzenölen
    - Künstliche Süßstoffe
    - Gluten

B

15. Niedriger Omega-3-Index (wird mit einem Blutstropfen gemessen): misst die Gesamtmenge der Omega-3-Fettsäuren EPA und DHA in den roten Blutkörperchen, was, wie sich herausgestellt hat, direkt deren Gehalt im Gehirn widerspiegelt. Ein niedriger Omega-3-Index erhöht das Risiko eines kognitiven Rückgangs um bis zu 77 Prozent.[8] Angestrebt wird ein Omega-3-Index-Niveau über acht Prozent.

B

16. Leaky-Gut-Syndrom (»durchlässiger Darm«; geschädigte Darmschleimhaut) und/oder ungesundes Darm-Mikrobiom

Der Rest dieses Kapitels konzentriert sich in erster Linie auf zwei der häufigsten Entzündungsursachen: das Leaky-Gut-Syndrom und/oder ein ungesundes Mikrobiom sowie einen niedrigen Omega-3-Index.

Der Zusammenhang zwischen Darm, Entzündung und Gehirn

Der Darm – der Gastrointestinaltrakt (GI) – wird oft als zweites Gehirn bezeichnet, weil sich in der Darmwand etwa 100 Millionen Neuronen (Nervenzellen) befinden. Das sind mehr Neuronen als Sie in Ihrem Rückenmark oder in Ihrem peripheren Nervensystem haben. Dieses Nervengewebe steht in direkter Kommunikation mit dem Gehirn in Ihrem Schädel, weshalb Sie vor einem großen Vorstellungsgespräch Schmetterlinge im Bauch bekommen oder sich unwohl fühlen, wenn Sie sich aufregen. Emotionale und psychologische Schmerzen – Angstzustände, Depressionen, Stress und Trauer – drücken sich oft auch über Bauchschmerzen aus.

Sie haben ein etwa neun Meter langes Schlauchsystem (einschließlich Ihres Magens) im Bauch, der vom Mund bis zum anderen Ende Ihres Körpers reicht. Er ist mit einer einzigen Zellschicht aus sehr fest miteinander verbundenen Zellen ausgekleidet, die ihn vor fremden Eindringlingen schützt und es Ihnen ermöglicht, Nahrung auf effiziente Weise zu verdauen.

Große Probleme entstehen allerdings, wenn sich die Zellverbindungen erweitern und die Auskleidung übermäßig porös wird, ein Zustand, der als Leaky-Gut-Syndrom (»durchlässiger Darm«) bekannt ist.

Ein Leaky-Gut-Syndrom wird mit psychischen Problemen in Verbindung gebracht, einschließlich Stimmungsschwankungen und Angststörungen,[9] Aufmerksamkeitsdefizit-/Aufmerksamkeitsdefizit-Hyperaktivitätsstörung (ADS/ADHS),[10] Parkinson und Alzheimer.[11] Es wird auch ein Zusammenhang zwischen einem Leaky-Gut-Syndrom im Darm und chronischen Entzündungen angenommen, zusammen mit einer Vielzahl anderer Probleme durch Autoimmunkrankheiten[12] (wie *Lupus erythematodes*, rheumatoide Arthritis, Hashimoto-Thyreoiditis und Multiple Sklerose) und Verdauungsproblemen (Blähungen, Blähbauch, Verstopfung und Durchfall) bis hin zu saisonalen Allergien und Hautproblemen (Akne und Rosazea).[13]

> Die innere Darmwand ist nur eine einzige Zellschicht dick. Alles, was dazu führt, dass sich die engen Verbindungen zwischen den Zellen erweitern oder porös werden, lässt Giftstoffe in Ihren Körper eindringen, was Entzündungen verursachen kann.

In Ihrem Darm: Gute Bakterien, schlechte Bakterien

Wenn man alle Nervenzellen in Ihrem Gastrointestinaltrakt (GI-Trakt) und die direkte Kommunikation mit dem Gehirn berücksichtigt, ist die Gesundheit Ihres Darms eng mit der Gesundheit Ihres Gehirns und Ihrer Psyche verbunden. Die Gesundheit Ihres Darms hängt zu einem großen Teil von kleinen Lebewesen ab. Tatsächlich beherbergt Ihr GI-Trakt schätzungsweise 100 Billionen Mikroorganismen (Bakterien, Hefe und andere), was etwa dem Zehnfachen der Gesamtanzahl der Zellen im restlichen menschlichen Körper entspricht. Diese Gemeinschaft von »Tierchen« wird zusammen als Mikrobiom bezeichnet.

Einige dieser Mikroorganismen sind für Ihre Gesundheit und Ihr Wohlbefinden förderlich, während andere schädlich sind. Und in diesem klassischen Szenario von »Gut gegen Böse« versuchen sie allesamt, die Kontrolle über Ihr Mikrobiom zu bekommen. Wenn das Verhältnis von guten zu schlechten Organismen etwa 85 Prozent gute Jungs zu 15 Prozent Unruhestifter beträgt, haben Sie einen gesunden Darm. Wenn das Verhältnis in die andere Richtung kippt, verursachen die schlechten Organismen Probleme, die zu einem durchlässigen Darm sowie zu körperlichen und psychischen Problemen führen können. Das Darmmikrobiom im richtigen Gleichgewicht zu halten, ist für Ihre psychische Gesundheit von entscheidender Bedeutung.[14]

LEAKY-GUT-SYNDROM (»DURCHLÄSSIGER DARM«)

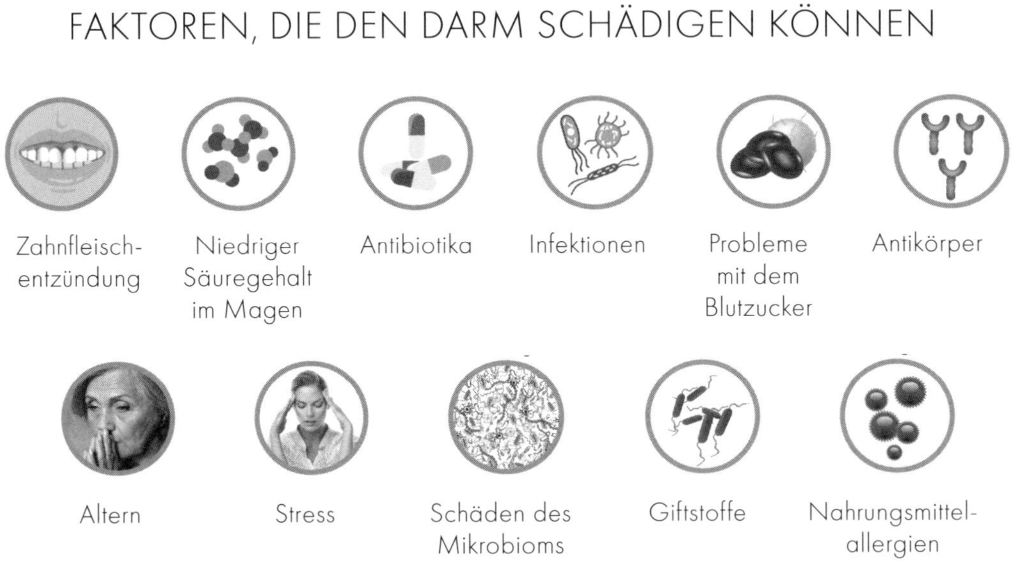
FAKTOREN, DIE DEN DARM SCHÄDIGEN KÖNNEN
Zahnfleisch-entzündung
Niedriger Säuregehalt im Magen
Antibiotika
Infektionen
Probleme mit dem Blutzucker
Antikörper
Altern
Stress
Schäden des Mikrobioms
Giftstoffe
Nahrungsmittel-allergien

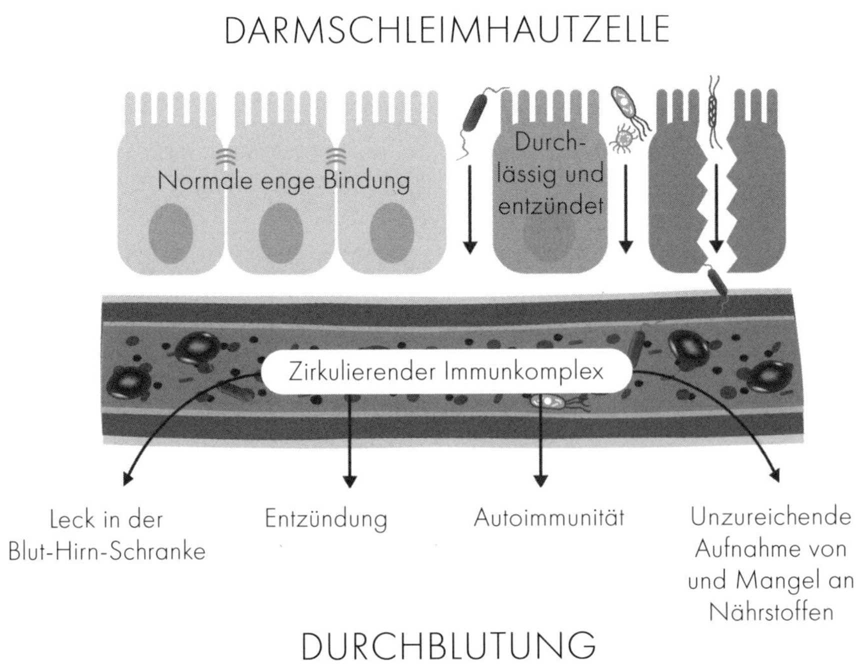

Für Ihre psychische Gesundheit ist es wichtig, Ihr Darmmikrobiom im richtigen Gleichgewicht zu halten.

Das Mikrobiom spielt eine wichtige Rolle beim Schutz der Darmschleimhaut, der Verdauung, der Nährstoffaufnahme und der Synthese verschiedener Vitamine (K, B_{12}) und Neurotransmitter wie Serotonin. Ihr Mikrobiom ist an der Entgiftung des Körpers beteiligt und hilft, Entzündungen, Immunität, Appetit und Blutzuckerspiegel zu kontrollieren. Laut der Forschung schrecken die guten Darmbakterien eindringende Störenfriede ab, wie zum Beispiel Escherichia-coli-Bakterien, und helfen Ihnen, Stress besser auszuhalten.[15]

Wenn es Ihnen jedoch an guten Organismen fehlt – sei es aufgrund einer schlechten Ernährung, wie etwa durch zu viel Zucker, der Hefen zu stark wachsen lässt (schlechte Organismen), durch den übermäßigen Einsatz von Antibiotika (auch, wenn dies schon in der Kindheit geschehen ist), die die guten Bakterien abtöten, oder durch einen Kaiserschnitt, bei dem das Neugeborene nicht allen guten Organismen im Geburtskanal ausgesetzt wurde –, ist die Wahrscheinlichkeit höher, dass Sie sich ängstlich, gestresst, deprimiert und müde fühlen.

Wodurch werden die guten Organismen im Darm verringert?

- Medikamente (Antibiotika, orale Kontrazeptiva, Protonenpumpenhemmer, Steroide, NSAIDS/nichtsteroidale Antirheumatika)
- Niedrige Spiegel an Omega-3-Fettsäuren
- Stress
- Zucker und Maissirup mit hohem Fruktosegehalt
- Künstliche Süßstoffe
- Gluten
- Allergien auf Umweltstoffe oder Nahrungsmittel
- Schlafprobleme (insbesondere bei Soldaten und Schichtarbeitern)
- Giftstoffe (antimikrobielle Chemikalien in Seifen; Pestizide; Schwermetalle)
- Darminfektionen (Helicobacter pylori, Parasiten, Candida-Pilze)
- Niedriger Vitamin-D-Gehalt
- Bestrahlung/Chemotherapie
- Übermäßige hochintensive körperliche Aktivität
- Übermäßiger Alkoholkonsum[16]

Antibiotika stoppen das Wachstum neuer Zellen im Hippocampus und beeinträchtigen das Gedächtnis. Der Hippocampus ist an der Stimmungsregulation beteiligt. Eine lang andauernde/häufige Anwendung von Antibiotika in der Kindheit kann Sie den Rest Ihres Lebens beeinflussen. Probiotika und Bewegung hingegen können die Störungen im Hippocampus beseitigen.

Schauen wir uns genauer an, wie Medikamente, insbesondere Antibiotika, die kleinen Kerlchen in Ihrem Darm beeinflussen können. Antibiotika sollen schädliche Bakterien, die Sie krank machen, abtöten, aber gleichzeitig schädigen sie auch einige der guten Bakterien in Ihrem Darm. Bei manchen Menschen kann der übermäßige Einsatz von Antibiotika die Population der guten Organismen dezimieren und das Verhältnis zugunsten der schlechten Organismen kippen.

In einer Studie aus dem Jahr 2016[17] zeigten Mäuse, denen Antibiotika verabreicht wurden, einen Rückgang der Darmbakterien. Dies verminderte die Zahl der weißen Blutkörperchen, die für die Kommunikation zwischen Darm, Gehirn und Immunsystem wichtig sind. Überraschenderweise stoppten die Antibiotika zudem das Wachstum neuer Zellen im Hippocampus und beeinträchtigten das Gedächtnis. Denken Sie daran, dass der Hippocampus auch an der Stimmungsregulierung beteiligt ist. Probiotika und Bewegung lösten die Probleme im Hippocampus wieder.

Was Sie vielleicht überrascht, ist, dass die größte Gefahr von Antibiotika nicht von denen ausgeht, die Ihnen Ihr Arzt verschrieben hat, sondern von den Lebensmitteln, die Sie essen. Schätzungsweise 70 Prozent der in den Vereinigten Staaten verwendeten Antibiotika werden an Vieh verabreicht und die Mengen dieser Medikamente in Fleisch- und Milchprodukten konventionell gezüchteter Tiere haben das Potenzial, das Gleichgewicht zwischen guten und schlechten Bakterien im Darm aus dem Gleichgewicht zu bringen. Deshalb ist es von entscheidender Bedeutung, wann immer möglich, antibiotika- und hormonfreies Fleisch zu essen. Kurz gesagt: Sie müssen sich um Ihren Darm kümmern, sonst könnte Ihr Gehirn in große Schwierigkeiten geraten.

Omega-3-Fettsäuren zur Hemmung von Entzündungen und Förderung der Gesundheit des Gehirns

Ein niedriger Spiegel der Omega-3-Fettsäuren EPA (Eicosapentaensäure) und DHA (Docosahexaensäure) in Ihrem Blut ist mit Entzündungen verbunden.[18] Es ist auch eine der wichtigsten vermeidbaren Todesursachen, so die Forscher der Harvard School of Public Health.[19] Niedrige EPA- und DHA-Spiegel stehen auch in Zusammenhang mit:

- Depression und bipolarer Störung[20]
- Suizidalen Gedanken/Verhalten[21]
- ADS/ADHS[22]
- Kognitiver Beeinträchtigung und Demenz[23]
- Fettleibigkeit[24]
- Herzerkrankungen[25]

Wussten Sie, dass die meisten Menschen einen niedrigen Gehalt an den Omega-3-Fettsäuren EPA und DHA haben? Wahrscheinlich ist das auch bei Ihnen der Fall, es sei denn, Sie essen regelmäßig fetten Fisch (der jedoch einen hohen Gehalt an Quecksilber und anderen Toxinen aufweisen kann) oder Sie nehmen die Omega-3-Fettsäuren EPA und DHA in Form eines hochwertigen Ergänzungsmittels zu sich. Im Jahr 2016 testeten wir in verschiedenen Amen Clinics die Omega-3-Fettsäure-Spiegel von 50 aufeinanderfolgenden Patienten, die kein Fischöl (die am häufigsten verwendete Quelle für EPA und DHA) einnahmen, und stellten fest, dass 49 Patienten einen suboptimalen Spiegel aufwiesen. In einer anderen Studie[26] korrelierte unser Forschungsteam die SPECT-Scans von 130 Patienten mit ihren EPA- und DHA-Spiegeln und stellte fest, dass die Patienten mit den niedrigsten Werten unter anderem im rechten Hippocampus und im *Cortex cingularis posterior* (einem der ersten Gebiete, die bei Alzheimer absterben) eine geringere Durchblutung (Hinweis Nummer eins auf künftige Hirnprobleme) aufwiesen. Bei kognitiven Untersuchungen fanden wir auch eine Korrelation zwischen niedrigem Omega-3 mit geringeren Stimmungswerten.[27]

Immer mehr wissenschaftliche Erkenntnisse weisen auf einen Zusammenhang zwischen kognitiver Funktion, psychischer Gesundheit und den Omega-3-Fettsäuren EPA und DHA hin, und die Einnahme von Fischöl, das reich an EPA und DHA ist, kann zur Linderung von Depressionssymptomen beitragen.[28] Eine Studie, die über einen Zeitraum von 20 Jahren mit 3317 Männern und Frauen durchgeführt wurde, ergab, dass die Menschen – insbesondere Frauen – mit dem höchsten Konsum von EPA und DHA im Vergleich zu den anderen seltener Depressionssymptome zeigten.[29] Einige Experten vermuten, dass diese Effekte auf die entzündungshemmenden Eigenschaften der Omega-3-Fettsäuren zurückzuführen sind.[30] Zu den zusätzlichen Vorteilen von Omega-3-EPA und -DHA für die Gesundheit des Gehirns/psychische Gesundheit gehören eine verbesserte Aufmerksamkeit bei Menschen mit ADS/ADHS,[31] verringerter Stress und ein geringeres Risiko für Psychosen.[32] Nachdem wir in den Amen Clinics einer Gruppe pensionierter Footballspieler hochkonzentrierte Fischölpräparate verordneten, waren viele von ihnen in der Lage, die Dosis ihrer Schmerzmedikamente zu verringern oder diese ganz abzusetzen.

Werfen Sie einen Blick darauf, wie der böse und der wohlwollende Herrscher Entzündungen in der gesamten Gesellschaft fördern oder diesen vorbeugen würde.

Ein geringer Fischkonsum, verarbeitete Lebensmittel und ein Leaky-Gut-Syndrom (durchlässiger Darm) können Entzündungen und Probleme der Gesundheit des Gehirns/seelischen Gesundheit verstärken.

Entzündungen	
Der böse Herrscher würde …	Der wohlwollende Herrscher würde …
1. Die Verfügbarkeit und Vermarktung von verarbeiteten Lebensmitteln, die Mais- und Sojaprodukte und raffinierte Öle (mit einem hohen Gehalt an entzündungsfördernden Omega-6-Fettsäuren) enthalten, erhöhen. 2. Chronischen Stress erhöhen, indem er die Bevölkerung dazu ermutigen würde, stundenlang am Tag hasserfüllte politische Talkshows zu sehen, in denen negative Nachrichten und Konflikte die Schlagzeilen beherrschen. 3. Entzündungen fördern, indem nur wenig nachhaltiger fetter Fisch als Nahrungsmittel angeboten wird. 4. Verstärkt Pestizide einsetzen und Felder mit potenziell gefährlichen Glyphosaten besprühen. 5. Die Bevölkerung hinters Licht führen, damit sie denkt, Alkohol sei ein gesundes Nahrungsmittel, und jedem auftragen, zwei Gläser Wein am Tag zu trinken. 6. Den Glauben fördern, dass ständig beschäftigt zu sein ein guter Ersatz für ein tieferes Gefühl eines Lebenssinns ist. 7. Die Verwendung von Zahnseide verbieten. 8. Probiotische und präbiotische Nahrungsmittel verbieten und von allem abraten, was die guten Organismen im Darm unterstützt. 9. Bei den ersten Anzeichen von Schnupfen oder Husten bei Kindern und Erwachsenen Antibiotika verordnen, die die nützlichen Darmbakterien abtöten. 10. Zuckerhaltige Lebensmittel (entzündungsfördernd) vermehrt herstellen und die Lebensmittelhersteller dazu ermutigen, versteckten Zucker in ihren Produkten zu verarbeiten, um gute Mikroorganismen im Darm auszulöschen.	1. Regelmäßig die Bevölkerung auf CRP, Homocystein und den Omega-3-Index hin untersuchen lassen. 2. Unnötige Antibiotikatherapien, Pestizide, verarbeitete Lebensmittel und Zucker einschränken. 3. Ernährungspläne fördern, die reich an biologisch angebautem buntem Gemüse und präbiotischen und probiotischen Lebensmitteln sind. 4. Zu gesunder Stressbewältigung und Ruhe raten. 5. Probiotische (lebende Bakterien der Variante, die gut für den Darm ist) oder präbiotische (Ballaststoffe, die die guten Mikroorganismen ernähren) Nutrazeutika für jedermann zugänglich machen. 6. Zu gesundem Fischkonsum (siehe seafoodwatch.org) raten und hochwertige Omega-3-Nutrazeutika verteilen. 7. In Schulen über Entzündungen sprechen, insbesondere darüber, wie wichtig Zahnseide und Zahnfleischgesundheit für das Gehirn sind.

Empfehlungen zur Verringerung Ihres Entzündungsrisikos

B SP 1. Achten Sie auf Ihre Entzündungsmarker und bitten Sie Ihren Arzt, Sie regelmäßig anhand von CRP, Homocystein und dem Omega-3-Index daraufhin zu untersuchen. Die CRP-Werte sind auch aus anderen Gründen wichtig. Überaus interessante Forschungsarbeiten weisen darauf hin, dass CRP-Werte nützlich sein könnten, um herauszufinden, welches Antidepressivum bei Menschen mit einer schweren Depression am wirksamsten sein könnte.[33]

B 2. Vermeiden Sie alles, was Entzündungen verstärken könnte, wie etwa ein Leaky-Gut-Syndrom, niedrige Omega-3-Fettsäurewerte, übermäßige Omega-6-Aufnahme und Zahnfleischerkrankungen.

3. Nehmen Sie regelmäßige Gewohnheiten an, die Entzündungen verringern.

B S
- Essen Sie Präbiotika in Nahrungsmitteln (Ballaststoffe, die die guten Mikroorganismen fördern). Dazu gehören Äpfel, Bohnen, Kohl, Flohsamen, Artischocken, Zwiebeln, Lauch, Spargel, Kürbis und Wurzelgemüse wie Süßkartoffeln, Yamswurzeln, Yambohnen, Rote Bete, Karotten und Rüben (sozialer Kreis, weil Ihre Freunde und Familie beeinflussen, was Sie essen).

B
- Nehmen Sie Probiotika entweder durch probiotische Zusätze (siehe Seite 158) oder fermentierte Lebensmittel zu sich, die lebende Bakterien enthalten: Kefir, Kombucha und ungesüßter Joghurt (Ziegen- oder Kokosnussjoghurt); Kimchi, eingelegtes Obst und Gemüse sowie Sauerkraut.

B
- Seien Sie vorsichtig bei der Einnahme von Antibiotika. Wenn Sie in der Vergangenheit bereits mehrfach Antibiotika eingenommen haben, dann sind Probiotika und eine gesunde Ernährung für die Erhaltung der Gesundheit des Gehirns unerlässlich.

B
- Reduzieren Sie Homocystein. B-Vitamine – insbesondere B_6, B_{12} und Folsäure – reduzieren hohe Homocysteinspiegel. Sie unterstützen außerdem die Gesundheit des Gehirns und können das Ausmaß der Hirnschrumpfung um bis zu 90 Prozent reduzieren.[34]

B
- Achten Sie auf Ihr Zahnfleisch. Das ist wirklich eine einfache Maßnahme. Vermeiden Sie Parodontitis (Zahnfleischentzündung), da diese ein Risikofaktor für Depressionen und Demenz sein kann,[35] indem Sie Ihre Zähne zweimal täglich putzen, täglich Zahnseide anwenden und sich regelmäßig die Zähne beim Zahnarzt reinigen lassen.

B S

4. Nehmen Sie Nutrazeutika ein, die Entzündungen senken (sozialer Kreis, denn Ihre Freunde und Familie beeinflussen, was Sie essen). Ich treffe nur selten Patienten, die ihre Entzündungswerte nicht senken müssen. Das ist für fast jeden ein Risikofaktor. Die folgenden Nahrungsergänzungsmittel helfen Ihnen, Entzündungen in den Griff zu bekommen und Ihr Mikrobiom wieder aufzubauen:

- Probiotika: Es hat sich in klinischen Studien gezeigt, dass Probiotika Homocystein und Entzündungen verringern.[36] Es wurde festgestellt, dass sie noch wirksamer sind, wenn sie zusammen mit Präbiotika verabreicht werden.[37] Präbiotika unterstützen und fördern das Wachstum von Probiotika. Achten Sie auf Produkte, die sowohl Lactobacillus- als auch Bifidobacterium-Stämme enthalten. Die Anzahl der Probiotika in einem Ergänzungsmittel ist weniger wichtig als die Qualität der Stämme.
  Empfohlene Dosis: Das von mir oft empfohlene Probiotikum hat sich bei drei Milliarden lebenden Organismen pro Tag als wirksam erwiesen.
- Folat, Vitamin B_6, Vitamin B_{12} und Betain: Ich empfehle meinen Patienten mit hohen Homocysteinwerten die Einnahme dieser Ergänzungsmittel.
  Empfohlene Dosis Folat: 800 Mikrogramm pro Tag als Methylfolat, denn dies ist die aktivste natürliche Form für den Körper, im Gegensatz zu Folsäure, die synthetisch hergestellt wird.
  Empfohlene Dosis Vitamin B_6: 20 Milligramm pro Tag als Pyridoxinhydrochlorid oder als Pyridoxal-5-Phosphat (beide werden gut absorbiert und verwertet)
  Empfohlene Dosis Vitamin B_{12}: 500 Mikrogramm pro Tag als Methylcobalamin; Hydroxocobalamin ist ebenfalls unbedenklich. Beides ist Cyanocobalamin vorzuziehen, einer weitverbreiteten Form, die potenziell toxisches Cyanid enthält.
- Betain (Trimethylglycin)
  Empfohlene Dosis: 1000–3000 Milligramm pro Tag; Betain ist natürlich in unseren Zellen vorhanden und sehr nützlich als zusätzliche Methylsubstanz.
- Kurkumin: Dies ist ein Sammelname für die drei aktiven »Kurkuminoide« aus der Kurkumawurzel (verwendet bei der Herstellung von Currys), die eine starke entzündungshemmende Wirkung haben. Mehr als 7000 veröffentlichte Artikel haben die Vorteile von Kurkumin aufgezeigt, darunter starke entzündungshemmende Eigenschaften sowie antioxidative, blutzuckerregulierende und krebsbekämpfende Aktivitäten.[38] Seien Sie sich jedoch bewusst, dass Kurkuminoide sehr schlecht absorbiert werden, wenn sie allein eingenommen werden. Achten Sie auf Präparate, die besser absorbierbar sind, wie das von Longvida, das nachweislich eine hohe Absorption aufweist.

Empfohlene Dosis: Ich empfehle 500–2000 Milligramm pro Tag eines hoch bioverfügbaren Kurkumin-Supplements.

- Omega-3: Die Omega-3-Fettsäuren EPA und DHA können Entzündungen,[39] Angstzustände[40] und Depressionen reduzieren,[41] erhöhen die Durchblutung;[42] verbessern die Stimmung,[43] das Arbeitsgedächtnis[44] und die sogenannten exekutiven Hirnfunktionen[45] und verlangsamen Hirnatrophie.[46] Ihr Körper ist nur sehr begrenzt in der Lage, EPA und DHA selbst herzustellen, was bedeutet, dass Sie den größten Teil Ihrer Versorgung aus Nahrungsmitteln oder Nahrungsergänzungsmitteln beziehen müssen. Pflanzen stellen eine Art Omega-3-Fettsäure namens Alpha-Linolensäure (ALA) her, die Ihr Körper in EPA und DHA umwandeln kann, aber sie ist nicht sehr effizient. Die beste Nahrungsquelle für EPA und DHA ist Kaltwasserfisch, darunter Lachs, Sardinen, Forelle, Thunfisch, Makrele, Hering und Heilbutt. Es ist jedoch wichtig, Fischarten zu wählen, die nicht mit Quecksilber, PCB oder Dioxinen belastet sind. Entscheiden Sie sich für Wild- statt Zuchtfisch und tun Sie Ihr Bestes, um sicherzustellen, dass er frei von toxischen Verunreinigungen ist. Der sicherste und effizienteste Weg, Ihren Omega-3-Index zu erhöhen, ist die Einnahme von hochkonzentrierten, hochwertigen Fischölpräparaten, die mindestens 1000 Milligramm EPA und DHA täglich liefern.

<table>
<tr><th colspan="2">Entzündungen</th></tr>
<tr><td>Maßnahmen, die psychische Krankheiten verursachen können … und die zum Leid meiner Nichten Alizé und Amelie geführt haben</td><td>Maßnahmen zur erfolgreichen Behandlung psychischer Krankheiten … und die auch meine Nichten Alizé und Amelie gesund erhalten</td></tr>
<tr><td>1. Kümmern Sie sich nicht um Entzündungen.
2. Gewöhnen Sie sich Dinge an, die Entzündungen fördern.
• Essen Sie vorverarbeitete Lebensmittel und solche, die voller Transfettsäuren sind.
• Wählen Sie Produkte, die mit Pestiziden behandelt wurden.
• Entscheiden Sie sich für Fleisch, Eier und andere Nahrungsmittel, die von Tieren stammen, die mit Hormonen und Antibiotika behandelt wurden.
• Essen Sie zu jeder Mahlzeit Zucker oder künstliche Süßstoffe.
• Trinken Sie zwei oder mehr Gläser Alkohol pro Tag.
• Lassen Sie Ihre Tage von Stress beherrschen.
• Vernachlässigen Sie Ihre Zahngesundheit und nutzen Sie Zahnseide nur selten oder gar nicht.
• Überprüfen Sie niemals Ihre CRP-, Homocystein- oder Omega-3-Index-Werte.
3. Vermeiden Sie die Strategien, die Entzündungen in Schach halten.</td><td>1. Kümmern Sie sich um Entzündungen.
2. Vermeiden Sie alles, was Entzündung fördert.
3. Gewöhnen Sie sich regelmäßige gesunde Verhaltensweisen an, die die Entzündungsreaktionen im Körperinneren klein halten.
• Vermeiden Sie verarbeitete Lebensmittel und Transfette.
• Wählen Sie Produkte aus biologisch-dynamischer Herstellung.
• Essen Sie Nahrungsmittel, die frei von Hormonen und Antibiotika sind.
• Schränken Sie Zucker und künstliche Süßstoffe in Ihrer Ernährung ein.
• Schränken Sie Ihren Alkoholkonsum ein.
• Lernen Sie Strategien zum Stressmanagement.
• Verwenden Sie täglich Zahnseide und gehen Sie zur regelmäßigen Kontrolle zum Zahnarzt.
• Bitten Sie Ihren Arzt, Ihre CRP-, Homocystein- und Omega-3-Index-Werte zu überprüfen.
• Nehmen Sie Vitamine und Nahrungsergänzungsmittel, die entzündungshemmende Eigenschaften haben.</td></tr>
</table>

Suchen Sie sich eine kleine Bright-Minds-Gewohnheit gegen Entzündungen aus, die Sie noch heute umsetzen können.

1. Wenn ich meine Zähne vor dem Schlafengehen geputzt habe, benutze ich Zahnseide.
2. Beim Mittag- oder Abendessen werde ich mehr grünes Blattgemüse auf meinen Teller legen.
3. Wenn ich zur jährlichen Kontrolluntersuchung zum Arzt gehe, werde ich darum bitten, meine CRP-, Homocystein- und Omega-3-Index-Werte überprüfen zu lassen.
4. Wenn ich Lebensmittel einkaufe, achte ich darauf, verarbeitete Lebensmittel zu vermeiden.
5. Beim Essen werde ich Omega-6-reiche Lebensmittel (Mais, Soja, raffinierte Öle und verarbeitete Lebensmittel) einschränken.
6. Bei der Essensplanung werde ich mehr Omega-3-reiche Lebensmittel (Fisch, Avocados, Walnüsse) einplanen.
7. Ich werde täglich Omega-3-Ergänzungsmittel einnehmen, die zudem die Vitamine B_6 und B_{12} sowie Methylfolat enthalten.
8. Wenn ich meinen Einkauf plane, setze ich präbiotische Lebensmittel ganz oben auf die Liste, damit ich sie nicht vergesse.
9. Zum Frühstück werde ich probiotische Lebensmittel und/oder Nahrungsergänzungsmittel essen.

KAPITEL 8

GENETIK

NICHT ALLEIN DIE GENE BESTIMMEN IHR SCHICKSAL, SIE HABEN SELBST EINFLUSS DARAUF

Die individuelle Natur einer einzelnen Zelle kann mit der eines Manuskripts verglichen werden. Jede Zelle erbt den gleichen ersten Entwurf. Mit der Zeit werden Wörter herausgestrichen und andere hinzugefügt; einige Gene werden zum Schweigen gebracht, andere aktiviert. Verschiedene Eigenschaften oder Phrasen werden betont; und so entsteht schließlich ein einzigartiger Roman aus einem Standarddrehbuch. Der Mensch leitet seine Individualität aus dem Epigenom ab, das durch zufällige Ereignisse wie Verletzungen, Gerüche, Infektionen oder Verliebtsein beeinflusst wird.

Siddhartha Mukherjee, Das Gen: Eine sehr persönliche Geschichte

Emmy

Unsere neunjährige Enkelin Emmy litt bereits im Alter von nur fünf Monaten an starken epileptischen Anfällen. An einem einzigen Tag hatte sie 160 Anfälle. Ich hielt gerade eine Vorlesung in Boston, als meine Tochter mir Videos von den Anfällen schickte, auf denen es so aussah, als würde Emmy einen Stromschlag bekommen. Bei Emmy wurde ein bei Kindern auftretendes Krampfleiden diagnostiziert (später stellte sich heraus, dass diese durch eine sehr seltene genetische Störung, das Koolen-de-Vries-Syndrom, verursacht werden), das mit epileptischen Anfällen, Herzkrankheiten und Entwicklungsverzögerungen einhergeht. Der Neurologe überbrachte uns die düstere Nachricht, dass Emmy vielleicht nie lernen würde zu gehen und eine 30-prozentige Wahrscheinlichkeit bestehe, dass sie ihr drittes Lebensjahr nicht erleben würde. Er wollte ihr ein Medikament verabreichen, das 26 000 Dollar pro Dosis kostete und schwere Nebenwirkungen hatte, darunter praktisch die Beseitigung der Funktionen ihres Immunsystems.

Ich fragte, was er davon halte, erst einmal eine ketogene Diät auszuprobieren, die sich für viele Kinder mit Anfallsleiden als hilfreich erwiesen hatte. Der Arzt lachte mich aus und sagte mir, es gäbe keine wissenschaftliche Grundlage für die Anwendung einer derartigen Ernährungsumstellung. Meine Frau Tana sagte mir später, dass sie wusste, dass die Beziehung nichts mehr werden würde, als ich den Arzt fragte, ob er nicht lesen könne. »Sie wollen mich wohl auf den Arm nehmen«, sagte ich. »Es gibt mehr als 75 Studien, die zeigen, dass sie die Anfallshäufigkeit bei Kindern verringert, wobei einige Kinder ganz anfallsfrei werden. Die Studien wurden an einem kleinen Ort in Baltimore namens Johns Hopkins durchgeführt. Haben Sie schon mal von Johns Hopkins gehört?« Die Johns Hopkins University ist die Spitzenuniversität für Medizin in den Staaten, natürlich kennt jeder Arzt sie. Ich war frustriert.

Der Arzt sagte, wenn wir die ketogene Diät ausprobieren wollten, würde er Emmy nicht weiter behandeln. »Sie sind sowieso gefeuert«, antwortete ich. »Wie sind Sie durch das Medizinstudium gekommen, ohne zu lernen, was eine informierte Einwilligung des Patienten ist? Sie sollen uns vernünftige Optionen geben und wir entscheiden dann, was wir damit machen, wissen Sie noch?«

Dann rief ich die Klinik für ketogene Ernährung der Oregon Health & Science University an und sprach mit ihrem Leiter, der uns sagte, dass die Diät eine Option für Emmy sei. Innerhalb von drei Monaten nach der Ernährungsumstellung ließen ihre Anfälle nach und im Alter von drei Jahren ging Emmy zur Vorschule – und zwar auf ihren eigenen zwei Beinen.[1] Durch Emmy und viele Kinder wie sie erfuhr ich, dass Gene zwar das Risiko für Probleme mit der Gesundheit des Gehirns/psychischen Erkrankungen erhöhen können, diese aber oft durch intelligente, gezielte Interventionen verändert werden können.

Obwohl Gene Ihr Risiko für Probleme mit der Gesundheit des Gehirns/psychischen Gesundheit erhöhen können, lassen sie sich oft durch intelligente, gezielte Interventionen modifizieren.

Wenn eines Ihrer Familienmitglieder Probleme mit der Gesundheit des Gehirns/psychischen Gesundheit hat, wie etwa Angststörungen, Zwangsstörungen, Depressionen, bipolare Störungen, Schizophrenie, Sucht, Aufmerksamkeitsdefizit-/Aufmerksamkeitsdefizit-Hyperaktivitätsstörung (ADS/ADHS), Alzheimer oder Parkinson, haben Sie ein höheres Risiko, auch daran zu erkranken. Studien an eineiigen Zwillingen und innerhalb von Familien haben gezeigt, dass viele Probleme der Gesundheit des Gehirns/psychischen Gesundheit eine genetische Ursache haben, also erblich sind.

	Eineiige Zwillinge	Geschwister	Allgemeinbevölkerung
Autismus	69 %	6 %	0,6 %
Schizophrenie	50 %	9 %	0,9 %
Bipolare Störung	40 %	5 %	1 %
Depression	44 %	20 %	6 %
Angststörung	40 %	25 %	6 %
ADHS	66 %	36 %	5–15 %

Familiäres Risiko einer psychiatrischen Erkrankung[2]

Doch ein genetisches Risiko zu haben, ist kein Todesurteil; es sollte ein Weckruf für Sie sein, damit Sie Ihre Schwachstellen erkennen und sich dann ernsthaft um Ihr Gehirn kümmern können. Wie Sie in der Tabelle oben sehen können, ist es genauso wahrscheinlich, dass eineiige Zwillinge, die ja über identische Gene verfügen, nicht die gleichen Krankheiten entwickeln, wenn es zum Beispiel um Schizophrenie, bipolare Störungen, Depressionen und Angststörungen geht. Die Gene laden die Waffe; Ihr Verhalten und Faktoren aus Ihrer Umwelt drücken den Abzug.

Ihre Gene laden die Waffe; Ihr Verhalten und Faktoren aus Ihrer Umwelt drücken den Abzug.

Lincolns Vermächtnis

Der Stammbaum von Abraham Lincoln ist voll von Problemen der Gesundheit des Gehirns/psychischen Gesundheit. Seine Mutter, Nancy Lincoln, wurde als »oft traurig« beschrieben, und sein Vater erlebte oft Zeiten, in denen er einfach allein sein wollte. Sein Großonkel väterlicherseits erzählte vor Gericht, er habe einen »gestörten Geist«. Sein Onkel Mordecai Lincoln hatte starke Stimmungsschwankungen gehabt, die durch heftiges Trinken noch verstärkt wurden. Mordecais drei Söhne kämpften allesamt mit Depressionen, und einer von ihnen schwankte zwischen Depression und Manie. Ein direkter Cousin von Abraham Lincoln hatte eine Tochter, Mary Jane Lincoln, die in das Illinois State Hospital for the Insane eingewiesen wurde, eine Psychiatrie. Ihr wurde der Prozess gemacht und die Geschworenen kamen zu dem Schluss: »Die Krankheit ist erblich bedingt«, was bedeutet, dass die psychische Krankheit in ihrer Familie vorkam.[3] Es ist bekannt, dass Abraham Lincoln an depressiven Episoden litt und sogar Selbstmordgedanken äußerte. Doch gleichzeitig war er in vielerlei Hinsicht der Inbegriff psychischer Gesundheit und konnte die Vereinigten Staaten in ihren dunkelsten Tagen zusammenhalten. Seine Gene waren nicht sein Schicksal.

Genetik und die vier Kreise

Sie denken vielleicht, dass Genetik pure Biologie ist, aber sie kann sich auf alle vier Kreise auswirken und ebenso können alle vier Kreise Ihre Gene beeinflussen, ebenso wie die Ihrer Kinder, Enkel und darüber hinaus – genauso wie bei meinen Nichten Alizé und Amelie, die aufgrund ihrer Familiengeschichte gefährdet waren.

Biologisch: Der Mensch besteht aus 23 Chromosomenpaaren – jeweils ein Satz von jedem Elternteil –, die sich als DNA in den Zellkernen seiner Zellen befinden. Alle Menschen teilen zu 99,99 Prozent denselben genetischen Code mit anderen Menschen (so viel zum Thema »Wir sind alle etwas Besonderes«). Unser Erbgut gleicht auch zu etwa 98 Prozent den Genen von Schimpansen, zu etwa 60 Prozent den Genen von Bananen und zu etwa 33 Prozent denen von Hefepilzen. Ein Gen ist ein sehr kleiner Teil eines Chromosoms, der für die Herstellung verschiedener Proteine codiert, aus denen wiederum Ihre Zellen und letztlich Sie selbst bestehen. Ein glücklicher Mensch hat genau die richtige Anzahl von Chromosomen und Genen. Wenn die Anzahl der Chromosomen falsch ist, wenn es zusätzliche oder defekte Gene gibt oder wenn es bestimmte Genvarianten gibt, werden Sie anfälliger für Probleme. In meiner Familie gibt es zum Beispiel Herzkrankheiten und Fettleibigkeit, aber ich habe beides nicht, weil ich Verhaltensweisen vermeide, die diese Probleme wahrscheinlicher machen.

P **Psychologisch:** Zu viele Menschen hängen der falschen Vorstellung an, dass sie aufgrund ihrer genetischen Familiengeschichte zu Diabetes, Fettleibigkeit, Bluthochdruck, bipolarer Störung, Depression oder Alzheimer regelrecht verurteilt sind. Dies führt dazu, dass sie aufgeben und schlechte Gewohnheiten entwickeln, die diese Krankheiten tatsächlich wahrscheinlich machen.

S **Sozial:** Viele Menschen übernehmen ungesunde Verhaltensweisen ihrer Familienmitglieder, was ihr Risiko erhöht, an den Krankheiten von Gehirn/Psyche zu leiden, für die sie eine genetische Veranlagung haben.

SP **Spirituell:** Wenn bei Ihnen das Gefühl eines Lebenssinns nur schwach ausgeprägt ist, sind Sie wahrscheinlich weniger überzeugt davon, diese genetischen Schwachstellen in den Begriff bekommen zu sollen.

Wie psychische Probleme in Ihrer Familie Sie anfälliger für Schwierigkeiten machen

B 1. Sie haben eine genetische Veranlagung.

B P 2. Es ist wahrscheinlicher, dass Sie aufgrund der psychiatrischen Herausforderungen in Ihrer Familie dauerhaften Stress erfahren haben. Zum Beispiel sind Kinder, die mit Stress oder Missbrauch durch Eltern oder Verwandte aufwachsen, signifikant häufiger von dauerhaften Angstzuständen oder Depressionen betroffen.

B 3. Der Stress der Krankheiten früherer Generationen hat Ihre Gene so verändert, dass Sie anfälliger für Probleme wurden. Stress, schlechte Ernährung, Umweltgifte und pränatale Ernährung in früheren Generationen haben ihre Gene dahingehend verändert (Epigenetik), dass sie mit größerer Wahrscheinlichkeit Probleme verursachen.

S 4. Wenn Ihre Familienmitglieder versuchen, sich mit ungesunden Verhaltensweisen selbst zu therapieren, werden Sie wahrscheinlich die gleichen Verhaltensweisen annehmen, was Ihr Risiko für Probleme mit der Gesundheit des Gehirns/psychischen Gesundheit noch weiter erhöht.

SP 5. Wenn Ihre Familie sich nicht genug um die eigene Gesundheit oder um Ihr Wohlbefinden kümmert, um ihre negativen Verhaltensweisen zu ändern, kann es für Sie schwieriger sein zu lernen, sich selbst genug zu lieben, um einen gesünderen Lebensstil anzunehmen.

Je mehr von diesen Faktoren bei Ihnen vorliegen, desto höher ist Ihr Risiko. Betrachten Sie es so: Als meine Töchter Breanne, Kaitlyn und Chloe und meine Enkelinnen Emmy und Haven geboren wurden, wurden sie mit allen Eizellen in ihren Eierstöcken geboren, die sie jemals haben werden. Sie alle wurden von den Gewohnheiten ihrer Mutter und meinen Gewohnheiten beeinflusst. Im Gegenzug werden ihre eigenen Gewohnheiten bestimmte Gene an- oder abschalten, die bei ihnen und später bei ihren Babys und Enkelkindern Krankheiten mehr oder weniger wahrscheinlich machen. In ähnlicher Weise wurden meine Nichten Alizé und Amelie mit Genen geboren, die von den Gewohnheiten ihrer Eltern und Großeltern beeinflusst waren. Um psychologische Erkrankungen bei Alizé und Amelie und ihren zukünftigen Kindern und Enkelkindern zu beenden, müssen sie sich auf die Gesundheit des Gehirns konzentrieren und versuchen, alle jene Gene auszuschalten, die ihre Anfälligkeit für psychiatrische Probleme erhöht haben.

Ihre Gene sind kein Todesurteil; sie sollten vielmehr ein Weckruf für Sie sein, damit Sie Ihre Risiken kennenlernen und hart daran arbeiten, dass sie bei Ihnen nicht zu Problemen führen.

Ihre Ängste können aus einer Zeit vor Ihrer Geburt stammen

In faszinierenden, aber beunruhigenden Forschungsstudien hat sich gezeigt, dass Angst über Generationen weitergegeben wird. Vielleicht haben Sie vor etwas Angst und haben absolut keine Ahnung, warum. Die Forscher Brian Dias und Kerry Ressler von der Emory University riefen in Mäusen Angst vor einem Kirschblütenduft hervor, indem sie ihnen Elektroschocks verabreichten, wenn der Geruch in der Luft lag.[4] In wissenschaftlichen Kreisen wird dies als klassische Angstkonditionierung bezeichnet, und das Ergebnis war nicht wirklich überraschend. Erstaunlich war jedoch die Tatsache, dass die Nachkommen der Nagetiere und sogar die nachfolgende Generation ebenfalls Angst vor dem Duft von Kirschblüten hatten, obwohl sie den Schocks selbst nie ausgesetzt gewesen waren. Die Angst wurde tatsächlich epigenetisch übertragen.

Die Auswirkungen dieser Forschungsergebnisse sind weitreichend. Emotionen wie Angst, Furcht und vielleicht sogar Hass können einen uralten Ursprung haben. Wenn Sie sich vor etwas fürchten und keine Ahnung haben, warum, gehen Sie in Ihrem Stammbaum zurück und suchen Sie nach Hinweisen, dass die Angst vielleicht gar nichts mit Ihrer persönlichen Erfahrung zu tun hat. Stress in früheren Generationen wurde auch mit Depressionen, antisozialen Verhaltensweisen und Gedächtnisstörungen in Verbindung gebracht. Glücklicherweise scheint es so zu sein, dass Stress bei Ihren Vorfahren Auswirkungen in beide Richtungen haben kann; eine andere Studie legt nahe, dass Stress der älteren Generation bei Tieren helfen kann, besser mit Stress umzugehen.[5]

Genetische Risiken für Probleme mit der Gesundheit des Gehirns

- Familiengeschichte neurologischer Erkrankungen
- Familiengeschichte psychiatrischer Erkrankungen, einschließlich Suchterkrankungen
- Die Gesundheit trotz dieser Familiengeschichte nicht ernst zu nehmen
- Epigenetische Faktoren wie schlechte Ernährung, Umweltgifte, ungelöstes emotionales Trauma und so weiter

Es überrascht also kaum, dass auch ein böser oder gütiger Herrscher unsere genetische Ausstattung beeinflussen könnte, um uns zu helfen oder uns zu beherrschen.

Genetik	
Der böse Herrscher würde ...	Der wohlwollende Herrscher würde ...
1. Den Menschen, bei denen psychische Erkrankungen in der Familie liegen, sagen, dass sie sich nicht um ihre Gesundheit kümmern sollen, weil sie sowieso nichts dagegen tun können. 2. »Lassen Sie es sich gut gehen, solange Sie können« zum Slogan der öffentlichen Gesundheit der Nation machen. 3. Den Betroffenen sagen, dass es keinen Sinn hat, sich mit ihrer emotionalen Last zu befassen, da sich das Thema nach ihrem eigenen Tod sowieso erledigt hat.	1. Die Bevölkerung darüber informieren, dass Gene nicht alles sind, und von der fehlgeleiteten Eugenikbewegung des 19. und 20. Jahrhunderts lernen. 2. Die Bevölkerung über ihre genetischen Risiken und Veranlagungen aufklären, indem er Familien dazu aufmuntert, die eigene Familiengeschichte mit allen Details zu besprechen und sich so bald wie möglich ernsthaft um Präventivmaßnahmen zu bemühen. 3. Die Menschen dazu ermutigen, sich ernsthaft mit gesunden Bright-Minds-Lebensgewohnheiten auseinanderzusetzen, und öffentliche Dienstleistungsprogramme entwickeln, um die Menschen über das Thema Epigenetik zu informieren. 4. Die Menschen daran erinnern, dass es bei ihrem Verhalten nicht nur um sie selbst geht, sondern auch um die Generationen nach ihnen.

Einige Leitprinzipien der Genetik

1. Gene verursachen keine Krankheiten. Sie stellen Eiweiße (Proteine) her, die spezielle Funktionen haben. Der Translationsprozess vom Gen zum funktionellen Protein wird durch andere Gene und durch die Verfügbarkeit von Nährstoffen aus der Nahrung kontrolliert und reguliert.

2. Nur wenige Erkrankungen werden durch die Fehlfunktion eines einzelnen Gens verursacht.

3. Sehr selten wird eine Störung der Gesundheit des Gehirns/psychischen Gesundheit durch ein einzelnes Gen verursacht. Häufiger sind mehrere Gene beteiligt.

4. Auch wenn wir mit allen Genen geboren werden, die wir jemals haben werden, wird ihre Ausprägung von allen vier Kreisen (biologisch, psychologisch, sozial und spirituell) und den Bright-Minds-Risikofaktoren beeinflusst. Diesen Prozess nennt man Epigenetik. Es sind selten Ihre Gene allein, die Probleme verursachen. Umweltfaktoren und Ernährung wirken immer zusammen und machen uns zu dem, der wir sind, und beeinflussen, wie wir uns fühlen.

5. Kleine genetische Anomalien treten bei Menschen mit Autismus, Schizophrenie, bipolarer Störung und Nikotinabhängigkeit häufiger auf als bei gesunden Menschen.[6]

6. Genetische Untersuchungen befinden sich noch in der Anfangsphase, werden aber wahrscheinlich eine wichtige Rolle in der Zukunft der Gesundheit des Gehirns/psychischen Gesundheit spielen. Im Moment können Gentests noch keine Diagnose im Hinblick auf die Gesundheit des Gehirns/psychische Gesundheit liefern, aber sie können Hinweise auf Schwachstellen geben, die Medikamente oder Nahrungsergänzungsmittel kitten können. Außerdem kann so besser bewertet werden, wie Ihr Körper bestimmte Medikamente verstoffwechselt. Wenn Sie beispielsweise asiatischer Abstammung sind und Ihr Arzt den Stimmungsaufheller Carbamazepin (Tegretol) in Erwägung zieht, sollte der genetische Marker HLA-B*1502 getestet werden. Denn wenn dieser Marker nachweisbar ist, erhöht sich das Risiko für schwere Nebenwirkungen erheblich.[7]

7. Gentests würden den Rahmen dieses Buchs sprengen, aber ich möchte Ihnen einen Eindruck von einigen der Gene vermitteln, von denen die Forscher glauben, dass sie eine praktische Anwendung auf die Gesundheit des Gehirns haben könnten. Unter den Wissenschaftlern gibt es über diese Ergebnisse keinen Konsens; diese Hypothesen sind also mit Vorsicht zu interpretieren.

Etwas Terminologie kann helfen:

- Jede Person hat zwei Kopien von jedem Gen, eine von der Mutter und eine vom Vater.
- Der Genotyp ist die Gesamtheit der Gene, über die eine Person verfügt.
- Eine nicht-ideale Variante enthält eine oder zwei Kopien von veränderten Genen, auch Allele genannt. Allele sind die Varianten eines bestimmten Gens.
- Die unten aufgeführten genetischen Marker sind schlicht Marker der genetischen Veranlagung. Ernährungs-, Umwelt- und epigenetische Faktoren verändern oft den Einfluss dieser Marker auf die Gesundheit einer Person. Einen positiven Marker zu haben, bedeutet aber nicht notwendigerweise, dass irgendetwas (etwa eine Therapie) getan werden müsste.

B SP

1. Beachten Sie Ihre Gene und bringen Sie in Erfahrung, wo bei Ihnen wunde Punkte liegen. Wenn Sie genetische Risikofaktoren oder eine Familiengeschichte mit Problemen der Gesundheit des Gehirns/psychischen Gesundheit haben, lassen Sie sich frühzeitig auf die oben aufgeführten Gene hin untersuchen. Genomind (genomind.com) und GeneSight (genesight.com) sind zwei Unternehmen, mit denen unsere Ärzte an den Amen Clinics zusammenarbeiten. Fragebogen zum Screening auf Probleme mit der Gesundheit des Gehirns/psychischen Gesundheit, kognitive Tests und möglicherweise SPECT-Bildgebung des Gehirns können hilfreich sein.

B S

2. Vermeiden Sie alle Risikofaktoren, die eine Krankheit beschleunigen könnten, für die Sie eine genetische Veranlagung haben (sozialer Kreis, wenn Sie diese Aktivitäten mit Freunden durchführen). Hier ist ein Beispiel: Jedes Kind, das einen Kontaktsport mit erhöhtem Risiko für Gehirnerschütterungen ausüben möchte (Football, Fußball, Hockey, Reiten und so weiter), sollte auf das ApoE-e4-Gen untersucht werden. Sein Vorhandensein erhöht das Risiko eines kognitiven Abbaus und einer Demenz im späteren Leben um das Zehnfache![8] Wenn sie über das ApoE-e4-Gen verfügen, sollten sie kontaktfreie Sportarten wie Golf, Tennis, Tischtennis, Langlauf, Leichtathletik und Tanz bevorzugen.

B P S SP

3. Gewöhnen Sie sich regelmäßige gesunde Verhaltensweisen an, um die Expression (sozusagen die Aktivität) von problemfördernden Genen zu verringern. Nehmen Sie die Prävention so bald wie möglich ernst und nehmen Sie alle elf Bright-Minds-Risikofaktoren in Angriff. Wenn Sie in Ihrer Familie Probleme mit der Gesundheit des Gehirns/geistigen Gesundheit haben, sollten Sie besonders auf ein gesundes Gehirn achten. Das könnte für Sie und Ihre Familie einen großen Unterschied machen. Studien haben gezeigt, dass Menschen mit einem oder zwei der ApoE-e4-Gene ein geringeres Demenzrisiko haben, wenn

sie ein höheres Bildungsniveau haben und an sicheren Aktivitäten wie Sport oder Hobbys teilnehmen, die neu zu Lernendes beinhalten.[9] Sie schnitten auch besser ab, wenn ihre Durchblutung und ihre Risikofaktoren in Bezug auf die Blutgefäße, wie Bluthochdruck, Rauchen oder Herzprobleme, niedrig waren.

B 4. Nehmen Sie Nutrazeutika ein, die bei möglichen genetischen Variationen, die eventuell vorliegen, nützlich sind. Beachten Sie die Tabelle in Anhang B und arbeiten Sie mit einem ganzheitlich therapierenden Arzt zusammen, um Ihre Risiken genauer zu identifizieren.

Können Sie sich vorstellen, in elf Jahren ein besseres Gehirn zu haben als heute?

Eine meiner absoluten Lieblingsgeschichten betrifft meine Freundin Leeza Gibbons. Leeza ist seit Jahrzehnten eine Fernsehpersönlichkeit, die 16 Jahre lang als Korrespondentin und Co-Moderatorin der US-Show *Entertainment Tonight* aufgetreten ist und dann tagsüber ihre eigene Talkshow moderiert hat, in der wir uns kennengelernt haben. Ihre Großmutter und ihre Mutter hatten beide vor ihrem Tod an der Alzheimerkrankheit gelitten und sie hatte Angst, dass sie auch daran erkranken würde.

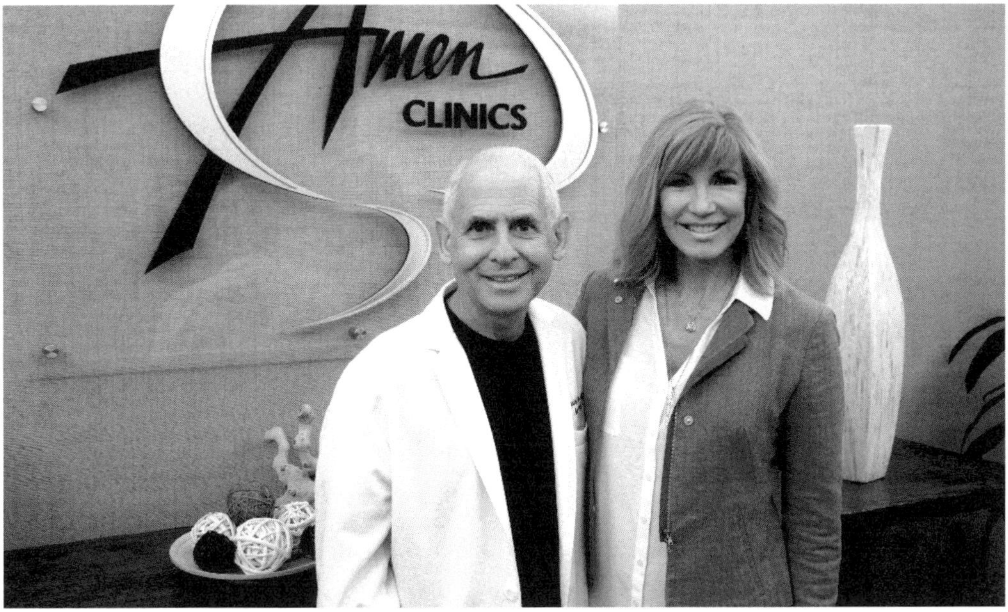

Leeza und Dr. Amen

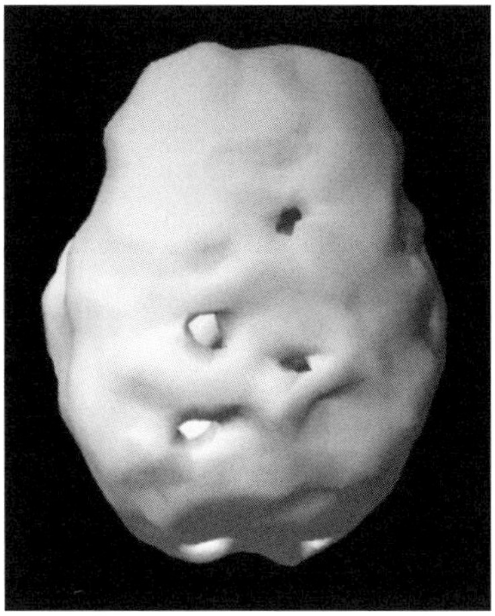

Leezas SPECT-Scan mit 51
Geringer Blutfluss in alzheimer-gefährdeten Gebieten des Gehirns

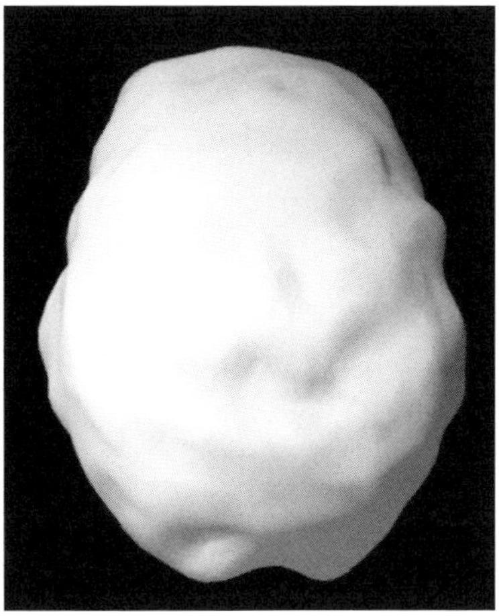

Mit 62 Jahren
Insgesamt verbessert

Während einer stressigen Zeit kam sie mit 51 Jahren in eine unserer Kliniken und ihr Scan sah nicht gesund aus, was angesichts ihrer Familiengeschichte sehr besorgniserregend war. Aber Leeza ließ sich durch die Nachricht nicht deprimieren, sondern das Ergebnis motivierte sie vielmehr dazu, die in diesem Buch beschriebenen Strategien zur Verbesserung ihres Gehirns umzusetzen.

Als ich elf Jahre später erneut einen Scan bei ihr durchführte, hatte sich der Zustand ihres Gehirns auf bemerkenswerte Weise verbessert. Das Gehirn ist kein unveränderliches Organ; es ist immer Spielraum für Verbesserungen vorhanden – sogar elf Jahre später.

Genetik	
Maßnahmen, die psychische Krankheiten verursachen können … und die zum Leid meiner Nichten Alizé und Amelie geführt haben	Maßnahmen zur erfolgreichen Behandlung psychischer Krankheiten … und die auch meine Nichten Alizé und Amelie gesund erhalten
1. Glauben Sie daran, dass Ihre Gene Ihr Schicksal sind und Sie nichts dagegen tun können. 2. Nehmen Sie Gewohnheiten an, die genetisch bedingte Anfälligkeiten noch unterstreichen. • Übernehmen Sie die schlechten Essgewohnheiten Ihrer Familie. • Führen Sie eine »Selbsttherapie« mit Substanzen wie Alkohol, Zigaretten und Zucker durch. • Ignorieren Sie Techniken zur Stressbewältigung. • Beschäftigen Sie sich nicht mit dem emotionalen Trauma, das das Zusammenleben mit psychisch kranken Familienmitgliedern mit sich bringt. • Versuchen Sie nicht zu verstehen, wie Ihre Genetik Sie anfälliger für Probleme mit der Gesundheit des Gehirns/psychischen Gesundheit machen kann. • Überzeugen Sie sich davon, dass Ihr Verhalten niemanden außer Ihnen selbst betrifft. 3. Vermeiden Sie Strategien, die genetische Verwundbarkeiten in Schach halten können.	1. Glauben Sie daran, dass Ihr Verhalten die Gene, die Ihre Anfälligkeit für Probleme mit der Gesundheit des Gehirns/psychischen Gesundheit erhöhen, unterstützen oder in Schach halten kann. 2. Vermeiden Sie alles, was die genetische Verwundbarkeit noch unterstützt. 3. Eignen Sie sich regelmäßige, gesunde Gewohnheiten an, die genetische Anfälligkeiten im Zaum halten. • Beachten Sie die Bright-Minds-Ernährungshinweise. • Achten Sie auf alle Ihre Bright-Minds-Risikofaktoren, um mit möglichen Schwierigkeiten im Rahmen der Gesundheit des Gehirns/psychischen Gesundheit besser umzugehen. • Üben Sie sich im Gebet, in der Meditation oder in anderen Formen der Stressbewältigung. • Arbeiten Sie an der Bewältigung vergangener emotionaler Traumata, damit Sie diese nicht an künftige Generationen weitergeben müssen. Wenn Sie sie bereits weitergegeben haben, helfen Sie diesen Generationen, Hilfe zu bekommen. • Ziehen Sie genetische Tests in Betracht, um eventuelle Schwachstellen zu ermitteln. • Denken Sie daran, dass es bei Ihrem Verhalten nicht nur um Sie geht; es geht um die nächsten Generationen Ihrer Familie.

Suchen Sie sich eine kleine Bright-Minds-Angewohnheit im Hinblick auf die Genetik aus, die Sie noch heute umsetzen können.

1. Wenn es in meiner Familie Probleme mit der Gesundheit des Gehirns/psychischen Gesundheit gibt, werde ich eine Früherkennungsuntersuchung in Betracht ziehen.

2. Wenn es in meiner Familie eine Familiengeschichte von psychiatrischen Problemen gibt, werde ich daran denken, dass mein Verhalten und meine Umgebung die Gene an- oder abschalten können, die die Wahrscheinlichkeit für eine psychische Erkrankung erhöhen.

3. Wenn ich den Verdacht habe, dass ich ein Problem mit meiner Gesundheit des Gehirns/psychischen Gesundheit habe, werde ich Untersuchungen erwägen, um meine genetischen Schwachstellen herauszufinden.

4. Wenn ich das ApoE-e4-Gen habe, werde ich Kontaktsportarten und andere Risiken eines Schädel-Hirn-Traumas vermeiden.

5. Wenn ich Lebensstilentscheidungen treffe, werde ich daran denken, dass meine Entscheidungen nicht nur mich selbst betreffen, sondern auch meine Kinder, meine Enkelkinder und zukünftige Generationen.

KAPITEL 9

SCHÄDEL-HIRN-TRAUMA

DIE STILLE EPIDEMIE, DIE VIELEN PSYCHISCHEN KRANKHEITEN ZUGRUNDE LIEGT

Nach mindestens fünf Gehirnerschütterungen halfen SPECT-Untersuchungen und hyperbare Sauerstofftherapie meinem Gehirn, wieder normal zu werden.

Hall-of-Fame-NFL-Quarterback Joe Namath[1]

Gary

Am 4. Dezember 1988 wurde Gary Busey in einen beinahe tödlichen Motorradunfall verwickelt, bei dem sein Kopf auf einem Bordstein aufschlug. Der für den Oscar nominierte Schauspieler, der seit 1971 auf der Leinwand zu sehen war, trug keinen Helm und erlitt massive Kopfverletzungen. Chirurgen mussten seinen Schädelknochen öffnen, bohrten Löcher in seinen Schädel und entfernten etwas Gewebe an der Schläfenseite seines Gehirns. Die Gehirnoperation wurde als Erfolg gewertet, die Narben auf seiner Kopfhaut verheilten, und er unterzog sich einer Ergo- und Sprachtherapie. Gary dachte, er sei geheilt, aber 30 Jahre lang blieb die traumatische Hirnverletzung (THV) in seinem Schädel unbehandelt. Nach dem Unfall stürzte der aufstrebende Star in den freien Fall. Er bekam plötzliche Wutausbrüche (viele von ihnen wurden in Reality-TV-Shows von der Kamera eingefangen), wurde wegen Körperverletzung verhaftet, nahm eine Überdosis Kokain und ging in eine Suchtklinik.

Im Jahr 2008 lernte er seine zukünftige Frau, Steffanie Sampson, kennen. Sie fand ihn zunächst charismatisch. »Manchmal ist er wirklich charmant und wirkt fürsorglich«, sagte sie, »und manchmal geht er einen richtig an, wie ein wild gewordener Elefant im Porzellanladen. Es ist wirklich seltsam.« Im Laufe der Jahre wurde sie es müde und bekam schließlich das Gefühl, sein sprunghaftes Verhalten nicht mehr ertragen zu können, und drohte, ihn zu verlassen, wenn er nichts dagegen unternehme.

Um seine Beziehung zu retten, willigte Gary ein, sich Hilfe zu holen, und so kam er letztlich zu mir. Als wir sein Gehirn scannten, zeigte es eine sehr geringe Aktivität in Teilen des präfrontalen Kortex (PFK) und der Temporallappen-Bereiche, die für Urteilsvermögen, planerisches Denken, Empathie, Impulskontrolle und Wutbewältigung zuständig sind. Als Gary und Steffanie die Scans sahen, waren sie fassungslos. Gary hatte geglaubt, er hätte sich vollständig von dem Unfall erholt.

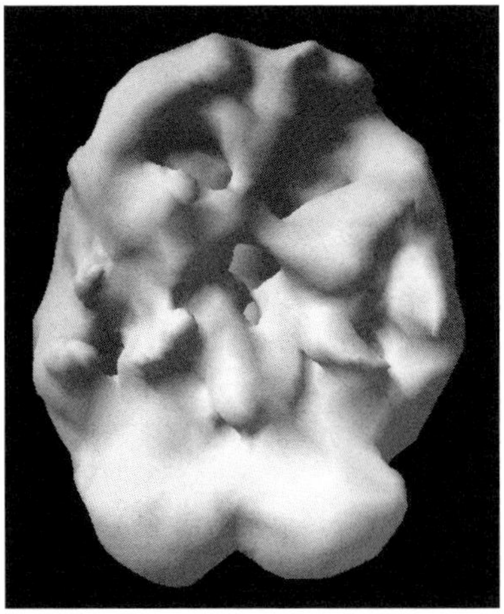

Garys SPECT-Scan vorher
Insgesamt geringe Aktivität, insbesondere in den Frontal- und Temporallappen

Als wir uns Garys Anamnese genauer anschauten, stellten wir fest, dass der frühere Motorradunfall nur einer von vielen Faktoren war, die sein Gehirn beeinträchtigen. Wahrscheinlich hatte er als Kind eine Aufmerksamkeitsdefizit-Hyperaktivitätsstörung (ADHS); er spielte in der Highschool und auf dem College Tackle-Football; er rauchte Zigarren; er war kokainsüchtig und rauchte Marihuana; und als er Nasennebenhöhlenkrebs hatte, wurde er bestrahlt, was sein Gehirn ebenfalls beeinträchtigt hatte. All dies hatte seine Gehirnreserven geschädigt und schließlich begann seine psychische Verfassung zu kippen. Wir sind noch dabei, Garys Gehirn zu reparieren (siehe die Abbildung links). In den ersten Monaten der Behandlung mit unserem Bright-Minds-Programm hat er Marihuana, Zigarren und Softdrinks eingestellt. Er trinkt mehr Wasser; er isst gesunde, organische, nährstoffreiche Lebensmittel; er wird mit hyperbarer Sauerstofftherapie (HBOT) behandelt und nimmt Nahrungsergänzungsmittel ein. Er hat sogar Gewicht verloren. Ich bin gespannt, wie viel mehr sich dadurch in Garys Leben verändern wird. Ich weiß, dass Sie nicht mit dem Gehirn leben müssen, das Sie jetzt gerade haben. Sie können es besser machen und Gary und ich sind dabei, es zu beweisen.

Bright Minds	Garys Risikofaktoren	Maßnahmen
Durchblutung	Niedriger Blutfluss auf dem SPECT-Bild erkennbar	Sport, Bright-Minds-Ernährung, Omega-3-EPA und -DHA, Ginkgo
Ruhestand/Altern	Alter 75	Neues Lernen
Entzündungen	Hoher CRP, niedriger Omega-3-Index	Bright-Minds-Ernährung
Genetik		
Schädel-Hirn-Trauma	Motorradunfall, Tackle-Football	HBOT, Neurofeedback, Nutrazeutika
Giftstoffe	Drogenkonsum, Zigarrenrauchen	Drogen und Rauchen aufgeben
Anomale/übermäßige elektrische Aktivität	Wutausbrüche	Stressmanagement
Immunität/Infektionen	Niedriger Vitamin-D-Spiegel	Vitamin D
Hormone	Niedriges Testosteron	Testosteron-Ersatz
Diabetes und Übergewicht	Hohe Blutzuckerwerte	Eliminierung von Zucker und Limonaden, Bright-Minds-Ernährung, Bewegung, gezielte Nutrazeutika
Schlafen	Schlafstörungen	Schlafstrategien

Wie Sie in diesem Buch bereits gesehen haben, ist Ihr Gehirn das Herzstück dessen, was Sie zu der Person macht, die Sie sind. Wenn es richtig funktioniert, funktionieren Sie auch richtig, und wenn es aus irgendeinem Grund Probleme entwickelt, ist die Wahrscheinlichkeit, dass Sie in Ihrem Leben Schwierigkeiten bekommen, viel größer. Viele Menschen denken, das Gehirn sei gummiartig und im Schädel fixiert, aber das ist es nicht. Ich lehre schon seit Jahrzehnten, dass unser Gehirn weich ist und eine Konsistenz hat, die etwa weicher Butter, Tofu oder Pudding entspricht – irgendwo zwischen Eiweiß und Gelatine. Es schwimmt in einer »Liquor« genannten Flüssigkeit und ist in einem sehr harten Schädel untergebracht, der viele scharfe knöcherne Vorsprünge hat (siehe die Abbildung unten). Daher erleidet es relativ leicht Schäden.

In diesem Kapitel konzentrieren wir uns auf physikalische Hirntraumata (biologischer Kreislauf). Schleudertrauma, ruckartige Bewegungen (man denke an das Schütteltrauma-Syndrom bei Babys), Explosionsverletzungen und Schläge auf den Kopf können dazu führen, dass das Gehirn ruckartig bewegt wird und gegen die harten Teile im Inneren des Schädels stößt. Im Folgenden wird beschrieben, was im Gehirn nach einem physikalischen Trauma, also etwa einem Unfall, passiert:

- Blutergüsse
- Zerstörte Blutgefäße und Blutungen
- Erhöhter Druck (innerhalb des Schädels)
- Sauerstoffmangel
- Schädigung von Nervenzellverbindungen
- Verletzung von Gehirnzellen, die Eiweiße wie das sogenannte Tau-Protein ausschütten, was entzündliche Reaktionen hervorrufen kann

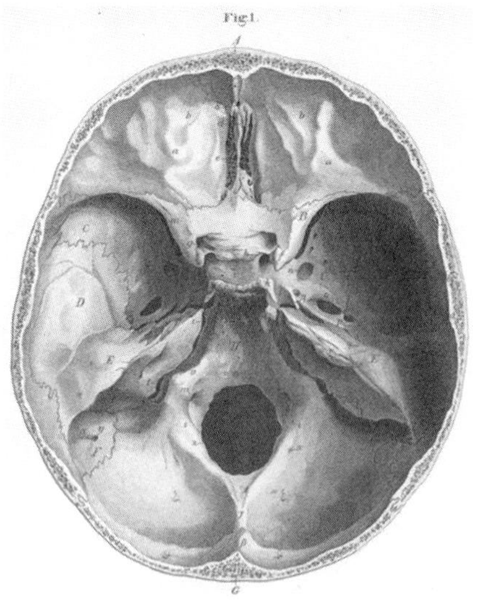

Ein Blick ins Innere des Schädels

Wenn wir uns das Innere unseres Schädels einmal von oben ansehen, sehen wir die schützenden knöchernen Vorsprünge, die bei einem Unfall oder einer Verletzung Ihr weiches Gehirn beschädigen können.

Darüber hinaus sitzt Ihre Hypophyse (die Ihre Hormone reguliert) in einer empfindlichen Schädelpartie, weshalb sie bei Kopfverletzungen oft verletzt wird, was zu einem schweren hormonellen Ungleichgewicht führen kann.

Nach Angaben der CDC[2] ereignen sich in den Vereinigten Staaten jedes Jahr mehr als zwei Millionen neue Kopfverletzungen. Das bedeutet, dass in den letzten 40 Jahren mehr als 80 Millionen Menschen Kopfverletzungen erlitten haben. Und auch die Zahl der Gehirnerschütterungen nimmt zu, vor allem bei Kindern. Von 2010 bis 2015 ist die Zahl der Gehirnerschütterungsdiagnosen in der Allgemeinbevölkerung um 43 Prozent gestiegen. Bei jungen Menschen im Alter von 10 bis 19 Jahren schossen die Diagnosen von Gehirnerschütterungen dagegen sogar um 71 Prozent in die Höhe.[3] Wir müssen traumatische Kopfverletzungen viel umfassender verhindern und das Gehirn reparieren, wann immer sie auftreten.

Häufige Ursachen für Kopfverletzungen sind unter anderem:

- **Stürze:** Stürze aus dem Bett, Ausrutschen in Badewanne oder Dusche, Herunterfallen von Stufen oder Sturz von Leitern
- **Kollisionen** im Zusammenhang mit Kraftfahrzeugen: Unfälle mit Autos, Motorrädern oder Fahrrädern; auch Unfälle, an denen Fußgänger beteiligt sind
- **Gewalt** durch Schussverletzungen, Übergriffe, häusliche Gewalt oder Kindesmissbrauch
- **Sportverletzungen:** Neben Football sind sie bei Fußball, Boxen, Baseball, Lacrosse, Skateboardfahren, Hockey, Radfahren, Basketball und anderen Sportarten mit starker oder extremer Belastung üblich.
- **Explosions- und andere Kampfverletzungen**[4]

In den Amen Clinics sehen wir Patienten mit Kopfverletzungen, die durch all diese verschiedenen Ursachen entstanden sind. Insbesondere untersuchen wir seit mehreren Jahren den Zusammenhang zwischen Football und Hirnverletzungen. Als ich anfing, mir Scans anzuschauen, sah ich Pop Warner und Highschool-Spieler im Alter zwischen 8 und 18 Jahren mit deutlichen Anzeichen traumatischer Hirnverletzungen. Ich war entsetzt. Und dann sah ich Collegespieler, deren Gehirne noch mehr Schäden aufwiesen. In den letzten zehn Jahren habe ich viele aktive und ehemalige NFL-Spieler behandelt, deren Scans noch schlimmer waren. Ich war ermutigt, als Präsident Barack Obama und LeBron James beide sagten, sie würden ihre Kinder nicht Football spielen lassen. Ich habe das als ein Zeichen dafür gewertet, dass dieses Prinzip allmählich Teil unseres kulturellen Gefüges wird. Allerdings trifft diese Botschaft die Bevölkerung nicht gleichermaßen. In einem 2019 im *Atlantic* erschienenen Artikel wurde berichtet, dass weiße Jungen in Gemeinden mit hohem Einkommen Football für andere Sportarten aufgeben, während schwarze Jungen in Vierteln mit niedrigem Einkommen immer noch hauptsächlich zu dieser Sportart tendieren. In einer Studie mit 50 000 Schülern von der achten bis zur zwölften Klasse gaben 44 Prozent der schwarzen Jungen an, Tackle-Football zu spielen, verglichen mit 29 Prozent der weißen Jungen.[5] Wir müssen härter daran arbeiten, allen Eltern und Jugendlichen die Botschaft zu vermitteln, dass Football und andere Kontaktsportarten verheerende Auswirkungen auf ihr Leben haben können.

> Tackle-Football und anderen Kontaktsportarten können verheerende dauerhafte Auswirkungen auf Ihr Leben haben.

Seit 2000 haben mehr als 350 000 Militärveteranen traumatische Kopfverletzungen erlitten.[6] Diese Verletzungen bedeuten, dass die Kriege im Irak und in Afghanistan wahrscheinlich Folgen für die nächsten 70 Jahre haben werden, da diese Veteranen ein erhöhtes Risiko für Probleme mit der Gesundheit des Gehirns/psychischen Gesundheit haben. Und wie Sie gesehen haben, werden sich die Auswirkungen dieser Verletzungen über die Veteranen selbst hinaus auswirken und ihre Kinder und die Generationen danach betreffen. Um dem ein Ende zu setzen, brauchen sie mehr denn je unseren Bright-Minds-Ansatz und müssen sich gegen die kulturellen Normen stellen, die Schädel-Hirn-Traumata als ein unbedeutendes Problem abtun.

Schädel-Hirn-Trauma	
Der böse Herrscher würde...	Der wohlwollende Herrscher würde...
1. Es Kindern erlauben, möglichst viele Kopfbälle beim Fußball zu machen, Tackle-Football zu spielen, ohne Helm Ski zu fahren oder Fahrrad zu fahren, auf großen Pferden zu reiten, Hockey zu spielen und andere risikoreiche Sportarten auszuführen. 2. Die Spieler einer Mannschaft (insbesondere die besseren) nach einer Gehirnerschütterung dazu ermutigen, so schnell wie möglich wieder ins Spiel zu gehen. 3. In allen Klassenzimmern und Arbeitsbereichen Leuchtstofflampen aufstellen, um die Symptome von Angst, Reizbarkeit, Depression oder verminderter Konzentration im Zusammenhang mit dem Irlen-Syndrom zu verstärken.	1. Die Bevölkerung dazu ermutigen, ihre Gehirne und die Gehirne ihrer Kinder zu lieben und sie um jeden Preis zu schützen. 2. Kindern und Jugendlichen verbieten, Kopfbälle zu spielen oder sich an risikoreichen Aktivitäten zu beteiligen. Kinder und Jugendliche können darüber nicht ausreichend informiert selbst entscheiden, da sie die Risiken von Kopfverletzungen noch nicht wirklich beurteilen können. Häufig billigen jedoch Eltern Verhaltensweisen, bei denen sie sich der Risiken nicht bewusst sind. 3. In Betracht ziehen, das Mindestalter für den Führerschein höher anzusetzen, um die Zahl der Autounfälle und Kopfverletzungen zu reduzieren.

Kopfverletzungen und psychische Erkrankungen

Die Forschung zeigt, dass Kopfverletzungen das Risiko für folgende Krankheiten erhöhen:

- Depression[7]
- Angst- und Panikstörungen[8]
- Psychose[9]
- Posttraumatische Belastungsstörung (PTBS)[10]
- Selbstmord[11]
- Drogen- und Alkoholmissbrauch[12]
- ADS/ADHS[13]
- Lernschwierigkeiten[14]
- Borderline- und antisoziale Persönlichkeitsstörungen[15]
- Demenz[16]
- Aggression[17]
- Obdachlosigkeit[18]
- In eine Opferrolle verfallen[19]
- Verlust oder Veränderungen des Geruchs- oder Geschmackssinns[20]

Ein Schädel-Hirn-Trauma kann außerdem das Risiko eines Gefängnisaufenthalts erhöhen.[21] In den Vereinigten Staaten geben 25 bis 87 Prozent der Insassen an, eine traumatische Kopfverletzung erlitten zu haben, verglichen mit 10 bis 38 Prozent der Allgemeinbevölkerung.[22] Und die neuesten Statistiken des Bureau of Justice Statistics zeigen, dass 181 500 Veteranen inhaftiert sind.[23] In unserer Datenbank mit Zehntausenden von Patienten hatten 40 Prozent eine signifikante Hirnverletzung, bevor sie zu uns kamen. Wenn man mich fragt, was die wichtigste Lektion ist, die ich aus der Betrachtung von mehr als 170 000 Hirnscans gelernt habe, antworte ich: »Leichte Schädel-Hirn-Traumata sind eine Hauptursache für psychiatrische Probleme, und nur sehr wenige Menschen wissen das.«

Ich halte wirklich gar nichts von den Begriffen »leichtes Schädel-Hirn-Trauma« und »leichte Gehirnerschütterung«, weil sie implizieren, dass diese Verletzungen keine dauerhaften Schäden verursachen, was oft nicht der Fall ist. Jeder, der einen Kontaktsport ausgeübt hat, hat wahrscheinlich viele »leichte« Schläge auf den Kopf erlebt, die zwar das Gehirn durchgeschüttelt, aber keine unmittelbaren Symptome verursacht haben. Der berühmte Boxer Joe Louis (1914–1981) wird mit den Worten zitiert: »Es sind nicht die großen Schläge, die eine Demenz verursachen, sondern es sind die Tausenden von kleinen Schlägen.«

Ein Schädel-Hirn-Trauma ist eine Hauptursache psychiatrischer Erkrankungen und nur sehr wenige Menschen wissen das, weil die meisten psychiatrischen Fachkräfte weder die Gehirne ihrer Patienten anschauen noch die Hormone des Gehirns überprüfen.

Es ist wichtig festzuhalten, dass viele Menschen vergessen, dass sie in der Vergangenheit eine schwere Kopfverletzung hatten. In den Amen Clinics fragen wir Patienten routinemäßig mehrmals, ob sie eine Kopfverletzung hatten. In unseren Aufnahmepapieren wird die Frage gestellt: »Hatten Sie jemals eine Kopfverletzung?« Der Mitarbeiter, der die Krankengeschichten der Patienten anfordert, bevor sie einen Arzttermin bekommen, fragt erneut nach Kopfverletzungen. Bei den Computertests, die wir die Patienten durchführen lassen, werden sie ein drittes Mal nach Kopfverletzungen gefragt. Wenn ich als Antwort drei Nein sehe, frage ich erneut. Wenn ich ein viertes Nein erhalte, werde ich sagen: »Sind Sie sicher? Sind Sie jemals von einem Baum gefallen, von einem Zaun gestürzt oder in ein flaches Schwimmbecken gesprungen? Haben Sie Kontaktsportarten ausgeübt? Hatten Sie schon einmal einen Autounfall?«

Ich bin immer wieder erstaunt, wie viele Menschen denken, dass ihre Kopfverletzungen zu unbedeutend waren, um sie zu erwähnen. Andere erinnern sich einfach nicht mehr an den Vorfall, weil Amnesie (also eine Erinnerungslücke) bei Schädel-Hirn-Traumata eine häufige Begleiterscheinung ist. Einmal stellte ich die Frage einem Patienten zum fünften Mal. Er schlug seine Hand auf die Stirn und rief aus: »Na klar! Als ich fünf Jahre alt war, bin ich aus einem Fenster im zweiten Stockwerk gefallen.« Genauso habe ich gesehen, wie andere Patienten einfach vergessen haben, dass sie durch Windschutzscheiben geflogen, aus fahrenden Fahrzeugen gefallen oder nach einem Sturz vom Fahrrad bewusstlos gewesen sind.

Denken Sie an den YouTube-Superstar Logan Paul. Dieser umstrittene Internetstar, der für seine wilden, risikoreichen Streiche und gefährlichen Stunts bekannt ist, hat mehr als 15 Millionen Anhänger gewonnen. Aber er hat auch einige harte Kritiken auf sich gezogen und wurde zu einem der meistgehassten Prominenten des Jahres 2018 ernannt. Einige Leute forderten, dass er von YouTube verbannt wird, nachdem er ein unsensibles Video einer Leiche gepostet hatte, die in einem japanischen Wald hing, in den Menschen gehen, um sich umzubringen. Logan kam zu mir, um herauszufinden, warum er so viele schlechte Entscheidungen trifft, warum es ihm an Einfühlungsvermögen fehlt und warum er nicht in der Lage ist, eine ernsthafte Beziehung aufrechtzuerhalten. »Ich will herausfinden, warum ich so denke und handle, wie ich es tue«, sagte er in einem Video über seinen Besuch in den Amen Clinics. »Es stimmt, ich bin ein ganz schöner Hooligan, ein Unruhestifter.«

Wie bei allen unseren Patienten habe ich ihn gefragt, ob er jemals eine Kopfverletzung erlebt hat. Er erzählte mir von einem Trampolinunfall, bei dem er sich in der siebten Klasse einen Schädelbruch zugezogen hatte. Ich fragte ihn, ob es noch ein weiteres Trauma gab, und er sagte Nein. Aber ein paar Stunden später teilte er mir etwas anderes mit. Logan erzählte mir, dass er auch als Linebacker und Runningback in seiner Footballmannschaft an der Highschool gespielt hatte. »Ich wurde immer am Kopf getroffen«, gab er zu. Er betrachtete das aber nicht als »Trauma«.

Logans Gehirn-SPECT-Scan zeigte einen niedrigen Blutfluss und eine nicht normale Aktivität in wichtigen Bereichen des präfrontalen Kortex (PFK). Seine Vorgeschichte wiederholter Schädel-Hirn-Traumata durch das Footballspielen in Verbindung mit dem Trampolinunfall war der Hauptgrund für seine schlechten Entscheidungen, sein mangelndes Einfühlungsvermögen und seine Beziehungsprobleme.

Eine der traurigsten beruflichen Begegnungen, die ich jemals hatte, war die mit einer Mutter, nachdem ich eine Kolumne über Schädel-Hirn-Traumata in der *Daily Republic* geschrieben hatte, der Lokalzeitung des Orts, in dem ich in den 1990er-Jahren in Nordkalifornien lebte. Etwa eine Woche nach Erscheinen der Kolumne kam eine Mutter zu mir. Sie erzählte mir, dass sich ihre 20 Jahre alte Tochter einige Monate zuvor umgebracht hatte, und sie war unendlich traurig über die unglaubliche Wendung der Ereignisse in ihrem Leben. »Sie war das perfekte Kind, das beste, das eine Mutter haben konnte«, sagte sie. »Sie war sehr gut in der Schule. Sie war höflich, kooperativ und es war eine Freude, sie um sich zu haben. Dann änderte sich alles. Vor zwei Jahren hatte sie einen Fahrradunfall. Sie fuhr versehentlich gegen einen Ast auf der Straße, flog über den Lenker und landete auf der linken Seite ihres Gesichts. Sie war bewusstlos, als ein Fußgänger sie fand, aber kurz darauf kam sie wieder zu sich. Danach war nichts mehr wie vorher. Sie war launisch, wütend und leicht reizbar. Sie begann, sich über ›schlechte Gedanken‹ in ihrem Kopf zu beklagen. Ich brachte sie zu einem Therapeuten, aber das schien nicht zu helfen. Eines Abends hörte ich draußen ein lautes Geräusch. Sie hatte sich in unserem Vorgarten erschossen.«

Schädel-Hirn-Trauma-Risikofaktoren (und die vier Kreise, die sie repräsentieren)

B 1. Eine oder mehrere Kopfverletzungen

B S 2. Kontaktsportarten mit Gehirnerschütterungen

B S 3. Kontaktsportarten mit leichten Schlägen auf den Kopf, die keine Gehirnerschütterung hervorgerufen haben

B 4. Irlen-Syndrom

Ein unerkanntes Irlen-Syndrom kann zu psychischen Erkrankungen führen

Das Irlen-Syndrom ist ein visuelles Verarbeitungsproblem, bei dem bestimmte Farben des Lichtspektrums das Gehirn reizen. Es kann vererbt werden und tritt häufig nach Kopfverletzungen auf. Jeder, der Symptome von Angst, Reizbarkeit, Depression oder verminderter Konzentration aufweist, sollte darauf untersucht werden. Häufige Symptome sind:

- Lichtempfindlichkeit; sich durch Blendung, Sonnenlicht, Scheinwerfer oder Straßenlaternen gestört fühlen
- Anstrengung oder Ermüdung bei Computernutzung
- Müdigkeit, Kopfschmerzen, Stimmungsschwankungen, Unruhe oder die Unfähigkeit, sich bei hellem oder fluoreszierendem Licht zu konzentrieren
- Schwierigkeiten beim Lesen von Wörtern, die auf weißem Hochglanzpapier stehen
- Wörter oder Buchstaben, die sich beim Lesen verschieben, verschwimmen, sich bewegen, verschmelzen, verschwinden oder schwer wahrnehmbar werden
- Schwierigkeiten beim Lesen von Musiknoten
- Sich beim Lesen angespannt, müde, schläfrig fühlen oder sogar Kopfschmerzen bekommen
- Probleme bei der Beurteilung von Entfernungen und Schwierigkeiten mit Dingen wie Rolltreppen, Treppen, Ballsportarten, Autofahren oder Koordination
- Migräne-Kopfschmerzen

Mehr über das Irlen-Syndrom können Sie unter irlen.com erfahren.

Empfehlungen zur Reduzierung Ihrer Risikofaktoren für ein Schädel-Hirn-Trauma

P SP

1. Lieben Sie Ihr Gehirn und finden Sie heraus, ob Sie eine Gehirnerschütterung oder eine Kopfverletzung erlitten haben (psychologischer Kreis, weil Sie erkennen müssen, was ein Schädel-Hirn-Trauma ausmacht). Denken Sie zurück (oder fragen Sie Ihre Mutter).

    - Sind Sie jemals von einem Baum oder von der Treppe gefallen?
    - Sind Sie jemals vom Pferd oder vom Dach gefallen?
    - Sind Sie jemals in ein flaches Schwimmbecken gesprungen?

- Sind Sie jemals mit dem Kopf voran vom Zaun gefallen?
- Haben Sie jemals einen Autounfall gehabt (als Fahrer oder Beifahrer)?
- Haben Sie jemals ein Schleudertrauma erlitten?
- Haben Sie jemals eine arbeitsbedingte Kopfverletzung erlitten?
- Haben Sie jemals beim Sport einen Ball oder den Helm eines anderen Spielers gegen den Kopf bekommen oder sind damit auf dem Boden aufgeschlagen?
- Haben Sie jemals beim Sport eine Gehirnerschütterung erlitten?[24]

B 2. Vermeiden Sie zukünftige Kopfverletzungen, indem Sie Ihren Kopf schützen. Diese Empfehlung ist es wert, immer und immer wieder wiederholt zu werden: Schützen Sie Ihren Kopf. Er enthält Ihr Gehirn, das alles in Ihrem Leben steuert. Klingt ziemlich offensichtlich, oder?
Dennoch lassen wir kleine Kinder mit den Köpfen zuerst gegen Fußbälle springen und gefährliche Gymnastikübungen durchführen. Brisante neue Forschungen zeigen, dass Profifußballer ein um 300 bis 500 Prozent erhöhtes Risiko für Demenz haben.[25] Menschen jubeln bei Highschool-Footballspielen, wenn der gegnerische Quarterback mit einem bösartigen Schlag auf den Kopf aus dem Spiel katapultiert wird. Viele Fans lieben die Kämpfe im Eishockey so sehr, dass die NHL noch nicht daran gedacht hat, sie aus dem Spiel auszuschließen.[26] Auch ich selbst war ein verrückter Footballfan. Ich habe in der Highschool und zum Spaß an den Wochenenden Football gespielt; ich war ein leidenschaftlicher Fan der Los Angeles Rams und der Washington Redskins. Die Redskins gewannen den Super Bowl, als ich in der Nähe von Washington, DC, lebte, wo ich meine psychiatrische Assistenzzeit im Walter Reed National Military Medical Center absolvierte. Football war ein Teil meines Lebens, und nichts in meiner medizinischen Ausbildung veranlasste mich dazu, meine Hingabe zu diesem Sport infrage zu stellen – bis ich anfing, mir das Gehirn näher anzuschauen und klar erkennen konnte, welchen Schaden diese Sportart in den Köpfen und im Leben der Menschen anrichtete.
Gehen Sie nur dann risikoreiche Aktivitäten ein, wenn Ihnen der Rest Ihres Lebens gleichgültig ist. Neben Football können auch andere Sportarten problematisch sein, darunter Hockey, Fußball,[27] Reiten, Autorennen, Skifahren und andere. Legen Sie Ihren Sicherheitsgurt an und schützen Sie sich mit zunehmendem Alter vor Stürzen, die einen der größten Risikofaktoren für Kopfverletzungen darstellen.

B P 3. Kümmern Sie sich aktiv um die Behandlung früherer Kopfverletzungen (psychologischer Kreis, weil Sie daran glauben müssen, dass Sie Ihr Gehirn heilen können). Wenn Sie eine Kopfverletzung erlitten haben, kann die entsprechende Behandlung helfen, wenn Sie ernsthaft die richtigen Dinge für Ihr Gehirn tun, ihm die nötige Unterstützung geben und alle Bright-Minds-Risikofaktoren angehen. Ich glaube, das Geheimnis unseres Erfolgs bei unseren THV-Patienten liegt darin, dass wir in allen Bereichen, auch bei den Nutrazeutika, einen Bright-Minds-Ansatz verfolgen. Zu den weiteren Behandlungen gehören Neurofeedback und HBO.

- Neurofeedback: Die Methode besteht darin, Ihren Verstand zur Steuerung der physiologischen Prozesse für eine bessere Gesundheit des Gehirns/psychische Gesundheit zu nutzen. Wussten Sie, dass Sie die Temperatur Ihrer Hand, Herzfrequenz und sogar Gehirnwellen mit Ihrem Verstand steuern können? Oder dass Sie auf diese Weise die Symptome von THV, Stress, Angst, Depressionen und anderen reduzieren können? Ihr Verstand ist mächtiger, als Sie wissen. Ich habe bereits in den 1980er-Jahren begonnen, mich vermehrt mit Therapien zu beschäftigen, bei denen der Verstand zur Steuerung unseres Körpers eingesetzt wird. 1987 nahm ich an einem zehntägigen Trainingskurs für eine Behandlungstechnik namens Biofeedback teil, bei der eine Technologie zur Messung von Herzfrequenz, Atemfrequenz, Gehirnwellenmustern, Handtemperatur, Schweißdrüsenaktivität und Muskelspannung eingesetzt wird. Das Grundkonzept ist einfach – sobald man beispielsweise seine Herzfrequenz oder sein Atemmuster kennt, kann man lernen, mentale Übungen und konzentrierte Aufmerksamkeit einzusetzen, um sie zu kontrollieren. Sie können lernen, Ihre Herzfrequenz zu verlangsamen, Ihre Hände zu wärmen, die Schweißdrüsenaktivität zu verringern und so weiter.
  Im selben Jahr wurde ich zum leitenden Psychiater in Fort Irwin in der Mojave-Wüste ernannt, wo Armeesoldaten für den Kampf gegen die Russen ausgebildet wurden. Von den Soldaten in dieser isolierten Wüste litten viele an Stress, Depressionen, Angststörungen, Drogenmissbrauch und häuslicher Gewalt. In dem Bemühen, ihnen zu helfen, setzte ich Biofeedback ein, um ihnen zu helfen, ihre eigene Physiologie zu verändern und so Stress abzubauen. Während ich die Menschen über diese Methode unterrichtete, kam ich zu einem konsequenten inneren Gedanken im Umgang mit meinen Patienten: »Bringe ihnen Fähigkeiten bei, die ihnen helfen, mit ihren Emotionen und ihrer Psyche umzugehen; gib ihnen nicht einfach Pillen.«
  So faszinierend und hilfreich Biofeedback auch war, der Teil des Trainingskurses, den ich absolvierte und der den Verlauf meiner psychiatrischen Karriere wirklich veränderte, war eine Technik namens Neurofeedback, auch Hirnwellen- oder EEG-Biofeedback genannt. Während viele Psychiater zu dieser Zeit das Gehirn noch als eine Art unbekanntes Wesen betrachteten, zeigten die Professoren in diesem Seminar, dass es möglich ist, Hirnwellenmuster zu betrachten und Patienten beizubringen, wie man sie beeinflussen kann. Das stellte meine Sicht der Behandlung auf den Kopf und führte letztlich dazu, dass ich mich für die Betrachtung des Gehirns mit SPECT-Scans zu interessieren begann. In dieser Vortragsreihe kam mir

zum ersten Mal die Idee, die zum Leitmotiv meines Berufslebens werden sollte: »Man muss sich nicht mit dem Gehirn zufriedengeben, das man hat; man kann es verändern! Sie können Ihr Gehirn und Ihr Leben verändern.«
Als ich das Neurofeedback bei den Soldaten im Fort Irwin ausprobierte, sah ich selbst, wie es ihnen half, ihre Impulsivität und Ängstlichkeit in den Griff zu bekommen und ihre Aufmerksamkeit, ihr Lernen und ihre Stimmung zu verbessern. Heute, mehr als 30 Jahre später, gibt es mehr als 1000 wissenschaftliche Studien, die zeigen, dass Neurofeedback bei einer Vielzahl von psychischen und neurologischen Erkrankungen helfen kann, wie zum Beispiel:

- THV[28]
- Depression[29]
- ADS/ADHS[30]
- Zwangsstörung[31]
- Sucht[32]
- Gedächtnis bei gesunden Menschen[33]
- Gedächtnis nach einem Schlaganfall[34]
- Epilepsie[35]
- Schmerz[36]
- Gleichgewicht bei Parkinson-Patienten[37]

Neurofeedback ist eine computergestützte interaktive Therapie, die Videospiele verwendet, um Menschen bei der Regulierung ihrer Gehirnwellenzustände zu unterstützen. In den Amen Clinics beispielsweise sitzen Patienten vor einem Computermonitor und spielen ein Biofeedback-Spiel. Wenn sie die »Beta«-Aktivität erhöhen oder die »Theta«-Aktivität verringern, geht das Spiel weiter. Wenn der Spieler jedoch nicht in der Lage ist, den gewünschten Gehirnwellenzustand aufrechtzuerhalten, wird das Spiel beendet. Die Leute haben Spaß an dieser Methode und lernen allmählich, ein gesünderes Gehirnwellenmuster zu erreichen. Die Umschulung des Gehirns mit dem Ziel, einen optimaleren Gehirnwellenzustand aufrechtzuerhalten, braucht jedoch Zeit, und die Patienten benötigen oft 20 bis 60 Sitzungen, bevor sie in der Lage sind, die Ergebnisse selbstständig wiederherzustellen. Viele finden jedoch, dass die Vorteile diesen Einsatz wert sind.

- Hyperbare Sauerstofftherapie (HBOT): siehe Kapitel 5, »Durchblutung«

Strategien statt nur Pillen.

Hirnwellen – Grundlagen

Was sind Hirnwellen? Wenn Tausende von Neuronen miteinander kommunizieren, erzeugt die elektrische Aktivität, die übertragen wird, Gehirnwellen. Die häufigsten Hirnwellenmuster sind:

- Delta-Wellen (1 bis 4 Zyklen pro Sekunde): sehr langsame Gehirnwellen, die vor allem während des Schlafs beobachtet werden; hoch bei THV und schlechten Gedächtnisleistungen
- Theta-Wellen (5 bis 7 Zyklen pro Sekunde): langsame Gehirnwellen, die sich bei kreativen Tätigkeiten, Tagträumen und Dösen feststellen lassen; höher bei ADS/ADHS, Impulsivität, schlechtem Gedächtnis und »Gehirnnebel«
- Alpha-Wellen (8 bis 12 Zyklen pro Sekunde): Hirnwellen im entspannten Zustand
- Beta-Wellen (13 bis 20 Zyklen pro Sekunde): schnelle Gehirnwellen, die während fokussierter, denkender und analytischer Aktivität beobachtet werden können; bei Angstzuständen erhöht
- Hohe Beta-Wellen (21 bis 40 Zyklen pro Sekunde): schnelle Gehirnwellen, die bei intensiver Konzentration oder Angstzuständen auftreten
- Gamma-Wellen (mehr als 40 Zyklen pro Sekunde): sehr schnelle Gehirnwellen, die häufig während der Meditation und kreativen Tätigkeiten auftreten

B 4. Lassen Sie Ihre Hormone testen, einschließlich Schilddrüsenhormone, DHEA und Testosteron. Denken Sie daran, dass Ihre Hypophyse bei einem Schädel-Hirn-Trauma verletzt werden kann. Bei Menschen, die ein Schädel-Hirn-Trauma erlitten haben, ist der Hormonspiegel oft niedrig. (Weitere Informationen finden Sie in Kapitel 13, »Hormonstörungen«).

B 5. Ziehen Sie in Betracht, ein funktionelles Bildgebungsverfahren wie SPECT oder QEEG durchführen zu lassen, wenn Sie mit Ihrem Verhalten oder Gedächtnis Probleme haben.

B 6. Nehmen Sie Nutrazeutika ein, die zur Unterstützung des Heilungsprozesses des Gehirns unerlässlich sind.

- Multivitamin/Mineralien-Komplex: ein hochdosiertes Supplement mit höheren Dosen der Vitamine B_6, B_{12}, Folat und D zur Nährstoffunterstützung

- Omega-3-Fettsäuren: hochkonzentriert und gereinigt, 2 Gramm EPA und DHA insgesamt. Dr. Michael Lewis' Buch *When Brains Collide* beschreibt, wie Omega-3-Fettsäuren die Heilung nach einer Gehirnerschütterung erleichtern und die Symptome ohne Medikamente lindern können.[38]
- Eine Kombination aus Ginkgo (zur Unterstützung der Durchblutung), Acetyl-L-Carnitin (zur Unterstützung der mitochondrialen Energie), Huperzin A (zur Unterstützung von Acetylcholin), N-Acetylcystein, Alpha-Liponsäure (zur Unterstützung von Antioxidantien) und Phosphatidylserin (zur Unterstützung der Nervenzellmembran)

Schädel-Hirn-Trauma	
Maßnahmen, die psychische Krankheiten verursachen können … und die zum Leid meiner Nichten Alizé und Amelie geführt haben	Maßnahmen zur erfolgreichen Behandlung psychischer Krankheiten … und die auch meine Nichten Alizé und Amelie gesund erhalten
1. Bestreiten Sie die Tatsache, dass Hirnverletzungen psychische Gesundheitsprobleme verursachen können. 2. Nehmen Sie Gewohnheiten an, die Ihr Risiko für ein Schädel-Hirn-Trauma erhöhen. • Spielen Sie Kontaktsportarten. • Tragen Sie niemals einen Helm, etwa beim Skifahren, Radfahren, Reiten oder Motorradfahren. • Spielen Sie Fußball und machen Sie dabei möglichst viele Kopfbälle. • Beteiligen Sie sich an risikoreichen Abenteueraktivitäten wie freies Klettern oder Bungee-Jumping. • Klettern Sie auf Bäume und Leitern und steigen Sie aufs Dach. • Springen Sie ins Meer oder in ein Schwimmbecken, ohne die Wassertiefe zu kennen. • Legen Sie keinen Sicherheitsgurt an. • Fahren Sie zu schnell und schreiben Sie beim Autofahren Textnachrichten. • Schreiben Sie Textnachrichten beim Gehen. • Machen Sie mit zunehmendem Alter keine Gleichgewichtsübungen mehr. 3. Vermeiden Sie Strategien, die Ihr Gehirn schützen.	1. Machen Sie sich klar, dass Hirnverletzungen zu psychischen Gesundheitsproblemen führen können, und reparieren Sie aktiv vergangene Schädelverletzungen. 2. Vermeiden Sie alles, was Ihr Risiko für ein Schädel-Hirn-Trauma erhöht. 3. Nehmen Sie regelmäßige, gesunde Gewohnheiten an, die Ihr Gehirn schützen. • Vermeiden Sie Kontaktsportarten. • Vermeiden Sie risikoreiche Aktivitäten. • Klettern Sie nicht auf Bäume oder Leitern und gehen Sie nicht aufs Dach. • Springen Sie nicht kopfüber in unbekannte Gewässer. • Tragen Sie immer einen Sicherheitsgurt im Auto. • Tragen Sie immer einen Helm beim Skifahren oder Radfahren. • Schreiben Sie beim Fahren oder Gehen keine Textnachrichten. • Ziehen Sie Neurofeedback, HBOT, und Nutrazeutika in Betracht. • Machen Sie Gleichgewichtsübungen, besonders im Alter.

Wählen Sie eine kleine Bright-Minds-Angewohnheit aus dem Bereich Schädel-Hirn-Trauma, die Sie noch heute umsetzen können:

1. Wenn ich ins Auto steige, schnalle ich mich an.
2. Wenn ich nach Hause komme, trage ich nur wenige Pakete, Einkaufstüten und Ähnliches auf einmal, um möglichst nicht hinzufallen.
3. Beim Ski- oder Fahrradfahren trage ich einen Helm.
4. Falls ich aufs Dach steigen muss, achte ich darauf, dass es absolut sicher ist.
5. Wenn ich spazieren gehe oder Auto fahre, tue ich das langsam und achte auf meine Umgebung.
6. Wenn ich spazieren gehe oder Auto fahre, lege ich mein Handy weg, damit ich gar nicht auf die Idee komme, Textnachrichten zu lesen oder zu schreiben.
7. Wenn ich die Treppe hinuntergehe, halte ich mich am Geländer fest.
8. Wenn (und falls) ich eine Kopfverletzung erleide, überprüfe ich meine Hormonwerte und optimiere diejenigen, die einen niedrigen Wert haben.

KAPITEL 10

GIFTSTOFFE

ENTGIFTEN SIE GEIST UND KÖRPER

Giftige Substanzen sind entscheidende Auslöser für Krankheiten.

Dr. Joseph Pizzorno, The Toxin Solution

Steven

Steven, 32, war ein Feuerwehrmann, der an Depressionen, einem Gefühl wie »Nebel im Gehirn« (also der Unfähigkeit, klar zu denken) und Symptomen einer posttraumatischen Belastungsstörung (PTBS) litt, als er zum ersten Mal zu mir kam. Ich hatte bereits seinen Bruder wegen Lernproblemen in der Schule betreut, seinen Vater wegen berufsbedingter Ängste und seine Stiefmutter wegen Depressionen. Sie alle hatten mir gegenüber ihre Sorge um Steven erwähnt, insbesondere nachdem sie über den Zusammenhang zwischen Gesundheit des Gehirns und psychischer Gesundheit erfahren hatten. Feuerwehrleute sind Umweltgiften, Kopfverletzungen und emotionalen Traumata ausgesetzt.

Steven fragte mich zunächst: »Wie kann ich mit dem Trauma umgehen? Ich wünschte, ich könnte vergessen, was meine Augen gesehen haben, nicht mehr an die Kinder denken, die verbrannt sind, oder an den Verlust ganzer Familien bei Autounfällen und Bränden.« Sein Scan zeigte Anzeichen einer PTBS, wobei sein emotionales Gehirn viel zu hart arbeitete, und er hatte auch Anzeichen einer toxischen Belastung, wahrscheinlich durch das Einatmen von Kohlenmonoxid und den giftigen Chemikalien, die oft durch das Verbrennen von Möbeln freigesetzt werden. Scans, die auf Vergiftungen hindeuten, sind unter den vielen Feuerwehrleuten, die wir gesehen haben, sehr häufig anzutreffen. Der Anblick seines Scans veranlasste Steven dazu, sich ernsthaft mit der Gesundheit seines Gehirns auseinanderzusetzen. Innerhalb von sechs Monaten fühlte er sich viel besser, und sein Gehirn war gesünder.

Steven ist nicht allein. Die gefährlichen Berufe von Feuerwehrleuten, Polizisten, Ersthelfern und anderen Helden des Alltags setzen diese Arbeiter lang anhaltenden negativen Auswirkungen

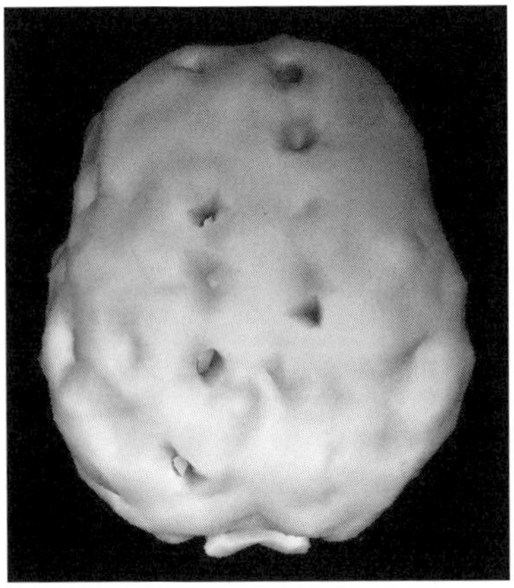

Stevens SPECT-Scans vor der Behandlung
Toxisch: insgesamt niedriger Blutfluss

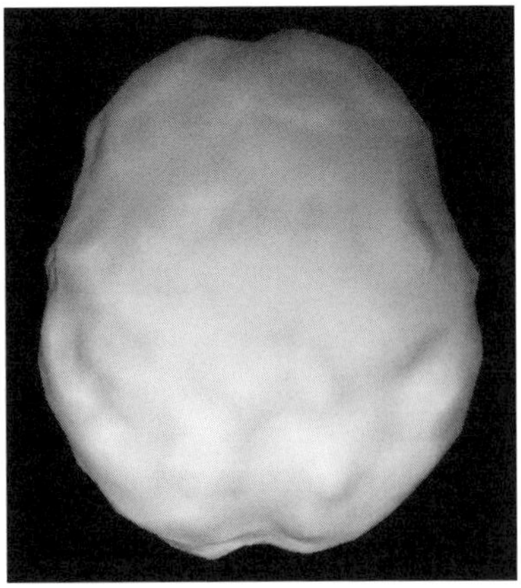

Stevens SPECT-Scans nach der Behandlung
Insgesamt gesünder

auf ihre Gehirnfunktion aus. Sie sind Umweltgiften wie Kohlenmonoxid, Benzol, Asbest und Dieselabgasen, Kopfverletzungen und emotionalen Traumata ausgesetzt. Studien zeigen ein erhöhtes Risiko für PTBS, Depressionen, starken Alkoholkonsum und Selbstmord bei Ersthelfern.[1] Leider suchen sie aufgrund des Stigmas, das mit einer psychischen Erkrankung verbunden ist, seltener Hilfe auf, da sie befürchten, als schwach oder dienstuntauglich abgestempelt zu werden. Ihre Berufe haben sie davon überzeugt, dass sie Superhelden sind und nichts an sie herankommen kann oder zumindest sollte.[2]

Toxine und das Gehirn

Ihr Gehirn ist aus metabolischer Sicht das aktivste Organ Ihres Körpers; daher ist es anfällig für Schäden durch Giftstoffe. Toxine sind eine der Hauptursachen für Probleme der Gesundheit des Gehirns/psychischen Gesundheit, die von traditionellen Psychiatern fast völlig ignoriert werden. Während meines ersten Jahrzehnts als Psychiater habe auch ich selbst sie ignoriert. Aber als ich unsere Arbeit mit der Gehirn-SPECT-Bildgebung begann, begann ich schnell, solche für Vergiftungen typische Muster im Scan bei Patienten zu erkennen, die nicht drogenabhängig waren. *Oh, oh,* dachte ich mir*, da steckt mehr hinter den Problemen meiner Patienten, als ich bisher angenommen habe. Ich frage mich, wie viele Menschen mit toxischer Exposition ich einfach übersehen habe?*

Toxine sind eine der Hauptursachen für Probleme der Gesundheit des Gehirns/geistigen Gesundheit, die von traditionellen Psychiatern fast vollständig ignoriert werden.

Umweltgifte wirken sich auf fast jeden Aspekt Ihres Körpers aus und können das Gehirn schädigen, was zu einer Vielzahl von physischen und psychiatrischen Symptomen führt. Was den Körper angeht, können Autoimmunkrankheiten, Diabetes, Krebs, Müdigkeit, Wahrnehmungsstörungen wie ein Taubheitsgefühl oder Kribbeln, Zittern, Allergien, Bauchschmerzen, Durchfall, übel riechender Stuhl, schlechter Atem, Gewichtsprobleme, Hautausschläge, Schweißausbrüche und andere auftreten.

Aus psychiatrischer Sicht kann die Exposition gegenüber Giftstoffen das Risiko für Depressionen, Selbstmord, Aufmerksamkeitsdefizit-/Aufmerksamkeitsdefizit-Hyperaktivitätsstörung (ADS/ADHS), Lernprobleme, Gedächtnisprobleme, dem Gefühl, nicht klar denken zu können (»Nebel im Gehirn«), Autismus, Temperamentsausbrüche, psychotisches Verhalten und Demenz erhöhen. Unsere biologischen Systeme befreien sich von Giftstoffen (durch den Darm, die Leber, die Nieren und die Haut), aber wenn diese natürlichen Entgiftungsprozesse überfordert sind, können wir nicht mehr klar denken, sind ständig müde oder erkranken sogar lebensbedrohlich. Und all das kann natürlich auch unsere psychische Gesundheit stören.

Zehn Wege, wie Toxine Ihr Gehirn vergiften und zu psychischen Krankheiten beitragen

1. Verringerung der Durchblutung des Gehirns, was mithilfe von SPECT-Scans mit Depressionen, bipolaren Störungen, Schizophrenie, ADS/ADHS und anderen in Verbindung gebracht wurde. Wie Sie in Kapitel 5 gelesen haben, ist eine geringe Durchblutung in Hirnscans der wichtigste Indikator dafür, dass eine Person möglicherweise später an Alzheimer erkranken wird.[3]

2. Beeinflussung des endokrinen Systems, wodurch die Hormonproduktion gestört wird, ein schwerwiegendes Ungleichgewicht entstehen und das Risiko von Depressionen, Angst- und Panikattacken steigen kann

3. Beeinträchtigung des Immunsystems, was das Risiko für Autoimmunerkrankungen und Krebs, aber auch für Angstzustände, Depressionen und sogar Psychosen erhöht

4. Störung des Darmmikrobioms mit der Folge eines durchlässigen Darms und Begleiterscheinungen wie Stimmungs- und Angststörungen, ADS/ADHS, Parkinson und Alzheimer

5. Erhöhung des Risikos, an Diabetes und Fettleibigkeit zu erkranken, da mit steigender toxischer Belastung auch das Risiko steigt. Toxine werden auch als Diabetogene und Adipositas-Erreger bezeichnet, weil sie zu Diabetes und Adipositas beitragen, die wiederum das Risiko für Angstzustände, Depressionen und Alzheimerkrankheit erhöhen.

6. Schädigungen der DNA, die die Alterung des Gehirns beschleunigen und zu Problemen im Hinblick auf Stimmung, Angst, Reizbarkeit, Temperament und irrationales Verhalten sowie das Gedächtnis führen können

7. Beeinträchtigung der Enzymsysteme, wodurch viele biologische Prozesse gestört werden, wie etwa die Fähigkeit, Energie zu erzeugen und freie Radikale zu bekämpfen

8. Schädigung der Organe, einschließlich des Verdauungstrakts, der Leber, der Nieren und des Gehirns. Diese Schädigung reduziert die Fähigkeit Ihres Entgiftungssystems, seine Arbeit zu erledigen, was zu einer noch größeren Ansammlung von Giftstoffen führt.

9. Veränderung der Genexpression, möglicherweise Aktivierung von schädlichen Genvarianten und/oder Deaktivierung nützlicher Varianten

10. Schädigung von Zellmembranen und Störung der Kommunikation zwischen Zellen

Wie stark ist Ihr Gehirn durch Giftstoffe belastet? Quiz zur Toxinbelastung

Im Laufe der Jahre hat unsere Klinik eine Checkliste entwickelt, mit deren Hilfe die Patienten feststellen können, wie viel Kontakt sie möglicherweise mit schädlichen Substanzen gehabt haben. Durch die Beantwortung der unten stehenden Fragen können Sie beginnen, Ihr eigenes Risiko zu bestimmen – und Schritte zur Bekämpfung dieser Belastung angehen.

1. Rauchen Sie oder befinden Sie sich häufig in der Nähe von Rauchern (Passivrauchen)?
2. Rauchen Sie Marihuana?
3. Verwenden Sie herkömmliche Reinigungsmittel und atmen die Dämpfe versehentlich ein?
4. Sind Sie Kohlenmonoxid ausgesetzt gewesen?
5. Reisen Sie mehr als sechsmal im Jahr mit dem Flugzeug?
6. Tanken Sie Ihr Auto selbst oder atmen Sie Autoabgase ein?
7. Wohnen Sie in einem Gebiet mit mäßiger bis hoher Luftverschmutzung?[4]
8. Haben Sie in einem Gebäude gelebt oder gearbeitet, in dem Wasserschäden und Schimmel aufgetreten sind?
9. Kommen Sie mit schwer entflammbarer Kleidung oder Teppichen in Kontakt oder mit Einrichtungsgegenständen, die mit Chemikalien besprüht wurden, um Flecken zu vermeiden?
10. Nutzen Sie im (Obst-)Garten oder auf einem Bauernhof Pestizide oder leben Sie in der Nähe eines Gebiets, in dem viele Pestizide genutzt werden?[5]
11. Malen Sie in Innenräumen ohne Belüftung?
12. Trinken Sie mehr als vier Gläser Alkohol pro Woche?
13. Essen Sie regelmäßig Fertiggerichte oder Fast Food?
14. Essen Sie regelmäßig konventionell gezüchtete Produkte, Fleisch, Milchprodukte oder Fisch aus Fischfarmen?
15. Essen Sie große (das heißt mit Quecksilber verunreinigte) Fische wie zum Beispiel Schwertfisch?
16. Essen Sie regelmäßig nichtökologisches Obst und Gemüse?
17. Verzehren Sie Lebensmittel mit künstlichen Farbstoffen oder Süßungsmitteln wie zum Beispiel Diät-Softdrinks oder verwenden Sie künstliche Süßungsmittel wie Aspartam, Sucralose oder Saccharin?

18. Benutzen Sie mehr als zwei Gesundheits- und/oder Schönheitsprodukte pro Tag? (Die meisten Menschen lesen die Etiketten nie oder machen sich nicht klar, wie viele Chemikalien enthalten sind.)
19. Wohnen Sie in einem Haus, das Bleirohre oder mit Blei verlötete Kupferrohre enthält (vor 1978 gebaut)?
20. Tragen Sie Lippenstift oder küssen Sie jemanden mit einem Lippenstift aus Blei? (60 Prozent der in den Vereinigten Staaten verkauften Lippenstifte enthalten Blei.[6])
21. Haben Sie Quecksilber-Amalgamfüllungen? Wie viele Füllungen?
22. Sind Sie in einem Beruf tätig, in dem Sie Umweltgiften ausgesetzt sind, wie zum Beispiel bei der Brandbekämpfung, beim Streichen, Schweißen, als Hafenarbeiter?
23. Hatten Sie schon einmal eine Vollnarkose? Wie oft?[7]

Giftstoffe	
Der böse Herrscher würde ...	Der wohlwollende Herrscher würde ...
1. Gesetze aufheben, die für saubere Luft, sauberes Wasser und sichere Gebäude sorgen. 2. Unternehmen ignorieren, die Giftmüll nicht entsprechend entsorgen. 3. Chemisch belastete Lebensmittel fördern. 4. Forschungsarbeiten hervorheben, die die gesundheitlichen Vorteile von Alkohol und Marihuana herausstellen. 5. Teenager dazu ermutigen, mit dem Rauchen von Cannabis zu beginnen. Es hat sich gezeigt, dass das Risiko von Depressionen und Selbstmord im späteren Leben hierdurch erhöht wird. Eine Studie ergab, dass der Konsum der Droge im Teenageralter bei über 500 000 Menschen im Erwachsenenalter zu psychischen Erkrankungen beigetragen hatte.[8] 6. Die Kennzeichnung der Inhaltsstoffe in Körperpflegeprodukten verbieten, damit die Menschen sich keine Sorgen über die Chemikalien machen müssen, die sie auf die Haut auftragen.	1. Gesetze stärken, die für saubere Luft, sauberes Wasser und sichere Gebäude sorgen. 2. Unternehmen bestrafen, die Giftmüll nicht angemessen entsorgen. 3. Die Gefahren von chemisch beladenen Lebensmitteln aufdecken. 4. Untersuchungen hervorheben, die zeigen, wie Alkohol und Marihuana die Gehirngesundheit beeinflussen. 5. Jüngere Jugendliche und Teenager vom Cannabis-Rauchen abhalten. 6. Eine wahrheitsgemäße Kennzeichnung aller Inhaltsstoffe in Körperpflegeprodukten fordern, damit die Menschen eine informierte Entscheidung darüber treffen können, was sie wirklich auf ihren Körper auftragen möchten.

Wie die moderne Gesellschaft das Gehirn vergiftet und zu psychischen Erkrankungen beiträgt

Jeden Tag sind wir einer Vielzahl von chemischen Substanzen, Pestiziden, Dämpfen und Produkten ausgesetzt, die das menschliche Gehirn vergiften. Häufig vorkommende Giftstoffe in der Luft, die wir atmen, in den Lebensmitteln, die wir essen, und in den Produkten, die wir auf die Haut auftragen, werden über die Lunge, das Verdauungssystem und die Poren in unseren Körper aufgenommen und können sich schließlich auf das Gehirn auswirken. Je mehr Sie diesen alltäglichen Giftstoffen ausgesetzt sind, desto mehr gefährden Sie Ihr Gehirn und erhöhen die Wahrscheinlichkeit, Probleme mit der Gesundheit des Gehirns/psychischen Gesundheit zu bekommen. Schauen Sie sich die folgenden Listen an und prüfen Sie, wie vielen toxischen Substanzen Sie entweder gegenwärtig oder in der Vergangenheit ausgesetzt gewesen sein könnten.

Toxine kann man nicht gänzlich vermeiden, aber man kann die Belastung begrenzen und die natürliche Entgiftungsfähigkeit fördern. Die Entgiftung Ihrer Umgebung wird Ihnen und allen in Ihrem Haushalt helfen, auch den Kindern. Meine Nichten Alizé und Amelie haben schon genug Risikofaktoren, sie brauchen wirklich nicht noch mehr. Wir tun also alles, was wir können, um unsere Umwelt zu reinigen.

> Je mehr Sie diesen Alltagsgiften ausgesetzt sind, desto mehr setzen Sie Ihr Gehirn einem Risiko aus und erhöhen die Wahrscheinlichkeit für Probleme mit der Gesundheit des Gehirns/psychischen Gesundheit.

Häufige Toxine …

… die eingeatmet werden können:[9]

- Luftverschmutzung
- Asbest
- Auspuffgase von Kraftfahrzeugen
- Flugzeugabgase
- Kohlenmonoxid
- Zigarettenrauch, Passivrauchen, Marihuana-Rauch
- Reinigungschemikalien

- Kaminrauch
- Feuerhemmende Dämpfe
- Brandgifte (werden von Ersthelfern bei der Brandbekämpfung eingeatmet)
- Benzindämpfe
- Schimmel
- Farb- und Lösungsmitteldämpfe
- Pestizid- oder Herbizidrückstände in der Nähe von Bauernhöfen (auch kleinere Hinterhofanlagen)
- Dämpfe, die beim Schweißen oder Löten entstehen

… die über die Haut aufgenommen oder absorbiert werden können:[10]

- Äpfel, denn diese werden teils mit Diphenylamin besprüht, das sie glänzend macht, aber in krebserzeugende Nitrosamine[11] zerfällt, die mit Parkinson und Alzheimer[12] in Verbindung gebracht werden
- Künstliche Lebensmittelfarbstoffe, Konservierungsstoffe und Süßungsmittel
- BPA (oder Bisphenol A; findet sich in Kunststoffen, Lebensmittel- und Getränkebehältern, Zahnversiegelungen und der Beschichtung von Kassenzetteln)
- Chemotherapie
- Vollnarkose bei einigen Patienten
- Schwermetalle, wie
  - Quecksilber in »silbernen« Zahnfüllungen (50 Prozent Quecksilber) und kontaminiertem Fisch. (Die US-Umweltschutzbehörde empfiehlt schwangeren Frauen, nicht mehr als zweimal pro Woche Fisch zu essen und die »großen vier« zu meiden: Königsmakrele, Schwertfisch, Hai und Torpedobarsche. Schränken Sie auch den Konsum von Zackenbarschen und weißem Thunfisch ein.)
  - Blei in Farbe, Rohren, Kerosin und Lippenstift (siehe Seite 196)
  - Kadmium in Zigaretten, in Böden, die mit synthetischen Düngemitteln behandelt wurden, sowie in Industrie- und Sondermülldeponien. Es ist hochgiftig, reichert sich in der Leber und den Nieren an und beeinträchtigt die Entgiftungsfähigkeit. Es wird mit Osteoporose, Herzkrankheiten, Krebs und Diabetes in Verbindung gebracht. Wenn es einmal in Ihrem Körper ist, dauert es 16 Jahre, um nur die Hälfte davon loszuwerden!
- Übermäßiger Alkoholkonsum
- Mit Kunststoffgeräten hergestellte Lebensmittel und Weichmacher, die Giftstoffe abgeben
- Gesundheits- und Schönheitsprodukte (siehe Tabelle auf Seite 208)
- Herbizide wie Glyphosat, die zum Beispiel in dem bekannten Produkt Roundup (wird bei genetisch veränderten Nutzpflanzen verwendet) vorkommt – stören das endokrine oder hormonelle System des Körpers, beeinträchtigen sowohl Testosteron als auch Östrogen[13]

und erhöhen das Krebsrisiko um 41 Prozent.[14] Herbizide können auch die DNA schädigen, die Zellen schneller altern lassen und ihre Anfälligkeit für Krebs erhöhen.

- Viele Medikamente, wie etwa Benzodiazepine (werden zum Beispiel bei Angstzuständen und Schlaflosigkeit eingesetzt) oder narkotische Schmerzmittel
- Marihuana
- MNG (Mononatriumglutamat)
- PCB (polychlorierte Biphenyle; siehe »Vorbei, aber nicht vergessen« auf Seite 211)
- Pestizide– wie Organochlorine und Organophosphate (Nervengifte). Diese stimulieren Enzyme, die Kalorien in Fett umwandeln, wo die Toxine gespeichert werden. Personen, die zu den oberen fünf Prozent der am stärksten einer Organophosphatbelastung ausgesetzten Bevölkerung gehören, erkranken 650-mal häufiger an einer Demenz.[15]
- Verschmutztes oder verunreinigtes Wasser (zum Beispiel durch Blei und Arsen)
- Ausgelaufene Silikon-Brustimplantate

Häufige Toxine, die zu psychischen Erkrankungen führen können

Als Psychiater habe ich viele Patienten mit Depressionen, dem Gefühl, nicht mehr klar denken zu können, Angstzuständen, Gedächtnis- und Konzentrationsschwäche, Wortfindungsstörungen, Kopfschmerzen, Schwindel und Heißhunger gesehen, die alle eines gemeinsam hatten: lang dauernden Kontakt mit Giftstoffen. Hier sind acht der am häufigsten auftretenden Probleme im Zusammenhang mit Giftstoffen, die wir in den Amen Clinics sehen.

1. Alkohol: Kein gesundes Nahrungsmittel

Einige groß angelegte Studien haben herausgefunden, dass leichter bis mäßiger Alkoholkonsum Herz und Gehirn zugutekommen kann.[16] Aber ich sehe Alkohol aus einem ganz anderen Blickwinkel. Ich habe als Krankenwagenfahrer und in der Notaufnahme gearbeitet, wo ich Zeuge der Tragödie von Menschenleben wurde, die durch Trunkenheit am Steuer ein jähes Ende fanden. Als Psychiater bin ich seit fast 40 Jahren mit vielen Patienten zusammengetroffen, deren Leben und Familien durch Alkoholmissbrauch ruiniert wurden. Und als Experte für Hirnbildgebung habe ich Tausende von SPECT-Scans von »mäßigen« Trinkern gesehen, deren Gehirne schrecklich aussehen, und die Scans von Alkoholabhängigen, die noch schlimmer aussehen.

Wenn es um das Gehirn geht, ist Alkohol nicht unbedingt das »gesunde Nahrungsmittel«, als das er angepriesen wird. Alkohol kann Ihre kognitive Funktion und Ihr psychisches Wohlbefinden beeinträchtigen und Alkoholmissbrauch kann zu psychischen Erkrankungen beitragen. Wussten Sie zum Beispiel, dass Menschen, die täglich trinken, kleinere Gehirne haben?[17] Wenn es um das Gehirn geht, ist die Größe doch wichtig! Starker Alkoholkonsum kann die Neurotransmitter und Hormonsysteme verändern, die an Stimmungs- und Angststörungen beteiligt sind.[18] Und wussten Sie, dass mäßige bis starke Trinker im Vergleich zu Nichttrinkern und leichten Trinkern ihr Risiko, an Demenz zu erkranken, um 57 Prozent erhöhen und die Krankheit auch früher entwickeln?[19] Alkohol kann auch die Urteils- und Entscheidungsfähigkeit vermindern und das Verlangen nach ungesunden Lebensmitteln steigern. Und da Alkohol die Durchblutung des Kleinhirns, eines beeindruckenden Teils des Gehirns, der mit körperlicher Bewegung verbunden ist, verringert, kann er die Koordinationsfähigkeit beeinträchtigen. In den Vereinigten Staaten gibt es 30 Millionen Kinder von Alkoholikern und viele von ihnen leiden an einer PTBS, weil sie in einem unberechenbaren Haushalt mit Missbrauchsverhalten unter Alkoholikern aufwachsen. Ein exzessiver Alkoholkonsum ist auch eine der Hauptursachen für Scheidung, Inhaftierung und finanzielle Probleme, was wiederum zu Traurigkeit, Angst und Verzweiflung beitragen kann.

Alkohol wird als siebthäufigste vermeidbare Todesursache aufgeführt und steht im Zusammenhang mit sieben verschiedenen Krebsarten.[20] Warum reibt das Pflegepersonal Alkohol auf Ihre Haut, bevor es Ihnen eine Spritze gibt oder eine Kanüle legt? Um Bakterien abzutöten. Was ist der Grund dafür, dass Alkohol verwendet wird, um tote Exemplare und Proben zu konservieren? Um alle Zellen und Gewebe in dem entsprechenden Gewebe abzutöten. Das sollte Sie dazu veranlassen, sich zu fragen, was Alkohol mit Ihrem Darm anstellt. Wenn Sie ein besseres Gehirn wollen, ist weniger mehr. Für Menschen, die trinken wollen und in ihrer Familiengeschichte keine Verwandten mit Suchtproblemen haben, empfehle ich nicht mehr als zwei bis vier normal große Getränke pro Woche.

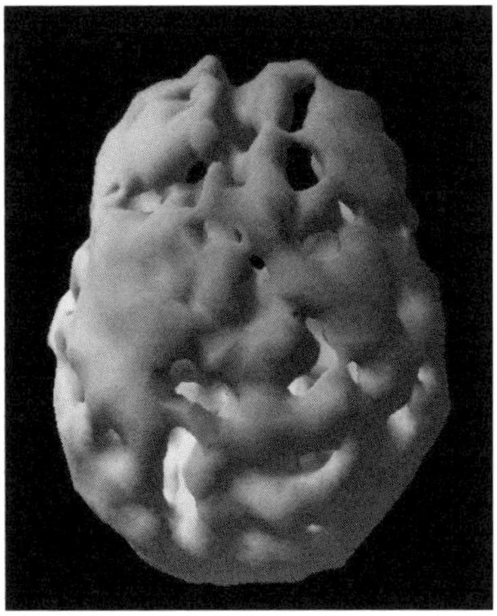

Hirn-SPECT-Scan bei starkem Alkoholmissbrauch

Insgesamt geringe Aktivität

2. Marihuana: Grund zur Vorsicht

Eine wachsende Zahl von Staaten legalisiert Marihuana für den medizinischen und Freizeitgebrauch, was das Interesse an der Droge als potenzielle Behandlungsoption für körperliche und geistige Gesundheitsprobleme verstärkt hat. Einige Forschungsergebnisse deuten darauf hin, dass die Substanz für Menschen, die mit Depressionen, Angstzuständen und PTBS zu tun haben, einen gewissen Nutzen haben könnte;[21] es stimmt jedoch auch, dass andere Studien gezeigt haben, dass Marihuana negative Auswirkungen auf die psychische Gesundheit haben kann. Im Jahr 2016 veröffentlichten wir die größte Studie zu Hirnscans von Marihuanakonsumenten, die die insgesamt verringerte Durchblutung von 982 Konsumenten im Vergleich zu einer gesunden Gruppe zeigte.[22] Am stärksten war die Durchblutungsstörung im rechten Hippocampus, ein Symptom, das häufig mit der Alzheimerkrankheit und allen Arten von Gedächtnisverlust in Verbindung steht. Eine 2019 durchgeführte Überprüfung von elf Studien, an denen mehr als 23 000 Menschen teilnahmen, ergab, dass Cannabiskonsum im Jugendalter das Risiko erhöht, im jungen Erwachsenenalter Depressionen und Selbstmordgedanken zu entwickeln oder einen Selbstmordversuch zu begehen.[23] Andere Untersuchungen zeigen, dass Marihuana das Kurzzeitgedächtnis beeinträchtigt, zu Lern- und Aufmerksamkeitsproblemen beiträgt, die Konzentration und Koordination verringert und das Risiko für Psychosen erhöht. Tatsächlich ergab eine 2019 in *The Lancet Psychiatry* veröffentlichte Studie, dass hochpotentes Cannabis mit zehn Prozent der neuen Fälle von Psychosen in Verbindung gebracht werden kann.[24]

3. Rauchen/E-Zigaretten: Giftiger als Sie dachten

Zigaretten gehören zu den giftigsten Substanzen überhaupt. Nach Angaben der American Lung Association werden bei der Verbrennung von Zigaretten etwa 7000 Chemikalien freigesetzt, von denen viele giftig sind. Hier sind nur zehn der in Zigaretten gefundenen Toxine aufgeführt:

Toxin	Auch in diesen Mitteln enthalten
Essigsäure	Haarfärbemittel
Ammoniak	Reinigungsmittel
Arsen	Rattengift
Benzol	Gummilösung
Butan	Feuerzeugflüssigkeit
Kadmium	Batteriesäure
Formaldehyd	Einbalsamierungsflüssigkeit
Methanol	Raketentreibstoff
Teer	Straßenbaumaterialien
Toluol	Farbe

Es ist allgemein bekannt, dass die Tabakindustrie das Rauchen trotz seiner schwerwiegenden negativen Auswirkungen auf die Gesundheit gefördert hat. Aber was Sie vielleicht nicht wissen, ist, dass sie auch den Gebrauch ihrer Produkte in psychiatrischen Einrichtungen gefördert und Forschungen finanziert hat, die darauf hindeuten, dass Menschen mit Schizophrenie von der Selbstmedikation mit Zigaretten profitieren können.[25] Heute rauchen bis zu 80 Prozent der Menschen mit Schizophrenie.[26] Sie sind nicht allein. Menschen mit Problemen der Gesundheit des Gehirns/geistigen Gesundheit oder Drogenmissbrauch rauchen mit größerer Wahrscheinlichkeit Zigaretten als die Allgemeinbevölkerung. Tatsächlich rauchen sie laut CDC fast 40 Prozent aller Zigaretten.[27]

Obwohl die Raucherquoten seit Jahren rückläufig sind, steigen die Raten der Nutzer von E-Zigaretten. Ein Bericht aus dem Jahr 2018, an dem mehr als 40 000 Teenager in den USA beteiligt waren, zeigte, dass mehr als 20 Prozent der Zwölftklässler angaben, im vergangenen Monat Nikotin über eine E-Zigarette konsumiert zu haben. Das ist doppelt so hoch wie die Zahl der Jugendlichen, die im Jahr 2017 angegeben hatten, Zigaretten mit Nikotin geraucht zu haben. Und auch ganze elf Prozent der Achtklässler berichteten, im vergangenen Jahr Nikotin über eine E-Zigarette geraucht zu haben.[28] Die Rate der Jugendlichen, die Nikotin über E-Zigaretten konsumieren, steigt so schnell an, dass der Leiter der US-Gesundheitsbehörde 2018 das »Vapen« unter Jugendlichen als Epidemie bezeichnete.[29]

Zigaretten und Joints sowie nikotin- oder koffeinhaltige E-Zigaretten führen dazu, dass Sie in Ihre Lungen eine Vielzahl feiner und ultrafeiner toxischer Stoffe einatmen, die auch in Ihr Gehirn eindringen können. Spielt die Größe eine Rolle? Ja! Je kleiner die Partikel sind, die Sie einatmen, desto größer ist ihre Fähigkeit, Entzündungsreaktionen auszulösen und Ihr Gehirn zu schädigen.

Ich wollte mich selbst davon überzeugen, was das »Vapen« von Koffein mit dem Gehirn anstellt, und deshalb habe ich für eine Folge der in den Staaten bekannten *Dr. Oz Show* Dr. Oz höchstpersönlich vor und nach dem »Vapen« gescannt. Die Ergebnisse waren nicht schön. Nach dem »Vapen« zeigten seine Scans eine erhöhte Aktivität in den Okzipitallappen (der Bereich, der Sie auf eine attraktive Person sozusagen »aufmerksam« macht) und eine verminderte Aktivität in den Frontallappen (der Bereich, der sich einschaltet, wenn Sie dabei sind, ein negatives Verhalten an den Tag zu legen, und auf die Bremse tritt). Klingt wie ein gutes Rezept für eine Scheidung, oder?

4. Schimmel: Kann psychische Krankheiten hervorrufen

Eine der ersten Lektionen, die ich aus unserer Arbeit im Bereich der Hirnbildgebung gelernt habe, ist, dass viele alltägliche Dinge giftig für die Gehirnfunktion sind – und eine der schlimmsten ist Schimmel. Lassen Sie sich das von Dave Asprey, CEO der Firma Bulletproof Coffee, sagen. Er hatte mit Konzentrations- und Gedächtnisproblemen zu kämpfen und war kaum in der Lage, seine Seminare an der Wharton School zu bestehen. Dann, im Jahr 2003, nachdem er mein Buch *Das glückliche Gehirn* gelesen hatte, ließ er einen Gehirn-SPECT-Scan durchführen. Er selbst sagt, dass sich danach wirklich alles in seinem Leben verändert hat. Es stellte sich heraus, dass Dave in seinem Haus giftigen Schimmelpilzen ausgesetzt gewesen war. Sein Gesundheitszustand verbesserte sich dramatisch, nachdem er bestimmte Therapieprotokolle befolgt hatte, und er produzierte daraufhin den Film *Moldy: The Toxic Mold Movie* (Sie können sich den Film online unter der folgenden Adresse anschauen: https://moldymovie.com).[30]

Schimmelart	Beschreibung und Konsequenzen
Ochratoxin A	Schimmel auf Lebensmitteln; verursacht Krebs
Aflatoxine	Schimmel auf Lebensmitteln; verursacht Krebs, kann das Wachstum bei Kindern beeinträchtigen
Fumonisine	Verunreinigungen in Mais, Weizen und anderen Getreidearten; stehen in Zusammenhang mit Neuralrohrdefekten und eingeschränktem Wachstum[31]
Zearalenon und andere Fusarium-Mykotoxine	Schadstoffe in Nutzpflanzen; stören den Hormonhaushalt (Östrogen)[32]
Aspergillus	Tritt in Innenräumen und im Freien auf; besonders besorgniserregend bei Kindern[33]
Trichothecene, »schwarzer Schimmel«	Pflanzenschadstoffe, die auch in feuchten Innenräumen wachsen können; hemmen die Proteinsynthese; extrem gefährlich für Haut, Nieren, Leber und mehr[34]

Häufige giftige Schimmelpilze

Ein anderer Patient, George, 32, kam zu uns und klagte über Angstzustände, das Gefühl, keinen klaren Gedanken fassen zu können, Gedächtnisprobleme und Schlafstörungen. Aus der detaillierten Anamnese, die wir erhoben, wurde klar, dass Georges Symptome begonnen hatten, als er vom College nach Hause in die Kellerwohnung seiner Eltern zurückkehrte. Schimmeldiagnosetests ergaben, dass George hohe Konzentrationen von Schimmelpilzgiften in seinem Körper aufwies. Erst nachdem er diese Laborergebnisse gesehen hatte, erinnerte sich George daran, dass der Keller mehrmals überflutet worden war.[35]

Wir empfahlen George, sich sofort aus der schimmelbelasteten Umgebung zu entfernen, was der erste Schritt für alle Patienten mit Schimmelpilzvergiftung ist. Als Nächstes begannen wir mit einer Behandlung, die aus Bindemitteln und anderen Medikamenten bestand, wie zum

Beispiel Antimykotika, sowie stoffwechselunterstützende Ergänzungsmittel. Mit der richtigen Behandlung und Behebung des Schimmelpilzproblems besserten sich Georges Symptome. Er brauchte keine psychiatrischen Medikamente; er brauchte lediglich eine genaue Diagnose und eine angemessene Behandlung. Hätte ihn niemand auf Schimmelpilztoxine untersucht, hätte man bei ihm wahrscheinlich eine oder mehrere psychische Erkrankungen diagnostiziert und ihn (erfolglos) mit psychiatrischen Medikamenten behandelt. Seine Symptome hätten sich noch jahrelang weiter verschlimmern können.

Sechs häufige Symptome der Schimmelpilzexposition

- Unerklärliche Muskelprobleme
- Denkstörungen, Gedächtnisprobleme
- Konzentrationsschwierigkeiten
- Taubheitsgefühl oder ein kribbelndes oder piksendes Gefühl auf der Haut
- Verdauungsprobleme
- Atembeschwerden (chronischer Husten, Nasennebenhöhlenprobleme, pfeifende Geräusche beim Atmen/Giemen)

5. Blei: Eine eindeutige und allgegenwärtige Gefahr

Blei schädigt das Gehirn und eine Exposition gegenüber diesem Schwermetall ist mit einem niedrigeren IQ, Sprachproblemen, Krebs, Herz-Kreislauf-Problemen, Arthritis, Krampfanfällen, Kopfschmerzen, Anämie, Nierenerkrankungen, einem metallischen Geschmack im Mund und Tod durch alle diese Ursachen zusammen verbunden. Eine Bleiexposition steht auch mit einer Vielzahl von psychischen Gesundheitsproblemen in Zusammenhang. Bei Kindern wurde es mit ADS/ADHS,[36] Lernproblemen, Reizbarkeit, Aggression, Ängstlichkeit, unsozialem Verhalten und mehr in Verbindung gebracht.[37] Es wurde auch ein Zusammenhang mit dem Auftreten von Schizophrenie im Erwachsenenalter hergestellt.[38] In einer 2010 durchgeführten Studie mit fast 2000 jungen Erwachsenen mit geringer Bleiexposition gingen höhere Bleiwerte im Blut mit einem erhöhten Risiko für Depressionen und Panikstörungen einher. Die Forscher kamen zu dem Schluss, dass selbst bei Werten, die allgemein als sicher gelten, die Bleiexposition die psychische Gesundheit negativ beeinflussen könnte.[39]

Die US-Regierung gab früher an, dass ein »sicherer« Bleigehalt im Blutstrom weniger als 60 µg/dl (Mikrogramm pro Deziliter) betrage. Der aktuelle »sichere« Wert liegt unter 10 µg/dl und im Juli 2012 berichteten die CDC, dass der Bereich von 5,0 bis 10,0 µg/dl für Kinder immer noch sehr riskant ist. Viele Wissenschaftler sagen, dass eigentlich jeder Bleiwert unsicher ist. Abhängig von Ihrem Alter erinnern Sie sich vielleicht daran, dass die Regierung vorgeschrieben hat, dass Blei aus Benzin und Farbe entfernt werden muss. Seltsamerweise gilt dies nicht für den Flugkraftstoff für Kleinflugzeuge. In den Amen Clinics haben wir 100 Piloten gescannt und bei zwei Dritteln von ihnen eine erhebliche Hirntoxizität festgestellt. Wir vermuteten, dass sie durch Blei und andere Toxine verursacht wurde, denen sie beim Fliegen ausgesetzt sind. Was die Farbe betrifft, so weist jedes Haus, das vor 1978 weiß gestrichen wurde, einen hohen Bleigehalt auf, und wenn diese Farbe einmal Blasen wirft oder sich abschält, setzt es die Menschen im Haus Blei aus. Und Häuser, die vor 1984 gebaut oder umgebaut wurden, haben wahrscheinlich Blei im Lötzinn der Rohre.

Einer der am weitesten verbreiteten Lippenstifte enthält Blei, da es keinerlei Vorschriften gibt, die verlangen würden, dass Blei nicht in Lippenstiften vorkommen darf. Blei wurde in 60 Prozent der US-Marken gefunden.[40] Im Jahr 2013 fanden Forscher an der University of California, Berkeley, Blei in 24 von 32 getesteten Lippenprodukten. Viele der Produkte enthielten hohe Gehalte an acht weiteren Metallen, darunter Kadmium und Chrom.[41]

> Um den Kauf und die Einnahme von mit Blei verunreinigten Lippenprodukten zu vermeiden, sollten Sie Ihre Lippenstiftmarken kennen und unter safecosmetics.org mehr darüber in Erfahrung bringen.

6. Vollnarkose: Das Risiko, vor dem Ihr Chirurg Sie vor einer Operation nicht warnt[42]

Auf das potenziell toxische Risiko einer Vollnarkose[43] wurde ich zum ersten Mal aufmerksam, als mich eine meiner Patientinnen nach einer Knieoperation unter Tränen anrief. Sie sagte mir, sie fühle sich, als sei ihr Kopf ganz »vernebelt«, und befürchtete, dass sie an Alzheimer erkrankt sei. Ich hatte bereits eine SPECT-Untersuchung bei ihr durchgeführt, also scannte ich sie erneut, um zu sehen, ob sich ihr Gehirn verändert hatte. Auf dem neuen Scan sah ihr Gehirn wie nach einer Vergiftung aus. Ihre Stirn- und Schläfenlappen, die beide mit dem Gedächtnis und der Aufmerksamkeit zu tun haben, hatten sich dramatisch zum Schlechteren verändert. Irgendetwas hatte sich nach diesem ersten Scan negativ auf ihr Gehirn ausgewirkt. Mit dem Bright-Minds-Ansatz war sie in der Lage, ihre kognitiven Probleme zu beseitigen und ihr Gedächtnis wiederzuerlangen.

Einige wissenschaftliche Studien zeigen keine dauerhaften negativen Auswirkungen bei einer Vollnarkose und andere zeigen toxische Effekte, aber zwei neuere Studien sind bemerkenswert. In einer dieser Studien hatten Kinder, die vor ihrem vierten Lebensjahr eine Vollnarkose bekommen hatten, einen niedrigeren IQ, ein vermindertes Sprachverständnis und eine verminderte Bildung von grauer Hirnsubstanz im hinteren Teil ihres Gehirns.[44] Auch eine Vorher-nachher-SPECT-Studie an Patienten, die sich einer Koronararterien-Bypassoperation unterzogen hatten, zeigte, dass 68 Prozent eine verringerte Durchblutung aufwiesen, was sechs Monate später mit einem verminderten verbalen und visuellen Gedächtnis in Verbindung gebracht wurde.[45] Wie Sie bereits gehört haben, ist eine verminderte Durchblutung einer der Risikofaktoren, die zu psychischen Erkrankungen beitragen können. Wenn Sie sich einer Operation unterziehen müssen, empfehle ich nach Möglichkeit eine Lokal- oder Spinalanästhesie. Wenn das nicht infrage kommt, sollten Sie alles tun, was Sie können, um Ihr Gehirn zu optimieren, bevor Sie sich unter das Messer legen.

Wenn Sie sich einer Operation unterziehen müssen, empfehle ich nach Möglichkeit eine Lokal- oder Spinalanästhesie. Wenn das nicht infrage kommt, sollten Sie alles tun, was in Ihrer Macht steht, um Ihr Gehirn zu optimieren, bevor Sie sich unter das Messer legen.

Eine meiner geschätzten Assistentinnen, Karen, die von unseren Patienten geliebt wird, erkrankte an einem Aortenaneurysma und musste operiert werden. Wir führten eine SPECT-Untersuchung kurz vor der Operation durch, eine kurz danach und dann eine, nachdem sie hart an der Rehabilitierung ihres Gehirns gearbeitet hatte. Zweifellos hatte die Operation sehr negative Auswirkungen auf ihr Gehirn und ihre Psyche, aber mit dem entsprechenden Bright-Minds-Programm bekamen wir das wieder in den Griff.

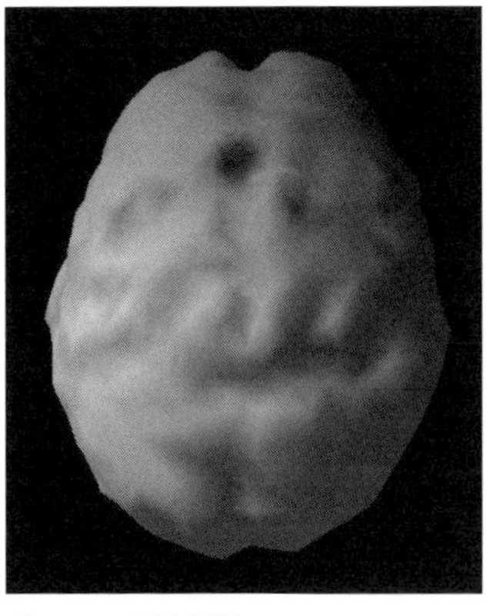

Karens SPECT-Aufnahmen vor einer Aortenaneurysma-Operation

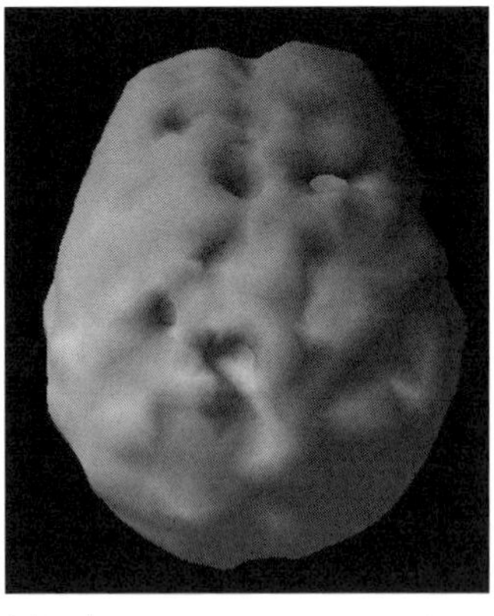

Nach einer Aortenaneurysma-Operation: insgesamt niedrigere Durchblutung

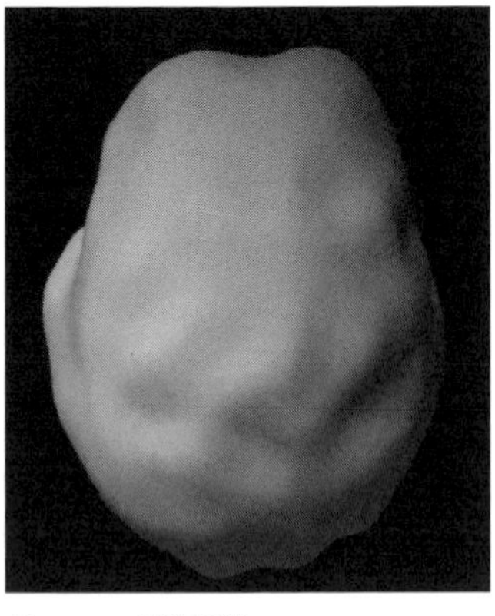

Karens SPECT-Aufnahmen nach dem Bright-Minds-Programm

7. Chemotherapie und Schwermetalle: beeinträchtigen Ihre Hirnfunktion

In den Amen Clinics sehen wir viele Patienten, die an Krebs erkrankt sind und mit einer Chemotherapie behandelt wurden. Die Chemotherapie tötet Krebszellen ab, aber sie kann auch gesunde Gehirnzellen abtöten.[46]

Auch eine hohe Belastung mit Schwermetallen (zum Beispiel Arsen, Quecksilber, Eisen und Aluminium) kann zu Gedächtnisproblemen führen. Ich empfehle Ihnen, Ihren Arzt zu bitten, Sie auf Schwermetalle hin zu untersuchen, insbesondere wenn Sie wissen, dass Sie irgendwelchen Schwermetallen ausgesetzt waren.

8. Körperpflegeprodukte: Die hässliche Seite der Gesundheits- und Schönheitspflege

Wie viele Körperpflege- und Kosmetikprodukte verwenden Sie täglich? Wenn Sie der durchschnittlichen amerikanischen Frau ähneln, verwenden Sie etwa zwölf Produkte, oder wenn Sie ein Mann sind, wahrscheinlich etwa sechs.[47] Laut Statista wird die Industrie für Kosmetika, Parfüm und Hygieneartikel im Jahr 2019 voraussichtlich fast 19 Milliarden Dollar für Werbung ausgeben, um uns zu ermutigen, mehr von diesen Alltagsgegenständen zu verwenden.[48] Aber die Chemikalien in diesen Produkten werden leicht durch die Poren der Haut aufgenommen und können zu jedem Organ im Körper transportiert werden, einschließlich des Gehirns. Das bedeutet, dass Sie sich, während Sie versuchen, äußerlich besser auszusehen, innerlich vergiften und Ihr Risiko für die Gesundheit des Gehirns/geistige Gesundheitsprobleme erhöhen könnten. Das von diesen Gegenständen ausgehende Risiko ist real. Im Jahr 2016 wurde Johnson & Johnson dazu verurteilt, 72 Millionen Dollar an die Familie einer Frau zu zahlen, deren Tod an Eierstockkrebs unter anderem mit dem täglichen Gebrauch von Johnson's Babypuder in Verbindung gebracht wurde.[49]

Wenn Sie Symptome im Zusammenhang mit Problemen der Gesundheit des Gehirns/psychischen Gesundheit haben, empfehle ich Ihnen dringend, Körperpflegeprodukte mit schädlichen Inhaltsstoffen zu entsorgen, um Ihre toxische Belastung zu verringern. Die Skin-Deep-Datenbank der Environmental Working Group (ewg.org/skindeep) kann dabei helfen. Sie bietet Informationen über viele Produkte mit toxischen Inhaltsstoffen und schlägt gesündere Alternativen vor.

Die folgende Tabelle listet Chemikalien auf, die häufig in Körperpflegeprodukten enthalten sind – zusammen mit einer kurzen Beschreibung der Schäden, die sie anrichten können, und stammt aus *Toxine – Die unsichtbare Gefahr*, einem außergewöhnlichen Buch von Joseph Pizzorno, einem der Gründer der Bastyr University.

Was auf Ihren Körper gelangt, gelangt auch in Ihren Körper.

Chemikalien	Anwendung	Toxizität
Acrylate	Künstliche Nägel	Nervengifte[50]
Aluminium	Antitranspirant	Mögliche Verbindung zur Alzheimerkrankheit[51]
Formaldehyd	Shampoos, Nagellack, Haargel, Nagel- und Wimpernkleber, Duschgel, Farbkosmetik	Krebs,[52] allergische Reaktionen[53]
Parfüm	Shampoos, flüssige Babyseife, Nagellack, Klebstoffe, Haarglättungsmittel, Duschgel, dekorative Kosmetik	Krebs, endokrine Störungen, allergische Reaktionen
Oxybenzon	Sonnenschutzmittel	Hormonstörung, senkt die Spermienzahl, Hautallergien
Parabene	Konservierungsmittel, Duftstoffe in Kosmetika (Lidschatten, Grundierung, Wimperntusche), Shampoos, Pflegespülungen, Lotionen, Gesichts-/Körperreinigungsmittel	Hormonprobleme, Brustkrebs,[54] Entwicklungsprobleme bei Kindern, Fortpflanzungsprobleme, Allergien
Phthalate (in Europa verboten)	Düfte in Kosmetika; wird auch für Plastikverpackungen benutzt	Hormonstörungen,[55] niedriger IQ,[56] senkt den Wachstumsfaktor BDNF bei Jungen und Männern[57] (BDNF fördert Wachstum und Vernetzung von Nervenzellen)
Polyethylenglykole (PEGs)	Sorgen für den Schaum in Shampoos, Schaumbädern und Flüssigseife	Krebs,[58] Geburtsfehler,[59] Haarausfall, Allergien
Triclosan	Antimikrobielles Reinigungsmittel, Zahnpasta	Hormonstörung,[60] schädlich für das Mikrobiom[61]
Blei	Lippenstift (Todeskuss)	Neurotoxin, Schädigung von Hippocampus und präfrontalem Kortex[62]

Häufige Chemikalien in Gesundheits- und Schönheitsprodukten[63]

9. Haushaltsgegenstände: Wenn das traute Heim zum »giftigen Heim« wird

Viele der alltäglichen Gegenstände in Ihrem Zuhause können potenziell schädliche Chemikalien enthalten, und wenn Sie zudem noch gerne heimwerken, kann dies Ihre Exposition gegenüber toxischen Substanzen erhöhen. Beispielsweise können Teppichböden, feuerfeste Bettwaren und Möbel, Bodenbeläge und Farben hohe Konzentrationen von Chemikalien enthalten. Im Jahr 2019 legten Forscher der Duke University Beweise dafür vor, dass Kinder, die in Häusern mit einem feuerfesten Sofa aufwachsen, sechsmal mehr polybromierte Diphenylether (PBDE) in ihrem Blutserum aufwiesen.[64] Diese Chemikalien wurden mit Entwicklungsverzögerungen des Nervensystems, Störungen des endokrinen Systems, Störungen der Schilddrüse, Fettleibigkeit, Krebs und anderen Erkrankungen in Verbindung gebracht.

Pamela: Die überraschende Quelle ihrer Depressionen, Migräne und Gedächtnisprobleme

Bevor sie in die Amen Clinics kam, verbrachte Pamela den größten Teil des Tages im Bett:

> Meine Kinder gingen aus, ich lag im Bett und verpasste alles. Ich litt an Migräneanfällen. Ich wog nur noch 52 Kilo. Ich konnte nicht essen; ich konnte nicht denken; ich litt an Gedächtnisverlust. Ich konnte keinen Satz beenden. Die Wörter fielen mir einfach nicht ein. Es gab Zeiten, da konnte ich mich nicht einmal mehr an die Namen meiner Kinder erinnern. Niemand konnte mir einen Grund für all das nennen. Ich war einfach nicht mehr derselbe Mensch wie zuvor. Ich war immer lebhaft gewesen. Eine erfolgreiche Geschäftsfrau. Ich hatte den Dreh raus in meinem Leben, und dann plötzlich brach ich zusammen, und alles wurde immer schlimmer …
>
> Ich habe wirklich alles versucht. Ich probierte alles aus, was ich nur fand. Aber es kamen immer noch neue Symptome hinzu. Die Liste meiner Erkrankungen wurde einfach immer länger. Am Ende wurde ich depressiv, denn niemand schien zu verstehen, was mit mir los war. Ich nahm 21 verschreibungspflichtige Medikamente, denn das war alles, was die Ärzte mir gaben. »Nun ja, wenn Sie sich so und so fühlen, dann funktioniert die Behandlung wohl nicht. Ich schreibe Ihnen mal noch etwas Neues auf – und noch etwas.«

> Ich hatte das Gefühl, dass es irgendwo da draußen eine Antwort geben musste, ich musste nur die Antwort finden. Oftmals sagten mir einige dieser Ärzte, dass das Ganze nur in meinem Kopf stattfand. Ich dachte: *Nein, es stimmt etwas nicht mit meinem Körper. Ich kann nicht atmen. Ich habe Migräne. Das sind keine psychischen Probleme. Das sind alles körperliche Probleme.*
>
> Als ich anfing, diese Gedächtnisprobleme zu haben, war ich an dem Punkt angelangt, an dem ich sagte: »Ich gehe zu den Amen Clinics.« Als ich zu Dr. [Muneer] Ali ging, kam ich mit meinen 21 verordneten Medikamenten in seine Sprechstunde: elf für den Morgen und zehn für den Abend. Er sagte: »Oh, damit wir hören wir jetzt zuallererst mal auf.« Er strich alle meine Medikamente, bis auf fünf.

Pamela verbrachte drei Tage in der Amen Clinic in Atlanta, wo das Personal eine gründliche Anamnese und SPECT-Scans durchführte sowie umfangreiche Laboruntersuchungen. Dr. Ali fand eine genetische Anomalie, die es für Pamela schwieriger machte, Viren abzuwehren. Pamela entdeckte auch, dass sie Lyme-Borreliose hatte. Als Dr. Ali herausfand, dass Pamelas Haus ein undichtes Dach hatte, führte er einen Schimmelpilztest durch, der positiv auf schwarze Schimmelpilze, eine der schlimmsten Arten, zurückkam. Die Lyme-Borreliose und der Schimmelpilz erklärten eine Menge ihrer Symptome.

> Als ich in die Klinik kam, war ich furchtbar krank, ich sah auch nicht mehr so aus, wie ich es jetzt wieder tue. Ich lächle und ich sitze aufrecht. Ich habe Energie und ich beende meine Sätze. (...) Ich kann mich an alles erinnern. Es ist wie eine Wiedergeburt. Ich wollte eine bessere Mutter für meine Kinder sein. Das war mein Ziel.

Die beunruhigende Tatsache: Eine der effektivsten Möglichkeiten für eine Frau, ihre toxische Belastung zu verringern, ist durch Stillen, was auch das Brustkrebsrisiko verringert.[65] Leider gehen viele Giftstoffe dann auf das Baby über.

Vorbei, aber nicht vergessen: PCBs und ihre bleibenden Auswirkungen auf das Gehirn/die psychische Gesundheit

Polychlorierte Biphenyle, besser bekannt als PCBs, waren Industriechemikalien, die in elektrischen Produkten und Geräten verwendet wurden. Obwohl sie 1979 verboten wurden, bauen sie sich nur langsam ab, sodass sie immer noch in unserem Wasser, im Boden und in der Luft weitverbreitet sind. Und aus diesem Grund verursachen sie nach wie vor Probleme. Eine Studie aus dem Jahr 2014 ergab, dass Menschen mit einer höheren arbeitsbedingten PCB-Exposition ein erhöhtes Risiko haben, eine Depression zu entwickeln.[66] Andere Studien zeigen mögliche Verbindungen zu Veränderungen im Gehirn im Zusammenhang mit Autismus, ADS/ADHS, Schizophrenie und Lernproblemen.[67] PCBs hemmen auch die Arbeit der Schilddrüse, sodass man sich ständig müde fühlt. Darüber hinaus können sich PCBs im Fettgewebe von Fischen, die in kontaminierten Flüssen oder Küstengebieten leben, ablagern. Der Verzehr dieser Fische führt ebenfalls zu einer Ansammlung von PCBs im Fettgewebe. Begrenzen Sie Ihre Exposition, indem Sie die Haut und das Fett von rohem und gekochtem Fisch abschneiden und gebratenen Fisch vermeiden.

Untersuchung auf Giftstoffe

Zu Ihren Entgiftungsorganen gehören der Darm, die Leber, die Nieren und die Haut. Um einwandfrei funktionieren zu können, müssen sie gesund sein. Ihre Leber zum Beispiel filtert Blut, um Giftstoffe zu identifizieren und zurückzuhalten. Ihre Enzymsysteme bauen sie ab, und die Leber produziert Galle, um sie auszuscheiden. Ihre Leber hat eine begrenzte Kapazität zur Verarbeitung von Giftstoffen, was bedeutet, dass sie sehr anfällig für eine Überlastung durch Toxine ist.

Ihre Nieren filtern Ihr gesamtes Blut 60-mal pro Tag. Da die Nierenfunktion mit zunehmendem Alter abnimmt – um etwa 50 Prozent im Alter von 20 bis 85 Jahren –, ist Ihre Unterstützung entscheidend.[68]

In Kapitel 7 sprechen wir über Möglichkeiten, Ihren Darm zu untersuchen. Für die anderen Organe lesen Sie bitte weiter.

Wenn Sie nur über begrenzte finanzielle Mittel verfügen, überspringen Sie die teuren Labortests und geben Sie Ihr Geld für hochwertige, entgiftende Lebensmittel aus.

Laboruntersuchungen

Leberfunktion:

- ALT (SGPT): Normalbereich: 7–56 Einheiten pro Liter (E/l)
- AST (SGOT): Normalbereich: 5–40 E/l
- Bilirubin: Normalbereich: 0,2–1,2 mg/dl
- Zink: Normalbereich 60–110 µg/dl (niedriger Zinkgehalt begrenzt Entgiftung in der Leber)

Wenn die Ergebnisse der Leberfunktionstests oberhalb dieser Normwerte liegen, prüfen Sie, ob ein übermäßiger Konsum von Zucker und einfachen Kohlenhydraten, Alkoholkonsum/-missbrauch, Hepatitis oder Medikamente vorliegen, die die Leberenzyme erhöhen, wie etwa Acetaminophen (Paracetamol).

Nierenfunktion:

- Harnstoff: Normalbereich: 7–20 mg/d
- Kreatinin: Normalbereich: 0,5–1,2 mg/dl

Haut

- Prüfen Sie auf Hautausschläge, Akne und Rosazea – diese könnten Anzeichen für Entgiftungsprobleme sein

Bei Verdacht auf Schimmel:

- TGF Beta-1: Dieser Bluttest misst ein Protein, das im gesamten Körper vorkommt und das eine Rolle bei der Funktion des Immunsystems spielt und bei Schimmelpilzexposition (auch Mykotoxinexposition genannt) oft erhöht ist. Es kann auch aufgrund bestimmter Infektionen, wie etwa bei einer Lyme-Borreliose, erhöht sein. Der normale Wert liegt unter 2380; 0 ist optimal. Eine Schimmelpilzbelastung kann diesen Wert auf mehr als 15 000 erhöhen.

Bei Verdacht auf Schwermetalle:

- Tests von Haarproben und Urin auf Schwermetalle sind üblich – bei diesen Urintests wird vor der Entnahme der Probe ein Chelatbildner verabreicht.

Empfehlungen zur Reduzierung Ihrer Risikofaktoren für Vergiftungen

SP

1. Kümmern Sie sich um Ihre Entgiftungsorgane.

B P S SP

2. Vermeiden Sie Toxine so weit wie möglich:

   - Hören Sie auf zu rauchen (sozialer Kreis, wenn Sie rauchen, weil andere es tun, psychologischer Kreis, weil Sie glauben müssen, dass Sie aufhören können, und spiritueller Kreis, weil Sie wissen müssen, warum Sie aufhören wollen). Hypnose, Nikotinpflaster oder das Medikament Bupropion können Ihnen helfen aufzuhören.
   - Setzen Sie sich mit Drogen- und/oder Alkoholmissbrauch auseinander. Was sind die zugrunde liegenden Ursachen für Ihren Konsum? Stellen Sie fest, ob ein Problem wie Angst oder Depression Sie dazu bringt, Drogen oder Alkohol als Selbstbehandlung einzusetzen. Ich empfehle, ganz auf Marihuana zu verzichten. (Siehe Erklärung für soziale, psychologische und spirituelle Kreise am Ende des Abschnitts »Hören Sie auf zu rauchen« oben).
   - Entfernen Sie nach und nach alle »silbernen« Zahnfüllungen. Lassen Sie sich keine neuen silberfarbenen Amalgamfüllungen machen; fragen Sie nach Keramikfüllungen. Lassen Sie Amalgamfüllungen so schnell wie möglich entfernen, aber nicht alle auf einmal, da die Gefahr besteht, dass Giftstoffe in den Blutkreislauf freigesetzt werden. Lassen Sie nur eine oder zwei auf einmal entfernen.
   - Vermeiden Sie Kochgeschirr aus Aluminium und Teflon.
   - Kaufen und lagern Sie Lebensmittel möglichst in Behältern aus Glas; Kunststoffbehälter können Phthalate und BPAs (Weichmacher) enthalten. Erhitzen Sie niemals Lebensmittel in Plastikbehältern.

B S

3. Reduzieren Sie mit Toxinen belastete Lebensmittel in Ihrer Ernährung (sozialer Kreis, weil Ihre Freunde und Familie Ihre Essgewohnheiten beeinflussen).

   - Kaufen Sie biologisch angebaute/produzierte Lebensmittel (und waschen Sie sie immer). Eine Studie stellte fest, dass bei einer Familie, die zwei Wochen lang auf Biolebensmittel umstieg, die Pestizidwerte im Urin um 95 Prozent sanken.[69] Eine andere Studie ergab, dass Kinder, die konventionell angebaute Lebensmittel aßen, neunmal höhere neurotoxische Pestizidwerte aufwiesen als Kinder, die Biolebensmittel zu sich nahmen.[70] Die Environmental Working Group veröffentlicht jedes Jahr eine Liste der Lebensmittel mit den höchsten/niedrigsten Pestizidwerten; sehen Sie sich diese auf der EWG-Website (ewg.org) an.

- Lesen Sie immer die Angaben der Inhaltsstoffe der Lebensmittel. Wenn Sie eine der Zutaten nicht kennen, essen Sie sie nicht und setzen Sie Ihren Körper keinen unbekannten Stoffen aus. Hier sind Chemikalien, Zusatzstoffe und Konservierungsmittel, die Sie lieber vermeiden sollten:
  - Kaliumbromat: krebserregend
  - BHA, BHT: wurde mit Tumoren in Verbindung gebracht
  - Natriumbenzoat: kann die DNA schädigen
  - Natriumnitrat: wurde mit Krebs in Verbindung gebracht
  - Tartrazin-Farbstoff (macht Käse gelb): wurde mit Asthma in Verbindung gebracht
  - Mononatriumglutamat (MNG): wurde mit Krampfanfällen und Herzproblemen in Verbindung gebracht. (MNG wird auch MSG, Natriumglutamat, Glutaminsäure, hydrolysiertes Protein, autolysiertes Protein oder autolysierter Hefeextrakt genannt.)
  - Roter Farbstoff »Allurarot«
  - Künstliche Süßstoffe: Aspartam und Saccharin werden beide mit Fettleibigkeit,[71] Diabetes[72] und Krebs[73] in Verbindung gebracht. Sucralose hat potenziell direkte toxische Wirkungen. Es kann auch eine Glukoseintoleranz induzieren, indem es die Gesundheit des Darms einschränkt.[74]
- Ignorieren Sie das Wort »natürlich« auf Lebensmitteletiketten. Es hat keinerlei Bedeutung. (Denken Sie nur daran, dass Arsen und Zyanid ebenfalls natürlich vorkommen.)
- Begrenzen oder eliminieren Sie Produkte, die mit Pestiziden und Herbiziden angebaut wurden, Milchprodukte von Tieren, die mit Hormonen und Antibiotika gezüchtet wurden, Fleisch von Tieren, die mit Hormonen, Antibiotika oder Getreide gefüttert wurden, und Fisch aus Fischfarmen, der mit Getreide gefüttert wurde oder PCBs enthält.
- Vermeiden Sie vorverarbeitetes Fleisch wie Speck und Wurstwaren (sie enthalten Nitrosamine, die die Leber dazu veranlassen, Fette zu produzieren, die für das Gehirn giftig sind).
- Trinken Sie nicht mehr als zwei bis vier normal große alkoholische Getränke pro Woche; ziehen Sie Wein und Bier Spirituosen vor.
- Machen Sie eine Nahrungsmittelentgiftung. Streichen Sie zwei Wochen lang alle folgenden Lebensmittel aus Ihrem Speiseplan:[75]
  - Verarbeitete Lebensmittel
  - Gluten (diese Substanz kommt in Mehl, Triticale, Triticum, Grieß, Hartweizen, Durumweizen, Kamut, Weizen, Roggen und Gerste vor und kann die Durchlässigkeit der Darmschleimhaut erhöhen – auch bei Menschen, die nicht empfindlich darauf reagieren)
  - Milchprodukte

- Rindfleisch und Huhn, die nicht aus biologischer Zucht stammen (zur Vermeidung von Hormonen, Antibiotika und Arsen)
- Zuchtfisch
- Produkte, die von der Environmental Working Group (EWG) als »Dirty Dozen« bezeichnet werden (die zwölf am stärksten verunreinigten Produkte; siehe ewg.org/foodnews/summary.php)
- Soja (hoher Arsen- und Kadmiumgehalt; 96 Prozent des Sojabestands in den Vereinigten Staaten sind genetisch verändert)
- Künstliche Süßstoffe
- Alkohol und Freizeitdrogen
- Wasser, das nicht gereinigt oder nachweislich sauber ist

B 4. Reinigen Sie Ihre Luft.

- Lassen Sie Ihr Zuhause auf Schimmelpilze untersuchen und beseitigen Sie diese, unabhängig davon, ob Sie irgendwelche Symptome haben oder nicht.
- Vermeiden Sie das Verbrennen von Holzfeuern im Kamin; sie setzen giftige Verbindungen frei.
- Tauschen Sie regelmäßig die Filter an Ihren Heiz- und Kühlsystemen aus.

B 5. Reduzieren Sie den Gebrauch unsicherer Gesundheits- und Schönheitsprodukte.[76]

- Führen Sie eine Art Inventur im Badezimmer durch. Es gibt Apps, die Produkte auf einer Skala von 1 bis 10 (10 = sehr giftig) bewerten. Laden Sie eine solche App herunter und scannen Sie alle Produkte in Ihrem Badezimmer. Wenn Sie sich selbst lieben, werfen Sie giftige Produkte weg. Nachdem ich diese App heruntergeladen hatte, habe ich mehr als 70 Prozent der Produkte in meinem Badezimmer entsorgt.
- Verwenden Sie natürliche Produkte ohne Duftstoffe, die arm an chemischen Substanzen und frei von Phthalaten sind. Dies kann wirklich einen Unterschied machen: 100 Probanden im Teenageralter, die diese Chemikalien nur drei Tage lang vermieden, hatten deutlich weniger Giftstoffe im Urin.[77] Diese Produkte mögen zwar kurzfristig teurer sein, aber langfristig werden sie billiger sein, da Sie weniger Geld für Arztbesuche und Medikamente ausgeben werden.

B 6. Machen Sie das Haus wirklich sauber.

- Installieren Sie Kohlenmonoxid-Alarme und nicht-radioaktive Rauchmelder.
- Reinigen Sie mit parfümfreien, chemikalienfreien, natürlichen Haushaltsreinigern.

- Reinigen, entstauben und saugen Sie regelmäßig.
- Behandeln Sie Ihre Möbel und andere Gegenstände nicht mit schmutzabweisenden Mitteln.
- Kontrollieren Sie regelmäßig alle Bereiche Ihres Hauses, die Wasser ausgesetzt sind (zum Beispiel unter der Spüle), auf schwarzen Schimmel.
- Begrenzen Sie flüchtige organische Verbindungen (*Volatile organic compounds*, VOCs) zu Hause durch die Verwendung von VOC-freien Reinigungsprodukten, VOC-freier oder VOC-armer Bettwäsche aus Naturprodukten, VOC-armen Farben und Teppichen anstelle von neuem Teppichboden.

B 7. Nehmen Sie Gewohnheiten an, die Ihre Entgiftungssysteme stärken.

- Unterstützen Sie Ihren Darm (siehe Kapitel 7, »Entzündungen«): Fügen Sie Ihrer Ernährung Ballaststoffe und ballaststoffreiche Lebensmittel hinzu, die Giftstoffe binden und Ihrem Magen-Darm-System helfen, sie loszuwerden. In der Vergangenheit aßen Menschen 100 bis 150 Gramm Ballaststoffe pro Tag. Heute essen US-Bürger durchschnittlich 15 Gramm.[78] Frauen sollten mindestens 25 Gramm verzehren, Männer 30 Gramm.
- Unterstützen Sie Ihre Leber:
  - Begrenzen Sie Ihren Alkoholkonsum und essen Sie viel Kohl (Kohl wirkt entgiftend; Sie können zum Beispiel Rosenkohl, Weißkohl, Brokkoli und Blumenkohl essen).
  - Nehmen Sie Nutrazeutika ein, die Ihre Leber unterstützen.
    - N-Acetylcystein (NAC): NAC erhöht die Konzentration von Zystein und dem Super-Antioxidans Glutathion im Blut, in der Leber, in Zellen und Mitochondrien. Es hilft auch, die Toxizität von Chemotherapeutika und Antibiotika zu verringern.[79]
      Empfohlene Dosis: 600 Milligramm zweimal täglich
    - Vitamin C
      Empfohlene Dosis: 1000 Milligram zweimal täglich
    - Artischockenextrakt: erhöht die Ausscheidung von Galle aus der Leber für zwei bis drei Stunden signifikant.[80]
      Empfohlene Dosis: 500 Milligramm zweimal täglich
- Unterstützen Sie Ihre Nieren:
  - Trinken Sie drei bis vier Liter Trinkwasser pro Tag. Die Lösung des Problems von Verunreinigungen ist Verdünnung. Wasser hilft dabei, Giftstoffe durch die Nieren aus dem Körper zu spülen. Filtern Sie Ihr Wasser mit Holzkohle oder Umkehrosmose.
  - Nehmen Sie Nutrazeutika ein, die Ihre Nieren unterstützen.

    - Magnesiumglycinat, -citrat oder -malat
      Empfohlene Dosis: 200 Milligramm zweimal täglich
    - Ginkgo-biloba-Extrakt: erhöht die Durchblutung von Gehirn und Nieren[81] und hilft, vor Glyphosaten zu schützen[82]
      Empfohlene Dosis: 60–120 Milligramm zweimal täglich
- Unterstützen Sie Ihre Haut: Ihre Haut ist das größte Organ Ihres Körpers.[83] Sie spiegelt die Gesundheit Ihres Gehirns wider.
  - Kommen Sie beim Training richtig ins Schwitzen. Schwitzen reinigt Ihr System auf natürliche Weise. Die Konzentration der meisten Giftstoffe – einschließlich Arsen, Kadmium, Blei und Quecksilber – ist im Schweiß zwei- bis zehnmal höher als im Blut, was darauf hinweist, dass der Körper das Schwitzen effektiv als einen bedeutenden Entgiftungsprozess nutzt.[84] Je mehr man bei körperlicher Anstrengung schwitzt,[85] desto mehr steigert man die Glutathionproduktion, wobei es sich um einen der wichtigsten Entgifter handelt;[86] außerdem schützt das Schwitzen vor PCB-Exposition,[87] eliminiert Phthalate[88] und BPA;[89] es hält auch die Haut gesund.
  - Gehen Sie in die Sauna. Untersuchungen zeigen, dass Saunen die Giftstoffwerte bei Feuerwehrleuten senkt.[90] In einer Beobachtungsstudie über 20 Jahre zeigten die Ergebnisse eine umgekehrte Korrelation zwischen Saunagängen und ernsthaften Gedächtnisproblemen. Das heißt: Männer, die nur einmal pro Woche in die Sauna gingen, hatten im Vergleich zur Normalbevölkerung ein um 22 Prozent geringeres Risiko, eine Demenz zu entwickeln. Dieses Risiko sank jedoch bei Männern, die zwei- bis siebenmal in der Woche saunierten, um 66 Prozent.[91] In anderen Untersuchungen starben diejenigen, die häufig saunierten, ebenfalls seltener an plötzlichem Herztod oder sonstigen Ursachen,[92] hatten weniger Depressionen,[93] zeigten erhöhte Werte für Endorphine (körpereigene Opiate),[94] Testosteron und Wachstumshormon; zudem senkte das Saunen die Cortisolwerte[95] und den Blutzucker.[96] Wenn Sie in die Sauna gehen, sollten Sie 20 bis 30 Minuten lang stark schwitzen.[97]
  - Nehmen Sie die Nutrazeutika ein, die Ihre Haut unterstützen.
    - Vitamin D
      Empfohlene Dosis: 2000 Internationale Einheiten (IE) pro Tag oder mehr, abhängig von Ihrem Vitamin-D-Wert
    - Vitamin E
      Empfohlene Dosis: 60 Milligramm gemischte Tocopherole
    - Omega-3-Fettsäuren
      Empfohlene Dosis: 1400 Milligramm oder mehr mit einem EPA-DHA-Verhältnis von etwa 60 zu 40 EPA

Giftstoffe	
Maßnahmen, die psychische Krankheiten verursachen können … und die zum Leid meiner Nichten Alizé und Amelie geführt haben	Maßnahmen zur erfolgreichen Behandlung psychischer Krankheiten … und die auch meine Nichten Alizé und Amelie gesund erhalten
1. Kümmern Sie sich nicht um Ihre Entgiftungsorgane. 2. Nehmen Sie Gewohnheiten an, die Ihre Exposition gegenüber Giftstoffen erhöhen. • Rauchen Sie Zigaretten, konsumieren Sie Marihuana und trinken Sie übermäßige Mengen an Alkohol. • Essen Sie pestizidhaltige Lebensmittel. • Verzehren Sie verarbeitete Lebensmittel mit Chemikalien, Zusatzstoffen und Konservierungsstoffen. • Essen Sie Fleisch und Milchprodukte, die Hormone und Antibiotika enthalten. • Essen Sie PCB-haltigen Fisch. • Verwenden Sie Lebensmittelbehälter aus Kunststoff und wärmen Sie Ihre Lebensmittel auch wieder darin auf. • Machen Sie sich nicht die Mühe, darüber nachzudenken, wie viel Wasser Sie trinken. • Setzen Sie sich Schimmelpilzen aus. • Machen Sie häufig zu Hause Feuer im offenen Kamin. • Ändern Sie niemals die Filter Ihrer Heiz- und Kühlsysteme. • Verwenden Sie Reinigungsprodukte und Körperpflegeprodukte mit Chemikalien und Duftstoffen. 3. Vermeiden Sie jegliche Strategien, die Ihre Entgiftungssysteme stärken.	1. Kümmern Sie sich um Ihre Entgiftungsorgane. 2. Vermeiden Sie Toxine so weit wie möglich. 3. Nehmen Sie Gewohnheiten an, die Ihre Entgiftungssysteme stärken. • Hören Sie mit dem Rauchen auf, hören Sie auf, Marihuana zu konsumieren, und beschränken Sie Ihren Alkoholkonsum auf zwei bis vier Gläser pro Woche. • Lassen Sie »silberne« Zahnfüllungen entfernen. • Reduzieren Sie Ihren Verbrauch von toxinbelasteten Lebensmitteln. • Wählen Sie möglichst Biolebensmittel. • Waschen Sie immer Ihr Obst und Gemüse. • Vermeiden Sie verarbeitete Lebensmittel und solche mit chemischen Inhaltsstoffen. • Wählen Sie Fleisch und Milchprodukte, die antibiotika- und hormonfrei sind. • Trinken Sie drei bis vier Liter Trinkwasser pro Tag. • Überprüfen Sie Ihre Wohnung auf Schimmel und eliminieren sie ihn, wenn nötig. • Führen Sie eine Badezimmer-»Inventur« durch, um unsichere Reinigungs- und Körperpflegeprodukte daraus zu entfernen. • Unterstützen Sie Ihren Darm (siehe Kapitel 7, »Entzündungen«). • Machen Sie Sport, um ins Schwitzen zu kommen, und entgiften Sie Ihre Haut. • Ziehen Sie Nutrazeutika in Betracht, die Ihre Leber, Ihre Nieren und Ihre Haut unterstützen.

Wählen Sie eine kleine Bright-Minds-Gewohnheit zur Einschränkung von Toxinen aus, die Sie noch heute umsetzen können:

1. Wenn ich Lebensmittel einkaufe, werde ich, wann immer möglich, Bioprodukte wählen.
2. Wenn ich tanke, bleibe ich nicht direkt an der Zapfsäule stehen, damit ich möglichst keine Dämpfe einatme.
3. Wenn ich Freunde und Familie besuche, werde ich Passivrauchen vermeiden.
4. Wenn ich Alkohol trinke, werde ich meinen Konsum auf höchstens zwei bis vier Gläser pro Woche beschränken.
5. Bei der Auswahl meiner Nahrungsergänzungsmittel werde ich N-Acetylcystein (NAC) miteinbeziehen.
6. Wenn ich Mahlzeiten zubereite, werde ich häufig Kohlarten wegen ihrer entgiftenden Wirkung in meinen Speiseplan aufnehmen.
7. Wenn ich einkaufen gehe, werde ich es vermeiden, Kassenzettel anzufassen (das BPA in der Kunststoffbeschichtung kann durch die Haut aufgenommen werden).
8. Wenn ich etwas trinke, werde ich keine Plastik-Strohhalme verwenden.
9. Wenn ich in den Laden gehe, werde ich nichts kaufen, das Mononatriumglutamat, künstliche Farbstoffe oder Konservierungsmittel enthält.
10. Wenn ich ein Reinigungs- oder Körperpflegemittel kaufen oder verwenden möchte, werde ich es zuerst in einer App einscannen und keine Produkte verwenden, die Giftstoffe enthalten.

KAPITEL 11

MIND STORMS

DÄMPFEN SIE EINE ÜBERMÄSSIGE ELEKTRISCHE AKTIVITÄT IN IHREM GEHIRN

Es gab immer einen Augenblick kurz vor dem epileptischen Anfall (...), als plötzlich inmitten von Trauer, geistiger Finsternis und Unterdrückung sein Gehirn kurzzeitig Feuer zu fangen schien, und, in einer unglaublichen Geschwindigkeit, sich seine Lebenskräfte bis zum Äußersten anspannten. Der Sinn des Lebens, das Bewusstsein des Selbst, vervielfachte sich in diesen Momenten, die nicht länger als ein Blitz dauerten, fast um das Zehnfache. Sein Geist und sein Herz wurden von außergewöhnlichem Licht durchflutet; all sein Unbehagen, all seine Zweifel, all seine Ängste wurden auf einmal gelindert; sie wurden alle in einer erhabenen Ruhe gelöst, voller heiterer, harmonischer Freude und Hoffnung, voller Vernunft und endgültiger Bedeutung. Aber diese Momente, diese Blitze, waren nur eine Vorahnung jener letzten Sekunde (es war nie mehr als eine Sekunde), mit der der Anfall begann.

Fjodor Dostojewski
(der selbst an einer Temporallappen-Epilepsie litt), Der Idiot

Eines Tages kam ich in meine Klinik in Kalifornien und meine Büroleiterin zog mich schnell zur Seite und sagte: »Daniel, du musst dir Tommy ansehen.« Ich teilte ihr mit, dass ich bereits 14 Personen auf meinem Terminplan hatte. Aber sie winkte einfach ab und sagte: »Daniel, du musst dir Tommy wirklich ansehen. Er ist echt süß. Er ist neun Jahre alt. Er kommt aus Orlando in Florida. Und er hat dein Buch *Das glückliche Gehirn* gelesen.« Okay, ein Neunjähriger, der mein Buch gelesen hatte? Jetzt hatte sie meine volle Aufmerksamkeit.

Ich fand Tommy im Büro eines der anderen Ärzte, und als der Junge mich sah, rief er: »Hey, Sie sind Dr. Amen!« Was er als Nächstes sagte, haute mich absolut um. »Dr. Amen, ich habe ein Problem mit dem linken Temporallappen.«

»Wirklich?«, fragte ich. »Und woher weißt du das so genau?«

Er sagte, er sei die Checkliste aus dem Buch durchgegangen. »Ich werde echt schnell wütend, und Sie schreiben, dass Menschen, die oft schlecht gelaunt sind, häufig Probleme mit dem Temporallappen haben.« Da hatte er recht. Dann fügte er hinzu: »Und ich habe früher immer Gespenster gesehen.« Ich fragte ihn, was er damit meinte, und er sagte: »Ich habe früher diese grünen Dinger vor meinen Augen schweben sehen. Ich dachte, es seien Gespenster, die mir Angst machen wollten, bis ich Ihr Buch las und erkannte, dass es nur Illusionen sind, die Menschen mit Temporallappenproblemen bekommen.« Dann sah er mich mit seinen großen, hübschen blauen Augen an und sagte: »Letztes Jahr habe ich versucht, mich umzubringen, um die schlechten Gedanken in meinem Kopf loszuwerden.«

Der Gedanke an diesen niedlichen Jungen, der sich umbringen wollte, weil er dachte, er sähe Monster, brach mir das Herz. Aber er hatte recht. Menschen, die Probleme mit dem Schläfenlappen haben, neigen zu dunklen, bösen, schrecklichen Gedanken; ich bezeichne sie als Gedankenstürme. Und traurigerweise versuchen solche Patienten oft, sich umzubringen. Tommys Geschichte hatte mich vollkommen umgehauen. Ich fragte ihn, ob er seinen Scan schon gesehen hätte, und er verneinte.

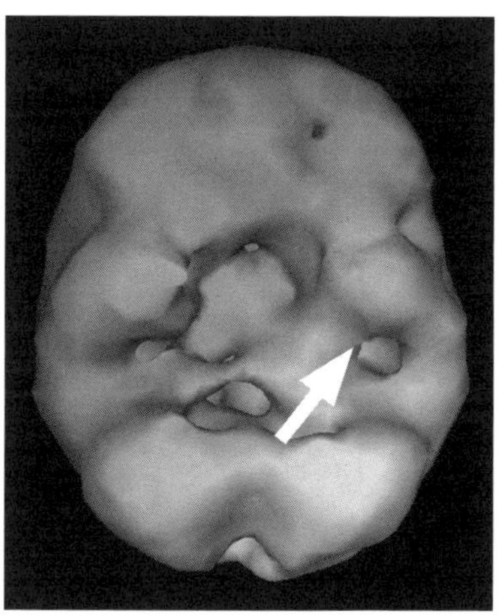

Tommys Oberflächen-SPECT-Scan
Verringerte Aktivität im linken Temporallappen

»Möchtest du das?«, fragte ich.

»Ja klar!«, antwortete er.

Also lud ich ihn und seine Eltern ins Bildgebungszentrum ein, und als ich ihm seinen Scan zeigte, war es sehr deutlich, dass er eine Anomalie des linken Temporallappens hatte.

»Sehen Sie, ich hatte recht«, sagte er. Ein Neunjähriger hatte genau vorhergesagt, wie sein eigener Gehirnscan aussehen würde. Als wir ihm bestätigen konnten, dass seine Mind Storms, also seine Wutausbrüche und bedrohlichen Gedanken, eigentlich nur ein Problem mit dem Temporallappen waren, bekam er neue Hoffnung, dass wir ihm helfen könnten, diese schlimmen Halluzinationen loszuwerden. Und das ist das Tolle an unserer Methode: Wenn Sie Probleme mit der Gesundheit des Gehirns/psychischen Gesundheit haben, können Sie auch rausfinden, was los ist, ohne, dass Sie einen SPECT-Scan durchführen lassen. Für mich ist das wahnsinnig spannend und kraftvoll und führt zu dem, was am wichtigsten ist – dass Sie wieder gesund werden.

Tim und Wendy

Da 51 Prozent der Bevölkerung irgendwann in ihrem Leben ein Problem mit der psychischen Gesundheit entwickeln,[1] sage ich in Vorträgen oft, dass »normal sein« nur ein Mythos ist. Es ist normaler, ein Problem zu haben, als kein Problem zu haben. »Normal« ist eine Programmeinstellung an Ihrem Wäschetrockner oder eine Stadt in Illinois. Ich habe einmal einen Vortrag in Normal, Illinois, gehalten. Es hat Spaß gemacht, in die Lebensmittelläden von Normal zu gehen, vom Radiosender Normal interviewt zu werden und schließlich »normale« Einwohner kennenzulernen. Da ich aus Kalifornien komme, war das ein wahres Vergnügen. Dennoch fand ich heraus, dass die ganz normalen Bewohner des Städtchens tatsächlich die gleichen Probleme hatten, die ich überall sonst gesehen hatte. Bei der Vorlesung traf ich eine Psychologin, Wendy, die mir erzählte, dass ihr Mann Tim echte Probleme hatte. Er war wegen häuslicher Gewalt verhaftet worden, und Wendy war kurz davor, sich von ihm scheiden zu lassen, was ihr das Herz brach. Sie liebte ihn und wusste, dass etwas mit seinem Gehirn nicht in Ordnung war, obwohl ihr eigener Therapeut sagte, Tim habe eine Persönlichkeitsstörung und sie solle ihn so bald wie möglich verlassen. Also flogen Wendy und Tim nach Kalifornien, um in meine Sprechstunde zu kommen.

Tim war 54 Jahre alt und erzählte mir, dass er mit Gedächtnisproblemen, Depressionen und Reizbarkeit zu kämpfen hatte. Er sah auch häufig Schatten wie aus den Augenwinkeln heraus und hörte ein nerviges Summen, für das sein Arzt keine Ursache finden konnte. Seine Wutausbrüche schienen einfach aus heiterem Himmel zu kommen. »Die kleinsten Dinge bringen mich vollkommen auf die Palme. Danach fühle ich mich schrecklich schuldig«, sagte er unter Tränen. »Wenn sie mich verlässt, weiß ich wirklich nicht, was ich machen soll, auch wenn ich natürlich verstehe, warum ihr alle sagen, dass sie gehen soll. Bitte helfen Sie mir, diese Wutanfälle in den Griff zu bekommen.«

Im Alter von sechs Jahren war Tim aus einem Fenster im zweiten Stock gefallen. Er wusste nicht mehr, ob er das Bewusstsein dabei verloren hatte, und seine Eltern lebten nicht mehr, weshalb wir sie nicht danach fragen konnten. Als Kind hatte er Lernprobleme und war oft zum Schuldirektor geschickt worden, da er häufig in Rangeleien verwickelt war. Er hatte es mit antidepressiven Medikamenten, Psychotherapie und Paarberatung versucht, aber nichts hatte wirklich geholfen. Seine Gehirn-SPECT-Bilder zeigten eine signifikant niedrige Aktivität in seinem präfrontalen Kortex (PFK) und im linken Temporallappen. Eine niedrige PFK-Aktivität ist oft mit eingeschränktem vorausschauendem Denken/Planen und eingeschränkter Impulskontrolle verbunden. Eine abnorme Aktivität in den Temporallappen, insbesondere im linken Temporallappen, wird mit Stimmungsinstabilität, Reizbarkeit, Lern- und Gedächtnisproblemen, Illusionen (wie Schatten sehen und Summen hören) und gänzlich grundloser (oder durch einen nichtigen Grund ausgelöster) Wut in Verbindung gebracht. Ein solcher Zustand kann zu starker plötzlicher Aktivität im Gehirn führen, die Sie psychisch wirklich umhauen kann.

Als junger Psychiater war ich fasziniert von der Geschichte des verstorbenen Jack Dreyfus, des Finanziers, der den erfolgreichen Dreyfus-Fonds gründete. In seinem 1981 erschienenen Buch *A Remarkable Medicine Has Been Overlooked* erzählte er die Geschichte, wie er trotz seines Ruhms und seines Reichtums eines Tages in Angst und Schrecken erwachte und in eine tiefe Depression verfiel, bei der herkömmliche Behandlungen nicht halfen. Er spürte eine Art elektrischen Strom, der durch seinen Körper floss und seine Gefühle von Angst, Wut und Beklemmung verstärkte. Dies erinnerte ihn an Epileptiker, die er kennengelernt hatte. Er fragte seinen Arzt, ob er das Antiepileptikum Phenytoin ausprobieren könne, und innerhalb eines Tages nach der Einnahme begannen seine Symptome der emotionalen Belastung zu verschwinden. In seinem Buch schrieb er: »Einige Tage später brauchte ich keine Psychotherapie mehr.«[2] Daraufhin gab Dreyfus 60 Millionen Dollar seines eigenen Geldes aus, um die Nützlichkeit von diesem Medikament bei einer Reihe von Erkrankungen der »psychischen Gesundheit« wie Angst, Gewalt und Stimmungsschwankungen zu untersuchen.

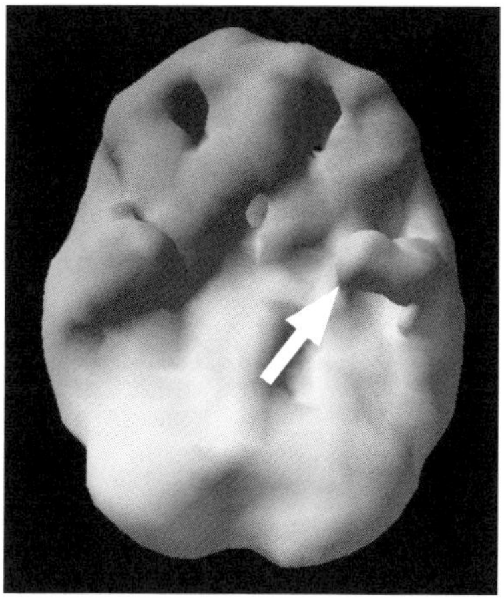

Tims Oberflächen-Scan

Verringerte Aktivität im präfrontalen Kortex und linken Temporallappen (siehe Pfeil)

Als ich 1991 zum ersten Mal von der Hirn-SPECT-Methode erfuhr, war eine ihrer Hauptanwendungsgebiete die Beurteilung von Anfallsleiden. Wenn Patienten epileptische Anfälle hatten, konnte man eine erhöhte Aktivität auf dem SPECT-Scan erkennen; zwischen den Anfällen war die Aktivität verringert. Neurochirurgen verwendeten SPECT oft, um herauszufinden, wo sie Patienten mit unkontrollierbaren Anfällen am besten operieren sollten. Ich dachte an Jacks Geschichte, während ich mit Wendy und Tim arbeitete.

Mit dem Antiepileptikum Lamotrigin zur Stabilisierung von Tims linkem Temporallappen, einem Stimulans zur Aktivierung seines PFK, zusammen mit Neurofeedback und unseren anderen Bright-Minds-Strategien, hörten Tims Wutanfälle auf, sein Gedächtnis verbesserte sich und seine Beziehung zu Wendy lief besser als jemals zuvor in den 20 Jahren, die sie miteinander verbracht hatten. Wendy erzählte mir später, dass unsere gemeinsame Arbeit die Art und Weise, wie sie mit ihren eigenen Patienten arbeitete, völlig verändert hatte.

Der stärkste elektrochemische Hybridmotor der Welt

Ihr Gehirn ist der weltweit leistungsstärkste elektrochemische Hybridmotor. Es nutzt Elektrizität und Neurotransmitter (Hirnbotenstoffe), um Ihnen beim Denken, Fühlen und Handeln zu helfen. Elektrizität (der Strom geladener Ionen) bewegt sich ständig durch Ihren Körper, lässt Ihr Herz schlagen und sorgt dafür, dass Ihre Muskeln sich zusammenziehen. Doch nirgendwo sieht man die Elektrizität klarer als in den rund 100 Milliarden biologischen Stromleitungen (den Nervenzellen mit ihren Verbindungen) in Ihrem Gehirn.

Die Hauptaufgabe einer Nervenzelle (eines Neurons) besteht darin, ein elektrisches Signal, ein sogenanntes Aktionspotenzial, zu erzeugen, das auftritt, wenn die Zelle von anderen Nervenzellen ausreichend »stimuliert« wird. Das Aktionspotenzial einer einzelnen Nervenzelle

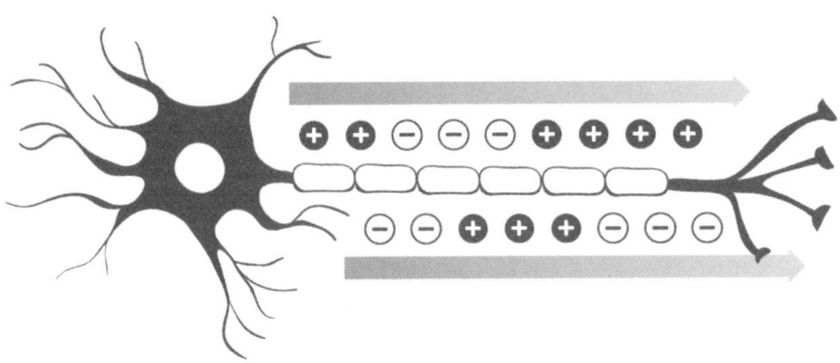

Die Hauptaufgabe von Neuronen ist, ein elektrisches Signal zu erzeugen, das wir Aktionspotenzial nennen. Dazu kommt es, wenn es von anderen Nervenzellen entsprechend stimuliert wird.

gleicht einem winzigen Blitzschlag – dies ist einer der Gründe, warum Neurowissenschaftler davon sprechen, dass Nervenzellen »feuern«, wenn sie aktiv sind –, und dies kann viele andere Nervenzellen stimulieren. Die stimulierten Neuronen können dann wiederum ihre eigenen Aktionspotenziale erzeugen, die zu noch mehr Neuronen wandern und diese stimulieren, wodurch ein koordiniertes Netzwerk entsteht, das eine bestimmte Gehirnfunktion ausführt.

Aktionspotenziale rasen mit etwa 95 Kilometern pro Stunde an den Axonen (den Nervenfortsätzen) entlang. Ein Grund dafür, dass die Signale sich so schnell ausbreiten können, ist, dass die Axone im Zuge der Entwicklung des menschlichen Gehirns von der Kindheit bis zum Erwachsenenalter von einer speziellen fetthaltigen Substanz namens Myelin umhüllt und isoliert werden, was die Übertragungsgeschwindigkeit erhöht. Axone, die nicht durch Myelin isoliert sind – sei es, weil sie von Anfang an fehlerhaft waren oder durch eine Krankheit geschädigt wurden –, übertragen Signale zehnmal langsamer.

Die Akteure in Ihrem Gehirn

Ein Axon verzweigt sich tausendfach, wobei jeder Zweig einen elektrischen oder chemischen Kontakt, eine sogenannte Synapse, zu einem anderen Neuron bildet. Der synaptische Spalt ist der winzige Bereich zwischen Neuronen, die miteinander in enger Verbindung stehen. Am Ende jedes der vielen Verzweigungen des Axons befindet sich ein pilzförmiges Endstück, das Moleküle enthält, die als Neurotransmitter (Nervenbotenstoffe) bezeichnet werden. Neurotransmitter können andere Neuronen stimulieren oder beruhigen (hemmen). Jedes Neuron produziert einen einzigen Typ von Neurotransmittern, wie Glutamat, Gamma-Aminobuttersäure (GABA), Dopamin, Noradrenalin, Serotonin, Acetylcholin oder Histamin. Der primäre stimulierende Neurotransmitter, Glutamat, wird von 75 Prozent aller Neuronen im Gehirn freigesetzt und der primäre hemmende (inhibitorische) Neurotransmitter, GABA, wird von etwa 20 Prozent aller Neuronen im Gehirn freigesetzt. Wenn das Aktionspotenzial das Ende des Axons erreicht, stimuliert es die Freisetzung von Tausenden von Neurotransmitter-Molekülen in den synaptischen Spalt. Die Neurotransmitter durchqueren diesen winzigen Raum und einige von ihnen binden an Rezeptoren an den nachfolgenden Neuronen und können eine Aktion in diesen Neuronen (den Empfängern des Signals) stimulieren oder hemmen.

All diese elektrischen Aktivitäten finden in Ihrem Kopf in nur wenigen Millisekunden statt. Und diese Aktivität muss sehr präzise ablaufen, damit das Gehirn optimal funktioniert und Sie psychisch gesund bleiben.

Wie Krankheiten die Gehirnfunktion beeinträchtigen

Einige Erkrankungen des Gehirns beginnen damit, dass die »Verkabelung« im Gehirn beschädigt wird oder die Fähigkeit, die richtige Menge an Elektrizität zu erzeugen, beeinträchtigt wird. In Anlehnung an das englische Märchen vom Goldlöckchen kann zu viel oder zu wenig Elektrizität ein Problem sein. Es muss genau die richtige Menge sein. Probleme mit dem Gehirn können auftreten aufgrund von ...

- verringerten Synapsen in einem Netzwerk, was bei Depressionen oder einem Mangel an geistiger oder körperlicher Bewegung häufig vorkommt.
- verringerten Neuronen in einem Netzwerk, was beispielsweise bei der Alzheimerkrankheit passiert.
- beeinträchtigter Generierung von Aktionspotenzialen, was passieren kann, wenn Sie drei oder mehr alkoholische Getränke auf einmal zu sich nehmen.
- Schädigung von Neuronen, die die Geschwindigkeit der Aktionspotenziale verlangsamen, häufig bei Schädel-Hirn-Trauma oder Schlaganfall.
- übermäßiger elektrischer Aktivität, die bei Anfallsleiden beobachtet wird.

Eine übermäßige/anomale elektrische Aktivität kann nicht nur die Aktivität des Gehirns beeinträchtigen, sondern auch die psychische Verfassung verändern und plötzliche geistige Aktivität auslösen, die mit Wutausbrüchen, Depressionen, Selbstmordgedanken, Panikattacken, Konzentrationsschwäche und Verwirrtheit einhergehen kann. Bereits 1907[3] beschrieb Emil Kraepelin die sogenannte interiktale dysphorische Störung (IDS) – *iktal* bezieht sich auf Anfallszustände, *interiktal* auf die Zeit zwischen Anfällen. Er beobachtete depressive Symptome gemischt mit euphorischen Gemütszuständen, Reizbarkeit, Angst und Furcht sowie mit starker Müdigkeit, Schmerzen und Schlafstörungen bei Patienten mit unbehandelter Epilepsie.

Eine übermäßige/anomale elektrische Aktivität kann nicht nur die Aktivität des Gehirns beeinträchtigen, sondern auch die psychische Verfassung verändern und plötzliche geistige Aktivität auslösen, die mit Wutausbrüchen, Depressionen, Selbstmordgedanken, Panikattacken, Konzentrationsschwäche und Verwirrtheit einhergehen kann.

Risikofaktoren für Mind Storms (und die vier Kreise, die sie repräsentieren)

B 1. Epileptische Anfälle, aktuell oder in der Vorgeschichte

P 2. Phasenweise das Gefühl, nicht wirklich anwesend oder auch verwirrt zu sein

B 3. Häufige Klagen darüber, dass Dinge »seltsam« aussehen, klingen, schmecken, riechen oder sich anfühlen

P 4. Plötzliche, wiederholte Angst oder Wut

P 5. Reizbarkeit, die typischerweise langsam stärker wird, dann explodiert und wieder verschwindet, wodurch der Patient sich nach einem Wutausbruch oft müde fühlt

P 6. Momente von Panik und/oder Angst ohne besonderen Grund

B 7. Visuelle oder auditive Veränderungen, wie das Sehen von Schatten oder das Hören gedämpfter Geräusche

P 8. Häufige Déjà-vu-Momente (das Gefühl, irgendwo zu sein, wo man schon einmal gewesen ist)

P 9. Leichte Paranoia

B 10. Kopf- oder Bauchschmerzen unklarer Herkunft

Die Taktik eines bösen Herrschers, solche übermäßige Aktivität des Gehirns zu fördern, ist einfach.

Mind Storms	
Der böse Herrscher würde ...	Der wohlwollende Herrscher würde ...
Die Bevölkerung davon abhalten, Gehirnscans oder andere diagnostische Tests durchführen zu lassen, um festzustellen, ob ihre psychischen Symptome durch eine auffällige/übermäßige elektrische Aktivität verursacht werden.	Die Menschen ermutigen, Gehirnscans oder andere diagnostische Tests durchführen zu lassen, um festzustellen, ob eine auffällige/übermäßige elektrische Aktivität die Ursache für die Symptome einer psychischen Erkrankung sein könnte.

Empfehlungen zur Reduzierung der Risikofaktoren für Mind Storms

SP

1. Informieren Sie sich darüber, wie Ihre Gehirnzellen feuern und miteinander kommunizieren.

B P S SP

2. Vermeiden Sie alles, was eine übermäßige elektrische Aktivität im Gehirn verstärkt. Gibt es bestimmtes Verhalten oder Nahrungsmittel, die solche Anfälle oder Mind Storms wahrscheinlicher machen? Ja, es gibt viele, darunter unter anderem:

   - Stress
   - Müdigkeit
   - Schlafmangel
   - Medikamente vergessen
   - Hyperventilieren
   - Alkohol- und Drogenmissbrauch
   - Zustände mit niedrigem oder hohem Blutzucker
   - Fehlende Mahlzeiten
   - Prämenstruelles Syndrom (PMS)
   - Krankheiten
   - Schmerz
   - Videospiele (wenn man diesbezüglich psychisch gefährdet ist)
   - Übermäßige Bildschirmzeit
   - Nicht erkanntes Irlen-Syndrom (siehe Seite 184)

B S

3. Achten Sie auf die Wirkung bestimmter Lebensmittel, Lebensmittelfarben und Konservierungsstoffe, die einen Einfluss auf die elektrische Aktivität in Ihrem Gehirn haben können – insbesondere Zucker, Mononatriumglutamat, Aspartam und die rote Lebensmittelfarbe »Allurarot« (sozial, weil Ihre Familie und Freunde beeinflussen, was Sie essen). Einer meiner Patienten wurde zum Beispiel gewalttätig, wenn er mit Mononatriumglutamat (MNG) zubereitete Lebensmittel aß. Als wir sein Gehirn nach der Einnahme von MNG untersuchten, stellten wir fest, dass sein Gehirn ein Muster zeigte, das bei vielen unserer allgemein aggressiven Patienten auftritt. Während MNG in den USA nicht gekennzeichnet werden muss, ist es in Deutschland kennzeichnungspflichtig, zum Beispiel als Geschmackverstärker E 620 bis E 625.
   Als Trey sieben Jahre alt war, bemerkten seine Eltern, dass er, wann immer er etwas aß, das eine knallrote Farbe hatte, oder einen roten Slurpee (Erfrischungsge-

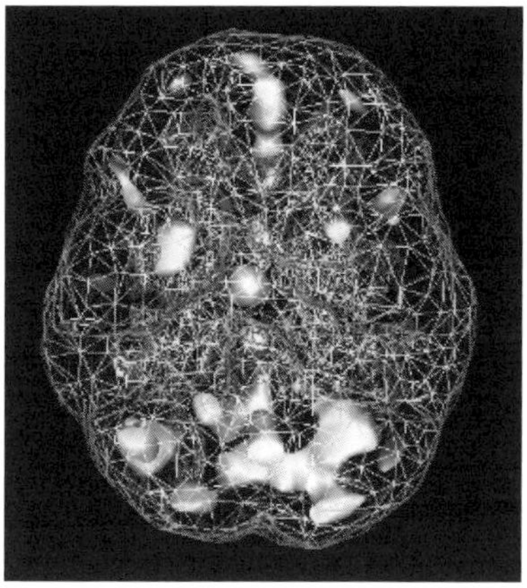

Treys SPECT-Aufnahme zu Beginn: leicht erhöhte Aktivität

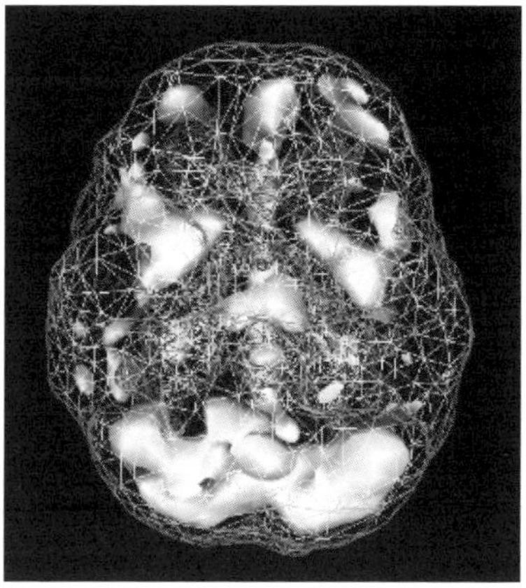

Treys SPECT-Aufnahme nach dem Verzehr von Allurarot: dramatisch erhöhte Aktivität

tränk mit Eis) trank, verschiedene Tics und seltsame neurologische Symptome zeigte und sein Verhalten aggressiv und feindselig wurde. Er weinte schnell und stürmte wütend davon oder warf mit Dingen um sich. Seine Mutter versuchte, diese Nahrungsmittel in seiner Ernährung zu reduzieren, aber er bekam sie oft in der Schule: Cheetos, Doritos, Fruchtpunsch, rote Gummibärchen, Lollipops und so weiter. Was sie nicht bemerkte, war, dass viele der »gesunden« Lebensmittel, die sie ihm zu Hause vorsetzte – Erdbeerjoghurt, Vollkorn-Erdbeer-Riegel und sogar Nudelsoße und Ketchup in Dosen und Flaschen –, eine Zutat enthielten, die sie mit diesen anderen Snacks gemeinsam hatten: einen Farbstoff namens Allurarot. Als Trey das Alter von 14 Jahren erreichte, brachten ihn seine Eltern in die Amen Clinics, um ihren Verdacht zu bestätigen, dass er auf diesen Lebensmittelzusatzstoff reagierte. Seine Gehirn-SPECT-Untersuchung zeigte eine bemerkenswert erhöhte Gesamtaktivität (Mind Storms) bei Exposition gegenüber Allurarot. Nachdem sie gesehen hatten, welche Auswirkungen dieser übliche Lebensmittelzusatzstoff auf ihren Sohn hatte, passten Treys Eltern genauer auf, lasen jede Nahrungsmittelkennzeichnung ganz genau und hielten sich von dem gefährlichen Zeug möglichst fern. Indem er Allurarot vermied, stabilisierte Trey seine Stimmung und sein Verhalten und wurde zu einem freundlichen, beliebten, hilfsbereiten jungen Mann.

B P S

4. Seien Sie vorsichtig mit Videospielen und blinkenden Lichtern. Wenn Sie ein dafür empfindliches Gehirn haben, vermeiden Sie blinkende Lichter und übermäßiges Spielen von Videospielen. Ich hatte eine Reihe von Patienten, die beim Spielen von Videospielen Krampfanfälle erlitten, obwohl sie vorher niemals wel-

che gehabt hatten, und andere, die durch das Spielen von Videospielen gewalttätig oder hochemotional wurden. Es handelt sich dabei um ein Phänomen namens »photophobe Anfälle«, von dem 685 Kindern in Japan am 16. Dezember 1997 betroffen waren, als sie sich eine Folge der Zeichentrickserie Pokémon ansahen.[4] In der Show verwendeten die Animatoren eine selten genutzte Technik schneller Bildabfolgen, bei der rotes und blaues Licht aufblitzte, um eine Explosion besonders cool aussehen zu lassen. Plötzlich wurden Kinder in ganz Japan ohnmächtig, sahen verschwommen, ihnen wurde schwindelig oder übel, sie hatten Krampfanfälle oder waren gar vorübergehend erblindet. Der Vorfall, der in Japan unter dem Namen Pokémon-Schock bekannt wurde, war eine Katastrophe für die Kinderanimation in Japan und die Pokémon- und Nintendo-Aktien erlitten einen heftigen Schlag.[5] Andere meiner Patienten sind nach dem Spielen von Videospielen gewalttätig geworden. Zugegeben, diese Fälle mögen extrem sein, aber ich sehe allgemein nicht viel Gutes darin, diese Spiele stundenlang am Tag zu spielen, und ich glaube, sie haben das Potenzial, Schaden anzurichten. Mein bester Rat an dieser Stelle ist, vorsichtig zu sein und die Bildschirmzeit und die Exposition gegenüber Videospielen auf höchstens eine Stunde pro Tag zu beschränken.

5. Nehmen Sie Verhaltensweisen an, die Mind Storms verringern.

SP
- Verbringen Sie jeden Tag Zeit mit Gebet oder Meditation. Ich habe dies in Kapitel 5 erwähnt, da es die Durchblutung verbessert; diese Praktiken helfen auch, mit Stress umzugehen.

B
- Wenden Sie Antiepileptika an: In den Amen Clinics verwenden wir gegebenenfalls Medikamente gegen epileptische Anfälle, um die Gemütsschwankungen unserer Patienten zu beruhigen. Wir verschreiben normalerweise ...
  - Lamotrigin und Valproinsäure bei bipolarer Störung.
  - Lamotrigin für resistente Depressionen.
  - Gabapentin bei sozialen Angststörungen, Reizbarkeit, Schlaflosigkeit und Schmerzen.
  - Pregabalin gegen Schmerzen.
  - Oxcarbazepin gegen Reizbarkeit und Stimmungsschwankungen.
  - Topiramat bei Essstörungen mit Essattacken und Migräne.

  Es ist auch wichtig zu beachten, dass die Verschreibung von Behandlungen und Medikamenten in der richtigen Reihenfolge für die Heilung entscheidend ist. Beispielsweise beginnen wir bei manchen Menschen mit Mind Storms mit Medikamenten gegen Anfälle, empfehlen dann eine ketogene Diät und fahren dann mit anderen Therapien fort. Andersherum wäre der Behandlungsansatz möglicherweise nicht so wirksam.

B

- Ketogene Ernährung: Diese Diät wird bereits seit den 1920er-Jahren bei behandlungsresistenter Epilepsie eingesetzt. Sie reduziert die Anfallshäufigkeit bei Kindern um mehr als 50 Prozent.[6] Es gibt eine Reihe von Studien, die zeigen, dass sie auch zur Stimmungsstabilisierung hilfreich sein kann.[7] Eine meiner Patientinnen, die an einem schweren Fall von prämenstrueller dysphorischer Störung litt, bemerkte, dass ihre Stimmungslage nach der Ernährungsumstellung deutlich besser wurde. Unmittelbar vor ihrer Periode zeigte ihr Gehirn eine starke Überaktivität, die durch die Diät erheblich gemildert wurde.
  Eine ketogene Ernährung einzuhalten, kann eine Herausforderung sein, aber wenn sie funktioniert, ist sie oft sehr wirksam. Zentral für diese Diät ist, mehr Kalorien aus Eiweiß und Fett und deutlich weniger aus Kohlenhydraten zu sich zu nehmen. Sie sollten auf leicht verdauliche Kohlenhydrate wie Zucker, Softdrinks, Gebäck und Weißbrot verzichten – das sollten Sie auf jeden Fall tun. Wenn Sie weniger als 50 Gramm Kohlenhydrate pro Tag zu sich nehmen, geht Ihrem Körper der Zucker im Blut langsam aus, und irgendwann (in der Regel nach drei bis vier Tagen) beginnt er, Eiweiß und Fett zur Energiegewinnung abzubauen. Dies wird Ketose genannt. Menschen verwenden diese Diät am häufigsten, um Gewicht zu verlieren, weil die Umwandlung von Fett in Energie mehr Kalorien benötigt als die Umwandlung von Kohlenhydraten, und sie hilft Ihnen, sich länger satt zu fühlen. Aber die Diät hilft nachweislich auch bei Krampfanfällen, Diabetes,[8] Akne[9] und sogar einigen Formen von Krebs.[10]

B P

- Neurofeedback: Neurofeedback kann dazu beitragen, die elektrische Aktivität im Gehirn zu beruhigen, da Sie dabei trainieren, die Kontrolle über Ihre Gehirnwellen durch Selbstregulierung zu erlangen (siehe Kapitel 9 für Einzelheiten).

B P S

6. Schlafen Sie sieben bis acht Stunden pro Nacht (sozial, weil Ihre Arbeit, Ihre Familie oder Freunde Einfluss darauf haben können, wie lange Sie aufbleiben oder wann Sie aufstehen; siehe Kapitel 15).

B

7. Nehmen Sie Nutrazeutika, die helfen, die Erregbarkeit des Gehirns zu beruhigen oder zu kontrollieren. Bestimmen Sie gemeinsam mit Ihrem Arzt, welches Präparat für Sie am besten geeignet ist und welche Dosis die richtige ist.

- Magnesium hat eine beruhigende Wirkung auf die Nervenfunktion, ist an mehr als 300 biochemischen Reaktionen in Ihrem Körper beteiligt, ist für die Energiegewinnung Ihres Körpers lebenswichtig und spielt eine Schlüsselrolle bei der Blutzuckerregulierung. Magnesiummangel wird mit Krampf-

anfällen, Entzündungen, Diabetes, Angstzuständen und Depressionen in Verbindung gebracht.[11] Mit der amerikanischen Standarddiät nehmen 68 Prozent der Amerikaner nicht genügend Magnesium zu sich. Einige Forscher glauben, dass eine Nahrungsergänzung mit Magnesium die Häufigkeit von Krampfanfällen verringern kann,[12] und andere haben gezeigt, dass es bei schwerem Stress,[13] Migräne, Depressionen, chronischen Schmerzen, Angstzuständen und Schlaganfällen hilfreich ist.[14] Das Mineral kommt in grünem Blattgemüse wie Spinat, Grünkohl und Mangold, Hülsenfrüchten, Nüssen und Samen vor. Im Allgemeinen liefern Nahrungsmittel, die Ballaststoffe enthalten, Magnesium.
Empfohlene Dosis: Die typische Dosis für einen Erwachsenen beträgt 50 bis 400 Milligramm pro Tag.

- GABA (Gamma-Aminobuttersäure) ist eine Aminosäure, die dazu beiträgt, die Erregbarkeit des Gehirns zu regulieren und die Überlastung des Gehirns zu beruhigen. GABA und GABA-Verstärker, wie das Antikonvulsivum Gabapentin und L-Theanin (in grünem Tee enthalten), hemmen das übermäßige Feuern von Neuronen, was zu einem Gefühl der Ruhe und mehr Selbstkontrolle führt. Verringerte GABA-Werte wurden bei vielen psychischen Gesundheitsstörungen gefunden, darunter Angstzustände und einige Formen der Depression. Anstatt zu viel zu essen, zu trinken oder Medikamente/Drogen zur Beruhigung Ihrer Angst zu nehmen, können natürliche Methoden zur Verstärkung von GABA helfen. Ich empfehle oft Nahrungsergänzungsmittel mit GABA. Forscher berichten, dass GABA nicht die Blut-Hirn-Schranke überwinden kann (ein Netzwerk von Blutgefäßen, die das Gehirn schützen), aber die Studien sind widersprüchlich,[15] wobei einige eine Zunahme der Alpha-Hirnwellen (die auf einen entspannten Zustand hindeuten) zeigen.[16] Wie dem auch sei, wir haben einen beruhigenden Einfluss von GABA auf vielen Hirnscans, die wir selbst durchgeführt haben, erkennen können.
  Empfohlene Dosis: Die typische empfohlene Dosierung reicht von 100 bis 1500 Milligramm täglich für Erwachsene und von 50 bis 750 Milligramm täglich für Kinder. Um die beste Wirkung zu erzielen, sollte GABA in zwei Einzelgaben eingenommen werden.

Mind Storms	
Maßnahmen, die psychische Krankheiten verursachen können ... und die zum Leid meiner Nichten Alizé und Amelie geführt haben	Maßnahmen zur erfolgreichen Behandlung psychischer Krankheiten ... und die auch meine Nichten Alizé und Amelie gesund erhalten
1. Kümmern Sie sich nicht darum, wie Ihre Gehirnzellen feuern und miteinander kommunizieren. 2. Nehmen Sie Gewohnheiten an, die Ihr Risiko für Mind Storms erhöhen. • Führen Sie ein besonders stressiges Leben. • Schlafen Sie möglichst wenig. • Nehmen Sie Drogen und trinken Sie viel Alkohol. • Halten Sie sich an eine Ernährung mit hohem Zuckergehalt und lassen Sie regelmäßig Mahlzeiten aus. • Essen Sie Lebensmittel, die den roten Farbstoff Allurarot, Natriumglutamat und andere Zusatzstoffe enthalten. • Achten Sie nicht auf ein mögliches prämenstruelles Syndrom (PMS) oder chronische Schmerzen. • Spielen Sie stundenlang Videospiele. • Verwenden Sie Leuchtstofflampen. 3. Vermeiden Sie die Strategien, die Ihr Risiko für Mind Storms verringern.	1. Informieren Sie sich über und kümmern Sie sich um die elektrische Aktivität in Ihrem Gehirn. 2. Vermeiden Sie alles, was Ihr Risiko für Mind Storms erhöht. 3. Nehmen Sie regelmäßige gesunde Gewohnheiten an, die das Risiko für Mind Storms verringern, und behandeln Sie sie, wenn nötig. • Üben Sie Techniken zum Stressmanagement ein. • Schlafen Sie jede Nacht sieben bis acht Stunden. • Nehmen Sie keine Drogen und begrenzen Sie Ihren Alkoholkonsum. • Ziehen Sie eine ketogene Ernährung in Betracht. • Lassen Sie sich bei PMS oder chronischen Schmerzen behandeln. • Schränken Sie die Nutzung von Videospielen ein. • Ziehen Sie Neurofeedback und Nutrazeutika zur Beruhigung einer übermäßigen Nervenaktivität (ständiges »Feuern« der Nerven) in Betracht. • Nehmen Sie Antiepileptika ein, falls erforderlich.

Wählen Sie eine kleine Bright-Minds-Angewohnheit, um Mind Storms in den Griff zu bekommen, die Sie noch heute umsetzen können:

1. Wenn ich mich gestresst fühle, wende ich Stressmanagementtechniken an, wie etwa tiefe Atemzüge und Meditation, um diese Gefühle in den Griff zu bekommen.

2. Wenn ich einkaufe, vermeide ich es, Nahrungsmittel mitzunehmen, die viel Zucker oder Farb- und Konservierungsstoffe enthalten.

3. Falls ich gerne Videospiele spiele, tue ich das nur eine Stunde am Tag.

4. Wenn es Zeit ist, ins Bett zu gehen, folge ich einer Schlafroutine, damit ich schneller einschlafen kann.

5. Ich ziehe eine ketogene Ernährung in Erwägung.

KAPITEL 12

IMMUNSYSTEM UND INFEKTIONEN

ANGRIFFE VON INNEN UND VON AUSSEN

Wann immer das Immunsystem eine Infektion erfolgreich bekämpft, geht es gestärkt aus der Erfahrung hervor und ist in Zukunft besser in der Lage, ähnlichen Bedrohungen zu begegnen. Unsere Immunkompetenz entwickelt sich beim Kampf. Wenn man bei den ersten Anzeichen einer Infektion immer sofort mit Antibiotika behandelt, gibt man dem System keine Chance, sich selbst zu beweisen und stärker zu werden.

Andrew Weil

Juan

Juan war 22 und hatte mit seinem Jurastudium an der University of Wisconsin zu kämpfen. Seine Familie stammte ursprünglich aus Spanien und wir hatten bereits mehrere seiner Familienmitglieder und Freunde in unserer Klinik behandelt, nachdem ich den Großvater Jahre zuvor zum ersten Mal wegen Depressionen betreut hatte. Bei Juan war als Kind eine Aufmerksamkeitsdefizit-Hyperaktivitätsstörung (ADHS) diagnostiziert worden und er hatte seit seinem zehnten Lebensjahr stimulierende Medikamente eingenommen. Er sagte, die Medikamente hätten ihm geholfen, sich zu konzentrieren, aber sie machten ihn auch reizbarer, ungeduldiger und launischer. Er lief Gefahr durchzufallen, obwohl durch einen Test bei ihm ein hoher IQ festgestellt worden war. Er war vor Kurzem depressiv geworden und hatte zum ersten Mal in seinem Leben an Selbstmord gedacht.

Als kleiner Junge war Juan leicht ablenkbar, hatte Schwierigkeiten, sitzen zu bleiben, und es fiel ihm schwer, Anweisungen zu befolgen. Er erinnert sich, dass er eines Tages im Unterricht saß und aus dem Raum rannte, als er einen Vogel am Fenster vorbeifliegen sah. Als er anfing, Ritalin zu nehmen, war er viel besser in der Lage, konzentriert zu bleiben, aber seine Mutter erinnert sich, dass Juan reizbar und unruhig wurde, sobald das Medikament abends nachließ. Seine Familie beschrieb ihn als eine mürrische Persönlichkeit, insbesondere nach der Einnahme des Medikaments. Als Jugendlicher trank er zunächst sehr viel, aber der Alkohol machte ihn aggressiv, sodass er mit dem Trinken aufhörte.

Während seines letzten Halbjahres an der Schule verstärkten sich seine Angstzustände, als ihm klar wurde, dass er mehrere seiner Kurse nicht bestehen würde. Er begann, sich viele Sorgen

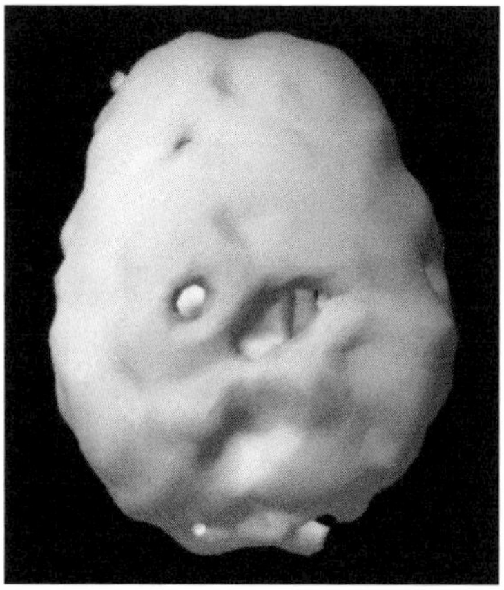

Juans Oberflächen-SPECT-Scan im Ruhezustand

Insgesamt niedrige Aktivität (toxisches Muster)

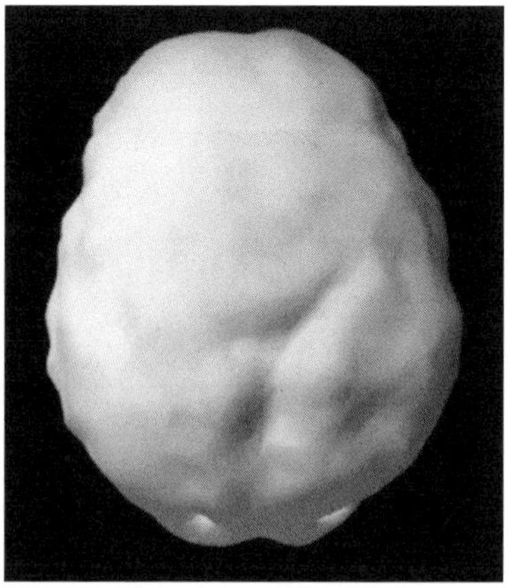

Oberflächen-SPECT-Scan im bei erhöhter Konzentration

Insgesamt verbessert (Gegenteil eines typischen ADS/ADHS)

zu machen, und hatte Schlafstörungen. Ihm wurde Xanax verschrieben, um ihm durch diese stressige Zeit zu helfen, und es half ihm auch tatsächlich, in den Schlaf zu finden, verursachte aber auch Gedächtnisprobleme.

Sein SPECT-Scan zeigte eine insgesamt geringe Aktivität im Ruhezustand, in einem für einen so jungen Menschen überaus ungewöhnlichen Muster, das dem einer Vergiftung ähnelte, und es verbesserte sich bei zunehmender Konzentration, was im Prinzip genau das Gegenteil dessen ist, was wir normalerweise bei Menschen mit ADS/ADHS beobachten. Wir fragten uns, warum sein Ruhe-SPECT-Scan so schlecht aussah. Die verschiedenen Möglichkeiten waren Drogen- und Alkoholkonsum, was er weit von sich wies (wir wissen, dass Süchtige lügen, also überprüften wir seine Aussagen mit einem Test), Umweltgifte wie Schimmelpilz- oder Kohlenmonoxidvergiftung, eine Episode mit zu geringer Sauerstoffversorgung in der Vorgeschichte (durch Beinahe-Ertrinken oder einen Herzinfarkt, die er aber beide nicht gehabt hatte), eine schwerwiegende Schilddrüsenunterfunktion oder Anämie oder eine Infektionskrankheit. In einem Test auf verschiedene Infektionskrankheiten entdeckten wir, dass Juan in der Vergangenheit mehreren Infektionen ausgesetzt war, darunter Lyme-Borreliose, Epstein-Barr-Virus, Toxoplasma gondii, Mycoplasma pneumoniae und humanes Herpesvirus 6 (HHV-6). Der Kontakt mit Lyme und HHV-6 beeinträchtigt die Funktion des Immunsystems und macht Juan anfälliger für andere Infektionen. Seine Schilddrüsenfunktion war ebenfalls niedrig.

Nachdem wir Juan gegen die Infektionen behandelt und sein Immunsystem gestärkt hatten, verbesserten sich seine Stimmung, sein Temperament, seine Konzentration und seine Noten. Er brauchte die stimulierenden Medikamente nicht mehr und schloss vor Kurzem sein Jurastudium ab.

SPECT-Scans haben uns gelehrt, dass es in Fällen, in denen sich Probleme der Gesundheit des Gehirns/psychischen Gesundheit nicht mit einer Standardbehandlung verbessern, entscheidend ist, Probleme des Immunsystems und Infektionen in Betracht zu ziehen. Ich glaube persönlich, dass es in 30 Jahren eine Subspezialität in der Psychiatrie geben wird, die sich speziell diesen Fragen widmen wird.

Das Immunsystem: Das natürliche Schutzsystem Ihres Körpers

Das Immunsystem ist das natürliche Schutzsystem Ihres Körpers. Es erfüllt zwei vorrangige Funktionen: Abwehr und Toleranz. Ihr Immunsystem verteidigt sich gegen Eindringlinge von außen – man denke an Bakterien, Viren und Parasiten – und es macht sozusagen Kontrollgänge durch den Körper auf der Suche nach inneren Unruhestiftern wie zum Beispiel Krebszellen. Es reguliert auch den Grad Ihrer Toleranz gegenüber potenziellen umweltbedingten Auslösern wie Allergenen (wie etwa Pollen, Bienenstiche, Gräser, Weizen, Erdnüsse, Soja und Mais); es sorgt also möglichst dafür, dass Sie nicht allergisch auf übliche Substanzen reagieren.[1] Wenn Ihr

Immunsystem diese beiden Funktionen optimal erfüllt, hilft es Ihnen, gesund zu bleiben. Wenn jedoch Ihre Abwehrkräfte ihre Aufgabe nicht erfüllen oder die Toleranzgrenze Ihres Körpers zu niedrig oder überfordert ist, macht es Sie anfälliger für Infektionen, Krebs und Autoimmunkrankheiten und erhöht Ihr Risiko für Depressionen, Angstzustände und sogar Psychosen.

Ihr Immunsystem erfüllt seine wichtige Aufgabe auf vier Arten:

- Identifiziert externe Eindringlinge und interne Zellen oder Gewebe, die sich sozusagen auffällig verhalten
- Rekrutiert Ihre weißen Blutkörperchen, um die Bösewichte anzugreifen
- Kennzeichnet und beseitigt Krankheitserreger und andere schädliche Faktoren, die von außen eindringen oder im Körper auftauchen
- Erinnert sich an Eindringlinge und Unruhestifter für den Fall, dass sie zurückkommen (Gedächtnis des Immunsystems)

Die vier primären Funktionen des Immunsystems[2]

1. Abwehr gegen die äußere Umgebung: Wenn diese versagt, bekommen Sie eine Infektion.
2. Toleranz gegenüber der äußeren Umgebung: Wenn diese versagt, bekommen Sie Allergien.
3. Abwehr gegen schädliche Faktoren im Körper: Wenn diese versagt, bekommen Sie Krebs.
4. Toleranz gegenüber den eigenen Körperzellen und dem Gewebe: Wenn diese versagt, bekommen Sie eine Autoimmunerkrankung.

Immunstörungen lassen sich in fünf Kategorien einteilen, die alle Auswirkungen auf Ihre Gesundheit des Gehirns/psychische Gesundheit haben:

1. **Immunschwäche-Erkrankungen:** Diese Störungen können entweder von Geburt an vorhanden sein oder die Folge einer Krankheit sein, wie zum Beispiel des humanen Immundefizienzvirus (HIV) oder der erworbenen Immunschwäche (Aids), die Ihr Immunsystem schädigen. Bei Menschen mit HIV ist die Wahrscheinlichkeit einer Depression doppelt so hoch und sie haben auch ein erhöhtes Risiko für Angstzustände und kognitive Störungen, einschließlich Demenz.[3]

2. **Allergien:** Wenn Ihr Immunsystem neutrale »Besucher« aus der Umwelt, wie Pollen oder Tierhaare, als Feinde betrachtet, kann dies zu Allergien, wie zum Beispiel Asthma oder Hautekzemen, führen und sogar lebensbedrohliche Folgen haben. In einer Studie aus dem Jahr 2018, an der mehr als 186 000 Menschen teilnahmen, war die Wahrscheinlichkeit, dass Menschen mit Asthma, Heuschnupfen und Ekzemen psychische Störungen entwickelten, 66 Prozent höher als bei Menschen ohne Allergien.[4] Und es hat sich gezeigt, dass Asthma das Risiko einer Demenz um 30 Prozent erhöht.[5]

3. **Krebserkrankungen der Zellen des Immunsystems:** Leukämie und Lymphome sind die häufigsten Formen von Krebs, die die Zellen des Immunsystems betreffen und beeinträchtigen. Krebs jeder Art wird seit Langem mit nachteiligen Veränderungen der psychischen Gesundheit in Verbindung gebracht, und die Forschung zeigt, dass Krebspatienten mit größerer Wahrscheinlichkeit ein Problem der psychischen Gesundheit haben als Menschen, die nicht an der Krankheit leiden.[6] Tatsächlich leiden bis zu 25 Prozent der Krebspatienten an einer Depression.[7]

4. **Autoimmunerkrankungen:** Wenn Ihr Immunsystem Ihre eigenen Gewebe/Organe für »Unruhestifter« hält und sie angreift, kann eine Autoimmunkrankheit entstehen. Ich bezeichne dies üblicherweise als »Eigenbeschuss«.

5. **Anhaltende Infektionen:** Wenn bei Ihnen häufig wiederkehrende Infektionen auftreten, kann dies ein Hinweis auf ein geschwächtes Immunsystem sein.

In diesem Kapitel wird ausführlicher auf Autoimmunerkrankungen und Infektionen eingegangen, die mit einem erhöhten Risiko für viele verschiedene Probleme der Gesundheit des Gehirns/psychischen Gesundheit einhergehen. Sie erhöhen die Wahrscheinlichkeit, dass Menschen sich schlecht konzentrieren können, depressiv oder ängstlich werden.

Autoimmunerkrankungen: Erhöhtes Risiko für Erkrankungen des Gehirns

Wenn das Immunsystem des Körpers beeinträchtigt ist, kann es sich gegen Sie wenden und versehentlich Ihr eigenes gesundes Gewebe angreifen und zerstören, was zu einer Autoimmunerkrankung führt. Es gibt mehr als 100 verschiedene Autoimmunkrankheiten – darunter Multiple Sklerose (MS), rheumatoide Arthritis, systemischer Lupus erythematodes, Morbus Crohn, Psoriasis, Hashimoto-Thyreoiditis und Typ-1-Diabetes –, von denen 80 Millionen Amerikaner betroffen sind. Mehr als 75 Prozent der an einer Autoimmunerkrankung leidenden Menschen sind Frauen.[8]

Lady Gaga, die an Fibromyalgie leidet, ist eine von ihnen. Im Jahr 2019 nahm sie eine Auszeichnung der Screen Actors Guild - American Federation of Television and Radio Artists Foundation entgegen und sagte, dass die chronischen Schmerzen, an denen sie litt, begleitet würden von »Panikattacken, akuten Traumareaktionen und zermürbenden psychischen Abwärtsspiralen, zu denen auch Selbstmordgedanken und masochistisches Verhalten gehören«.[9] Sie nannte Probleme mit der psychischen Gesundheit »eine Krise epischen Ausmaßes« und sprach sich dafür aus, dass die Stiftung ein Programm zur psychischen Gesundheit für Schauspieler einführe. Wie im Fall von Lady Gaga leiden viele Menschen mit einer Autoimmunkrankheit auch an psychischen Problemen. So ist zum Beispiel eine Autoimmunkrankheit mit einem erhöhten Risiko für folgende Störungen verbunden:

- Stimmungsschwankungen/Depression (45 Prozent erhöhtes Risiko) [10]
- Schizophrenie (45 Prozent erhöhtes Risiko)[11]
- Bipolare Störung[12]
- ADS/ADHS[13]
- Demenz, einschließlich Alzheimerkrankheit[14]

Forscher versuchen immer noch, die genauen Ursachen von Autoimmunerkrankungen zu ermitteln, aber viele Faktoren können bei ihrer Entwicklung eine Rolle spielen, worüber ich auch schon in meinem Buch *Memory Rescue* geschrieben habe:

- Leaky-Gut-Syndrom (durchlässiger Darm) (siehe Kapitel 7)
- Umweltallergene: Pollen, Hausstaubmilben, Schimmel
- Lebensmittelallergene: Milch, Eier, Fisch, Schalen- und Krustentiere, Baumnüsse, Erdnüsse, Weizen und Sojabohnen sind nach Angaben der FDA die acht häufigsten
- Toxine (siehe Kapitel 10)
- Adipositas (siehe Kapitel 14)
- Schädel-Hirn-Trauma (siehe Kapitel 9)
- Bewegungsmangel oder übermäßige Bewegung
- Ungesunde Ernährung (siehe Kapitel 18)
- Nährstoffmangel
- Stress
- Schlafstörungen (siehe Kapitel 15)
- Unerkannte Infektionen (siehe den Abschnitt über Infektionen auf der folgenden Seite)

Im Mittelpunkt des traditionellen Behandlungsprotokolls für Autoimmunkrankheiten steht die Unterdrückung des Immunsystems mit starken Medikamenten wie nicht steroidalen Antirheumatika (NSAR), Kortikosteroiden oder Krebsmedikamenten wie Methotrexat. Ein Arzt könnte Ihnen ein Medikament zur Behandlung von Arthritis und ein anderes zur Behandlung von Morbus Crohn geben, aber das ist nicht der beste Ansatz, so mein Freund und Kollege Dr. Mark Hyman, Leiter des Zentrums für funktionelle Medizin an der Cleveland Clinic. Er sagt, es sei ein Fehler, diese Krankheiten als separate Erkrankungen zu betrachten. Seiner Ansicht nach ist es sinnvoller, sie alle als eine einzige Erkrankung zu betrachten – Ihr Immunsystem greift sich selbst an. Wenn Sie an einer Autoimmunkrankheit leiden, ist die erste Frage, die Sie sich stellen sollten, seiner Meinung nach: »Warum ist mein Immunsystem so wütend auf mich?« Meiner Ansicht nach ist der beste Ansatz, um Ihr Immunsystem dazu zu bringen, mit dem Angriff auf Ihren Körper aufzuhören und mit ihm zu kooperieren, die Auseinandersetzung mit allen Bright-Minds-Risikofaktoren.[15]

Infektionskrankheiten: Auch das Gehirn wird infiziert

Infektionskrankheiten, einschließlich Borreliose, Streptokokken (Halsentzündung), Toxoplasmose, Syphilis, Helicobacter pylori (H. pylori), HIV/Aids, Herpes und andere sind eine Hauptursache für psychische und kognitive Probleme, die nur wenige Ärzte erkennen. In einer großen Studie aus Dänemark fanden Forscher einen Zusammenhang zwischen Infektionskrankheiten bei Kindern und einer signifikanten Zunahme psychischer Probleme im späteren Leben.[16] In einer anderen Studie aus Dänemark wurden mehr als 3,5 Millionen Menschen (nicht alle waren Kinder) untersucht und es wurde festgestellt, dass ein Krankenhausaufenthalt aufgrund irgendeiner Infektion das Risiko für spätere Stimmungsstörungen (wie Depression) um 62 Prozent erhöhte.[17]

Als ich 1991 zum ersten Mal SPECT-Scans in meiner Praxis einsetzte, sah ich viele Patienten, bei denen Erkrankungen wie das chronische Erschöpfungssyndrom (CES) und Fibromyalgie diagnostiziert worden waren. Leider wurde ihnen oft das Gefühl vermittelt, dass ihre Krankheit »nur in ihren Köpfen« existiere. Die Ärzte betrachteten sie oft als »psychiatrische Patienten«. Die Vertreter des Gesundheitssystems machten entweder Stress für ihren Zustand verantwortlich oder bezeichneten sie im Grunde als »hysterisch« – und verwiesen sie dann an mich. (Es ist sehr frustrierend, wenn Ärzte nicht herausfinden können, was die Erkrankung einer Person verursacht, und sie dann häufig als »psychiatrisch« einstufen.). Viele der Scans dieser Patienten sahen schrecklich aus (siehe den Scan unten) und zeigten eine insgesamt geringe Durchblutung, die durch nicht erkannte Infektionen verursacht wurde. Natürlich wirkten diese Patienten hysterisch, traurig, gereizt oder gestresst! Das Organ, das ihr Verhalten bestimmt – das Gehirn –, war schließlich durch eine Infektion geschädigt.[18] Klinische Beweise zeigen nun, dass CES eine Infektionskrankheit ist,[19] und ich hoffe, dass mehr Ärzte beginnen werden, solche Patienten auf Infektionen zu testen.

Wissenschaftler spekulieren, dass die Syphilis den Lauf der Geschichte verändert hat,[20] da sie glauben, dass Christoph Kolumbus und seine Segelmannschaft sie mit nach Europa gebracht haben.

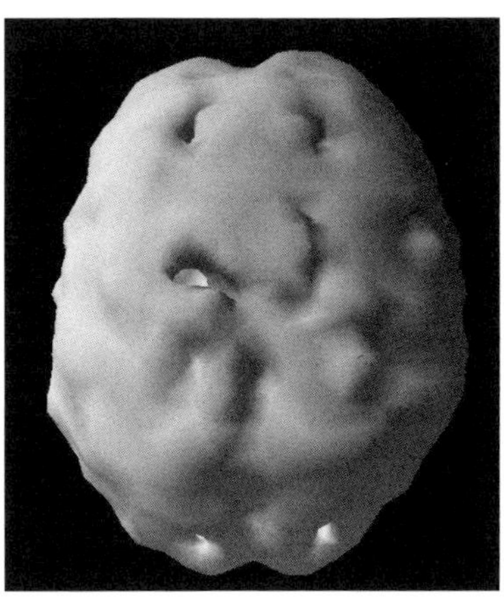

Chronisches Erschöpfungssyndrom im SPECT-Scan

Insgesamt geringe Aktivität

> Ihre Anfälligkeit für Krankheiten hängt von vielen Faktoren ab: von der Stärke Ihres Immunsystems, dem Grad der Belastung, Stress und Ihren Alltagsgewohnheiten (Lebensstil). Ihre Bright-Minds-Risikofaktoren in Angriff zu nehmen, kann Ihr Immunsystem stärken und Ihr Risiko für Krankheiten verringern.

In der Folge erkrankten eine Reihe namhafter Herrscher, Musiker und Literaturgrößen (König Karl VIII., Königin Maria I., Katharina die Große, Paul I., Wladimir Lenin) an der Krankheit. Syphilis geht mit psychischen Auswirkungen und einer Krankheit namens Neurosyphilis einher, die psychiatrische Symptome auslösen kann.[21]

Im Jahr 2016 kamen 33 Wissenschaftler aus der ganzen Welt zusammen, um einen Leitartikel im *Journal of Alzheimer's Disease*[22] zu verfassen, in dem die Hypothese aufgestellt wurde, dass die Medizin Infektionskrankheiten als eine wichtige Ursache vieler Gedächtnisprobleme und Demenz übersieht. Auf der Grundlage der Ergebnisse von mehr als 100 Studien behaupteten sie, dass erheblicher Stress oder ein anderer Grund, aus dem das Immunsystem unterdrückt wird, Viren aktivieren kann, die im Gehirn schlummern. Natürlich bedeutet die Exposition gegenüber Infektionskrankheiten nicht unbedingt auch, dass man krank wird. Ihre Anfälligkeit für Krankheiten hängt von vielen Faktoren ab – von der Stärke Ihres Immunsystems, dem Grad der Exposition, Stress und Alltagsgewohnheiten (Lebensstil). Ihre Bright-Minds-Risikofaktoren zu überprüfen, kann Ihr Immunsystem stärken und Ihr Risiko für Krankheiten verringern.

Im folgenden Abschnitt besprechen wir einige der häufigsten Infektionskrankheiten, die wir in den Amen Clinics sehen und die psychische Symptome hervorrufen.

Infektionskrankheiten sind eine Hauptursache für Probleme der psychischen Gesundheit; das erkennen nur wenige Mediziner.

Lyme-Borreliose: Die Zecke, die psychische Krankheiten hervorrufen kann

Adrianna

Die 16-jährige Adrianna war eine gesunde, hübsche Schülerin, die gute Noten schrieb, als sie mit ihrer Familie in den Ferien in den Yosemite National Park fuhr. Als sie in ihrer Hütte ankamen, näherten sich ihnen sechs Hirsche. Es war ein wunderschöner Moment.

Zehn Tage später erlebte Adrianna plötzlich nervöse Zustände und begann auditive Halluzinationen zu haben. Ihre Eltern suchten Hilfe für Adrianna, die in eine psychiatrische Klinik eingeliefert wurde, wo man ihr antipsychotische Medikamente verschrieb, die aber nicht halfen. Die nächsten drei Monate waren ein quälender Weg zu 25 Ärzten und mit vielen Medikamenten – alles im Wert von Zehntausenden von Dollar. Adrianna war zu einem Schatten ihres früheren Selbst geworden. Ein Arzt an der Stanford University sagte ihrer Mutter: »Ihre Tochter wird für den Rest ihres Lebens schizophren sein und Medikamente brauchen, solange sie lebt.«

Da sie diese Diagnose nicht akzeptieren wollte und verzweifelt nach einem anderen Weg für ihre Tochter suchte, las ihre Mutter Deb mein Buch *Das glückliche Gehirn* und brachte Adrianna in unsere Klinik in Nordkalifornien, um einen Hirnscan durchführen zu lassen. Auf dem Scan waren Anzeichen einer Entzündung mit Bereichen ungewöhnlich hoher Aktivität zu sehen. Dies veranlasste uns dazu, die möglichen Ursachen ihrer Symptome, wie etwa eine Infektion oder eine Störung des Autoimmunsystems, genauer zu untersuchen. Es stellte sich heraus, dass Adrianna Borreliose hatte, eine Infektion, die durch Hirschzecken verursacht wird. Eine Behandlung mit Antibiotika half ihr, ihr Leben wieder in den Griff zu bekommen.

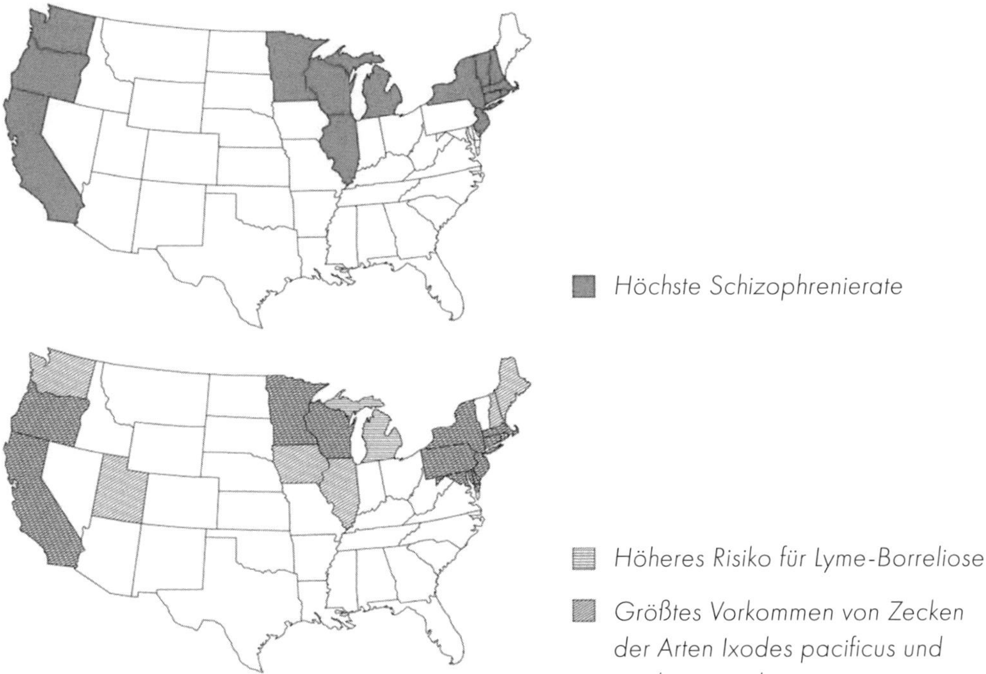

Schizophrenie im Vergleich zu Lyme-Borreliose in den USA[23]

Sie schloss ihr Studium an der Pepperdine University und dann an der Queen Mary University of London mit einem Master-Abschluss in internationalem Personalmanagement ab. Heute führt sie ein glückliches Leben. Fast jeden Tag um die Mittagszeit erhalte ich eine Textnachricht von Deb, in der sie mich fragt, wie sie mich heute in ihr Gebet aufnehmen kann.

Eine wirklich erstaunliche Wendung des Schicksals war, dass Adriannas Onkel 27 Jahre lang wegen paranoider Schizophrenie im Napa State Hospital eingewiesen gelebt hatte. Es stellte sich heraus, dass er auch an Lyme-Borreliose litt, die erst entdeckt wurde, nachdem Adriannas Mutter gegen die Krankenhausverwaltung gekämpft hatte, damit er entlassen und untersucht werden konnte. Die Borrelioseebehandlung ihres Bruders konnte seine Halluzinationen nicht ganz beseitigen, aber mit einer kleinen Dosis des antipsychotischen Medikaments Clozapin war er in der Lage, zu seiner Familie zu ziehen, und es geht ihm gut als freier Mann. In der Folge hat Deb unzählige Menschen an uns überwiesen, damit wir sie auf Hirninfektionen testen, wenn deren Verhalten seltsam war.

Wie Adrianna sind Hunderte von Menschen mit psychischen Problemen, die nicht auf ihre Behandlung ansprachen und positiv auf Borreliose getestet wurden, in die Amen Clinics gekommen. Viele von ihnen hatten sich Jahre oder sogar Jahrzehnte zuvor infiziert, aber niemand hatte jemals daran gedacht, sie auf Infektionskrankheiten hin zu untersuchen. Mit der richtigen Behandlung verbesserten sich ihre Symptome deutlich. Im Jahr 2017 überprüften Wissenschaftler aus Australien und China acht klinische Studien, in denen das Antibiotikum Minocyclin, das auch zur Behandlung der Lyme-Krankheit eingesetzt wird, als Zusatzbehandlung bei Schizophrenie genutzt wurde, und kamen zu dem Schluss, dass es sowohl bei sogenannten positiven Symptomen (wie Wahnvorstellungen, Halluzinationen und Erregung) als auch bei negativen Symptomen (verminderte Motivation, sozialer Rückzug und Lethargie) signifikant hilfreich war.[24]

Weitere Belege für den Zusammenhang zwischen Infektionskrankheiten und psychischer Gesundheit finden Sie auf den beiden Karten auf der vorherigen Seite. Im oberen Bild sehen Sie die höchste Inzidenz von Schizophrenie in den Vereinigten Staaten, im unteren Bild das größte Risiko für Borreliose. Bei einer »lebenslangen« psychotischen Erkrankung ist es wichtig, Infektionskrankheiten und Autoimmunerkrankungen als Ursachen für die Probleme mit der Gesundheit des Gehirns/psychischen Gesundheit auszuschließen.

Toxoplasma gondii: Macht Ihre Katze Sie verrückt?[25]

Schnelles Quiz: Was haben Katzen mit den folgenden Dingen zu tun?

- Alzheimer
- Angststörungen
- Bipolare Störung
- Depression

- Impulsives Verhalten
- Schizophrenie
- Selbstmordgedanken

Antwort: *Toxoplasma gondii*

Wussten Sie, dass möglicherweise mehr als 40 Millionen US-Amerikaner mit diesem winzigen einzelligen Parasiten infiziert sind, der oft von Katzen eingeschleppt und mit deren Kot ausgeschieden wird?[26] Diese Infektion, die Toxoplasmose genannt wird, steht in engem Zusammenhang mit Schizophrenie und bipolaren Störungen,[27] Angstzuständen und Depressionen[28] sowie impulsivem Verhalten und Selbstmordgedanken. Sie wurde auch mit Alzheimer und Parkinson, Autoimmunerkrankungen, Krebs und Herzkrankheiten in Zusammenhang gebracht.[29] Wenn sich eine schwangere Frau infiziert, kann sie die Infektion auf den sich entwickelnden Fötus übertragen, was zu Hirnschäden oder Blindheit bei der Geburt oder zu geistigen Behinderungen im späteren Leben führen kann.

Der Wissenschaftsautor Ed Yong erzählt eine höchst ungewöhnliche Liebesgeschichte in einem unvergesslichen TED Talk:

> *Toxo infiziert eine Vielzahl von Säugetieren, aber es kann sich nur in Katzen sexuell fortpflanzen. (…) Wenn Toxo in eine Ratte oder eine Maus gelangt, verwandelt es das Nagetier in eine katzensuchende Rakete. Wenn die infizierte Ratte den angenehmen Geruch von Katzenpipi riecht, rennt sie eher zur Quelle des Geruchs als in die sinnvollere Richtung: weg davon. Die Katze frisst die Ratte. Toxo darf nun Sex haben. Eine klassische Liebesgeschichte sozusagen. (…) Toxo setzt ein Enzym frei, das Dopamin herstellt, eine Substanz, das mit Belohnung und Motivation zu tun hat. Wir wissen, dass es auf bestimmte Teile des Gehirns eines Nagetiers abzielt, darunter auch auf diejenigen, die an der sexuellen Erregung beteiligt sind. Wenn man erkennt, dass ein winziger Parasit das Verhalten seines Wirts kontrollieren kann, fragt man sich, wie viel Kontrolle wir wirklich über unser eigenes Verhalten haben.*[30]

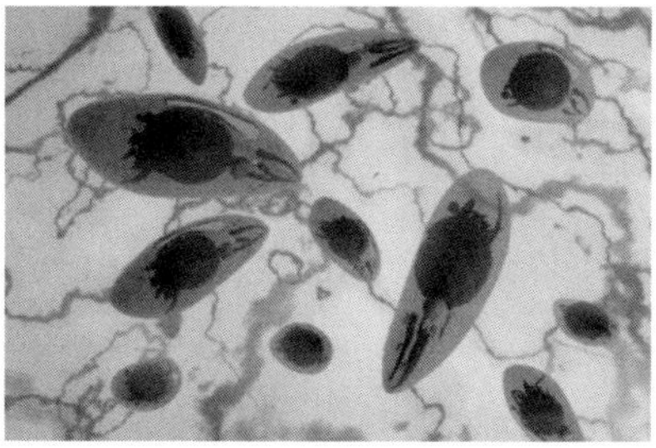

Toxoplasma gondii

PANS, PANDAS und die Psyche

Die meisten Menschen wissen, warum es wichtig ist, eine Halsinfektion zu behandeln. Unbehandelt kann sie rheumatische Herzerkrankungen und Herzinsuffizienz verursachen. Anfang der 1990er-Jahre berichteten Wissenschaftler des National Institute of Mental Health (NIMH), dass eine solche Infektion auch neu auftretende Zwangsstörungen und das Tourette-Syndrom (eine Störung mit sogenannten Tics) bei Kindern und Jugendlichen verursachen kann. Die neue Erkrankung wurde *Pediatric Autoimmune Neuropsychiatric Disorders Associated with Streptococcal Infections* (PANDAS) (Autoimmune neuropsychiatrische Störungen bei Kindern im Zusammenhang mit Streptokokkeninfektionen) genannt.

Henry

Als Henry im Alter von zehn Jahren in meine Praxis kam, nahm er drei psychiatrische Medikamente gegen Angstzustände, Depressionen, ADHS und Tourette-Syndrom ein. Seine Eltern, die gerade mitten in ihrer Scheidung steckten, schoben seine Symptome zunächst auf den Stress in der Familie. Aber sein Großvater war Patient in unserer Klinik in New York gewesen und er ermutigte sie, Henry zu uns zu bringen. Henrys Scan zeigte insgesamt eine erhöhte Aktivität in einem Muster, das mich glauben ließ, sein Gehirn sei entzündet. Weitere Untersuchungen zeigten, dass er sowohl an Borreliose als auch an PANDAS litt. Ein Jahr nach der Behandlung mit Antibiotika und einem Lebensstil, der die Gesundheit des Gehirns fördert, erzählte mir sein Vater, dass Henry das Lernniveau von vier Klassenstufen aufgeholt hatte und ein völlig neues Kind war, das keinerlei psychiatrische Medikamente mehr einnehmen musste.

Ihre klinische Präsentation ist fast identisch. Laut Dr. Susan Swedo am National Institute of Mental Health (NIMH) in den USA »beschreiben Eltern Kinder mit PANS als überwältigt von einem ›heftigen‹ Ausbruch von obsessiven Gedanken, zwanghaften Ritualen

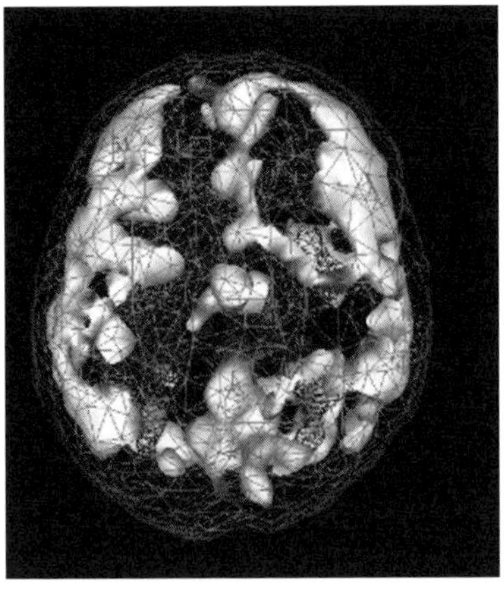

Henrys aktiver SPECT-Scan
Insgesamt erhöhte Aktivität, sieht entzündet aus

und überwältigenden Ängsten. Ärzte sollten PANS in Betracht ziehen, wenn Kinder oder Jugendliche mit derartig akut aufgetretenen Zwangsstörungen oder Essstörungen zu ihnen kommen, ohne dass es einen klaren Zusammenhang mit einer Streptokokkeninfektion gibt.« PANS kann durch zahlreiche Infektionen verursacht werden, darunter *Borrelia burgdorferi* (Lyme-Borreliose), Mykoplasmen-Pneumonie, Herpes simplex, Erkältung, Grippe und andere Viren.[31]

In einer wichtigen Studie aus Dänemark[32] wiesen Patienten mit Infektionen, auch solche, die keinen Krankenhausaufenthalt erforderten, eine höhere Inzidenz von Schizophrenie und Depressionen auf. Die Forscher konnten nicht klären, ob die Infektionserreger, die das Hirngewebe angriffen, die psychischen Gesundheitsprobleme verursachten oder ob die Tatsache, dass die Patienten Antibiotika eingenommen hatten, die das Mikrobiom des Darms veränderten, die Menschen einem höheren Risiko aussetzte, Probleme zu bekommen.

Pilzinfektionen: Ein Juckreiz, den Sie nicht einfach ignorieren sollten

Der menschliche Körper ist Wirt für viele Pilzarten, zum Beispiel Candida. Einer der häufigsten Pilze ist *Candida albicans*, der sich typischerweise in kleinen Mengen im Darmmikrobiom und im Mund befindet. Die guten Bakterien in Ihrem Darm halten den *Candida-albicans*-Spiegel in der Regel in Schach. Bei einigen Menschen mit geschwächtem Immunsystem kann es jedoch zu einem regelrechten Ausbruch des Pilzes kommen – insbesondere in warmen, feuchten Bereichen wie den Genitalien oder im Mund –, was zu einer Pilzinfektion namens Candidiasis führt, die Brennen und Juckreiz verursacht (wie eine vaginale Pilzinfektion). Diese offensichtlichen Symptome sind möglicherweise nicht die einzigen Folgen einer Pilzinfektion. Neuere Forschungsergebnisse zeigen einen Zusammenhang zwischen diesen Infektionen und Störungen der Gesundheit des Gehirns/psychischen Gesundheit.

Eine 2016 von Forschern der Johns Hopkins University durchgeführte Studie ergab, dass Candida-Pilzinfektionen bei Männern mit bipolarer Störung oder Schizophrenie häufiger auftreten als bei Männern, die nicht an diesen Erkrankungen leiden. Und bei Frauen mit einer bipolaren Störung oder Schizophrenie schnitten diejenigen mit Pilzinfektionen bei Gedächtnistests schlechter ab als Frauen, die nicht an diesen Infektionen litten.[33] Eine der Studienautorinnen, Dr. Emily Severance, gab an: »Die meisten Candida-Infektionen können im Frühstadium behandelt werden und Ärzte sollten bei Patienten mit psychischen Erkrankungen auf diese Infektionen achten.«[34]

Pilzinfektionen können sich auf andere Weise auf die Gesundheit des Gehirns auswirken. Neue Forschungen an Mäusen zeigen, dass Candida-Infektionen auch zu Gedächtnisverlust und Veränderungen im Gehirn beitragen können, ähnlich wie sie bei der Alzheimerkrankheit auftreten.[35] In dieser Studie aus dem Jahr 2019 zeigten Mäuse, die an einer Pilzinfektion litten, ein vermindertes räumliches Gedächtnis. Wurde die Infektion behandelt, normalisierte sich ihr räumliches Gedächtnis aber wieder. Die Forscher fanden auch heraus, dass *Candida albicans* die Blut-Hirn-Schranke überwinden und die Immunzellen des Gehirns beeinflussen kann, wodurch eine Art Hirninfektion entsteht, die ihrer Ansicht nach bei der Entwicklung neurodegenerativer Krankheiten wie Alzheimer, Parkinson und Multiple Sklerose eine Rolle spielen könnte.

Was macht Sie anfälliger für Pilzinfektionen?

- Geschwächtes Immunsystem
- Einnahme immunsuppressiver Medikamente
- Einnahme von Antibiotika oder oralen Verhütungsmitteln
- Hoher Alkoholkonsum
- Verzehr einer Ernährung mit hohem Gehalt an Zucker und raffinierten Kohlenhydraten
- Viele fermentierte Lebensmittel
- Hohe Stresswerte
- Unkontrollierter Diabetes
- Toxizität durch Quecksilber

Wenn es Sie an einer Stelle juckt, an der es Sie nicht jucken sollte, lassen Sie dies sofort untersuchen und behandeln.

Risikofaktoren im Zusammengang mit dem Immunsystem und Infektionen (und die vier Kreise, die sie repräsentieren)

B 1. Autoimmunerkrankungen wie Multiple Sklerose, rheumatoide Arthritis, systemischer Lupus erythematodes, Morbus Crohn, Psoriasis, Hashimoto-Thyreoiditis und Typ-1-Diabetes

B 2. Nicht identifizierte Infektionen wie etwa Borreliose, Toxoplasmose, Syphilis, Helicobacter pylori, HIV/Aids, Herpes, PANDAS (oder PANS), Candida-Infektionen und andere

B 3. Niedriger Vitamin-D-Spiegel

B 4. Asthma und Heuschnupfen

B P S 5. Allergien gegen Gluten, Milchprodukte, Erdnüsse, Mais, Soja und andere Lebensmittel und Substanzen (psychologischer Kreis, weil Sie das Gefühl haben, dass Sie diese Lebensmittel »lieben«, und sozialer Kreis, weil Sie das essen wollen, was alle anderen essen)

Immunsystem und Infektionen	
Der böse Herrscher würde ...	Der wohlwollende Herrscher würde ...
1. Verbieten, bei Menschen mit Halsschmerzen Untersuchungen durchzuführen, und niemals erlauben, dass Ärzte und Pfleger den Vitamin-D-Spiegel überprüfen. 2. Die Bevölkerung zum Verzehr von Lebensmitteln ermutigen, die häufiger als andere eine Allergie auslösen, wie Gluten, Milchprodukte, Mais und Soja, die auch Autoimmunreaktionen auslösen können. 3. Den Menschen sagen, dass sie Katzenstreu höchstens einmal pro Woche wechseln sollten, und zu Wanderungen auf Pfaden ermuntern, auf denen Zecken reichlich vorhanden sind. 4. Zu ungeschütztem Sex ermutigen.	1. Menschen mit Halsschmerzen dazu ermuntern, Tests durchführen zu lassen, und verlangen, dass Ärzte routinemäßig den Vitamin-D-Spiegel der Patienten prüfen. 2. Menschen davon abhalten, potenzielle Allergene – Gluten, Soja, Mais und Milchprodukte – zu konsumieren, die Autoimmunreaktionen auslösen können. Er würde die Lebensmittelhersteller dazu auffordern, den Einsatz dieser Substanzen in verpackten Lebensmitteln zu reduzieren. 3. Katzenbesitzer wissen lassen, dass es wichtig ist, die Katzenstreu täglich zu wechseln, und Wanderern raten, Regionen zu vermeiden, auf denen Zecken zu finden sind. 4. Die Öffentlichkeit über die Risiken von ungeschütztem Sex aufklären.

Empfehlungen zur Verringerung der Risikofaktoren in Zusammenhang mit Ihrer Immunität und Infektionen

SP 1. Kümmern und sorgen Sie sich um Ihr Immunsystem. Sie brauchen es zum Überleben.

B 2. Informieren Sie sich genau über Ihre persönliche Krankheitsgeschichte und überprüfen Sie die Gesundheit Ihres Immunsystems. Ein Muster von Allergien, Asthma, Ausschlägen oder wiederholten Infektionen könnte bedeuten, dass Ihr Immunsystem gefährdet ist. Die folgenden Bluttests können den Zustand Ihres Immunsystems aufzeigen:

- Ein vollständiges Blutbild mit Differentialblutbild zeigt die Anzahl und Untergruppen Ihrer weißen Blutkörperchen, die zur Bekämpfung von Infektionen notwendig sind.

- Die Erythrozytensedimentationsrate (ESR; Blutsenkungsgeschwindigkeit) ist ein Entzündungswert, der bei Autoimmunerkrankungen hoch ist.
- Antinukleäre Antikörper (ANA): Antikörper bekämpfen Infektionen, aber ANAs greifen häufig auch das Gewebe Ihres Körpers an. Bei Autoimmunerkrankungen sind die ANAs oft erhöht.
- Vitamin D: Ihr Körper wandelt Vitamin D in ein Hormon um, das viele Ihrer Organe reguliert. Nur etwa 25 Prozent der US-Bevölkerung hat einen gesunden Vitamin-D-Spiegel.[36] Getestet werden muss der 25-Hydroxyvitamin-D-Spiegel. Ein normaler Wert liegt bei 30 bis 100 Nanogramm pro Milliliter, optimal sind 50 bis 100 Nanogramm pro Milliliter.
- Lassen Sie sich auf häufig vorkommende Infektionen testen. In den Amen Clinics führen wir zusätzliche Tests mithilfe von Medical Diagnostic Laboratories (mdlab.com) durch, wenn wir auf SPECT-Scans Hinweise auf Infektionen sehen. Angesichts der Tatsache, dass Sie vielleicht nicht in den Genuss eines SPECT-Scans kommen werden, sollten Sie – wenn psychische Probleme bei Ihnen oder einem Ihrer Lieben trotz einer üblichen Therapie nicht besser werden – Untersuchungen hinsichtlich der folgenden Infektionskrankheiten in Betracht ziehen, die sich häufig auf die Psyche auswirken:[37]
  - Lyme-Borrelia burgdorferi[38] (die Spirochäte, die Lyme-Borreliose verursacht)
  - HIV/Aids[39]
  - Syphilis[40]
  - Herpes simplex 1 und 2[41]
  - Zytomegalie-Virus[42]
  - Epstein-Barr-Virus[43]
  - Herpes 6 (HHV6)
  - Toxoplasma gondii[44]
  - Helicobacter pylori[45]
  - Chlamydia pneumoniae[46]
  - Candidiasis
- Lassen Sie sich von einem Arzt beraten, der auch nach einem ganzheitlichen Ansatz arbeitet, um Probleme mit dem Immunsystem oder Infektionen zu diagnostizieren und zu behandeln.

B 3. Vermeiden Sie Allergene und Infektionen so weit wie möglich.

- Führen Sie 30 Tage lang eine Eliminationsdiät durch. Nehmen Sie keinen Zucker, Gluten, Milchprodukte, Mais, Soja, künstliche Farb-, Zusatz- und Konservierungsstoffe zu sich, um zu sehen, ob Sie sich dadurch besser fühlen.
- Vermeiden Sie Quellen von Toxoplasmose:

- Wenn Sie eine Katze haben, wechseln Sie die Katzenstreu täglich und tragen Sie Handschuhe und eine Maske. Der Parasit im Kot wird erst nach ein bis fünf Tagen infektiös.
- Decken Sie die Sandkästen Ihrer Kinder ab, um diese vor streunenden Katzen zu schützen.
- Helfen Sie Ihrer Katze, gesund zu bleiben, indem Sie sie im Haus halten und füttern Sie Katzen-Trocken- oder Dosenfutter, kein rohes Fleisch.
- Vermeiden Sie streunende Katzen oder Jungtiere, da diese mit größerer Wahrscheinlichkeit infiziert sind.
- Tragen Sie Handschuhe, wenn Sie im Garten arbeiten oder mit Erde umgehen, und waschen Sie sich danach gründlich die Hände.
- Verzehren Sie kein rohes oder nicht durchgegartes Fleisch und vermeiden Sie rohes Pökelfleisch, insbesondere Lamm-, Schweine- und Rindfleisch, da Toxoplasmose darin vorkommen kann.
- Waschen Sie nach der Fleischzubereitung die Küchenutensilien gründlich.
- Trinken Sie keine unpasteurisierte Milch, da sie Toxoplasmose-Parasiten enthalten kann.

B P S

4. Nehmen Sie immunstärkende Gewohnheiten an.

- Erhöhen Sie Ihren Vitamin-D-Spiegel (siehe »Das Immunvitamin« ab Seite 252).
- Verringern Sie Ihren Stresspegel (psychologischer Kreis und sozialer Kreis, weil die Menschen, mit denen Sie Zeit verbringen, Ihr Stressniveau entweder erhöhen oder verringern). Stress schadet Ihrem Immunsystem und erhöht das Risiko von Autoimmunerkrankungen.[47] Eine meiner Lieblingstechniken zur Stärkung der Immunität und zur Stressbewältigung ist das Lachen.[48] »Ein fröhlich Herz macht das Leben lustig« (Sprüche 17,22). Komödien anzusehen kann im wahrsten Sinne des Wortes heilsam sein. Andere Techniken zur Stressbewältigung sind Zwerchfellatmung, Gebet oder Meditation, das Hören beruhigender Musik, das Erwärmen der Hände durch Geisteskraft, Hypnose und Katathym-imaginatives Bilderleben sowie die Flutung der fünf Sinne mit Positivität.

B

5. Nehmen Sie Nutrazeutika ein, die Ihr Immunsystem stärken und Infektionen abwehren. Ich empfehle jedem, mit der Einnahme von Multivitamin- und Omega-3-Fettsäuren zu beginnen und den Vitamin-D-Spiegel zu optimieren. Arbeiten Sie darüber hinaus mit einem Arzt zusammen, um die anderen Ergänzungsmittel aus der folgenden Liste zu bestimmen, die Ihr Immunsystem verbessern können.

- Bestimmte Pilze mit therapeutischer Wirkung: Es wurde festgestellt, dass die einzigartigen und vielfältigen Inhaltsstoffe in diesen Pilzen, die in anderen Pflanzen nicht vorkommen, immunitätssteigernde Wirkungen haben.[49] Studien berichten, dass sie auch antioxidative, antitumorale, antivirale, entzündungshemmende und antidiabetische Eigenschaften haben.[50] Ich empfehle das Essen von und Kochen mit Pilzen (siehe unten) sowie deren Einnahme als Nahrungsergänzungsmittel. Zu den am besten erforschten gehören:
  - Der Igel-Stachelbart verbessert die Stimmung[51] und das Gedächtnis bei Patienten mit leichter kognitiver Beeinträchtigung.[52]
  - Shiitake verbessert die Immunität und verringert Entzündungsmarker.[53]
  - Reishi wirkt entzündungshemmend, immunitätsfördernd und stimmungsfördernd.[54]
  - Cordyceps ist ein Favorit bei Sportlern, weil er die ATP-Produktion sowie Kraft und Ausdauer steigert und über Anti-Aging-Effekte verfügt.[55]
- Stärken Sie Ihr Immunsystem mit diesen Nährstoffen, um Infektionen zu bekämpfen:[56]
  - Gereifter Knoblauch[57]
  - Anthocyane (wasserlösliche Pflanzenfarbstoffe): Obst- und Gemüseextrakte, Heidelbeeren, Preiselbeeren, Weintrauben[58]
  - Echinacea[59]
  - Probiotika[60]
  - Vitamin C[61]
  - Vitamin D[62] (siehe folgender Kasten)
  - Vitamin E[63]
  - Zink[64]

Das Immunvitamin

Häufig als »Sonnenschein-Vitamin« bezeichnet, ist Vitamin D eigentlich ein Hormon, das wegen seiner positiven Auswirkungen auf das Immunsystem »Immunvitamin« genannt werden sollte.[65] Es spielt auch eine wesentliche Rolle für die allgemeine Gesundheit des Gehirns, die Stimmung, das Gedächtnis, das Gewicht und andere wichtige Körperprozesse. Niedrige Vitamin-D-Spiegel wurden mit etwa 200 Erkrankungen in Verbindung gebracht, darunter Probleme mit der Gesundheit des Gehirns/psychischen Gesundheit (Depressionen, Autismus und Psychosen), Autoimmunkrankheiten (Multiple Sklerose, rheumatoide Arthritis und Diabetes) sowie Herzkrankheiten, Krebs und Fettleibigkeit.[66]

Der Zusammenhang zwischen Vitamin D und der psychischen Gesundheit ist stark und mehr als die Hälfte der psychiatrischen Patienten in Kliniken weist einen Vitamin-D-Mangel auf.[67] Ein niedriger Vitamin-D-Gehalt wurde auch mit Gedächtnisproblemen und Demenz in Verbindung gebracht.[68]

Eine wachsende Zahl von Forschungsarbeiten unterstützt die mögliche Rolle von Vitamin D beim Schutz vor Autoimmunkrankheiten, Depressionen, kognitiven Funktionen und mehr.[69] In einer Studie aus dem Jahr 2008 wurden 441 übergewichtige und adipöse Erwachsene mit Depressionen ein Jahr lang beobachtet. Die Patienten, die Vitamin D eingenommen hatten (20 000 oder 40 000 Internationale Einheiten pro Woche), berichteten über eine signifikante Verringerung ihrer Symptome, aber diejenigen, die ein Placebo eingenommen hatten, hatten keine solche Verbesserung erlebt.[70] In einer Schweizer Studie waren Personen, die Vitamin D einen Monat lang eingenommen hatten, danach deutlich weniger müde/erschöpft.[71]

In den Amen Clinics testen wir die Vitamin-D-Spiegel aller unserer Patienten und eine erschütternde Anzahl von ihnen hat niedrige Werte. Ein Bericht, der den Vitamin-D-Spiegel bei amerikanischen Erwachsenen in den Jahren 1988 bis 1994 im Vergleich zu 2001 bis 2004 untersuchte, zeigte, dass unsere Werte insgesamt aktuell sinken. Der Prozentsatz der Menschen mit Werten von 30 Nanogramm pro Milliliter oder mehr fiel von 45 Prozent auf 23 Prozent.[72] Das bedeutet, dass drei Viertel der US-Amerikaner niedrige Werte dieses wichtigen Vitamins haben. Dies ist zum Teil darauf zurückzuführen, dass wir mehr Zeit im Haus verbringen und mehr Sonnenschutzmittel verwenden, wenn wir draußen sind. Bei den folgenden Gruppen ist ein Vitamin-D-Mangel wahrscheinlicher:[73]

- Ältere Erwachsene
- Menschen mit dunkler Haut (da dies die Fähigkeit, Vitamin D aus Sonnenlicht herzustellen, verringert)
- Menschen, die nur selten der Sonneneinstrahlung ausgesetzt sind (denken Sie an die nördlichen Breitengrade)
- Menschen, die bestimmte Medikamente einnehmen, wie etwa Blutdrucksenker, Antidiabetika oder Benzodiazepine[74]
- Menschen mit Fett-Malabsorptionssyndrom, das bei Lebererkrankungen, zystischer Fibrose und Morbus Crohn auftreten kann
- Menschen, die fettleibig sind oder sich einer Magenbypassoperation unterzogen haben

<table>
<tr><th colspan="2">Immunsystem und Infektionen</th></tr>
<tr><th>Maßnahmen, die psychische Krankheiten verursachen können … und die zum Leid meiner Nichten Alizé und Amelie geführt haben</th><th>Maßnahmen zur erfolgreichen Behandlung psychischer Krankheiten … und die auch meine Nichten Alizé und Amelie gesund erhalten</th></tr>
<tr><td>1. Kümmern Sie sich nicht um Ihr Immunsystem.
2. Nehmen Sie Gewohnheiten an, die Ihr Immunsystem schädigen und Ihr Infektionsrisiko erhöhen.
• Ignorieren Sie mögliche Allergien, Hautausschläge oder wiederkehrende Infektionen.
• Achten Sie nicht auf Allergene in Ihrer Umgebung.
• Nehmen Sie eine Ernährung mit hohem Zuckergehalt, Gluten, Milchprodukten und anderen Allergenen zu sich.
• Lassen Sie Ihr Leben von Stress bestimmen.
• Lassen Sie niemals Ihren Vitamin-D-Spiegel untersuchen oder sich auf mögliche Infektionen testen.
3. Vermeiden Sie die Strategien, die Ihr Immunsystem stärken.</td><td>1. Kümmern Sie sich um Ihr Immunsystem.
2. Vermeiden Sie Dinge, die Ihr Immunsystem beeinträchtigen.
3. Nehmen Sie Gewohnheiten an, um Ihr Immunsystem zu stärken und Ihr Infektionsrisiko zu minimieren.
• Bringen Sie in Erfahrung, ob in Ihrer Krankengeschichte Asthma, Ekzeme und Infektionen vorkommen.
• Eliminieren Sie Allergene aus Ihrem Heim.
• Vermeiden Sie den Verzehr von Lebensmitteln mit Allergenen wie Zucker, Gluten, Milchprodukte, Mais, Soja, künstliche Farb-, Zusatz- und Konservierungsstoffe.
• Fügen Sie immunitätssteigernde Pilze zu Ihrem Ernährungsplan hinzu.
• Praktizieren Sie Techniken zur Stressbewältigung.
• Lassen Sie sich auf mögliche Infektionen untersuchen.
• Überprüfen Sie Ihren Vitamin-D-Spiegel und optimieren Sie ihn, wenn er niedrig ist.
• Leeren Sie das Katzenklo jeden Tag.</td></tr>
</table>

Wählen Sie eine kleine Bright-Minds-Angewohnheit aus dem Bereich Immunität und Infektionen, die Sie noch heute umsetzen können.

1. Wenn ich an behandlungsresistenten Angstzuständen oder Depressionen leide, lasse ich mich auf Infektionskrankheiten hin untersuchen.

2. Wenn ich auf die übliche Behandlung nicht anspreche, werde ich einen Monat lang eine Eliminationsdiät einhalten, um festzustellen, ob ich Lebensmittelallergien habe, die mein Immunsystem möglicherweise schädigen könnten.

3. Wenn ich wandere, werde ich Gebiete meiden, in denen Zecken häufig vorkommen. Ich werde Kleidung mit langen Ärmeln und lange Hosen tragen und meinen Körper nach einer Wanderung auf Zecken untersuchen.

4. Wenn ich für meine jährliche Untersuchung zum Arzt gehe, werde ich ihn bitten, meinen Vitamin-D-Spiegel zu überprüfen.

5. Ich werde meinen täglichen Nahrungsergänzungsmitteln zusätzlich Vitamin C hinzufügen.

6. Wenn ich koche, werde ich gelegentlich Shiitakepilze zu meiner Mahlzeit hinzufügen.

7. Wenn ich ausgehe, schränke ich meinen Alkoholkonsum ein, da übermäßiger Alkoholkonsum das für die Immunität wichtige Mikrobiom des Darms stören kann.[75]

8. Wenn ich mein Immunsystem auf natürliche Weise stärken möchte, sehe ich mir eine Komödie an oder gehe in einen Comedy-Klub.

9. Wenn ich eine Katze habe, halte ich sie im Haus und wechsle täglich die Katzenstreu.

KAPITEL 13

HORMONSTÖRUNGEN

DER TREIBSTOFF FÜR IHR GEHIRN

Viele Ehen zerbrechen wegen eines hormonellen Ungleichgewichts, was wirklich traurig ist, weil es auf mangelndes Verständnis zurückzuführen ist. Wenn die Hormone wieder ins Gleichgewicht gebracht werden (...), nehmen Frauen und Männer ihr normales Leben wieder auf, fühlen sich gut und erleben wertvolle Tage.

Suzanne Somers

Jenny

Jenny war 42 und hatte große Schwierigkeiten in ihrer Ehe. Sie war ängstlich, müde, gereizt, deprimiert und konnte nicht schlafen. Zwei Jahre bevor sie zu uns kam, hatte sie begonnen, mehr Wein zu trinken, was ihren Mann verärgerte. Sie hatte mit verringerter Libido zu kämpfen, was ihrer Ehe auch nicht zuträglich war, und sie verhielt sich häufig unberechenbar den Kindern gegenüber, was ihren Mann unglaublich frustrierte. Ihr Hausarzt diagnostizierte eine Depression und verschrieb einen selektiven Serotonin-Wiederaufnahmehemmer (SSRI), ein Benzodiazepin gegen Angstzustände und Zolpidem gegen Schlafstörungen, aber keines der Medikamente bewirkte, dass sie sich besser fühlte. Sie und ihr Mann kamen gemeinsam in unsere Klinik. Bis zu diesem Zeitpunkt hatte niemand ihre Hormone getestet; ihre Schilddrüsenhormone (Energie, Stoffwechsel), ihr Testosteron (Libido, Stimmung und Kraft) und ihr Progesteron (Gefühl der Ruhe) waren alle niedrig. Die meisten Menschen wissen nicht, dass das weibliche Geschlechtshormon Progesteron zehn Jahre vor der Menopause sinkt. Wir gaben ihr die entsprechenden Hormone als Ersatztherapie und konnten dadurch alle ihre Medikamente absetzen. Ihre Beziehungen zu Hause verbesserten sich daraufhin innerhalb weniger Monate.

Beschwerden infolge eines Ungleichgewichts bestimmter Hormone	Kann verwechselt werden mit …
»Ich bin ängstlich.«	Angstzustände
»Ich bin die ganze Zeit traurig.«	Depression
»Ich bin einfach nicht ich selbst.«	Depression
»Mein Gehirn ist wie vernebelt.«	Demenz
»Mein Gedächtnis war noch nie so schlecht.«	Demenz
»Mir tut der ganze Körper weh.«	Schmerzstörung
»Ich kann nicht durchschlafen.«	Depression, Angstzustände
»Ich habe keine Lust auf Sex.«	Depression
»Ich schreie meine Kinder ohne Grund an.«	Verhaltensstörungen mit Wutausbrüchen
»Ich fühle mich unwohl in meiner eigenen Haut.«	Panikattacken, Angstzustände
»Ich habe ständig Hunger.«	Esssucht
»Ich höre Stimmen.«	Psychose
»Ich kann mich nicht konzentrieren.«	Aufmerksamkeitsdefizitstörung

Wenn die Hormone des Körpers, die auch Einfluss auf die Gehirnfunktionen haben, ausgeschaltet sind, sind auch Sie selbst »ausgeschaltet«. Viele der Symptome, die mit Hormonstörungen verbunden sind, ähneln denen, die bei Problemen der Gesundheit des Gehirns/psychischen Gesundheit auftreten. Wenn niemand Ihre Hormonspiegel kontrolliert, wie es bei Jenny der Fall war, werden Sie die Ursache Ihrer Probleme nie erfahren und es könnte (fälschlich) eine psychische Erkrankung diagnostiziert werden. Aber wenn Ihre Hormone das Problem sind, ist es ganz egal, wie viele psychiatrische Medikamente Sie einnehmen, es wird nie die richtige Behandlung sein. In der vorangegangenen Tabelle auf Seite 257 sehen Sie häufige Beschwerden von Patienten mit hormonellen Problemen und wie diese mit psychischen Erkrankungen verwechselt werden können.

Hormone sind im Körper produzierte chemische Botenstoffe, die die Aktivität bestimmter Zellen oder Organe kontrollieren und regulieren. Einige dieser Hormone haben einen wichtigen Einfluss auf das Gehirn. Wenn diese Hormone im Gleichgewicht sind, fühlen Sie sich eher jung und voller Energie. Wenn sie aus dem Gleichgewicht geraten, fühlt man sich älter, kann ähnliche Symptome wie bei psychischen Gesundheitsproblemen erleben und wird anfälliger für Probleme der Gesundheit des Gehirns/psychischen Gesundheit wie Angstzustände, Depressionen und sogar Psychosen. Dr. Mark Gordon, medizinischer Direktor der Millennium Health Centers, sagt: »Hormone beeinflussen Gemütsstörungen.«[1] Seiner Ansicht nach »kann der absolute oder relative Verlust von bestimmten Hormonen oder eine plötzliche und abrupte Veränderung ihres relativen Gleichgewichts zu Veränderungen in der Art und Weise führen, wie wir reagieren und wie wir mit unserem psychischen Wohlbefinden zurechtkommen«.[2] Wenn diese Hormone bei Ihnen aus dem Gleichgewicht geraten, können Sie im Grunde zwei Arten von Problemen erleben, die alle vier Kreise gemeinsam betreffen:

P S SP

1. Beunruhigende, bedrückende Symptome, die Ihre Art zu denken, zu fühlen und sich zu verhalten verändern können und die sich darauf auswirken können, wie Sie den Sinn Ihres Lebens sehen und bewerten

B

2. Erhöhtes Risiko für Probleme mit der Gesundheit des Gehirns/psychischen Gesundheit wie Depressionen, Panikattacken oder Alzheimer-Demenz sowie für körperliche Erkrankungen wie Herzkrankheiten, Diabetes und bestimmte Krebsarten

Die Kommunikation zwischen Gehirn und Hormonen verläuft in beide Richtungen. Das Gehirn sendet Signale aus, die die Hormondrüsen des Körpers anweisen, Hormone zu produzieren und freizusetzen; und Hormone aus dem Körperinneren senden Botschaften zurück an das Gehirn, die dessen Aktivität beeinflussen. Wenn zum Beispiel die Schilddrüsenaktivität niedrig ist, ist auch die Gehirnaktivität typischerweise verringert. Deshalb führt eine Schilddrüsenunterfunktion häufig zu Depressionen, Reizbarkeit und dem Gefühl einer Benommenheit/Konzentrationsstörungen.

Die sieben Hormone, die die Gesundheit des Gehirns/psychische Gesundheit beeinflussen

Der menschliche Körper produziert Hunderte von Hormonen und Botenstoffen, aber für die Zwecke dieses Buchs werde ich die Diskussion auf die folgenden sieben Hormone beschränken, die den direktesten Einfluss auf die Gesundheit des Gehirns/psychische Gesundheit haben:

- **Schilddrüsenhormone** regulieren Energie und Stimmung.
- **Cortisol** hilft bei der Bewältigung von Stress und Angstzuständen.
- **DHEA** (Dehydroepiandrosteron) bekämpft Stress und Depressionen; verringert Entzündungsprozesse im Gehirn.
- **Östrogen und Progesteron** fördern, wenn sie ausgeglichen sind, stabile Gemütszustände.
- **Testosteron** beeinflusst Stimmung, Motivation, Sexualität und Kraft.
- **Insulin** bringt den Blutzucker ins Gleichgewicht (Insulin wird in Kapitel 14 behandelt).

Schilddrüse: Wie ein Ungleichgewicht Depressionen, Angstzustände und kognitive Beeinträchtigungen hervorrufen kann

Die Schilddrüse ist eine kleine, schmetterlingsförmige Drüse, die sich am unteren Ende Ihres Halses befindet. Trotz ihrer geringen Größe spielt sie eine enorm wichtige Rolle dabei, Ihr Gehirn und Ihren Körper gesund zu halten. Diese Drüse wird vor allem durch das schilddrüsenstimulierende Hormon (TSH) gesteuert und produziert Trijodthyronin (T3) und Thyroxin (T4) – zwei der einflussreichsten Hormone in Ihrem Körper, die den Energieumsatz regulieren.

Die Schilddrüsenhormone haben auch einen starken Einfluss auf das Gehirn, da sie die Produktion vieler Neurotransmitter wie Dopamin, Serotonin und Gamma-Aminobuttersäure (GABA) steuern. Die beiden Schilddrüsenhormone müssen im richtigen Gleichgewicht hergestellt werden, um eine optimale Gehirn- und Körperfunktion aufrechtzuerhalten. Probleme treten auf, wenn eine Schilddrüsenfunktionsstörung dazu führt, dass die Drüse zu wenig Hormone (Hypothyreose) oder zu viele Hormone (Hyperthyreose) produziert.

Die Symptome einer Schilddrüsenfunktionsstörung können mit psychiatrischen Erkrankungen verwechselt werden[3] und können das Risiko für Probleme mit der Gesundheit des Gehirns/psychischen Gesundheit erhöhen. Der Zusammenhang zwischen Schilddrüsenfunktionsstörungen und psychischem Wohlbefinden ist seit etwa 200 Jahren bekannt. Im Jahr 1825 berichtete der Arzt Caleb Parry über eine höhere Prävalenz von »nervösen Affektionen«

bei Menschen mit Schilddrüsenerkrankungen.[4] Und bereits 1969 erklärten Forscher, dass Depressionen eines der ersten Anzeichen für eine Schilddrüsenstörung sein können.[5] Seitdem haben Forscher auch einen Zusammenhang zwischen Schilddrüsenfunktionsstörungen und Schizophrenie, bipolarer Störung, Borderline-Persönlichkeitsstörung und anderen psychiatrischen Erkrankungen feststellen können.[6]

In einigen Fällen kann eine Depression eines der ersten Anzeichen einer Schilddrüsenerkrankung sein.

Schilddrüsenunterfunktion

Wenn die Schilddrüse nicht aktiv genug ist, produziert sie nicht genügend Hormone, die Sie benötigen, um die Prozesse in Ihrem Körper in optimaler Geschwindigkeit am Laufen zu halten. In den Vereinigten Staaten leiden etwa fünf von 100 Menschen im Alter von zwölf Jahren und älter an einer Unterfunktion der Schilddrüse.[7] Eine unzureichende Schilddrüsenhormonausschüttung kann dazu führen, dass Sie sich so träge fühlen, dass Sie am liebsten den ganzen Tag mit einer Schüssel Eiscreme im Bett bleiben möchten. Alle Prozesse in Ihrem Körper – von Ihrem Herzschlag über Ihre Darmfunktion bis hin zu Ihrer Gehirnaktivität – laufen langsamer ab. SPECT-Scans von Menschen mit Schilddrüsenunterfunktion zeigen eine insgesamt verminderte Hirnaktivität, die häufig zu Depressionen, kognitiven Beeinträchtigungen, Angstzuständen und dem Gefühl einer Benommenheit/Konzentrationsstörungen führt.[8] Schilddrüsenunterfunktion und Depression wurden in mehr als 430 000 wissenschaftlichen Artikeln miteinander in Verbindung gebracht. Die Forschung zeigt, dass diese Schilddrüsenerkrankung auch zu Aufmerksamkeitsproblemen und sogar zu Psychosen führen kann.[9] Gedächtnisprobleme treten bei mehr als 80 Prozent der Menschen mit einer Hypothyreose leichten Grades auf, und eine Schilddrüsenfunktionsstörung steht in direktem Zusammenhang mit einem Drittel aller Fälle von Depressionen.[10]

Schilddrüsenüberfunktion

Eine überaktive Schilddrüse produziert zu viele Hormone und lässt alles in Ihrem Körper zu schnell arbeiten. Es kann sich anfühlen, als seien Sie einfach total überdreht – Sie fühlen sich zitterig und nervös, als ob Sie viel zu viel Koffein zu sich genommen hätten.[11] Eine Schilddrüsenüberfunktion wird mit Angstzuständen, Depressionen, Unruhe und Psychosen in Verbindung gebracht und betrifft etwa einen von 100 Menschen in den Vereinigten Staaten.[12]

Schilddrüsenunterfunktion *[13]	Schilddrüsenüberfunktion[14]
Müdigkeit	Schlaflosigkeit; Unruhe
Konzentrationsschwierigkeiten	Angst
Gedächtnisprobleme	Reizbarkeit
Depression	Rasende Gedanken
Aufmerksamkeitsprobleme	Konzentrationsschwierigkeiten
Psychose	Gedächtnisprobleme
	Depression
	Manie
	Psychose

Symptome bezüglich der Gesundheit des Gehirns/psychischen Gesundheit, die als Folge einer Schilddrüsenfunktionsstörung auftreten können

Was verursacht Schilddrüsenerkrankungen?

Die häufigste Ursache einer Schilddrüsenunterfunktion ist die Hashimoto-Krankheit, die häufigste Ursache für Schilddrüsenüberfunktionen ist die Basedow-Krankheit. Beides sind Autoimmunerkrankungen, was bedeutet, dass der Körper sich selbst angreift. Dies kann unter anderem auf ein Leaky-Gut-Syndrom, eine hohe Konzentration von Umweltgiften im Körper oder Lebensmittelallergien (insbesondere gegen Gluten und Milchprodukte) zurückzuführen sein. Aus diesem Grund betrachten viele Ärzte und Pfleger die Schilddrüse als eine Art »Kanarienvogel im Kohlebergwerk«, der uns auf das mögliche Vorhandensein von aufgenommenen Giftstoffen aufmerksam macht.[15]

Hinweis

Selbst wenn Ihre Schilddrüsenhormone niedrige bis normale Werte aufweisen, können Sie immer noch Symptome einer sogenannten subklinischen Hypothyreose (Unterfunktion) haben, die behandelt werden können, damit Sie sich besser fühlen.

Cortisol und DHEA: Der Zusammenhang zwischen Stress und der Gesundheit des Gehirns

Die Nebennieren, die sich über Ihren Nieren befinden, spielen eine wichtige Rolle bei der Reaktion Ihres Körpers auf Stress. Wenn akuter Stress auftritt, setzen die Nebennieren als Teil Ihrer Kampf-oder-Flucht-Reaktion eine Kaskade von Hormonen frei, darunter Adrenalin, DHEA (Dehydroepiandrosteron) und Cortisol. Stellen Sie sich vor, Sie wandern auf einem Bergweg und begegnen plötzlich einem Bären. Sofort fangen Ihre Nebennieren an, Adrenalin und die anderen Hormone auszustoßen, Ihr Herzschlag und Ihre Atmung werden schneller und Ihre Muskeln spannen sich an. All dies ist Teil eines Überlebensmechanismus, der Ihnen den Energieschub geben soll, den Sie brauchen, um den Bären abzuwehren oder sich in Sicherheit zu bringen. Wenn Sie es erfolgreich vermieden haben, vom Bären zerfleischt zu werden, und sich in sicherer Entfernung befinden, kehren die Prozesse in Ihrem Körper wieder in den Normalzustand zurück – Ihre Muskeln entspannen sich, Herzschlag und Atmung verlangsamen sich auf ihren gewohnten Rhythmus und Ihre Nebennieren reduzieren die Produktion von Stresshormonen.

In der heutigen Gesellschaft sind wir jedoch täglich pausenlos mit Stressfaktoren konfrontiert, die uns unter Umständen ständig in einem Zustand hoher Alarmbereitschaft halten. Geldprobleme, Arbeitsstress, volle Terminkalender, Angst vor der Zukunft – all das kann dazu führen, dass unsere Nebennieren fast ständig hohe Mengen an Stresshormonen ausspucken. Wenn Stress chronisch wird, kann der damit einhergehende Cocktail aus schädlichen chemischen Substanzen unseren Körper überwältigen und zu Problemen der Gesundheit des Gehirns/psychischen Gesundheit beitragen. Wenn der Cortisolspiegel zu hoch bleibt, führt dies auch zu einem sprunghaften Anstieg des Blutzucker- und Insulinspiegels. Dies führt zu schädlichen Veränderungen im Gehirn, unter anderem zu einem Abfall des »beruhigenden« Neurotransmitters Serotonin, was zu einer Reihe von psychischen Gesundheitsproblemen führt. Forscher der Universität von Kalifornien, Berkeley, fanden heraus, dass chronischer Stress andere negative Veränderungen im Gehirn hervorruft, die zu einer höheren Inzidenz von Störungen der Gesundheit des Gehirns/psychischen Gesundheit im späteren Leben beitragen.[16] Insbesondere führt chronischer Stress zu mehr weißer Substanz und weniger Neuronen (graue Substanz) als normal, wodurch ihr Gleichgewicht durcheinandergebracht und die Kommunikation im Gehirn gestört wird.[17]

Letztlich erhöhen hohe Cortisolspiegel die Wahrscheinlichkeit, dauerhafte psychiatrische Erkrankungen wie Angstzustände, Depressionen oder posttraumatische Belastungsstörungen (PTBS) zu entwickeln.[18] Eine frühe Stressexposition in der Kindheit erhöht das Risiko für angstbedingte Störungen im späteren Leben. Seit Jahren haben Wissenschaftler einen Zusammenhang zwischen Depressionen und hohen Cortisolwerten festgestellt, aber es war zunächst nicht klar, ob es sich dabei um Ursache und Wirkung handelte, und wenn ja, was zuerst eintrat. Forschungen aus dem Jahr 2006 kamen zu dem Schluss, dass es tatsächlich die langfristige Exposition gegenüber Cortisol ist, die zu Depressionen und ihren Symptomen beiträgt.[19] Und wenn Sie bereits an einer Stimmungsstörung leiden, verschlimmert wiederkehrender Stress häufig die Symptome noch weiter.

In einer 2017 veröffentlichten Übersicht über die bestehende Forschung zum Zusammenhang zwischen Stress und Angstzuständen sowie Depressionen kamen die Verfasser zu dem Schluss, dass Stress »eine sehr schädliche Rolle für unsere psychische Gesundheit spielen könnte. Er sollte sofort, nachdem er aufkommt, in Schach gehalten werden, um seinen schwerwiegenden Folgen vorzubeugen.«[20] Die chronische Exposition gegenüber Stresshormonen wirkt sich auf andere Weise auf Ihr Gehirn und Ihren Körper aus. Es kann Zellen in Ihrem Gedächtniszentrum, dem Hippocampus, abtöten, besonders wenn DHEA ebenfalls niedrig ist.[21] Der DHEA-Spiegel erreicht typischerweise in einem Alter von Mitte 20 seinen Höhepunkt und sinkt daraufhin mit jedem weiteren Jahrzehnt allmählich ab. Wenn Sie die Mitte Ihres Lebens, etwa im Alter von 40 Jahren, erreichen, produziert Ihr Körper wahrscheinlich nur noch halb so viel des Hormons wie zuvor. Sinkende DHEA-Spiegel wurden mit Depressionen, Müdigkeit und einer gewissen Abgeschlagenheit in Verbindung gebracht, bei der Sie ständig das Gefühl haben, einfach nicht auf der Höhe zu sein. Unbehandelter chronischer Stress ist auch mit nachteiligen Auswirkungen auf viele der Bright-Minds-Risikofaktoren verbunden:

- Verdauungsprobleme (siehe Kapitel 7)
- Heißhunger auf bestimmte Nahrungsmittel und Bauchfett (siehe Kapitel 14)
- Erhöhtes Risiko für Herz-Kreislauf-Erkrankungen (siehe Kapitel 5)
- Erhöhtes Diabetesrisiko (siehe Kapitel 14)
- Höhere Entzündungswerte (siehe Kapitel 7)
- Geschwächtes Immunsystem (siehe Kapitel 12)
- Unterbrochener Schlaf (siehe Kapitel 15)

Häufige Anzeichen von Nebennierenschwäche[22]

- Verminderte Fähigkeit, Stress auszuhalten
- Morgen- und Nachmittagsmüdigkeit, mangelnde Ausdauer
- Hoher Blutdruck und schneller Herzschlag
- Bauchfett, das nicht verschwindet, egal, was Sie dagegen tun
- Gefühl der Benommenheit mit Gedächtnisproblemen und Konzentrationsschwierigkeiten
- Niedriger Sexualtrieb
- Heißhunger auf Süßigkeiten oder salzige Lebensmittel
- Schwindelgefühle beim Aufstehen aus sitzender oder liegender Position
- Anzeichen vorzeitiger Alterung
- Verringerte Resistenz gegen Infektionen
- Schlechte Wundheilung

Unerbittlicher Stress, der über Monate und Jahre hinweg anhält, überfordert Ihr System und kann zu einem Zustand führen, der als Nebennierenschwäche bezeichnet wird, was bedeutet, dass Ihr Körper nicht mehr über die notwendigen Ressourcen verfügt, um mit den alltäglichen Stressfaktoren fertigzuwerden. Er hinterlässt ein Gefühl der Erschöpfung, stört aber auch den Schlaf und stürzt Sie in einen Teufelskreis, der Ihnen Energie entzieht und Sie noch anfälliger für Störungen der Gesundheit des Gehirns/psychischen Gesundheit macht.

Östrogen und Progesteron: Wenn die Gesundheit des Gehirns am seidenen Faden hängt

Östrogen: Der Stimmungsmodulator

Östrogen und Progesteron sind die Hormone, die hauptsächlich am Menstruationszyklus einer Frau beteiligt sind. Diese Sexualhormone beeinflussen viele Körperprozesse, darunter das Skelett- und Herz-Kreislauf-System sowie viele Gehirnfunktionen. Obwohl wir Östrogen und Progesteron typischerweise mit Frauen in Verbindung bringen, sind diese Hormone auch bei Männern vorhanden, nur in viel geringeren Mengen – es sei denn, sie haben viel Bauchfett, das gesundes Testosteron in ungesunde, krebsfördernde Formen von Östrogen umwandelt (in Vorträgen frage ich oft, warum wir in unserer Gesellschaft so viele schwangere Männer haben … Jungs, es ist Zeit, dieses Baby endlich zur Welt zu bringen!).[23]

Während des typischen 28-tägigen Menstruationszyklus einer Frau steigen und sinken Östrogen und Progesteron. Wenn die Hormone im Gleichgewicht sind, steigt Östrogen während eines Zyklus zweimal leicht an und fällt wieder ab, während Progesteron einmal steigt und einmal fällt. Die folgende Abbildung zeigt den Zyklus von Östradiol, einer der wichtigsten Formen von Östrogen, und Progesteron. Beachten Sie, dass sich Tag 1 in diesem Diagramm auf den ersten Tag der Periode einer Frau bezieht.

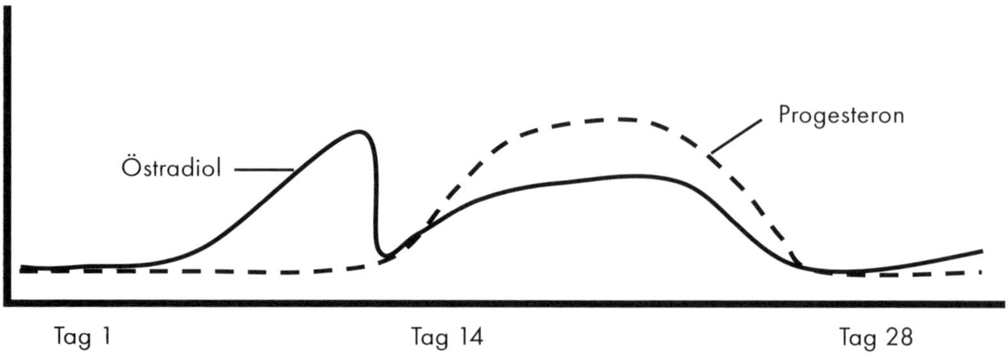

Östrogen beeinflusst das Gehirn und Ihr psychisches Wohlbefinden in vielerlei Hinsicht, unter anderem:

- Beeinflussung der Produktion von Neurotransmittern wie Serotonin, Dopamin und GABA, die Stimmungen regulieren, sowie von Glutamat, das am Gedächtnis und Lernen beteiligt ist[24]
- Modulation der Aktivität im Hippocampus, der Hirnregion, die für gesunde Stimmungen und das Gedächtnis entscheidend ist[25]

Wenn der Östrogenspiegel gesund und ausgeglichen ist, trägt er dazu bei, die Neurotransmitterproduktion und die Gehirnfunktion zu optimieren, sodass Sie sich den ganzen Monat lang gut fühlen. Zu viel Östrogen im Verhältnis zu Progesteron kann jedoch zu einem Zustand führen, der als Östrogendominanz bezeichnet wird. Dies führt dazu, dass sich der leichte monatliche Hormonanstieg und -abfall in eine Reihe von intensiven Spitzen und tiefen Tälern verwandelt, die wichtige Gehirnprozesse stören und Sie ängstlich und reizbar machen können. Dies kann auch Progesteron und GABA senken, was zu Schlafmangel und allen damit verbundenen unangenehmen Symptomen führt. Zu wenig Östrogen führt zu einem Gefühl der Depression und Verwirrung. Der Östrogenverlust behindert auch das kritische Denken, das Kurzzeitgedächtnis und andere kognitive Funktionen. Diese Probleme können sich während der Phase der letzten Monatsblutungen (Perimenopause) verschlimmern, wenn der Östrogenspiegel stark schwanken kann, und während der eigentlichen Wechseljahre (Menopause), wenn das Hormon sinkt und niedrig bleibt (mehr dazu weiter unten).

Der weibliche Körper produziert drei Arten von Östrogen: Östron (E1), Östradiol (E2) und Östriol (E3). Männer produzieren nur E1 und E2. Die Gesundheit Ihrer Leber, Ihres Darms und Ihrer Nebennieren bestimmt, welche Arten von Östrogenhormonen Ihr Körper produziert. Dies ist ein weiterer Grund, warum es für die Systeme Ihres Körpers und die Gesundheit des Gehirns/psychische Gesundheit von entscheidender Bedeutung ist, alle Ihre Bright-Minds-Risikofaktoren zu berücksichtigen.

- **Östron (E1),** das wichtigste Östrogen, das im Körper von Frauen nach der Menopause produziert wird, spielt eine Rolle bei Brust- und Gebärmutterkrebs. Frauen produzieren alle drei Östrogene plus Progesteron, aber die Spiegel von E2, E3 und Progesteron sinken nach der Menopause drastisch ab, was bedeutet, dass Frauen deren gesundheitsschützenden Wirkungen verlieren. Aus diesem Grund treten die meisten Brustkrebsfälle nach der Menopause auf. Übergewichtige Frauen haben ein höheres Risiko, weil das Fett gesundes Testosteron und Östradiol in Östron umwandelt.[26] Weitere Faktoren, die die Östronproduktion erhöhen, sind die Einnahme des Antazidums Cimetidin oder der Antibabypille, eine Schilddrüsenunterfunktion, Rauchen, eine Pestizidbelastung und der zu hohe Konsum von Zucker und Alkohol, was den Zusammenhang zwischen Alkoholkonsum und Brustkrebs erklären könnte.[27]

- **Östradiol (E2),** das stärkste Östrogen, unterstützt gesunde Gefühlslagen und die kognitive Funktion. Die Eierstöcke produzieren Östradiol, das die Knochendichte, die Wachstumshormonproduktion und die kardiovaskuläre Funktion schützt, verhindert, dass das Blut zu leicht gerinnt, und verbessert das Lipidprofil. Zu viel Östradiol wird mit östrogenbedingten Krebsarten in Verbindung gebracht, aber zu wenig Östradiol kann zu Osteoporose, Herzkrankheiten, Demenz und anderen Alterskrankheiten beitragen.
- **Östriol (E3)** schützt Brust- und Vaginalgewebe, die Harnwege und erhöht die Knochendichte. Östriol hilft auch, Hitzewallungen bei Frauen zu reduzieren. Eine überzeugende Studie zeigte, dass bei Frauen mit Multipler Sklerose (MS), die Östriol einnahmen, Hirnläsionen durch Östriol rückgängig gemacht werden konnten.[28]

Östrogendominanz	Niedriges Östrogen
Stimmungsschwankungen, Depressionen	Stimmungsschwankungen, Depression, Weinen
Müdigkeit	Müdigkeit
Langsamer Metabolismus	Herzklopfen
Niedrige Libido	Osteoporose
Kopfschmerzen oder Migräne	Schmerzhafter Geschlechtsverkehr
Gefühl von Benommenheit/ Konzentrationsstörungen, Gedächtnisverlust	Gefühl von Benommenheit/ Konzentrationsstörungen, Gedächtnisverlust
Gewichtszunahme, insbesondere im Bauch- und Hüftbereich	Gewichtszunahme
Schilddrüsenfehlfunktion	Blaseninkontinenz und Infektionen
Schlafstörungen	Schlafstörungen
Fibrozystische Brusterkrankung	Schmerz
Blähungen	Hitzewallungen
Vaginale oder orale Pilzinfektionen (Soor)	
Schwere Blutungen	
Verlangen nach Kohlenhydraten	

Häufige Symptome bei einem Östrogenungleichgewicht[29]

Progesteron: Die ganz natürliche Pille gegen die Angst

Progesteron ist das andere wichtige Hormon im Monatszyklus einer Frau. Die Hauptaufgabe dieses Hormons besteht darin, die Gebärmutterschleimhaut in Erwartung einer Schwangerschaft aufzubauen. Wenn sich keine gesunde befruchtete Eizelle einnistet, sinkt der Progesteronspiegel, die Gebärmutterschleimhaut wird während der Menstruation abgestoßen und der Zyklus beginnt von Neuem. Wie Östrogen beeinflusst Progesteron jedoch mehr als nur das Fortpflanzungssystem der Frau. Im Gehirn befinden sich zahlreiche Bindungsstellen (Rezeptoren) für Progesteron. Progesteron beeinflusst das Gehirn auf folgende Weise:

- Unterstützt GABA, welches das Gehirn bei der Entspannung unterstützt
- Schützt die Nerven
- Unterstützt das Myelin, das unsere Nervenzellen »isoliert« und schützt

Ich habe Progesteron immer als »Entspannungshormon« bezeichnet. Wenn es im Gleichgewicht mit Östrogen ist, beruhigt es, bringt ein Gefühl des inneren Friedens mit sich und fördert den Schlaf. Es reduziert erwiesenermaßen auch Entzündungen und wirkt Schädigungen durch Hirnverletzungen entgegen, was es im Zusammenhang mit den Bright-Minds-Risikofaktoren Schädel-Hirn-Trauma und Entzündung wichtig macht. In den ersten zwei Wochen des Menstruationszyklus bleibt Progesteron auf eher niedrigen Niveaus. Es beginnt in der zweiten Zyklushälfte zu steigen, und zwar zusammen mit Östrogen.

Häufige Symptome von niedrigem Progesteron[30]

- Angstzustände/Depression
- Schlafprobleme
- Fibrozystische Brusterkrankung
- Prämenstruelles Syndrom (PMS)
- Prämenstruelle Kopfschmerzen
- Wochenbettdepression
- Knochendichteverlust

Ende 30 und Anfang 40 können große Schwankungen im Progesteron einer Frau dazu führen, dass sie sich ängstlich und verwirrt fühlt. Eine Progesteroncreme kann oft sehr hilfreich sein, wenn sie unter Anleitung eines erfahrenen Arztes angewendet wird.

Überraschende (und beängstigende) Nebenwirkungen der Pille

Millionen von Frauen nehmen orale Verhütungspillen ein, die synthetische Hormone enthalten. Wenn Sie sie einnehmen, sollten Sie sich bewusst sein, was Sie Ihrem Hormonsystem damit antun und welche Nebenwirkungen diese mit sich bringen. Die Pille entert sozusagen Ihren zyklischen hormonellen Prozess und ersetzt ihn durch eine ständige Zufuhr niedriger Mengen an synthetischem Östrogen und Progesteron. Vielleicht wissen Sie bereits, dass orale Verhütungsmittel nachweislich Probleme mit dem Blutdruck und Blutgerinnsel verursachen und die Häufigkeit von Schlaganfällen erhöhen können, insbesondere wenn Sie rauchen oder in der Vergangenheit Migränekopfschmerzen hatten.[31] Aber wussten Sie, dass die Pille auch Ihr Gehirn beeinträchtigt?

Die Forschung zeigt, dass die Einnahme der Pille strukturelle Veränderungen im Gehirn verursacht, die Funktion der Neurotransmitter verändert und die Stimmungsregulierung durcheinanderbringt.[32] Wissenschaftler aus Dänemark fanden heraus, dass Frauen im Alter von 15 bis 34 Jahren, die orale Verhütungsmittel einnahmen, mit 23 Prozent höherer Wahrscheinlichkeit zum ersten Mal Antidepressiva einnahmen als Frauen, die dies nicht taten.[33] Tatsächlich berichteten 16 bis 56 Prozent der Frauen, die die Pille einnahmen, über Depressionsschübe, da die Pille den Serotoninspiegel senkt.[34] Orale Kontrazeptiva bergen auch ein höheres Risiko für Autoimmunkrankheiten,[35] erhöhen den Cortisolspiegel[36] und senken den Testosteronspiegel[37] (ja, Frauen produzieren und benötigen Testosteron; mehr zu Testosteron besprechen wir auf den Seiten 270 und 271), was Ihren Sexualtrieb verringern kann. Und Probleme mit einem niedrigen Testosteronspiegel können auch nach Absetzen von oralen Verhütungsmitteln bestehen bleiben, wodurch ein erhöhtes Risiko für langfristige sexuelle Probleme und Probleme mit der Gesundheit des Gehirns/psychischen Gesundheit besteht.[38] Hormonpillen zur Verhütung können auch das Darmmikrobiom stören[39] und die Aufnahme von lebenswichtigen Vitaminen und Mineralien beeinträchtigen, was zu einem Mangel führen kann. Wenn Sie die Pille nehmen, ergänzen Sie Ihre Ernährung mit B-Vitaminen (Folat, B_6 und B_{12}), Vitamin E und Magnesium. Wenn bei Ihnen psychische Gesundheitssymptome auftreten, sollten Sie sich fragen, ob es sich um eine psychische Erkrankung handelt oder ob vielleicht Ihre Verhütung Schuld hat.

Die Pille einfach abzusetzen ist nicht unbedingt eine schnelle Lösung. Bei einigen Frauen treten in den Monaten nach dem Absetzen der hormonellen Verhütung auf einmal Symptome wie Stimmungsschwankungen, Angstzustände und Depressionen auf. Einige Experten für hormonbedingte Erkrankungen sprechen hier bereits von dem Effekt des *Post-Birth Control Syndrome.*

Wenn die Hormone ausgeglichen sind, stellen Frauen im Laufe des Monats möglicherweise nur eine leichte Stimmungsverschiebung fest. Aber wenn die Hormone aus dem Gleichgewicht sind oder das Entspannungshormon zu stark absinkt, kann die Entspannung sich in Reizbarkeit, Angst, Depression, schlaflose Nächte und ein Gefühl von Benommenheit/Konzentrationsstörungen verwandeln. Wenn Progesteron und Östrogen kurz vor Beginn der Menstruation stark absinken, geht bei manchen Frauen die Stimmungsstabilität ganz verloren.

Der Progesteronspiegel steigt während einer Schwangerschaft an, weshalb sich schwangere Frauen oft so gut fühlen und dieses beneidenswerte »Strahlen« haben. Manche Frauen, die mit Hormon- oder Stimmungsextremen zu tun haben, fühlen sich dank des Anstiegs des Progesteronspiegels sogar so viel besser, dass sie absichtlich mehrmals hintereinander schwanger werden, um ihre Stimmung aufzuhellen.

Perimenopause und Menopause: Eine anfällige Übergangsphase

Wenn Frauen zwischen 30 und 40 Jahre alt sind, beginnen die Hormone zu fluktuieren, während sich ihr Körper auf den Ausstieg aus dem Geschäft des Kinderkriegens vorbereitet. Das geschieht aber nicht über Nacht. Bis zu einem Jahrzehnt vor dem Eintritt in die Wechseljahre (wenn der Menstruationszyklus vollständig endet) durchläuft eine Frau eine Übergangszeit, die Perimenopause genannt wird. Die meisten Frauen denken erst dann über diesen Übergang nach, wenn sie von Hitzewallungen und nächtlichen Schweißausbrüchen, den häufigsten (und lästigsten) Symptomen, heimgesucht werden. Wenn Hitzewallungen auftreten, befinden sich die Frauen jedoch wahrscheinlich schon seit bis zu zehn Jahren in der Perimenopause.

Dieser Übergang kann schwierig sein und oft ist dies der Moment, zu dem Frauen zum ersten Mal psychiatrische Medikamente einnehmen. Mit zunehmendem Alter funktioniert die hormonelle Symphonie einer Frau weniger effizient, was zu Östrogenspitzen und sehr niedrigen Werten führt. Die Folge können schwere prämenstruelle Symptome, Stimmungsschwankungen, Angstzustände, Weinkrämpfe oder Depressionen sein. Darüber hinaus leidet das Kurzzeitgedächtnis. Bei niedrigen Östrogenspiegeln können Frauen schmerzempfindlicher werden. Um über die Veränderungen auf dem Laufenden zu bleiben, sollte eine Frau ihren Hormonspiegel etwa im Alter von 35 Jahren überprüfen, um einen Ausgangswert zu ermitteln, und ihn dann alle zwei bis drei Jahre erneut überprüfen lassen. Ein früheres Eingreifen kann Ihnen helfen, viele Probleme zu vermeiden. Technisch gesehen ist die Menopause die Jahresmarke nach der letzten Regelblutung. Da Östrogen und Progesteron auf sehr niedrige Werte gesunken sind, profitieren Frauen nicht mehr von den schützenden Eigenschaften dieser Hormone und sind anfälliger für Krankheiten wie Depressionen, Alzheimer, Osteoporose, Herzkrankheiten und Schlaganfälle. Wenn der Östrogenspiegel sinkt, sinkt auch die Durchblutung des Gehirns, was mit Depressionen, Angstzuständen, Schlaflosigkeit, Gewichtszunahme und Konzentrations- und Gedächtnisproblemen einhergeht. In dieser Zeit ist es noch wichtiger, die Gesundheit des Gehirns ernst zu nehmen, da die Reserven im Gehirn abgenommen haben.[40]

In der Menopause ist es noch wichtiger, die Gesundheit des Gehirns ernst zu nehmen, da die Reserve im Gehirn abgenommen hat.

Testosteron: Stimmungen, Motivation und mehr

Die meisten Menschen denken bei Testosteron sofort an Männer. Es stimmt, dass dieses lebenswichtige Hormon die Entwicklung des männlichen Gehirns antreibt und für die tiefe Stimme, die Gesichtsbehaarung und viele andere Merkmale verantwortlich ist, die wir mit Männlichkeit assoziieren. Aber auch Frauen produzieren und brauchen Testosteron (so wie Männer Östrogen haben), nur in kleineren Mengen.

Häufige Symptome von niedrigem Testosteron

- Launenhaftigkeit
- Depression
- Angstzustände
- Konzentrationsschwierigkeiten
- Mangelnde Motivation
- Niedrige Libido
- Müdigkeit
- Schlafprobleme
- Erektionsprobleme
- Erhöhtes Körperfett und reduzierte Muskelmasse (siehe Kapitel 14, »Diabetes und Übergewicht«)
- Niedrige Knochendichte
- Hitzewallungen
- Haarausfall

Altern ist nicht das Einzige, was zu niedrigem Testosteronspiegel führt. Bei manchen Menschen führt ein Schädel-Hirn-Trauma zu einer Unterbrechung der Produktion bestimmter Hormone und zum Verlust von Testosteron (siehe die Auflistung ab Seite 272 für weitere Faktoren).

Sowohl bei Männern als auch bei Frauen hilft Testosteron, das Nervensystem zu schützen und Depressionen, kognitive Beeinträchtigungen und die Alzheimer-Demenz abzuwehren. Es scheint auch die Zellen vor Entzündungen zu schützen, was nach Ansicht einiger Forscher der Grund dafür ist, dass Männer (die von Natur aus mehr von dem Hormon haben) weniger anfällig für chronische Entzündungskrankheiten wie rheumatoide Arthritis, Psoriasis und Asthma sind als Frauen und warum Männer sogar weniger an Depressionen leiden.[41]

Der Testosteronspiegel erreicht seinen Höhepunkt zum Ende der Teenagerzeit eines Mannes und bleibt bis Mitte 20 hoch, aber ab dem Alter von 30 Jahren nimmt er allmählich ab. Ein optimaler Hormonspiegel fördert Gehirngesundheit, Energie, Kraft, Motivation und Sexualtrieb. Der Alterungsprozess kann jedoch dazu führen, dass einige Männer einen niedrigen Testosteronspiegel haben, der nachweislich die Symptome von Angstzuständen und Depression[42] und eine Reihe anderer Probleme verstärkt.

Genauso wie ein niedriger Testosteronspiegel ein Problem sein kann, können zu hohe Werte auch Probleme verursachen. Hohe Testosteronspiegel sind mit geringerem Einfühlungsvermögen und einem hohen Sexualtrieb verbunden, was das Rezept dafür sein könnte, eine Affäre zu haben, sich scheiden zu lassen, die Hälfte seines Vermögens zu verlieren und die Kinder nur jedes zweite Wochenende zu besuchen.[43]

Was erhöht das Risiko für Hormonstörungen?

Eine zuckerreiche Ernährung, Schädel-Hirn-Traumata, chronische Entzündungen und Umweltgifte können die Produktion all der erwähnten Hormone schädigen und das Risiko von Problemen der Gesundheit des Gehirns/psychischen Gesundheit erhöhen. Eine der wichtigsten Lektionen, die wir aus unserer Arbeit mit Profifootballspielern gelernt haben, war, dass viele von ihnen auch sehr niedrige Hormonspiegel hatten. Es war merkwürdig zu hören, wie diese großen, starken Männer über wenig Energie, Konzentrationsschwäche und mangelnde Libido klagten. Die Hypophyse, eine wichtige Drüse zur Steuerung zahlreicher Hormone, sitzt in einem knöchernen Bereich des Schädels, der als *Sella turcica* bezeichnet wird und daher leicht beschädigt werden kann, insbesondere bei einem Schleudertrauma.

Ein Schädel-Hirn-Trauma ist eine Hauptursache für Hormonstörungen, aber nur wenige Fachleute erkennen oder behandeln dies.

Wären Sie überrascht zu sehen, dass ein böser Herrscher an unseren Hormonen herumpfuschen könnte, um uns alle aus dem Gleichgewicht zu bringen?

Hormonveränderungen	
Der böse Herrscher würde ...	Der wohlwollende Herrscher würde ...
1. Unseren Hormonhaushalt schädigen, indem er Menschen chronischem Stress aussetzt und sie in überfüllten Städten leben lässt, ihnen vorverarbeitete Lebensmittel mit hohem Zuckergehalt geben und risikoreiche Verhaltensweisen fördern würde, bei denen die Hypophyse leicht zu Schaden kommen kann. 2. Unsere Umwelt und unsere Häuser mit Pestiziden, Kunststoffen und anderen Produkten überschwemmen, die als sogenannte endokrine Disruptoren wirken. 3. Ärzte davon abhalten, die Blutwerte für Schilddrüsenhormone, Cortisol, DHEA, Östrogen, Progesteron, Testosteron, menschliches Wachstumshormon und Insulin zu testen. 4. Richtlinien beschließen, die es den Versicherungsgesellschaften ermöglichen, die Kostenerstattung für solche Untersuchungen zu vermeiden und Ansprüche auf Hormonbehandlung abzulehnen.	1. Die Hormonproduktion schützen, indem er chronischen Stress reduzieren und Schulen und Betriebskantinen dazu ermutigen würde, Essen zu servieren, das die Gesundheit des Gehirns fördert, sowie vor risikoreichen Verhaltensweisen warnen. 2. Den Einsatz von Pestiziden bei Nutzpflanzen einschränken, die giftigsten Pestizide verbieten, den Einsatz von Kunststoffen reduzieren und Produkte einschränken, die endokrin wirksame Substanzen enthalten. 3. Die Ärzteschaft dazu ermutigen, bei Kontrolluntersuchungen auf Schilddrüsenhormone, Cortisol, DHEA, Östrogen, Progesteron, Testosteron, menschliches Wachstumshormon und Insulin zu achten. 4. Von Versicherungsgesellschaften verlangen, die Kosten für diese Untersuchungen sowie die Behandlung von hormonellen Ungleichgewichten zu erstatten.

Risikofaktoren für einen Mangel an den beschriebenen Hormonen (und die vier Kreise, die sie repräsentieren)

B 1. Anormale Blutwerte für Schilddrüsenhormone, Cortisol, DHEA, Östrogen, Progesteron, Testosteron, menschliches Wachstumshormon und Insulin

B P 2. Faktoren, die die Schilddrüsenhormonproduktion hemmen:[44]

- Übermäßiger Stress und erhöhte Cortisolproduktion
- Mangel an den Vitaminen B_{12} und B_9, Eisen, Ferritin, Jod oder Selen
- Eiweißmangel; zu viel Zucker
- Chronische Krankheiten

- Beeinträchtigte Leber- oder Nierenfunktion
- Toxizität von Kadmium, Quecksilber und Blei
- Herbizide, Pestizide
- Orale Kontrazeptiva; übermäßige Östrogenproduktion

B P S

3. Faktoren, die zu einer Östrogendominanz beitragen:
    - Chronischer Stress und erhöhte Cortisolspiegel
    - Exposition gegenüber Umweltgiften
    - Geschwächtes Immunsystem
    - Fettleibigkeit
    - Ernährung mit hohem Gehalt an Zucker und raffinierten Kohlenhydraten

B P

4. Faktoren, die zu einem niedrigen Östrogenspiegel beitragen:
    - Perimenopause und Menopause
    - Schilddrüsenfehlfunktionen
    - Übermäßige Bewegung
    - Essstörungen
    - Geringes Körpergewicht
    - Verringerte Funktion der Hirnanhangsdrüse
    - Frühzeitige Ovarialinsuffizienz
    - Angeborene Erkrankungen
    - Chemotherapie

B P S

5. Faktoren, die zu einem niedrigen Progesteronspiegel beitragen:
    - Unteraktive Schilddrüse
    - Einnahme von Antidepressiva
    - Chronischer Stress
    - Mangel an den Vitaminen A, B_6, C oder Zink
    - Eine Ernährung mit hohem Gehalt an Zucker und raffinierten Kohlenhydraten

B P S

6. Faktoren, die zu einem niedrigen Testosteronspiegel beitragen:
    - Bauchfett
    - Viel Stress
    - Zu viel Zucker, verarbeitete Lebensmittel und Insulin
    - Niedriger Zinkgehalt
    - Alkoholkonsum
    - Schädel-Hirn-Trauma

Empfehlungen zur Reduzierung der Risikofaktoren für einen ausgeglichenen Hormonhaushalt

SP

1. Kümmern Sie sich um Ihre Hormone und lassen Sie sich regelmäßig untersuchen (siehe Kapitel 17 für wichtige gesundheitliche Daten).

B P S

2. Begrenzen Sie alles, was Ihren Hormonen schadet (psychologischer Kreis, weil Sie daran glauben müssen, dass Sie Ihre Gewohnheiten ändern können, und sozialer Kreis, weil Freunde und Familie Ihre Gewohnheiten beeinflussen). Um Ihre Hormone gesund zu halten, vermeiden Sie es zu rauchen (es erhöht die Wahrscheinlichkeit einer sehr frühen Menopause),[45] chronischen Stress, verarbeitete Lebensmittel, zu viel Zucker, ungesunde Fette, Weizen und Übergewicht.[46] Koffein und Alkohol sollten Sie wenigstens einschränken.

B P

3. Halten Sie sich von den sogenannten endokrinen Disruptoren fern (psychologischer Kreis, weil Sie ändern müssen, wie Sie über Bequemlichkeit, Preisgestaltung und den Wert Ihrer Gesundheit denken). In Kapitel 10 habe ich mich damit befasst, wie Toxine zu Problemen mit der Gesundheit des Gehirns/psychischen Gesundheit beitragen können. Der Grund dafür ist, dass viele Toxine, wie etwa Pestizide, dafür bekannt sind, Hormonstörungen zu verursachen und in die natürlichen Hormonsysteme des Körpers einzugreifen, was zu allen möglichen Gesundheitsproblemen führt.[47] Zu den anderen endokrin wirksamen Stoffen, die Ihren Hormonen verheerenden Schaden zufügen können, gehören einige Körperpflegeprodukte, Brandschutzmittel und mehr (siehe Kapitel 10 für weitere Informationen darüber, wie diese Chemikalien vermieden werden können).

B P S

4. Erhöhen Sie die Produktion Ihrer »gesunden« Hormone. Um Ihre Hormone zu optimieren, sollten Sie sich auf folgende gesunde Verhaltensweisen einlassen: Sport treiben, inklusive Krafttraining (Gewichte heben), ausreichender Schlaf, gesunde Ernährung und Stressmanagement.

B

5. Setzen Sie Hormonpräparate und Medikamente mit Bedacht ein. Frauen sollten nach Möglichkeit auf bioidentische Mittel zurückgreifen, da dies die natürlichste Form mit im Allgemeinen weniger Nebenwirkungen ist. Bioidentische Hormone stammen aus natürlichen Quellen wie zum Beispiel pflanzlichen Östrogenen und sind chemisch identisch mit den im Körper produzierten Hormonen. Die in der konventionellen Substitutionstherapie verwendeten Hormone werden in der Regel aus Pferdeurin sowie synthetischen Substanzen gewonnen.

B 6. Nehmen Sie Nutrazeutika ein, die zur Unterstützung Ihres endokrinen Systems beitragen. Bestimmen Sie zusammen mit Ihrem Arzt, welche davon je nach Ihrem Hormonspiegel am besten für Sie geeignet sind.

- L-Tyrosin unterstützt die Schilddrüsenfunktion.
  Empfohlene Dosis: 500–1000 Milligramm pro Tag
- Zink trägt zur Unterstützung eines gesunden Testosteronspiegels bei.
  Empfohlene Dosis: 25 Milligramm pro Tag
- DHEA[48] ist rezeptfrei erhältlich, sollte aber am besten unter der Aufsicht Ihres Arztes angewendet werden. Normalerweise setze ich Patienten zunächst auf 10 Milligramm und steigere die Dosis dann nach und nach. DHEA wird in der Regel gut vertragen, aber unerwünschte Nebenwirkungen, wie Akne und Gesichtsbehaarung, können auftreten, weil DHEA den Testosteronspiegel erhöht. Diese können durch die Verwendung eines spezifischen Metaboliten von DHEA, 7-Keto-DHEA genannt, vermieden werden, der zwar teurer ist, aber in einigen Fällen vorzuziehen sein kann.
  Empfohlene Dosis: 25–50 Milligramm
- Diindolylmethan (DIM)[49] ist ein phytochemischer Stoff, der in Kreuzblütengemüse wie Brokkoli und Blumenkohl vorkommt. Dieser verschiebt den Östrogenstoffwechsel zugunsten der positiv wirkenden oder harmlosen Östrogenmetaboliten.[50] DIM kann die Harnausscheidung der »schlechten« Östrogene in nur vier Wochen signifikant erhöhen.[51]
  Empfohlene Dosis: 75–300 Milligramm pro Tag
- Pregnenolon ist ein Vorläuferhormon, das eine Schlüsselrolle bei der gesunden Produktion vieler körpereigener Neurohormone spielt, darunter Östrogen, Progesteron, Testosteron und Cortisol. Als Nahrungsergänzungsmittel hat sich gezeigt, dass es die depressiven Symptome bei bipolarer Störung verbessert,[52] die Symptome von Schizophrenie verringern[53] und das Gedächtnis verbessern kann.[54]
  Empfohlene Dosis: 10–50 Milligramm pro Tag (fragen Sie auch Ihren Arzt.)
- Kalzium-D-Glucarat[55] ist eine natürliche Verbindung, die in Obst und Gemüse wie Äpfeln, Rosenkohl, Brokkoli und Kohl vorkommt. Kalzium-D-Glucarat hemmt das Enzym, das zu Brust-, Prostata- und Dickdarmkrebs beiträgt. Es reduziert auch die Resorption von Östrogen aus dem Verdauungstrakt.
  Empfohlene Dosis: 500–1500 Milligramm pro Tag
- Probiotika tragen dazu bei, ein gesundes Mikrobiom und damit auch einen gesunden Hormonspiegel aufrechtzuerhalten.

Wichtige Vitamine, Mineralien und Kräuter für den Hormonhaushalt[56]

- Zur Unterstützung mehrerer (oder aller) Hormone:
  - Multivitamin-Mineralien-Komplex
  - Omega-3-Fettsäuren EPA und DHA
  - Probiotika für die Darmgesundheit
- Östrogen (bei Frauen):
  - DIM-100–200 mg pro Tag
  - Kalzium-D-Glucarat: 500 mg pro Tag
  - Pflanzliche Phytoöstrogene, einschließlich Traubensilberkerze: 20–80 mg zweimal täglich
  - Nachtkerzenöl: 500 mg zweimal täglich
- Progesteron (bei Frauen)
  - Mönchspfeffer: 160–400 mg pro Tag
- Testosteron
  - DHEA-Bedarf sollte durch Labortests ermittelt werden.
  - Zink: 20–30 mg täglich
- Schilddrüse
  - Zink: 20–40 mg täglich
  - L-Tyrosin 500 mg zwei- bis dreimal täglich
  - Jod: bis zu 150 µg pro Tag
  - Sensoril-Ashwagandha-Extrakt: 250–500 mg ein- oder zweimal täglich
- Cortisol
  - L-Theanin: 200 mg zwei- oder dreimal täglich
  - Relora: eine Kombination aus *Magnolia officinalis* und *Phellodendron amurense*, 750 mg ein- oder zweimal täglich
  - Sensoril-Ashwagandha: 250 mg ein- oder zweimal täglich
- DHEA
  - DHEA-Bedarf sollte durch Laborversuche ermittelt werden.
  - 7-Keto-DHEA-Bedarf sollte durch Laborversuche ermittelt werden.

<table>
<tr><th colspan="2">Hormonstörungen</th></tr>
<tr><th>Maßnahmen, die psychische Krankheiten verursachen können … und die zum Leid meiner Nichten Alizé und Amelie geführt haben</th><th>Maßnahmen zur erfolgreichen Behandlung psychischer Krankheiten … und die auch meine Nichten Alizé und Amelie gesund erhalten</th></tr>
<tr><td>1. Kümmern Sie sich nicht um Ihre Hormone.
2. Nehmen Sie Gewohnheiten an, die ein Hormonungleichgewicht und endokrine Störungen fördern.
• Ernähren Sie sich mit einem hohen Gehalt an Zucker, raffinierten Kohlenhydraten, ungesunden Fetten und Gluten.
• Trinken Sie den ganzen Tag über Kaffee und andere koffeinhaltige Getränke.
• Fangen Sie an zu rauchen.
• Sparen Sie sich das Schlafen.
• Trinken Sie mehr als ein paar Gläser Alkohol pro Woche.
• Überanstrengen Sie sich durch tägliches mehrstündiges Kardiotraining.
• Verlieren Sie Ihr Gewicht aus den Augen, bis Sie wirklich fettleibig sind.
• Lassen Sie chronischen Stress Ihr Leben bestimmen.
• Setzen Sie sich Umweltgiften und »endokrinen Disruptoren« aus.
3. Vermeiden Sie Strategien, die Ihre Hormone schützen.</td><td>1. Kümmern Sie sich um Ihre Hormone.
2. Vermeiden Sie alles, was Ihrer Hormonfunktion schadet.
3. Nehmen Sie regelmäßige gesunde Gewohnheiten an, die die Gesundheit Ihrer Hormone fördern.
• Ab dem 35. Lebensjahr sollten Sie Ihren Hormonspiegel jährlich überprüfen, bei Ungleichgewichten auch öfter.
• Bewegen Sie sich regelmäßig, aber ohne es zu übertreiben.
• Heben Sie Gewichte, um Muskelmasse aufzubauen und zu erhalten.
• Versuchen Sie, jede Nacht sieben bis acht Stunden Schlaf zu bekommen.
• Befolgen Sie die Bright-Minds-Ernährung (siehe Kapitel 18).
• Üben Sie Techniken zum Stressmanagement.
• Versuchen Sie, sich hormonaktiven Stoffen nur begrenzt auszusetzen.
• Wenn Sie eine Hormonergänzung benötigen, entscheiden Sie sich nach Möglichkeit für bioidentische Produkte.</td></tr>
</table>

Suchen Sie sich eine kleine Bright-Minds-Angewohnheit aus dem Bereich Hormonstörungen aus, die Sie noch heute umsetzen können:

1. Um den 35. Geburtstag lasse ich meine Hormone untersuchen, um meinen Ausgangswert festzustellen.

2. Beim Einkaufen achte ich darauf, endokrine Disruptoren wie BPA, Phthalate, Parabene und Pestizide zu vermeiden.

3. Wenn ich Eier, Fleisch, Hühnchen oder andere Tierprodukte einkaufe, vermeide ich Produkte von Tieren, die unter Nutzung von Hormonen oder Antibiotika gezüchtet wurden.

4. Beim Essen achte ich darauf, mehr Ballaststoffe zu mir zu nehmen (sie helfen meinem Körper dabei, ungesunde Formen von Östrogen zu eliminieren).

5. Beim Sport achte ich darauf, auch Gewichte zu heben, da dies auf natürliche Weise meinen Testosteronspiegel steigen lässt.

6. Wenn ich Lust auf etwas Süßes habe, nehme ich Obst statt einen süßen Snack.

7. Ich füge meinen Nahrungsergänzungsmitteln Zink hinzu, um einen gesunden Testosteronspiegel zu unterstützen.

8. Ich füge meinen Vitaminen cortisolreduzierende Ergänzungsmittel wie Ashwagandha hinzu, die auch die Schilddrüse unterstützen.

9. (Für Frauen) Wenn meine Blutuntersuchungen zeigen, dass mein Östrogenspiegel zu hoch ist, achte ich darauf, keine östrogenhaltigen Nahrungsmittel wie Soja zu mir zu nehmen. Stattdessen füge ich meinem Speiseplan Kreuzblütler wie Brokkoli und Rosenkohl hinzu, die meinem Körper dabei helfen, überschüssiges Östrogen aus dem System zu filtern.

10. (Für Frauen) Sollte ich unter hormoneller Unausgeglichenheit leiden, werde ich die Einnahme bioidentischer Hormone in Betracht ziehen.

KAPITEL 14

DIABETES UND ÜBERGEWICHT

WIE WIR DIE EPIDEMIE BEKÄMPFEN KÖNNEN, DIE GEHIRN, PSYCHE UND KÖRPER ZERSTÖRT

In dem Maße, in dem Ihr Körpergewicht zunimmt, nehmen Größe und Funktion Ihres Gehirns ab.[1]

Prof. Dr. Cyrus Raji, Assistenzprofessor für Radiologie, Washington University

Bobby L. und die Rettung seiner Familie

Meine Frau und ich haben Sie auf Facebook gesehen und beschlossen, Ihr Programm auszuprobieren. Wir wussten, dass wir für unsere Familie einige Änderungen vornehmen mussten. Meine Frau leidet an der Hashimoto-Krankheit [Neurohormone]. Meine Tochter hat das polyzystische Ovarialsyndrom [Hormonstörungen] und kämpfte mit Stimmungsschwankungen, und ich hatte mich schon lange nicht mehr wirklich gut gefühlt.

Wir haben uns als Familie verpflichtet, alles umzusetzen, was Sie vorgeschlagen haben, und uns zwei Wochen Zeit gegeben. Wenn meine Frau uns nicht weiter angetrieben hätte, hätte ich aufgegeben. Ich gebe zu, dass wir in den ersten Tagen mit Heißhungerattacken zu kämpfen hatten. Nach einer Woche waren die Gelüste verschwunden! Tatsächlich begann richtiges Essen köstlich zu schmecken. Ich war überrascht, wie sehr ich den Geschmack einer Karotte verstärkt wahrnahm. Das hatte ich vorher nie bemerkt. Nach zwei Wochen im Programm hätten wir nicht glücklicher sein können. Wir fühlten uns alle fantastisch und hatten jeder zwischen fünf und sechs Kilo [Diabetes und Übergewicht] verloren und dachten nicht mehr daran aufzuhören. Jede Woche mit dem Programm wird immer besser und besser und wir haben mehr Energie [Durchblutung] als je zuvor! Tatsächlich kann ich mich nicht erinnern, wann ich mich das letzte Mal so wunderbar gefühlt habe. Ich habe innerhalb von vier Wochen zehn Kilo abgenommen. Die Leute sagen mir, dass meine Haut toll aussieht. Ich bin selbstbewusster, energischer und ich schlafe so viel besser.

Jetzt sind wir alle dabei, unsere Familie und Freunde dabei zu unterstützen, auf diese Weise zu leben. Sowohl meine Frau als auch meine Tochter hatten in der Vergangenheit mit der Gewichtsabnahme zu kämpfen, obwohl sie zeitweise zweimal täglich Sport trieben. Meine Frau hat zwölf Kilo abgenommen, seit sie angefangen hat, auf diese Weise zu essen, und ihre Haut ist auch strahlender geworden. Meine 18-jährige Tochter hat elf Kilo abgenommen und fühlt sich glücklicher und viel selbstbewusster. Sobald sie anfing, nach Ihren Ernährungsregeln zu essen, konnten sie ihre Trainingseinheiten drastisch herunterschrauben und erzielten dabei dennoch bessere Ergebnisse. Was wir essen, ist wirklich wichtig!

Eines der erstaunlichen Dinge, die uns aufgefallen sind, ist, wie viele andere Menschen uns um Hilfe bitten, nachdem sie die Verwandlung unserer Familie miterlebt haben. Meine Mutter, die nach mehreren Schlaganfällen [Durchblutung] bei uns lebt, isst jetzt nach Ihrem Ernährungsplan. Ihre Stimmung ist viel besser und sie hat viel mehr Energie.

Sie ist sozialer und isoliert sich nicht mehr so sehr allein in ihrem Zimmer. Meine Schwiegermutter, die an Fibromyalgie [Immunsystem/Infektion] leidet, berichtet ebenfalls, dass sie weniger Schmerzen hat und leichter gehen kann. Sogar unsere beiden jüngeren Söhne, die noch kein großes Interesse daran haben, unseren neuen Lebensstil kennenzulernen, essen besser, ohne es überhaupt zu merken, weil wir einfach kein Junkfood mehr im Haus haben. Wir wissen, dass sich dies langfristig auf ihre Gesundheit auswirken wird. Als Familie sind wir gesünder und glücklicher.

Mehrere meiner Mitarbeiter haben die Änderungen bemerkt und das Programm auch aufgenommen. Jetzt stellen sie mir eine Menge Fragen. Wenn man sich gut fühlt, sieht man besser aus. Ich gehe sogar anders und ich glaube, die Leute merken es. Es ist schwer, nicht zu teilen, was man herausgefunden hat, wenn die Veränderungen so offensichtlich sind.

Das englische Kunstwort *Diabesity* – eine Mischung aus den Begriffen *Diabetes* und *Obesity* (Fettleibigkeit) – weist darauf hin, dass man einen hohen Blutzucker hat und/oder übergewichtig oder fettleibig ist. In den Vereinigten Staaten hat sich dieser Zustand zu einer wahren Epidemie entwickelt, die sich immer weiter verschlimmert. Die Hälfte der Bevölkerung ist von Prädiabetes (36 Prozent) oder Diabetes (14 Prozent) betroffen,[2] 70 Prozent gelten als übergewichtig und 40 Prozent fallen in die Kategorie fettleibig (adipös). Allein die jährlichen medizinischen Kosten der Adipositas belaufen sich auf mehr als 150 Milliarden Dollar.[3] Diabetes und hohes Übergewicht zerstören Gehirn, Geist und Körper und rauben unseren Kindern und Enkeln ihre Zukunft. Sie werden sich den Tsunami an Krankheiten, der auf sie zukommt, nicht leisten können, es sei denn, wir nehmen das Ganze endlich ernst und unternehmen etwas dagegen. Der Anstieg der *Diabesity* ist einer der Hauptgründe dafür, dass die Probleme der Gesundheit des Gehirns/psychischen Gesundheit zunehmen. Sowohl hoher Blutzucker als auch Übergewicht fordern ihren Tribut im Gehirn und in der psychischen Verfassung und wirken sich negativ auf die Bright-Minds-Risikofaktoren aus.

Überschüssiges Fett in Ihrem Körper ist nicht gut für Sie. Adipositas ist schädlich für die Gesundheit des Gehirns/psychische Gesundheit und geht mit einem höheren Risiko für Depressionen, bipolare Störungen, Panikstörungen, Agoraphobie (Angst davor, auf größere Plätze nach draußen zu gehen) und Abhängigkeiten einher.[4] Unbehandelte Aufmerksamkeitsdefizit-/Aufmerksamkeitsdefizit-Hyperaktivitätsstörung (ADS/ADHS),[5] geringeres Selbstwertgefühl und negatives Körperbild[6] werden ebenfalls mit Übergewicht in Verbindung gebracht.[7] Bei Frauen steht ein erhöhter Body-Mass-Index (BMI) auch mit einem Anstieg von Selbstmordgedanken in Zusammenhang.[8] Übergewicht oder Fettleibigkeit wirken sich auch auf Ihre Bright-Minds-Risikofaktoren aus. So werden sie zum Beispiel mit einem kleineren Gehirn und einer verminderten Durchblutung des Gehirns in Verbindung gebracht.[9] Bei Übergewicht produziert der Körper größere Mengen an chemischen Substanzen, die Entzündungen verstärken, Giftstoffe speichern und die hormonelle Funktion stören. Sie machen Sie auch anfälliger für die Entwicklung von Schlafproblemen wie etwa Schlafapnoe.[10]

Hoher Blutzucker steht in Zusammenhang mit einem verkleinerten Hippocampus, der seepferdchenförmigen Struktur in Ihren Schläfenlappen, die mit Stimmung, Lernen und Gedächtnis assoziiert wird. Angstzustände und Depressionen sind bei Patienten mit Typ-2-Diabetes zwei- bis dreimal höher als in der Allgemeinbevölkerung.[11] Hoher Blutzucker schädigt Blutgefäße, verzögert die Heilung von Wunden, erhöht das Risiko eines Schlaganfalls und führt insgesamt zu einem geringeren Blutfluss im Gehirn.

Tatsächlich wurde Diabetes mit einer verminderten Durchblutung bei SPECT-Scans in Verbindung gebracht.[12] Darüber hinaus sind ein hoher Blutzuckerspiegel und Diabetes auch mit vermehrten Entzündungen, Alzheimer-Demenz, Schlaganfällen, Herzkrankheiten, Bluthochdruck und einer schnelleren Alterung verbunden.[13] Menschen mit Diabetes haben auch ein höheres Risiko für Essstörungen, wie zum Beispiel Essanfälle.[14] Diabetes während der Schwangerschaft erhöht das Risiko für Psychosen bei den Kindern signifikant (auditive und visuelle Halluzinationen).[15]

Alle vier Kreise spielen eine Rolle in der Verbindung zwischen *Diabesity* und der Gesundheit des Gehirns/psychischer Gesundheit:

B **Biologisch:** *Diabesity* wirkt sich auf viele der Bright-Minds-Risikofaktoren aus und auch das Umgekehrte ist der Fall, wodurch eine Art Teufelskreis interner Funktionsstörungen entsteht, was dazu führt, dass das Gewicht nicht mehr in den Griff zu bekommen ist und es zu Problemen der Gesundheit des Gehirns/psychischen Gesundheit kommen kann.

P **Psychologisch:** Diabetes und Übergewicht können dazu führen, dass Sie sich schlecht fühlen und glauben, dass Sie an Ihren Gewichts- und Blutzuckerproblemen nichts ändern können. Diese Art des Denkens macht es wahrscheinlicher, dass Sie die Gewohnheiten, die zu Übergewicht führen, aufrechterhalten und andere Faktoren ignorieren, die zur Entstehung von Übergewicht beitragen, wie zum Beispiel Umweltgifte, Entzündungen und Hormonveränderungen, die Einfluss auf das Gehirn haben. Diese Denkweise macht es weniger wahrscheinlich, dass Sie Maßnahmen ergreifen und Ihr Verhalten ändern.

S **Sozial:** Möglicherweise tragen Sie dazu bei, Diabetes zu bekommen, indem Sie mit Ihrer Familie zu Hause ungesunde Mahlzeiten zu sich nehmen, mit Ihren Kollegen Alkohol bei der Happy Hour nach der Arbeit trinken und Süßigkeiten als Bewältigungsmechanismus nutzen, um mit dem Stress in Ihren Beziehungen umzugehen.

SP **Spirituell:** Wenn Ihnen ein Sinn im Leben fehlt, verstehen Sie vielleicht nicht, warum es wichtig ist, ein gesundes Gewicht und einen gesunden Blutzuckerspiegel zu erreichen.

Wenn wir uns anschauen, wie unsere Kultur ungesunde Ernährungsgewohnheiten und Völlerei fördert, könnte man meinen, dass uns ein böser Herrscher in die Quere gekommen ist und hinter all unseren Gewichtsproblemen und der Diabetesepidemie steht.

Diabetes und Übergewicht	
Der böse Herrscher würde ...	Der wohlwollende Herrscher würde ...
1. Verlangen, dass zu allen Schulmahlzeiten zuckerreiche Desserts serviert werden, was dazu führen würde, dass die Kinder sich schlechter konzentrieren können. 2. Unternehmen dazu ermuntern, Schalen mit Süßem und Donuts im Pausenraum der Mitarbeiter aufzustellen, um das Risiko von *Diabesity* zu erhöhen. 3. Die Menschen dazu verleiten, süße Desserts (die den Blutzucker in die Höhe treiben und zu Angstzuständen und anderen Symptomen psychischer Krankheiten beitragen) als »Belohnung« für gutes Verhalten oder gute Arbeit anzusehen. 4. Erlauben, dass ungesunde, künstlich geschmacksverstärkte Lebensmittel und Getränke auf aggressive Weise in der Werbung positiv besetzt vermarktet werden (in den Staaten gab es gar den Coca-Cola-Slogan »Open Happiness«). Tatsächlich würde der böse Herrscher professionelle Athleten und Trainer dazu ermutigen, Cola, Pepsi oder Gatorade (alle mit Zucker, künstlichen Farb- und Konservierungsstoffen voll bis oben hin) am Spielfeldrand sichtbar zu trinken, um diese Produkte an Kinder und Jugendliche zu vermarkten. 5. Den Menschen zu verstehen geben, dass Diabetes halb so schlimm ist, und sie davon abhalten, ihre Lebensweise zu ändern, weil es Medikamente gibt, die sie dagegen einnehmen können. 6. Der Genetik die Schuld an der Adipositas-epidemie geben und sagen, dass die Menschen nichts dagegen tun können.	1. Zuckerhaltige Snacks und Desserts in Schulkantinen beschränken, um stabile Blutzuckerspiegel und ein gesundes Gewicht zu fördern. 2. Unternehmen dazu ermuntern, den Mitarbeitern gesunde Mahlzeiten anzubieten, um *Diabesity* zu verhindern. 3. Die Wahrheit sagen: Das Trinken und Essen von Lebensmitteln, die dick machen und die Zuckerkrankheit fördern, ist einfach keine kluge Art zu feiern. 4. Verhindern, dass Lebensmittel- und Getränkehersteller es leicht haben, Produkte zu vermarkten, die das Risiko für Diabetes und Adipositas erhöhen. 5. Über die Folgen von Diabetes aufklären und zu einer Änderung der Lebensweise ermutigen – nämlich Bewegung und Ernährungsumstellung –, um den Blutzuckerspiegel zu regulieren. 6. Die Menschen darüber informieren, dass ihre DNA nicht ihr Schicksal ist. Ihre täglichen Gewohnheiten können ihre Gene beeinflussen, und es liegt in ihrer Macht, ihr Gewicht zu kontrollieren.

Mit zunehmendem Körpergewicht nehmen Größe und Funktion des Gehirns ab; das sollte uns doch alle abschrecken.

Insulin und der Zusammenhang zwischen den Blutzuckerwerten und der Stimmung

In Kapitel 14 haben Sie bereits sechs unserer Hormone kennengelernt, die Ihre Gesundheit des Gehirns/psychische Gesundheit beeinflussen können. Hier zeige ich Ihnen, wie das siebte Neurohormon, Insulin, mit *Diabesity* und Ihrem geistigen Wohlbefinden zusammenhängt. Im Körper ist das Hormon Insulin an der Regulierung des Blutzuckerspiegels beteiligt. Die Zellen Ihres Körpers benötigen Zucker (Glukose) zur Energiegewinnung, aber sie können ihn nicht direkt aus dem Blutkreislauf aufnehmen. Hier kommt das Insulin ins Spiel. Insulin wird von der Bauchspeicheldrüse freigesetzt, wenn Sie Kohlenhydrate essen. Insulin ist wie ein Schlüssel, der die Zellmembranen aufschließt, damit sie die benötigte Glukose aus der Nahrung aufnehmen können.

Nun sind nicht alle Kohlenhydrate gleich beschaffen. Komplexe Kohlenhydrate (wie etwa in Gemüse, Quinoa und Obst) tragen dazu bei, dass Insulin effektiv wirkt und der Blutzuckerspiegel stabilisiert wird. Einfache Zucker (wie Kekse, Bonbons und Limonaden) sowie hochverarbeitete Kohlenhydrate (wie Brot, Nudeln und Cracker) erfordern jedoch, dass die Bauchspeicheldrüse große Mengen Insulin ausschüttet, und können den Blutzuckerspiegel in die Höhe treiben. Wenn sich zu viel Zucker in Ihrem Blutkreislauf befindet, signalisiert das Insulin Ihrem Körper, es zur Lagerung in die Leber zu transportieren, was bei manchen Menschen schließlich zu einer Fettlebererkrankung führen kann. Eine weitere Folge eines hohen Insulinspiegels ist, dass der Körper das Nahrungsfett nicht mehr abbaut und ausscheidet, sondern dieses Fett vermehrt speichert, was mit der Zeit zu Gewichtsproblemen führen kann. Eine der Hauptfolgen einer chronisch zuckerreichen Ernährung und von Fettleibigkeit ist eine Abnahme der Fähigkeit des Insulins, den Blutzucker zu regulieren, was zu Prädiabetes und Diabetes führt.

Wie wirken sich Insulin und Blutzuckerspiegel auf Ihre Psyche aus? Der Verzehr von Zucker oder raffinierten Kohlenhydraten führt zu einem sprunghaften Anstieg des Blutzuckerspiegels. Und danach kommt der entsprechende Absturz. Dieser Achterbahneffekt kann sich auf Ihre Stimmung und Ihr psychisches Wohlbefinden auswirken. Die Forschung zeigt, dass zuckerreiche Ernährung und Blutzuckerprobleme mit Folgendem verbunden sind:

- Angstzustände[16]
- Depressionen[17]
- Schizophrenie[18]
- Reizbarkeit[19]

- Wut[20]
- Zuckersucht[21]
- Konzentrationsschwierigkeiten[22]

Wenn Sie Ihr Gehirn in Ordnung bringen wollen, ist es unerlässlich, dass Sie Ihre Ernährung in Ordnung bringen. Der Verzicht auf Zucker und andere raffinierte Kohlenhydrate aus Ihrer Ernährung kann dazu beitragen, die Insulinproduktion Ihres Körpers zu regulieren, den Blutzuckerspiegel zu stabilisieren und den Abbau von Körperfett zu beschleunigen. Sie kann auch den Verlust von Chrom verhindern, einem Mineralstoff, das von den Insulinrezeptoren benötigt wird. In einer faszinierenden Studie[23] untersuchten Forscher der University of Illinois die Nährstoffwerte von Patienten und verglichen sie mit Scans ihres Gehirns und Messungen der exekutiven Funktion des Gehirns (Planung und Impulskontrolle) und der Intelligenz. Eine verbesserte exekutive Funktion war mit einem höheren Gehalt an Omega-3-Fettsäuren, Lycopin, Karotinoiden, Vitamin D und den Vitaminen B_2 (Riboflavin), B_9 (Folat) und B_{12} (Cobalamin) verbunden. Das Gehirn funktionierte besser mit höheren Konzentrationen an Omega-3-Fettsäuren und Karotin; und der Omega-3-Spiegel konnte mit einer höheren Intelligenz in Verbindung gebracht werden.

> Die Eliminierung von Zucker und anderen raffinierten Kohlenhydraten aus Ihrer Ernährung kann dazu beitragen, die Insulinproduktion Ihres Körpers zu regulieren, den Blutzuckerspiegel zu stabilisieren und den Fettabbau zu beschleunigen.

Risikofaktoren für *Diabesity* (und die vier Kreise, die sie repräsentieren)

B — 1. Hohe Nüchternblutzuckerwerte, Prädiabetes oder Diabetes Typ 1 oder Typ 2[24]

B P S SP — 2. Übergewicht oder Adipositas[25]

B P S SP — 3. Alter (Ruhestand/Alter)

B S — 4. Vorkommen der Krankheit in der Familiengeschichte (Genetik)

B P S 5. Alkoholmissbrauch (Toxine)

B 6. Belastung durch Umweltgifte (Toxine)

B S 7. Bewegungsmangel (Durchblutung)

Empfehlungen zur Reduzierung der Risikofaktoren für Diabetes mellitus und Adipositas

Die gute Nachricht ist, dass Sie Ihren Risikofaktor für Diabetes und Übergewicht deutlich senken können.[26] Wie bei allen Bright-Minds-Risikofaktoren brauchen Sie eine langfristige Perspektive und Lebensgewohnheiten, mit denen Sie sich glücklich fühlen und die Sie für den Rest Ihres Lebens beibehalten können.

SP 1. Achten Sie auf Ihr Gewicht und Ihren Blutzuckerspiegel. Dazu gehört auch, dass Sie Ihre wichtigsten Werte kennen, einschließlich BMI, Verhältnis von Taille zu Körpergröße, Nüchternblutzucker, Hämoglobin A1c (HbA1c) und Nüchterninsulinspiegel (siehe Kapitel 17).

2. Vermeiden Sie alles, was das Risiko von *Diabesity* erhöht.

B P S SP

- Beschränken oder vermeiden Sie Lebensmittel, die das Risiko von Diabetes und Adipositas erhöhen. Dazu gehören:
  - Hochkalorische Lebensmittel
  - Lebensmittel mit hohem glykämischem Index und wenig Ballaststoffen (Nudeln, Brot, weiße Kartoffeln, Reis und Zucker), die außerdem entzündungsfördernd wirken
  - Verarbeitete Lebensmittel
  - Künstliche Farbstoffe, Süßungsmittel und Lebensmittelzusatzstoffe
  - Potenziell allergene Lebensmittel (diese sind für jeden von uns anders), wie Gluten, Milchprodukte, Mais und Soja. In einer beunruhigenden Studie hatten Kinder von Frauen mit dem höchsten Glutenkonsum (20 Gramm pro Tag oder mehr) gegenüber denen mit der niedrigsten Glutenaufnahme (weniger als 7 Gramm pro Tag) ein doppelt so hohes Risiko, über einen Nachbeobachtungszeitraum von 16 Jahren an Diabetes Typ 1 zu erkranken.[27]

P

- Vermeiden Sie eine innere Einstellung, die *Diabesity* fördert. Hierbei handelt es sich um Überzeugungen und Gedanken, die Sie sich selbst einreden, wodurch sich das Risiko erhöht, dass Sie niemals wirklich gesund werden, wie zum Beispiel:
  - »In Maßen kann man ruhig von allem essen.« Das ist häufig der Gedanke, der Ihnen durch den Kopf geht, kurz bevor Sie etwas essen, das Ihnen schadet.
  - »Gönn dir ruhig mal was, du hast es dir verdient.« Tolle Belohnung, die uns um ein paar Lebensjahre bringen könnte.
  - »Ich will doch einfach nur ein bisschen Spaß haben.« Aber wer hat in Wirklichkeit mehr Spaß? Der Mensch mit dem gesunden Gehirn oder der mit dem kaputten Gehirn? Keine Frage – die Person mit dem gesunden Gehirn.
  - »Ich will, was ich will, und zwar wann ich es will.« Das ist die Denkweise eines Vierjährigen, aber dieser Gedanke ist auch der Grund, warum die meisten Menschen nicht gesund werden. Wir müssen uns selbst gute Eltern sein und positive Verhaltensweisen beibehalten, wenn wir psychische Erkrankungen beenden wollen.
  - »Aber ich mache das immer so.« Das ist ein weiterer häufiger Gedanke, an dem Sie merken, dass Ihre Gewohnheiten sich schädlich auf Ihre Psyche auswirken.

P

- Fallen Sie nicht auf jedes Werbeargument herein. In den Staaten haben wir ein paar allseits bekannte Marketing-Slogans, zu denen ich einiges zu sagen habe:
  - Coca-Cola: »Open Happiness!« (etwa: »Machen Sie sich eine Flasche Glück auf!«) – was Sie ich da eigentlich aufmachen, ist die Tür zu chronischen Krankheiten.
  - Ben & Jerry's: »Eat Away Your Feelings!« (etwa: »Für jedes Lebensgefühl der passende Geschmack«) – was Sie da wirklich tun, ist, Ihre Gefühle in sich hineinzufressen, das beste Rezept für eine schwere Depression.
  - McDonald's: »I'm Lovin' It« (etwa: »Ich liebe es.«) – viel Liebe zu Körper und Geist zeigen Sie nicht gerade, wenn Sie Fast Food essen.
  - McDonald's: »You Deserve a Break Today.« (etwa: »Heute haben Sie sich eine Pause verdient.«) – mit Fast Food verdienen Sie sich eher eine chronische Erkrankung.
  - Lay's Potato Chips: »Betcha Can't Eat Just One.« (etwa: »Wetten, dass Sie nicht nur einen essen können?«) – das wette ich allerdings auch, die Dinger machen nämlich süchtig.
  - Trix: »Silly Rabbit, Trix are for Kids.« (Diese Frühstückszerealien haben ein Kaninchen als Maskottchen und der Slogan lautet übersetzt etwa:

»Also wirklich Kaninchen, die Trix sind nicht für dich, sondern für die Kinder«) – ja, genau, und zwar für Kinder, die Probleme in der Schule haben und übergewichtig und krank werden wollen.

3. Nehmen Sie regelmäßige Gewohnheiten an, die die eine gesunde Hirnfunktion fördern und das Risiko von Diabetes und Übergewicht verringern.

P

- Entwickeln Sie eine »Brain-Warrior-Mentalität«.[28] Wie meine Frau Tana und ich in unserem Buch *The Brain Warrior's Way* zeigen, müssen Sie fast wie in einem Krieg die Gesundheit Ihres Gehirns verteidigen. Überall, wo Sie hingehen, versucht jemand, Ihnen schlechtes Essen in den Rachen zu stopfen, das Ihnen einen verfrühten Lebensabend bescheren wird. Sie müssen bewaffnet und vorbereitet sein und sich wirklich konzentrieren, um den Kampf um Ihr eigenes Leben zu gewinnen. In dem Buch haben wir unsere Leser gefragt und ich frage Sie hier: »Sind Sie ein Schaf oder ein Schäferhund?« Schafe sind am besten bekannt für ihr starkes Herdenverhalten. Schafe folgen gerne und lassen sich leicht führen. Sie gehen mit der Herde und tun das, was die Mehrheit der anderen Schafe tut. Wenn sich ein Schaf bewegt, neigt der Rest der Herde dazu, zu folgen, selbst wenn es eine schlechte Idee ist. In der Türkei sprang 2005 ein Schaf von einer Klippe in den Tod, woraufhin ihm 1500 weitere Schafe folgten.[29] Schafe haben zwei Geschwindigkeiten – weiden und wilde Flucht (und zwar in der Gruppe). Schafe werden oft von Schäferhunden in Schach gehalten – sie erinnern sie daran, dass womöglich gerade Gefahr droht. Schäferhunde sind ernsthaft und zielstrebig bemüht, ihre Herde zu schützen. Sie leben, um etwas zu bewirken. Schäferhunde brauchen Training, um effektiv zu sein. Schäferhunde lieben ihre Herde, auch wenn die Liebe nicht erwidert wird. Schäferhunde würden ihr Leben geben, um ihre Schafe zu schützen. Schäferhunde haben einen großen Vorteil: Sie können in einer feindlichen Umgebung überleben, Schafe nicht. Wenn Schafe angegriffen werden, dann sterben sie meistens. Wenn Schäferhunde angegriffen werden, wehren sie sich und haben eine viel höhere Überlebenschance. Sind Sie ein Schaf oder ein Schäferhund? Wenn Sie psychischen Krankheiten ein Ende setzen wollen, müssen Sie eine Schäferhund-Mentalität entwickeln.

B S

- Befolgen Sie den Bright-Minds-Ernährungsplan (siehe Kapitel 18). »Essen Sie richtig, um richtig zu denken« ist eine der wichtigsten Strategien zur Beendigung psychischer Erkrankungen. Im Laufe der Jahre haben wir eine übergeordnete Lebensmittelregel entwickelt, die alle anderen erfasst: »Lieben und konsumieren Sie nur Lebensmittel, die auch wirklich gut für Sie sind.« Wenn Sie diese eine Regel richtig umsetzen können, wird sie Ihnen helfen, sich für den Rest Ihres Lebens glücklich und lebendig zu fühlen.

B P S SP

- Verlieren Sie langsam an Gewicht (wenn Sie übergewichtig oder fettleibig sind). Die gesündeste Art und Weise, Gewicht zu verlieren und das neue Gewicht dann auch zu halten, ist, ein halbes bis ein Kilo pro Woche abzunehmen. Hier sind weitere Tipps:[30]
  - Trinken Sie mehr Wasser.
  - Nehmen Sie zum Frühstück Proteine zu sich, um Ihren Blutzuckerspiegel auszugleichen.
  - Fügen Sie Ihrer Ernährung mehr Ballaststoffe hinzu, um das Risiko für Typ-2-Diabetes[31] zu senken und dafür zu sorgen, dass Sie sich länger satt fühlen. Zu den auch für das Gehirn gesunden ballaststoffreichen Lebensmitteln gehören Gemüse (Brokkoli und Rosenkohl), Beeren, Chiasamen und Quinoa.
  - Grüner Tee erhöht nachweislich den Stoffwechsel und senkt das Diabetes-Risiko. Er ist reich an Antioxidantien. Aber seien Sie vorsichtig mit allem, was Sie noch zusätzlich hineingeben, und trinken Sie koffeinhaltigen grünen Tee nur in kleinen Mengen.
  - Nehmen Sie die Kalorien nicht als Getränk zu sich. Im Jahr 1980 tranken die Amerikaner im Durchschnitt 225 Kalorien pro Tag, im Jahr 2015 waren es schon ganze 450 Kalorien pro Tag. Die zusätzlichen 225 Kalorien pro Tag belasten Ihren Körper jedes Jahr mit zwölf Kilo Fett! Außerdem werden die Kalorien, die Sie trinken, schneller aufgenommen als solche, die Sie erst noch kauen müssen.
  - Gehen Sie in die Sauna und essen Sie entgiftende Nahrungsmittel. Fett speichert Giftstoffe, deshalb ist es wichtig, beim Abnehmen zu entgiften.
  - Wiegen Sie sich jeden Tag, denn die Forschung zeigt, dass es dabei hilft, sich auf Kurs zu halten.[32]
  - Übertreiben Sie Ihren Gewichtsverlust nicht. Zu dünn zu sein ist definitiv nicht die Antwort. Wenn Ihr BMI zu niedrig wird, können Sie am Ende auch dadurch kognitive Probleme bekommen.[33]

B P S

- Nehmen Sie neue Gewohnheiten an. Sie haben bereits tägliche Gewohnheiten. Beginnen Sie mit neuen Gewohnheiten rund um die Nahrungsmittel, die Ihre psychische Gesundheit fördern, und nicht um die, die Ihrer psychischen Verfassung schaden. Die meisten von uns haben etwa 20 Mahl-

> Die wichtigste Lebensmittelregel lautet: »Lieben und konsumieren Sie nur Lebensmittel, die auch wirklich gut für Sie sind.«

zeiten, die wir immer und immer wieder zubereiten. Versuchen Sie diese Woche, fünf Mahlzeiten mit Lebensmitteln hinzuzufügen, die gesund fürs Gehirn sind und die Sie daher nicht nur lieben, sondern die auch gut für Sie sind.

B S

- Machen Sie Sport! Die Forschung zeigt, dass körperliches Training die Blutzuckerwerte und Ihr Gewicht verbessert. Krafttraining ist ein Muss. Im Vergleich zu Frauen, die nicht angaben, dass sie Krafttraining machen, konnte bei Frauen, die dieser Trainingsart nachgehen, festgestellt werden, dass die Inzidenz von Typ-2-Diabetes um 30 Prozent sank.[34] Jede Art von regelmäßiger Bewegung ist wichtig, auch Spazierengehen,[35] aber gehen Sie stets so, als ob Sie es eilig hätten[36] (siehe Kapitel 5 »Durchblutung«).

B

- Erkundigen Sie sich bei Ihrem Arzt, ob eine weitere Behandlung erforderlich ist. Je nach Ihren persönlichen Werten und Ihren genetischen Risiken können Sie Ihren Gesundheitszustand möglicherweise verbessern, ohne auf Medikamente zurückgreifen zu müssen.[37]

B

4. Nehmen Sie Nutrazeutika, die helfen, den Blutzucker auszugleichen. Ihr Arzt oder Ernährungstherapeut kann Ihnen dabei helfen herauszufinden, welche davon für Sie am besten geeignet sind.

- Omega-3-Fettsäuren EPA und DHA:[38] Inzwischen wissen Sie bereits, dass diese Nahrungsergänzung Ihnen bei vielen der Bright-Minds-Risikofaktoren helfen wird; deshalb empfehle ich sie allen meinen Patienten. Sie hilft, die richtige Reaktion auch der Hirnzellen auf Insulin aufrechtzuerhalten, einer nichtalkoholischen Fettleber entgegenzuwirken und das Risiko eines metabolischen Syndroms zu senken.[39] (Beim sogenannten metabolischen Syndrom liegen mindestens drei der folgenden Risikofaktoren vor: hoher Nüchternblutzuckerspiegel, abdominale Adipositas [Bauchfett], hohe Triglyceride, niedriges HDL-Cholesterin und hoher Blutdruck). In einer großen Studie an älteren Erwachsenen war das Diabetesrisiko bei denjenigen mit den höchsten Omega-3-Fett-Konzentrationen im Blut im Vergleich zu denjenigen mit den niedrigsten Konzentrationen um 43 Prozent niedriger.[40] In einer gut konzipierten placebokontrollierten Studie bei übergewichtigen Typ-2-Diabetikern führte eine Nahrungsergänzung mit der Omega-3-Fettsäure EPA zu einer signifikanten Senkung von Insulinwerten im Blut, Nüchternglukose, HbA1c und Insulinresistenz.[41] (Informieren Sie sich in Kapitel 7 über den Omega-3-Index, so finden Sie heraus, ob Sie auf dem richtigen Weg zum Omega-3-Schutz sind).
  Empfohlene Dosis: Die wirksamste Tagesdosis scheint bei 1400 Milligramm oder mehr mit einem EPA-DHA-Verhältnis von etwa 60 zu 40 zu liegen.

- Chrom in Form von Chrompicolinat kann zur Regulierung des Insulins beitragen, das den Stoffwechsel von Glukose und Fett anregt. Chrompicolinat trägt auch dazu bei, das Verlangen nach Kohlenhydraten und Heißhungerattacken zu verringern, was sich sowohl auf den Blutzuckerspiegel als auch auf das Gewicht auswirkt.[42] Einige Forschungsarbeiten zeigen, dass Chrompicolinat das HbA1c bei Typ-2-Diabetikern signifikant senkt.[43]
  Empfohlene Dosis: Die typische empfohlene Dosierung für Erwachsene beträgt 200 bis 1000 Mikrogramm pro Tag.
- Zimt[44] hat mehrere Vorteile für Menschen mit Diabetesrisiko. Er senkt nachweislich den Nüchternglukosespiegel und das HbA1c und verbessert die Insulinsensibilität.[45] Dieses süße und wohlschmeckende Gewürz senkt außerdem den Cholesterinspiegel und verbessert das Arbeitsgedächtnis bei älteren prädiabetischen[46] Erwachsenen, während es gleichzeitig den Blutfluss zum präfrontalen Kortex verbessert.[47] Zudem verringerte es nachweislich die abnorme Tau-Protein-Aggregation, die als einer der Hauptverursacher der Alzheimerkrankheit gilt. Zimt kann nicht nur Ihren Blutzuckerspiegel verbessern, sondern auch Ihr Liebesleben aufpeppen.
  Empfohlene Dosis: Die typische Dosis zur Blutzuckereinstellung beträgt 1 bis 6 Milligramm pro Tag zur Ergänzung. Verwenden Sie das Gewürz großzügig. Wenn Sie Medikamente zur Blutzuckereinstellung einnehmen, sprechen Sie vor der Einnahme von Zimtzusatz mit Ihrem Arzt, da dieser eine additive Wirkung haben und den Blutzucker zu stark senken kann.

<table>
<tr><th colspan="2">Diabetes und Übergewicht</th></tr>
<tr><th>Maßnahmen, die psychische Krankheiten verursachen können … und die zum Leid meiner Nichten Alizé und Amelie geführt haben</th><th>Maßnahmen zur erfolgreichen Behandlung psychischer Krankheiten … und die auch meine Nichten Alizé und Amelie gesund erhalten</th></tr>
<tr><td>1. Kümmern Sie sich nicht um Ihr Gewicht oder Ihren Blutzuckerspiegel.
2. Nehmen Sie Gewohnheiten an, die das Risiko für Diabetes und Übergewicht erhöhen.
• Machen Sie sich nicht die Mühe, sich zu wiegen.
• Lassen Sie Ihren Blutzuckerspiegel und Ihre HbA1c-Werte nicht überprüfen.
• Ernähren Sie sich zuckerhaltig und ballaststoffarm.
• Essen Sie viele verarbeitete Lebensmittel.
• Überspringen Sie Mahlzeiten und gleichen Sie dies aus, indem Sie beim nächsten Mal doppelt so viel essen.
• Essen Sie regelmäßig mehr, als Sie eigentlich brauchen.
• Nehmen Sie eine Diabesity-Mentalität an, die es Ihnen ermöglicht, übergewichtig und krank zu bleiben.
• Wenn Sie Gewicht verlieren wollen, machen Sie eine Crashdiät, um schnell ein paar Kilo loszuwerden.
• Seien Sie ein Stubenhocker.
3. Vermeiden Sie die Strategien, die das Risiko für Diabetes und Übergewicht verringern.</td><td>1. Achten Sie auf Ihr Gewicht und Ihren Blutzuckerspiegel.
2. Vermeiden Sie alles, was das Risiko für Diabetes und Übergewicht erhöht.
3. Nehmen Sie regelmäßig gesunde Gewohnheiten an, die das Risiko von Diabesity verringern.
• Wiegen Sie sich täglich.
• Lassen Sie Ihre Blutzucker- und HbA1c-Werte mindestens einmal im Jahr überprüfen.
• Setzen Sie den Bright-Minds-Ernährungsplan um.
• Fügen Sie mehr Ballaststoffe zu Ihren Mahlzeiten hinzu.
• Nehmen Sie neue tägliche Gewohnheiten an, um die Gewohnheiten, die Ihrer psychischen Gesundheit nicht zuträglich sind, abzulegen.
• Bewegen Sie sich! Machen Sie regelmäßig Krafttraining und Herz-Kreislauf-Übungen.
• Ziehen Sie in Erwägung, Ergänzungsmittel einzunehmen, die einen gesunden Blutzuckerspiegel unterstützen.</td></tr>
</table>

Suchen Sie sich eine kleine Bright-Minds-Angewohnheit aus dem Bereich *Diabesity* aus, die Sie noch heute umsetzen können:

1. Ich höre sofort auf, meine Kalorien über Getränke aufzunehmen.

2. Ich werde anfangen, meinem Mittag- oder Abendessen eine Portion buntes Gemüse hinzuzufügen.

3. Bei jeder Mahlzeit achte ich darauf, dass sie hochwertige Proteine und Fette enthält, um meinen Blutzucker stabil zu halten und Gelüste zu reduzieren.

4. Wenn ich abnehmen möchte, tue ich das nach und nach, damit ich lebenslange Gewohnheiten entwickeln kann.

5. Beim täglichen Duschen wiege ich mich auch direkt, denn so bleibe ich ehrlich mir selbst gegenüber und bei der Sache.

6. Ich nehme jeden Tag Omega-3-Ergänzungsmittel.

KAPITEL 15

SCHLAF

REINIGEN SIE IHR GEHIRN JEDE NACHT, UM BESSERE TAGE ZU HABEN

Die Nacht ist die härteste Zeit, um am Leben zu sein,
und vier Uhr morgens kennt all meine Geheimnisse.

Poppy Z. Brite

Cathy und Kristen

Cathy, 45, war CEO eines großen Finanzdienstleistungsunternehmens und beauftragte uns mit der Durchführung eines Wellnessprogramms für ihre Mitarbeiter. Sie hatte eine wahre Leidenschaft für die Gesundheit des Gehirns entwickelt. Im Laufe der Zeit traf ich mich auch mit ihrem Ehemann zur Präventionsarbeit. Er hatte Alzheimer-Demenz in seiner Familiengeschichte und wollte alles tun, was er konnte, um die Krankheit zu vermeiden.

Dann lernte ich ihre jugendliche Tochter Kristen kennen, die Angst hatte, an einer neuen Schule anzufangen, und zum ersten Mal in ihrem Leben unter Panikattacken litt. Sie hatte häufig Anfälle, bei denen sie dachte, sie würde sterben: Ihr Herz schlug schnell in ihrer Brust, sie hyperventilierte und hatte das Gefühl, nicht genug Luft zu bekommen, ihre Hände waren kaltschweißig, und sie glaubte, dass ihr etwas Schreckliches zustoßen würde. Die Panikattacken führten letztlich dazu, dass sie ihrer Mutter gegenüber gestand, Selbstmordgedanken zu hegen, woraufhin Cathy mich anrief.

Als ich Kristen besser kennenlernte, erfuhr ich, dass sie viele häufige hirnschädigende Gewohnheiten von Teenagern hatte, darunter eine Sucht in Bezug auf digitale Medien (es gab viele Streitigkeiten um ihr Telefon), eine Junkfood-Sucht (es war schwer, sie dazu zu bringen, etwas Gesundes zu essen) und sehr schlechte Schlafgewohnheiten. Doch als Kristen mehr über ihr Gehirn erfuhr, wurde es für sie auch interessanter, sich darum zu kümmern. Ich lud sie dazu ein, einen unserer Onlinekurse zu besuchen, und ließ sie ein Tagebuch über ihre Mahlzeiten und Schlafgewohnheiten führen. Nach drei Wochen wurde uns beiden klar, dass, wenn Kristen mehr als sieben Stunden pro Nacht schlief, ihre Konzentration in der Schule besser war und die Panikattacken verschwanden. Das gab Kristen die Motivation, sich auf gesunde Schlafgewohnheiten einzulassen. Sie hasste die Panikattacken, wusste aber jetzt, dass sie sie unter Kontrolle hatte.

Als Chefpsychiater des National Training Center (NTC) in Fort Irwin in der Mojave-Wüste habe ich die Auswirkungen von Schlafentzug oft aus erster Hand erlebt. Die Aufgabe des NTC bestand darin, Soldaten für den Kampf in der Wüste auszubilden. Die »Kriegsspiele« dauerten tagelang und viele Soldaten litten stark unter Schlafentzug. Wenn sie zwei oder mehr Tage keinen Schlaf bekommen hatten, wurden einige in psychotischen Zuständen zu mir gebracht, hatten Visionen oder gar Wahnvorstellungen. Die Lösung war im Allgemeinen kein Medikament, sondern ausreichend Schlaf.

Während Sie schlafen, arbeitet Ihr Gehirn hart und führt einige überaus wichtige Funktionen aus, die notwendig sind, um es auf optimalem Niveau arbeiten zu lassen. Zum Beispiel reinigt sich Ihr Gehirn während des Schlafs, indem es Zellreste und Giftstoffe, die sich im Laufe des Tages ansammeln, ausscheidet (im Grunde den neuronalen Müll beseitigt), das Lernen und Gedächtnis konsolidiert und sich auf den nächsten Tag vorbereitet. Die Gehirnprozesse, die während des Schlafs ablaufen, sind auch wichtig für die Gesundheit Ihres Immunsystems, die Appetitkontrolle und die Produktion von Neurotransmittern.

> Wenn Sie schlafen, arbeitet Ihr Gehirn hart und führt einige sehr kritische Funktionen aus, die notwendig sind, um es auf optimalem Niveau arbeiten zu lassen.

Ausreichender Schlaf ist für Ihr Gehirn lebenswichtig, aber schätzungsweise 50 bis 70 Millionen Amerikaner leiden unter irgendeiner Form von Schlafstörung.[1] Fast ein Drittel von uns leidet an kurzfristigen Episoden von Schlaflosigkeit, der häufigsten Schlafstörung. Und von chronischer Schlaflosigkeit sind etwa zehn Prozent der Menschen betroffen.[2] Bei Menschen mit psychiatrischen Störungen sind die Raten noch höher.[3] Tatsächlich ist Insomnie in mehr als 50 Prozent der Fälle mit Stress, Angst oder Depressionen verbunden.[4]

Schlaf und Gesundheit des Gehirns/psychische Gesundheit sind eng miteinander verknüpft. Untersuchungen zeigen, dass etwa 75 Prozent der Menschen mit Depressionen auch an Schlaflosigkeit leiden.[5] 69 bis 99 Prozent der Menschen mit einer bipolaren Störung leiden unter Schlaflosigkeit oder haben während manischer Episoden ein vermindertes Schlafbedürfnis.[6] Mehr als die Hälfte der Menschen mit Angstzuständen hat Schlafprobleme.[7] Und bei Kindern mit Aufmerksamkeitsdefizit-/Aufmerksamkeitsdefizit-Hyperaktivitätsstörung (ADS/ADHS) ist die Wahrscheinlichkeit von Schlafstörungen höher als bei Kindern, die nicht daran leiden.[8]

Die Beziehung zwischen Schlaf und Gesundheit des Gehirns/psychischer Gesundheit geht in beide Richtungen. Im Allgemeinen kann eine Nacht, in der Sie an die Decke starren, dazu führen, dass Sie am nächsten Tag wütend, gereizt, traurig oder gestresst aufwachen, Ihre Konzentrationsfähigkeit vermindert und Ihr Urteilsvermögen beeinträchtigt ist. Mit der Zeit können Schlafprobleme zu einem höheren Risiko für Depressionen, ADS/ADHS, Panikattacken, Konzentrationsstörungen/Benommenheit, Gedächtnisstörungen und Demenz führen.[9] Teenager, die nachts durchschnittlich eine Stunde zu wenig schlafen, fühlen sich beispielsweise zu 38 Prozent eher traurig und hoffnungslos, 42 Prozent denken eher an Selbstmord, 58 Prozent führen tendenziell eher einen Selbstmordversuch durch und bei 23 Prozent kommt es mit höherer Wahrscheinlichkeit zu Drogenmissbrauch.[10] Aufgrund von Schlafmangel haben Schichtarbeiter ein erhöhtes Risiko für Depressionen sowie für arbeitsbedingte Verletzungen, Herz-Kreislauf-Erkrankungen, Diabetes und Adipositas.[11]

Zu wenig Schlaf kann katastrophale Folgen haben und das Risiko eines Schädel-Hirn-Traumas erhöhen. In einem Bericht des amerikanischen Automobilverbands AAA (American Automobile Association) wurde festgestellt, dass Fahrer, die sechs bis sieben Stunden geschlafen haben, mit 30 Prozent höherer Wahrscheinlichkeit einen Autounfall erleiden als Fahrer, die mehr als sieben Stunden Schlaf bekamen; bei Fahrern, die fünf bis sechs Stunden pro Nacht schliefen, war die Wahrscheinlichkeit eines Unfalls um 90 Prozent höher; bei Fahrern, die vier bis fünf Stunden schliefen, war die Wahrscheinlichkeit eines Unfalls um 430 Prozent höher; und bei Fahrern, die weniger als vier Stunden Schlaf bekamen, war die Wahrscheinlichkeit eines Unfalls um 1150 Prozent höher.[12] In einer anderen Studie konnten Soldaten, die nachts sieben

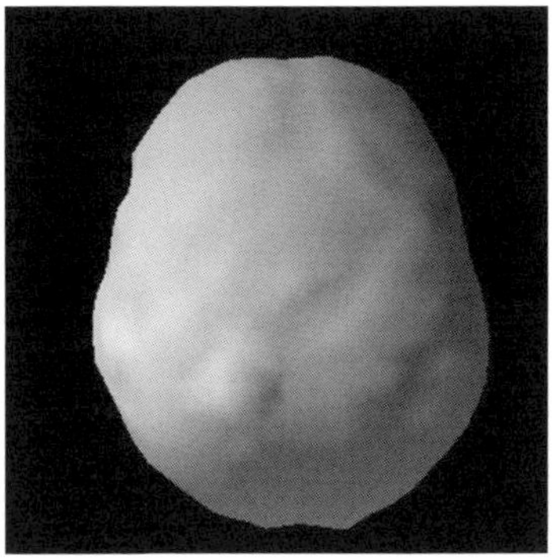

SPECT-Scan einer gesunden Gehirnoberfläche

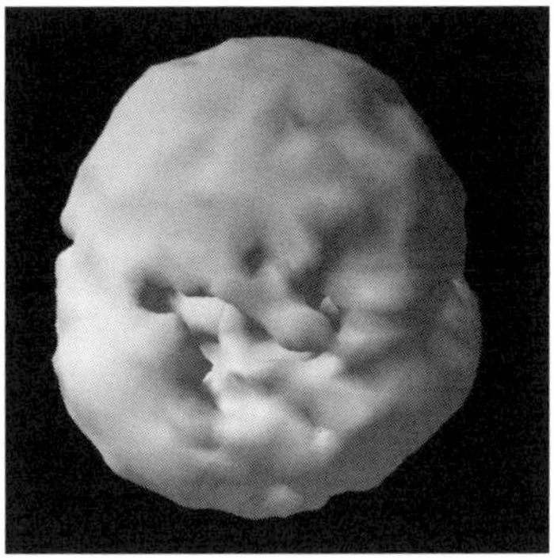

Schlafapnoe

Stunden Schlaf bekamen, auch in der Entfernung noch mit einer Genauigkeit von 98 Prozent schießen; diejenigen, die sechs Stunden Schlaf bekamen, waren nur zu 50 Prozent genau; fünf Stunden entsprachen einer Genauigkeit von 28 Prozent; und vier Stunden entsprachen nur einer Genauigkeit von 15 Prozent (was ganz schön gefährlich ist).[13]

Schlafapnoe – wenn Sie laut schnarchen, nachts mehrmals aufhören zu atmen und sich dann tagsüber übermäßig müde fühlen – ist schlecht für Ihre Gesundheit. Es ist auch nicht gut für Ihren Partner, da er bei all dem Schnarchen und Schnaufen auch nicht gut schlafen kann. Unbehandelte Schlafapnoe verdreifacht Ihr Risiko für Depressionen und Demenz und macht es Ihnen schwerer, Gewicht zu verlieren. Auf SPECT-Scans sieht Schlafapnoe oft wie eine beginnende Alzheimerkrankheit aus (siehe die Scans oben auf dieser Seite). Die Diagnose und Behandlung der Schlafapnoe sind entscheidend, um Ihr Gehirn gesund zu erhalten und die Symptome psychischer Störungen zu verhindern oder zu minimieren. Der Goldstandard für die Behandlung wird als CPAP-Maske (*Continuous Positive Airway Pressure,* auf Deutsch: kontinuierlicher positiver Atemwegsdruck) bezeichnet, die einen gleichmäßigen Luftstrom durch Ihre Atemwege fließen lässt.

Manche Menschen zögern, ein CPAP-Gerät zu verwenden, weil sie glauben, dass die Maske unangenehm ist. Dies ist ein Irrtum. Weil das Gehirn so abhängig von Sauerstoff ist, tötet unbehandelte Schlafapnoe buchstäblich Gehirnzellen ab, und das bedeutet nun wahrhaft nichts Gutes für Ihr psychisches Wohlbefinden.

Risikofaktoren für Schlaf (und die vier Kreise, die sie repräsentieren)

Alle vier Kreise tragen zu Ihrem Schlafmuster bei und können dazu führen, dass Sie sich nachts entweder herumwälzen und keine Ruhe finden oder dass Sie ruhig durchschlafen.

B 1. **Biologisch:** Erkrankungen wie das Restless-legs-Syndrom oder Schlafapnoe, Jetlag, viele Medikamente, schlechte Schlafhygiene oder ein hormonelles Ungleichgewicht (insbesondere Schilddrüsenüberfunktion und niedriger Progesteronspiegel bei Frauen) können einem gesunden Schlaf im Wege stehen.

P 2. **Psychologisch:** Die Sorge um Arbeit oder Finanzen, Beziehungsprobleme oder die Gesundheit eines geliebten Menschen können Sie nachts wach halten. Automatische negative Gedanken neigen dazu, vor dem Schlafengehen und mitten in der Nacht anzugreifen.

S 3. **Sozial:** Schichtarbeit, ein Job, der viele Reisen über verschiedene Zeitzonen hinweg erfordert, zu lange mit Freunden unterwegs zu sein, Tag und Nacht Kaffee zu trinken, Tag und Nacht Ihre E-Mails zu lesen oder zu jeder Nachtzeit durch Ihre Social-Media-Feeds zu scrollen, verhindert, dass Ihr Gehirn den erholsamen Schlaf bekommt, den es braucht.

SP 4. **Spirituell:** Wenn Sie sich nicht darüber im Klaren sind, warum Sie den Schlaf zu einer Priorität machen wollen, wird es schwierig sein, die Gewohnheiten anzunehmen, die für eine bessere Erholung sorgen.

B P S 5. Chronische Schlaflosigkeit, weniger als sieben Stunden Schlaf bei Erwachsenen und acht Stunden bei Teenagern (psychologischer Kreis, wenn Stress Sie nachts wach hält, und sozialer Kreis, wenn Sie noch spät mit Freunden unterwegs sind)

Wie die moderne Gesellschaft uns um den Schlaf bringt und uns dann ein Gegenmittel vorsetzt, das mehr schadet als nützt

Unternehmen, die rund um die Uhr geöffnet haben und von ihren Mitarbeitern verlangen, dass sie zu unmöglichen Zeiten arbeiten, Bars und Nachtlokale, die nicht vor zwei Uhr morgens schließen, und endloser Zugang zum Internet können uns alle davon abhalten, zu einer vernünftigen Zeit ins Bett zu gehen. Ebenso können Restaurants, die Megaportionen servieren, Cafés an fast jeder Ecke, die koffeinhaltige Getränke rund um die Uhr anbieten, und Bars, die uns Alkohol aufdrängen, eine gute Nachtruhe schwer machen. Mit zunehmender Schlaflosigkeit sind die Verkaufszahlen von Schlafmitteln in die Höhe geschossen. Doch die Lösung des Schlafproblems, die unsere Gesellschaft uns aufzwingt, hat auch ihren Preis. Die Forschung zeigte einen Zusammenhang zwischen Schlafmitteln – wie Zolpidem, Eszopiclon und Temazepam – und einem mehr als dreifach erhöhten Sterberisiko.[14] Diese Schlafmittel konnten außerdem mit Gedächtnisproblemen, Verwirrung, Angst, Depression und Sucht in Verbindung gebracht werden.[15]

Schlaf	
Der böse Herscher würde ...	Der wohlwollende Herrscher würde ...
1. Den Schlaf der Menschen durcheinanderbringen, indem er sie so süchtig nach Fernsehen und sozialen Medien macht, dass sie sich vor dem Schlafengehen auf stressige Nachrichten einstellen, bis spät in den Abend E-Mails lesen, mitten in der Nacht auf Textnachrichten antworten, wütende Nachrichten twittern und zu jeder Zeit auf Facebook oder Instagram posten. 2. Die Leute dazu ermutigen, für ihre Arbeit regelmäßig mehrere Zeitzonen zu durchqueren, was ihnen einen Jetlag beschert. 3. Sich weigern, die überholte Praxis der zweimal im Jahr stattfindenden Zeitumstellung aufzugeben, die den Schlaf der Menschen durcheinanderbringt. 4. Koffeinkonsum morgens, mittags und nachts befürworten, um den Schlaf zu stören und einen ungesunden Kreislauf zu schaffen, der bei der Bevölkerung eine gute Grundlage für Symptome von psychischen Erkrankungen legt. 5. Dazu ermutigen, die Schule möglichst früh am Morgen beginnen zu lassen, um die Schlafzeit zu verkürzen, was viele Formen von Problemen der Gesundheit des Gehirns/psychischen Gesundheit verstärkt.	1. Die Zeit für soziale Medien und Fernsehen begrenzen, damit die Leute früh schlafen gehen und sich die nötige Ruhe gönnen können. 2. Unnötige Reisen vermeiden, um das Auftreten von Jetlag zu verringern. 3. Die zweimal im Jahr stattfindende Zeitumstellung abschaffen, die den Menschen den Schlaf raubt. 4. Die Leute dazu ermutigen, sich einen gesunden Schlafrhythmus anzugewöhnen, der einen erholsameren Schlaf fördert. 5. Die Schule später anfangen lassen, damit die Kinder ausschlafen können. 6. Jeden Tag mit Bewegung anfangen und dazu anhalten, Besprechungen am Arbeitsplatz im Gehen abzuhalten.

Empfehlungen zur Verringerung der Schlaf-Risikofaktoren

SP

1. Wertschätzen Sie Ihren Schlaf und achten Sie darauf, genug davon zu bekommen. Machen Sie dies zu einer Priorität und behalten Sie Ihren Schlaf jede Nacht im Auge. Es gibt viele Anwendungen, die Ihnen dabei helfen können. Ich benutze häufig die App *Sleep Cycle* auf meinem Telefon oder meiner Fitbit-Uhr. Bemühen Sie sich, sieben bis neun Stunden Schlaf zu bekommen, für die meisten Menschen ist das eine gesunde Menge.

2. Vermeiden Sie alles, was Ihren Schlaf beeinträchtigt. Achten Sie auf Gesundheitsprobleme, die Ihnen den Schlaf rauben. Dazu gehören:

   - B – Schlafapnoe: Sie führt dazu, dass Sie während der Nacht kurzzeitig aufhören zu atmen, was Ihnen erholsamen Schlaf raubt und dazu führt, dass Sie den ganzen Tag müde, unkonzentriert und vergesslich sind.
   - B – Restless-legs-Syndrom (unkontrollierte Beinbewegungen)
   - B – Schilddrüsenerkrankungen: Sowohl eine Unter- als auch eine Überfunktion der Schilddrüse kann Schlafprobleme verursachen. In Kapitel 13 finden Sie Informationen zu Tests auf Schilddrüsenprobleme.
   - B – Herzinsuffizienz
   - B – Chronische Schmerzen
   - B P – Unbehandelte oder nicht ausreichend behandelte psychische Gesundheitsprobleme, wie Zwangsstörungen, Depressionen oder Angstzustände
   - B P – Alzheimer: Demenzkranke sind manchmal eher nachts wach und wandern herum.
   - B – Chronische Magen-Darm-Probleme, wie zum Beispiel Säurereflux (Sodbrennen)
   - B – Vergrößerte Prostata (benigne Prostatahypertrophie): Sie verursacht viele nächtliche Ausflüge zur Toilette, wodurch Ihre Nachtruhe unterbrochen wird. Wenn Sie unter einem dieser Probleme leiden und Sie Schwierigkeiten haben, sich ausreichend auszuruhen, sprechen Sie mit Ihrem Arzt über mögliche Lösungen.

B P S SP

3. Vorsicht bei schlechten Schlafgewohnheiten. In unserer hektischen Gesellschaft, in der wir rund um die Uhr zur Verfügung stehen müssen, könnten wir genauso gut fragen: »Was verursacht keinen Schlafmangel?« Eine schier endlose Zahl von Gründen führt dazu, dass Millionen von uns keinen guten Schlaf finden. Die folgende Liste enthält einige der häufigsten Gründe.

- Ein überheiztes Schlafzimmer: Die ideale Temperatur hängt von Ihnen persönlich ab, aber sie sollte doch eher kühl sein.
- Licht im Schlafzimmer: Ziehen Sie dunkle Vorhänge oder Rollos in Betracht, wenn Sie in einer Stadt leben, in der Lichtverschmutzung manchmal schwer zu vermeiden ist.
- Lärm: Probieren Sie Ohrstöpsel aus, wenn Sie in einer lauten Nachbarschaft wohnen oder neben jemandem schlafen, der schnarcht.
- Gadgets am Bett: Legen Sie Ihr Telefon, Tablet, Ihre Digitaluhr und Ähnliches an einen anderen Platz oder schalten Sie zumindest die Lautstärke aus. Drehen Sie Ihre Digitaluhr zur Wand, damit Sie nicht von leuchtenden Zahlen abgelenkt werden.
- Bildschirme: Verwenden Sie nach Sonnenuntergang eine Blaulicht blockierende Brille oder ändern Sie die Bildschirmeinstellungen, wenn Sie auf einen Bildschirm blicken.
- Besorgt oder wütend zu Bett gehen
- Medikamente: Viele Medikamente, darunter Asthma- und Hustenmittel, Antihistaminika, Antikonvulsiva und Stimulanzien (wie zum Beispiel Ritalin, die bei ADS/ADHS verschrieben werden) sowie andere, stören den Schlaf.[16]
- Nickerchen: Selbst wenn Sie Schlafprobleme haben, ist dies ein Fehler, wenn Sie unter Schlaflosigkeit leiden. Wenn Sie sich tagsüber kurz hinlegen, weil Sie sich schläfrig fühlen, stört dies Ihren nächtlichen Schlafzyklus.
- Koffein: Zu viel von dem Stimulans aus Kaffee, Tee, Schokolade oder einigen Kräuterzubereitungen – besonders wenn es später am Tag oder in der Nacht konsumiert wird – kann den Schlaf stören. Nehmen Sie nach 14 Uhr kein Koffein mehr zu sich.
- Alkohol, Nikotin und Marihuana: Obwohl diese Verbindungen bei manchen Menschen anfänglich Schläfrigkeit hervorrufen, haben sie den umgekehrten Effekt, sobald sie nachlassen. Deshalb kann es sein, dass Sie einige Stunden nach dem Einschlafen aufwachen und nicht mehr in den Schlaf zurückfinden.[17]
- Sport innerhalb von vier Stunden vor dem Zubettgehen: Regelmäßiges Training ist sehr vorteilhaft bei Schlaflosigkeit, aber ein intensives Training am späten Abend kann Sie anregen und wach halten.[18]
- Hormonelle Veränderungen: Ob Schwangerschaft, prämenstruelles Syndrom (PMS), Perimenopause oder Menopause; diese Veränderungen können bei Frauen den Schlaf stören.
- Schnarchen: Es kann Sie oder Ihren Ehepartner wach halten – oder auch alle anderen im Haus, wenn es wirklich laut ist.

- Schichtarbeit: Krankenpfleger, Feuerwehrleute, Sicherheitspersonal, Kundendienstmitarbeiter, Lkw-Fahrer, Piloten von Fluggesellschaften und viele andere schuften nachts und schlafen tagsüber – zumindest versuchen sie das. Schichtarbeiter sind besonders anfällig für unregelmäßige Schlafmuster, die zu übermäßiger Schläfrigkeit, verminderter Produktivität, Reizbarkeit und Stimmungsproblemen führen.[19] Um den Schlaf zu verbessern, sollten Sie während der Arbeit helles Licht einschalten und tagsüber Verdunkelungsrollos oder -vorhänge verwenden, während Sie schlafen.
- Stressige Situationen: Tod, Ehekonflikte, Arbeitstermine, ein Umzug oder eine bevorstehende Prüfung können Sie nachts wach halten.
- Essen kurz vor dem Schlafengehen: Dadurch bleibt Ihr Magen-Darm-Trakt aktiv und Ihr Blutdruck hoch. Es erhöht auch das Risiko für Herzinfarkt und Schlaganfall.
- Jetlag: Reisen zwischen Zeitzonen bringt den natürlichen Schlafrhythmus des Körpers durcheinander. Um die Schlafstörungen auf Reisen so gering wie möglich zu halten, sollten Sie einige Nächte vor der Reise damit beginnen, Ihre Schlafenszeit um eine Stunde pro Nacht zu ändern, und sich dann auf Ortszeit einstellen, sobald Sie landen.

4. Regelmäßige Schlafgewohnheiten annehmen, die dem Gehirn guttun. Meine Nichten Alizé und Amelie schliefen nicht gut, als sie das erste Mal zu uns kamen. Alizé hatte Albträume und Schlafprobleme, während Amelie ängstlich war und nur bei ihrer Mutter schlafen wollte. Mit gesünderen täglichen Gewohnheiten begannen beide besser zu schlafen. Gehirngesunde Schlafgewohnheiten machen es leichter, sanft ins Traumland zu schreiten und durchzuschlafen. Wir alle sind einzigartig, also denken Sie daran, dass das, was für den einen Menschen funktioniert, bei einem anderen vielleicht nicht viel bringt. Probieren Sie immer wieder neue Techniken aus, bis Sie etwas finden, das für Sie passt.

- Richten Sie Ihr Schlafzimmer zum Schlafen her: kühl, dunkel und ruhig.
- Lassen Sie keine Haustiere in Ihr Schlafzimmer – oder halten Sie sie zumindest vom Bett fern.
- Sprechen Sie emotionale Probleme vor dem Schlafengehen an. Befolgen Sie den guten Rat aus Epheser 4,26, »Lasst die Sonne nicht über eurem Zorn untergehen.« Schicken Sie eine positive Textnachricht oder eine E-Mail oder beschließen Sie, sich am nächsten Tag mit dem Thema zu befassen. Wenn Sie der anderen Person zuerst verzeihen, können Sie den Streit vielleicht einfach beenden. Wenn Sie sich vor dem Einschlafen oft Sorgen machen, widmen Sie eine kurze Zeit vor dem Zubettgehen (etwa 10 bis 15 Minuten) Ihrem Tage-

buch, oder beten Sie, während Sie an Ihre hartnäckigen Zweifel denken, und hören Sie dann auf.

- Eignen Sie sich einen regelmäßigen Schlafrhythmus an. Versuchen Sie, jeden Abend zur gleichen Zeit zu Bett zu gehen und jeden Morgen zur gleichen Zeit aufzuwachen, und zwar an jedem Wochentag. Jeden Tag zur gleichen Zeit aufzustehen, egal, wie lange Sie geschlafen haben, hilft Ihnen, Ihre innere Uhr einzustellen und Schlaflosigkeit vorzubeugen.
- Lesen Sie ein Buch, aber nicht auf einem E-Reader oder einem Tablet, denn das Licht hält Ihr Gehirn auf Trab. Wählen Sie vorzugsweise etwas Dickes oder Langweiliges. Wenn Sie vor dem Schlafengehen einen Kriminalroman lesen, wird Sie das wahrscheinlich wach halten.
- Versuchen Sie es mit Klangtherapie. Sie kann eine sehr friedliche Stimmung hervorrufen. Erwägen Sie, beruhigende Naturgeräusche, Windspiele, einen Ventilator oder sanfte Musik einzuschalten. Langsame klassische Musik oder jede Musik, die einen langsamen Rhythmus von 60 bis 80 Schlägen pro Minute hat, kann beim Einschlafen helfen.[20] Sehen Sie sich die schlaffördernde Musik des Grammy-Preisträgers Barry Goldstein auf mybrainfitlife.com an.
- Trinken Sie eine Tasse warme, ungesüßte Mandelmilch. Fügen Sie einen Teelöffel Vanille (echte Vanille und kein synthetisches Zeug) und einige Tropfen Stevia hinzu. Diese Kombination kann das Serotonin in Ihrem Gehirn erhöhen und Ihnen beim Schlafen helfen.[21]
- Tragen Sie Socken. Untersuchungen zeigen, dass Sie schneller einschlafen, wenn Ihre Hände und Füße warm sind.
- Sehen Sie nicht auf die Uhr, wenn Sie in der Nacht aufwachen. Wenn Sie wissen, wie spät es ist, kann Sie das beunruhigen.
- Beschränken Sie die Nutzung von Bett und Schlafzimmer nur zum Schlafen oder für sexuelle Aktivitäten. Sexuelle Aktivität löst Muskelverspannungen und eine Flut von natürlichen Hormonen aus und steigert das Wohlbefinden. Erwachsene mit einem gesunden Sexualleben neigen auch dazu, besser zu schlafen. Wenn Sie nicht in der Lage sind, einzuschlafen oder leicht wieder einzuschlafen, stehen Sie auf und gehen Sie in ein anderes Zimmer.[22]
- Verwenden Sie Lavendel, um schläfriger zu werden. Der Lavendelduft kann Angstzustände verringern und die Stimmung und den Schlaf verbessern.[23]
- Wenn Sie letztlich doch Medikamente zum Einschlafen nehmen müssen, halten Sie sich von Benzodiazepinen und traditionellen Schlafmitteln fern. Ich verschreibe meinen Patienten häufig Trazodon, Gabapentin und Amitriptylin.
- Schaffen Sie eine beruhigende Nachtroutine, die den Schlaf fördert. Schalten Sie alle elektronischen Geräte mindestens eine Stunde vor dem Schlafengehen ab und schalten Sie das Licht in Ihrem Haus aus. Auch ein warmes Bad oder

eine warme Dusche, ein Gebet oder eine Massage können Ihnen helfen, sich zu entspannen.

B 5. Nehmen Sie Nutrazeutika ein, die beim Schlaf helfen. Hier müssen Sie mitunter ein wenig experimentieren, um herauszufinden, welche Ihnen am besten helfen. Meine Patienten finden häufig eine Kombination aus Melatonin, Magnesium und Gamma-Aminobuttersäure (GABA) förderlich. Ich schlage vor, eines der folgenden Mittel mehrere Tage lang auszuprobieren und es 30 Minuten vor dem Schlafengehen einzunehmen.

- Melatonin ist ein Neurohormon, das hilft, den Schlafzyklus zu regulieren. Dunkelheit löst die Melatoninproduktion aus, während Licht – natürlich oder künstlich – sie reduziert. Zu viel Licht in der Nacht oder zu wenig Licht am Tag kann die Produktion von Melatonin stören. Es wurde festgestellt, dass die Einnahme von Melatonin die Zeit bis zum Einschlafen verkürzt, die Schlafstunden verlängert und das Wachheitsgefühl am nächsten Tag erhöht. Menschen mit Depressionen, jahreszeitlich bedingten affektiven Störungen oder Panikstörungen neigen dazu, einen niedrigen Melatoninspiegel zu haben. Die Einnahme von Melatonin verbesserte Depressionen und Angstzustände in einer Studie an postmenopausalen Frauen. Melatonin steigert die Serotoninproduktion, was für seine Fähigkeit, bei Schlafstörungen und Depressionen zu helfen, eine Rolle spielen könnte.
  Empfohlene Dosis: 0,3–6 Milligram pro Tag (weniger ist oft besser)
- 5-HTP (5-Hydroxytryptophan) steigert die Produktion des Neurotransmitters Serotonin und hilft, die Aktivität im *Cortex cingularis anterior* zu beruhigen. Dadurch ist es besonders hilfreich bei Menschen, die sich viele Sorgen machen und die ihre Gedanken zur Schlafenszeit nicht abstellen können. Die Forschung hat gezeigt, dass 5-HTP genauso wirksam sein kann wie antidepressive Medikamente.
  Empfohlene Dosis: 50–200 Milligramm pro Tag
- Magnesiumglycinat oder -citrat ist ein Mineral, das bei mehr als 300 biochemischen Prozessen im menschlichen Körper eine wichtige Rolle spielt. Im Gehirn hilft es bei der Aktivierung von GABA-Rezeptoren, die das Gehirn beruhigen und ängstliche Gedanken beim Schlafengehen reduzieren können.
  Empfohlene Dosis: 50–400 Milligramm pro Tag
- GABA ist eine Aminosäure, die eine beruhigende Wirkung auf Menschen hat, die mit Angst oder belastenden Gedanken kämpfen. Sie fördert die Entspannung, was beim Schlafen helfen kann.
  Empfohlene Dosis: 250–1000 Milligramm pro Tag

Erholsamer Schlaf mit Hypnose

Die medizinische Hypnose ist ein sicheres und wirksames Mittel, das die allgemeine Gesundheit und das Wohlbefinden verbessern und einen erholsameren Schlaf fördern kann. Die American Medical Association erkannte die Hypnotherapie bereits 1958 als medizinische Standardbehandlung an, und die American Psychological Association folgte diesem Beispiel und billigte sie 1960 als Zweig der Psychologie. Ich wende Hypnose seit Jahrzehnten an.

Als ich Assistenzarzt im Walter Reed National Military Medical Center war, wollten viele meiner Patienten Schlaftabletten. Wie Sie sich vorstellen können, ist es schwer, in einem geschäftigen, lauten Krankenhaus zu schlafen. Bevor ich ihnen Schlaftabletten gab, fragte ich sie, ob ich zuerst versuchen könnte, sie zu hypnotisieren. Fast alle stimmten mir zu, und die Hypnose war so hilfreich, dass viele von ihnen am Ende keine Schlaftabletten brauchten.

<table>
<tr><th colspan="2">Schlaf</th></tr>
<tr><td>Maßnahmen, die psychische Krankheiten verursachen können … und die zum Leid meiner Nichten Alizé und Amelie geführt haben</td><td>Maßnahmen zur erfolgreichen Behandlung psychischer Krankheiten … und die auch meine Nichten Alizé und Amelie gesund erhalten</td></tr>
<tr><td>1. Kümmern Sie sich nicht um Ihren Schlaf.
2. Nehmen Sie Gewohnheiten an, die Sie davon abhalten, eine gute Nachtruhe zu bekommen.
• Trinken Sie nachmittags und abends Kaffee oder Energydrinks.
• Trinken Sie nachts Alkohol.
• Lassen Sie sich nicht auf Schlafapnoe untersuchen, und wenn Sie schon wissen, dass Sie daran leiden, benutzen Sie kein CPAP-Gerät.
• Verwenden Sie Smartphone, Tablet oder E-Reader nachts im Bett und legen Sie Ihr Telefon auf den Nachttisch.
• Essen Sie eine oder zwei Stunden vor dem Schlafengehen ein großes Abendessen mit fetthaltigen Speisen, um die Wahrscheinlichkeit von nächtlichem Sodbrennen und Aufstoßen zu erhöhen.
• Machen Sie ein paar Stunden vor dem Schlafengehen anstrengendes Kardiotraining.
• Lassen Sie das Nachtlicht immer eingeschaltet.
• Machen Sie am Nachmittag ein Nickerchen.
• Melden Sie sich freiwillig für die Nachtschicht auf Ihrer Arbeit.
• Reisen Sie regelmäßig über Zeitzonen hinweg.
• Verlassen Sie sich auf Schlafmittel, um die nötige Ruhe zu bekommen.
3. Vermeiden Sie Strategien, die erholsamen Schlaf fördern.</td><td>1. Kümmern Sie sich um erholsamen Schlaf.
2. Vermeiden Sie alles, was Ihrem Schlafrhythmus schadet.
3. Nehmen Sie regelmäßig gesunde Gewohnheiten an, die einen besseren Schlaf fördern.
• Finden Sie Ihre Schlafroutine und halten Sie sich daran.
• Gehen Sie jeden Abend zur gleichen Zeit zu Bett.
• Halten Sie Ihr Schlafzimmer nachts eher kühl.
• Vermeiden Sie koffeinhaltige Getränke am Nachmittag oder Abend.
• Hören Sie beruhigende Musik, um sich in den Schlaf wiegen zu lassen.
• Probieren Sie ein Kissen mit dem beruhigenden Duft von Lavendel.
• Streben Sie sieben bis acht Stunden Schlaf pro Nacht an.
• Geben Sie sich vier Stunden Zeit, Ihr Abendessen zu verdauen, bevor Sie zu Bett gehen.
• Üben Sie sich in Stressbewältigungstechniken wie Meditation und Gebet.
• Tragen Sie eine Schlafmaske, um zu verhindern, dass Licht Ihren Schlaf stört.
• Erwägen Sie die Einnahme von Nutrazeutika, die die Ruhe fördern und bei der Produktion von Schlafhormonen helfen.</td></tr>
</table>

Suchen Sie sich eine kleine Bright-Minds-Angewohnheit aus dem Bereich Schlaf aus, die Sie noch heute umsetzen können.

1. Wenn mein Partner sich darüber beschwert, dass ich nachts schnarche oder kurz aufhöre zu atmen, lasse ich mich auf Schlafapnoe untersuchen.
2. Wenn ich besser schlafen will, lasse ich tagsüber den Kaffee weg (aber nach und nach, sonst kann dies Kopfschmerzen auslösen).
3. Wenn ich nach Sonnenuntergang noch elektronische Kleingeräte nutze, achte ich darauf, dass sie eine Blaulichtblockierung haben.
4. Wenn es langsam Zeit fürs Bett wird, achte ich darauf, dass mein Schlafzimmer gekühlt ist, damit es eine gute Schlaftemperatur hat.
5. Vorm Einschlafen setze ich eine Schlafmaske auf oder dunkle den gesamten Raum ab.
6. Vor dem Schlafengehen schalte ich meine elektronischen Geräte ab, damit sie mich nicht aufwecken.
7. Wenn ich einen Plan für den Tag mache, schreibe ich mir auch meine Einschlafroutine auf, damit ich sie nicht vergesse.
8. Ich werde meinen Nahrungsergänzungsmitteln Melatonin und Magnesium hinzufügen, wenn ich Schlafprobleme habe.
9. Vor dem Einschlafen höre ich Musik oder eine aufgenommene Hypnose.
10. Wenn ich mir zu viele Sorgen mache, nehme ich 5-HTP (5-Hydroxytryptophan) als Ergänzungsmittel ein.

TEIL 3

PRAKTISCHE STRATEGIEN, UM ERFOLGREICH GEGEN PSYCHISCHE KRANKHEITEN ANZUGEHEN

KAPITEL 16

PSYCHOPHARMAKA VERSUS NUTRAZEUTIKA

WAS SAGT DIE WISSENSCHAFT DAZU?

Millionen von Amerikanern nehmen heute Nahrungsergänzungsmittel ein, praktizieren Yoga und integrieren andere natürliche Therapien in ihr Leben. All dies sind vorbeugende Maßnahmen, die die notwenigen Besuche beim Arzt verringern und dazu führen können, dass die Kosten für die Behandlung ernsthafter Probleme wie Herzkrankheiten und Diabetes sinken werden.

Dr. med. Andrew Weil

Alicia

Alicia war 53 und kämpfte mit Konzentrationsstörungen und einem ständigen Gefühl der Benommenheit, Gedächtnisproblemen, Angst und Symptomen von ADS/ADHS (kurze Aufmerksamkeitsspanne, Ablenkbarkeit, Desorganisation, Impulsivität), als sie zum ersten Mal in eine der Amen Clinics kam. Ihr SPECT-Scan zeigte eine geringe Gesamtaktivität, insbesondere im präfrontalen Kortex (siehe die Bilder unten). Als wir jeden ihrer Bright-Minds-Risikofaktoren in Angriff nahmen und ihr Nutrazeutika empfahlen – darunter Omega-3-Fettsäuren, mehrere Vitamine, Ginkgo, Huperzin A und Phosphatidylserin –, ließ das Gefühl der Benommenheit nach und ihr Gedächtnis und ihr Fokus wurden besser. Und noch eine Sache, die ihr sehr wichtig war: Sie konnte viel besser Tischtennis spielen.

Alicia hatte monatelang Tischtennis gespielt, um ihr Gehirn zu fordern (ich glaube, Tischtennis ist der beste Sport für das Gehirn), aber anfangs verlor sie immer gegen ihren Mann, weil sie mit den Gedanken nicht richtig dabei war. Ihr Mann spielte sogar linkshändig, um ihr einen Vorteil zu verschaffen. Nachdem sie mit der Einnahme der Nutrazeutika begonnen hatte, sagte sie: »Ich schlug meinen Mann bei jedem Spiel im Tischtennis und diese Veränderung geschah praktisch über Nacht (...) Mein Mann war richtig wütend, dass ich ihn schlug.« Alicia engagierte dann einen Tischtennistrainer, weil »ich auch weiterhin in der Lage sein will, meinen Mann zu schlagen«. Über ihre Arbeit sagt sie: »Ich bekomme viel mehr erledigt und ich bin glücklicher.« Ihre Nachuntersuchung zeigte ebenfalls eine Verbesserung. Ein netter Nebeneffekt war, dass ihr Ehemann ebenfalls mit der Einnahme von Nutrazeutika begann, 15 Kilo abnahm und ernsthaft an der Gesundheit seines Gehirns arbeitete. Ich wette, die beiden haben immer noch einen erbitterten Tischtenniswettbewerb am Laufen.

Darüber hinaus begannen ihre erwachsenen Kinder, die bei ihrer Mutter die Verbesserung sahen, sich gesünder zu ernähren, Sport zu treiben und Nutrazeutika einzunehmen.

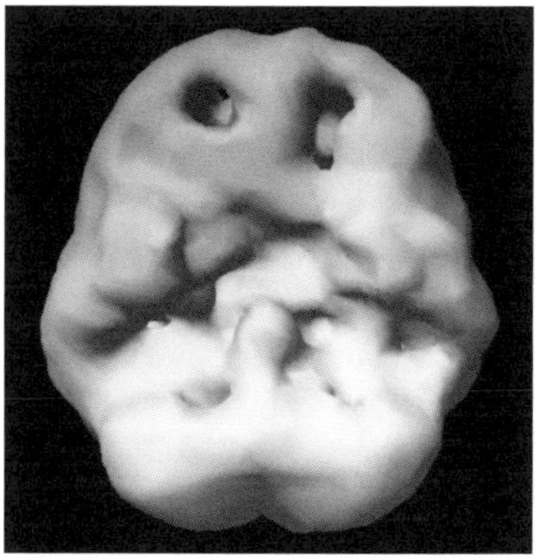

Alicias Oberflächen-SPECT-Scan vorher:
Geringe Aktivität im präfrontalen Kortex

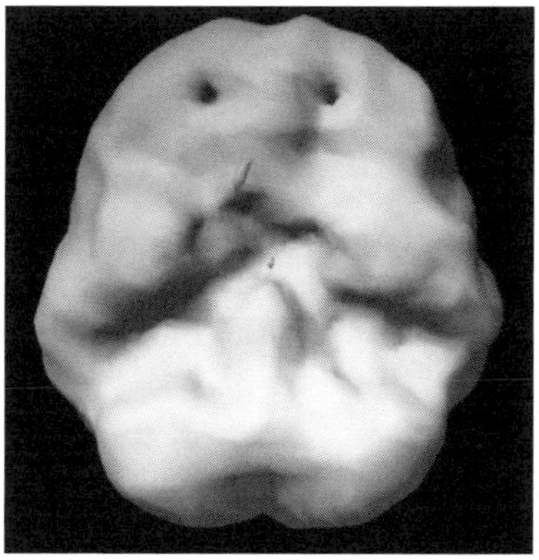

Alicias Oberflächen-SPECT-Scan nachher:
Insgesamt verbessert

Nachdem sie mit der Anwendung der Nutrazeutika begonnen hatte, sagte sie: »Ich schlug meinen Mann plötzlich bei jedem Tischtennisspiel, und das geschah praktisch über Nacht.«

In den Amen Clinics sind wir nicht gegen Medikamente zur Unterstützung Ihrer psychischen Verfassung und verschreiben diese, wenn sie nötig sind. Wir sind jedoch dagegen, dass Medikamente das Erste und Einzige sind, was Sie tun, um Ihrem Gehirn und Ihrer Psyche zu helfen. Wie Sie in diesem Buch gesehen haben, gibt es so viel mehr, was getan werden kann und muss, um psychische Erkrankungen wirksam zu behandeln.

Die pharmazeutische Revolution hatte die Psychiatrie in den letzten 50 Jahren fest im Griff. Die anfängliche Begeisterung war groß, aber leider sind auch heute noch die Ergebnisse der medikamentösen Behandlung nicht hervorragend. Wie bereits erörtert, liegt einer der Gründe für den Rückstand bei den Ergebnissen darin, dass die Mediziner innerhalb des falschen Paradigmas arbeiten, indem sie Diagnosen auf der Grundlage von Symptomclustern ohne jegliche biologischen Informationen stellen und dabei die allgemeine Gesundheit des Gehirns und die Bright-Minds-Risikofaktoren einfach außen vor lassen.

Ich interessierte mich erstmals für den Einsatz von Nutrazeutika bei Problemen mit der Gesundheit des Gehirns/psychischen Gesundheit, als ich anfing, SPECT-Scans zu verwenden. Ich konnte sehen, dass einige der Medikamente, von denen man mir beigebracht hatte, sie zu verschreiben, insbesondere Benzodiazepine gegen Angstzustände und Opiate gegen Schmerzen, eindeutig mit ungesund aussehenden Scans in Verbindung standen.

Ich dachte an das Prinzip, das allen Ärzten im ersten Jahr des Medizinstudiums beigebracht wird – »*Primum non nocere*«, was lateinisch für »Zuerst einmal keinen Schaden anrichten« ist –, und begann, nach weniger toxischen Optionen für meine Patienten zu suchen. Ich war über-

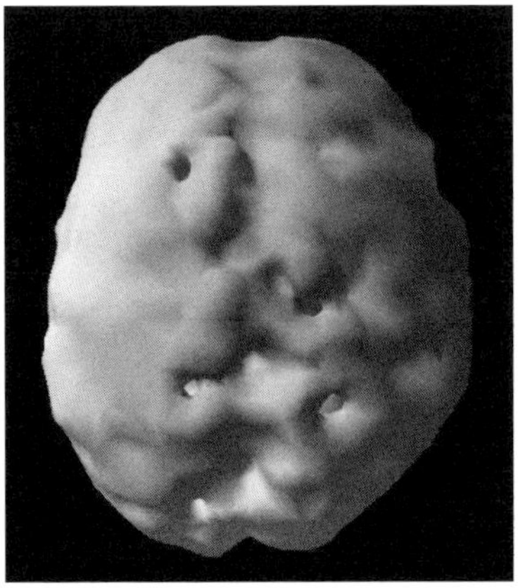

Zeichen für Toxizität auf Oberflächen-SPECT-Scans bei Einnahme von Benzodiazepinen

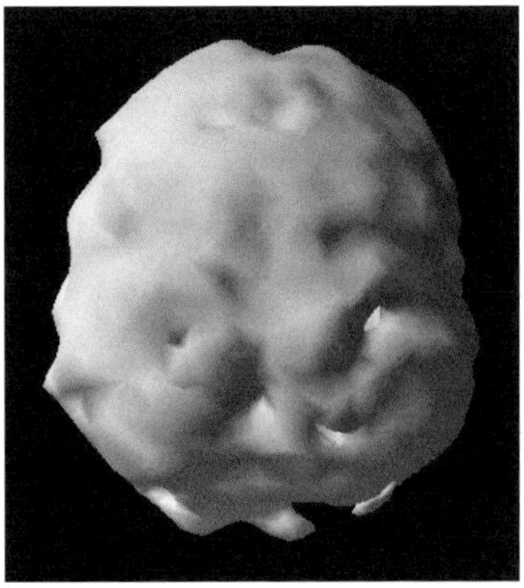

Zeichen für Toxizität auf Oberflächen-SPECT-Scans bei Einnahme von Opiaten

rascht, eine wachsende Menge an wissenschaftlicher Literatur zu finden, die die Verwendung von Nahrungsergänzungsmitteln für viele Probleme mit der Gesundheit des Gehirns/psychischen Gesundheit unterstützt. Wenn wir Behandlungsempfehlungen für unsere Patienten aussprechen, versuchen wir immer, eine Reihe von Prinzipien im Auge zu behalten:

- Zunächst einmal richten wir keinen Schaden an.
- Wir verwenden die am wenigsten toxischen, wirksamsten und wissenschaftlich fundiertesten Behandlungen.
- Wir betrachten kurzfristige Nachteile im Vergleich zu langfristigem Gewinn (nicht ein Problem beheben, nur um ein anderes zu verursachen).
- Wir fangen keine Behandlung an, die ein Patient nur schwer wieder abbrechen kann (das Absetzen vieler Medikamente gegen Angstzustände oder Antidepressiva kann sehr schwer sein), nur um mit der Angst jetzt in diesem Augenblick fertigzuwerden.
- Nutrazeutika oder Medikamente sollten niemals das Erste und Einzige sein, was Menschen tun. Solange wir dieses Konzept nicht verstehen, werden wir als Gesellschaft nie wirklich gesund werden.

Ich überlege immer: *Was würde ich verschreiben, wenn es meine Mutter, meine Frau oder mein Kind wäre?* Nach fast 40 Jahren als Psychiater empfehle ich mehr und mehr natürliche Behandlungen, einschließlich Nahrungsmittel und Nutrazeutika. Wir möchten, dass Sie alle verfügbaren Mittel einsetzen, insbesondere wenn sie wissenschaftlich fundiert, wirksam und billiger sind und minimale Nebenwirkungen haben.

Eine Reihe von Websites widmet sich der umfassenden Wissenschaft von Nutrazeutika für die Gesundheit, einschließlich der Gesundheit des Gehirns, wie etwa MedlinePlus von der National Library of Medicine (medlineplus.gov) und Natural Medicines (naturalmedicines.therapeuticresearch.com). Sie stufen Nutrazeutika oft anhand der klinisch-wissenschaftlichen Evidenz ähnlich ein, wie sie Pharmazeutika bewerten (siehe Tabelle).

Grad	Beschreibung der wissenschaftlichen Evidenz
A	Robuste Forschung mit mehr als zwei placebokontrollierten, doppelblinden klinischen Studien
B	Mehrere Studien, unter denen mindestens zwei placebokontrollierte, doppelblinde Studien sind
C	Einfache doppelblinde, placebokontrollierte Studie (bisher nur eine Studie)
D	Offene Studien (Teilnehmer und Forscher wissen, wer das Medikament beziehungsweise das Placebo erhält)
E	Untersuchungen deuten darauf hin, dass es nicht funktioniert

Die folgende Tabelle zeigt Nutrazeutika mit einer Evidenzbewertung von A oder B für spezifische Probleme mit der Gesundheit des Gehirns/psychischen Gesundheit. Ein Hauptmangel bei der Verschreibung von Nutrazeutika besteht wie bei Medikamenten darin, dass sie im Allgemeinen aufgrund der Symptome und nicht aufgrund der biologischen Fakten empfohlen werden.

Unserer Erfahrung nach ist die Behandlung mit Nutrazeutika und/oder Medikamenten viel wirksamer, wenn wir die biologischen/physiologischen Informationen aus unserer Arbeit mit der Bildgebung des Gehirns hinzufügen. Erhebungen der CDC haben ergeben, dass die meisten Menschen aufgrund ihrer minderwertigen Ernährung einen Mangel an einem oder mehreren dieser lebenswichtigen Nutrazeutika haben oder dass die Nährstoffe aufgrund von Stress oder der Wirkung bestimmter Medikamente in ihrem Körper fast aufgebraucht sind. Es ist wichtig, mit einem sachkundigen Gesundheitsdienstleister zusammenzuarbeiten, um den besten Ansatz und die besten Nutrazeutika für Ihre speziellen Probleme der Gesundheit des Gehirns/psychischen Gesundheit zu bestimmen.

Symptomcluster	Evidenzgrad A	Evidenzgrad B	Anmerkungen
Angst und Stress (ängstlich, angespannt, besorgt, nervös, zwanghafte Gedanken, Panik, Zwangsstörung, PTBS)	Ashwagandha[1] (Zwangsstörung),[2] Theanin,[3] Omega-3-Fettsäuren, EPA und DHA[4]	Inositol[5] (Zwangsstörung,[6] Panik),[7] GABA,[8] Magnesium[9] (besser zusammen mit 30 Milligramm Vitamin B_6),[10] Safran,[11] Passionsblume,[12] Lavendel,[13] 5-HTP,[14] verschiedene Vitamine,[15] NAC (Zwangsstörung,[16] PTBS),[17] Probiotika,[18] Rhodiola,[19] Ginkgo,[20] Relora[21] (Rindenextrakte von *Magnolia officinalis* und *Phellodendron amurense*)	Niedrige Zinkwerte bei Panikstörungen[22]

Symptomcluster	Evidenzgrad A	Evidenzgrad B	Anmerkungen
Aufmerksamkeit, Fokus und Energie	EPA-Omega-3,[23] Phosphatidylserin (PS)[24]	Zink,[25] Pycnogenol,[26] Magnesium,[27] Rhodiola,[28] Ginseng,[29] Ashwagandha,[30] Grüner-Tee-Extrakt,[31] mehrere Vitamine,[32] Bacopa monnieri[33]	Niedrige Zinkspiegel in Verbindung mit schlechter Stimmung[34]
Stimmung	EPA-Omega-3,[35] Johanniskraut,[36] Safran,[37] SAMe[38]	Kurkumin,[39] Zink,[40] Magnesium,[41] 5-HTP,[42] Folat,[43] NAC[44] (16 Wochen),[45] PS,[46] Rhodiola,[47] mehrere Vitamine,[48] Vitamin D,[49] Probiotika,[50] Ginkgo[51]	SAMe scheint bei Männern wirksamer zu sein;[52] einige Berichte deuten darauf hin, dass es bei bipolaren Patienten eine Manie auslösen kann;[53] Folat als Zusatzbehandlung zusammen mit SSRIs;[54] NAC wirksamer, wenn CRP hoch ist[55]
Erinnerungsvermögen	Ginkgo,[56] PS,[57] Alpha GPC (auch Cholin-Alfoszerat genannt)[58]	Omega-3,[59] mehrere Vitamine,[60] Huperzin A,[61] Bacopa monnieri,[62] Kakaoflavanole,[63] Pycnogenol,[64] Safran,[65] Ashwagandha,[66] Vitamin D[67]	
Psychotische Symptome	Sarkosin[68]	NAC,[69] Omega-3[70] (Prävention von psychotischen Störungen), Folat[71]	Sarkosin als Zusatz zu antipsychotischen Medikamenten hat sich als hilfreich erwiesen.[72]
Schlafen	Melatonin[73] (Jetlag)[74]	Theanin,[75] Magnesium,[76] Baldrian,[77] Probiotika[78]	Kombination von Melatonin, Magnesium und Zink[79]

Symptomcluster	Evidenzgrad A	Evidenzgrad B	Anmerkungen
Sucht, Heißhunger		Vitamin D,[80] Huperzin A,[81] NAC (Heißhunger insgesamt,[82] Tabak,[83] Alkohol und Marihuana,[84] Marihuana im Teenageralter,[85] Kokain,[86] Methamphetamin,[87] Heroin,[88] Glücksspiel),[89] Chrompicolinat,[90] Ashwagandha[91]	NAC könnte am nützlichsten sein, um einen Rückfall zu verhindern[92]

Wissenschaftliche Evidenz für häufige Erkrankungen und Nutrazeutika
NAC = N-Acetylcystein; EPA = Eicosapentaensäure; DHA = Docosahexaensäure; SAMe = S-Adenosylmethionin; CRP = C-reaktives Protein

Mein Kollege Dr. Parris Kidd, der mehr als 35 Jahre Erfahrung in der Arbeit mit Nahrungsergänzungsmitteln hat, empfiehlt jedem von uns ein nutrazeutisches Kernprogramm, das ein nutrazeutisches Mehrfach-Vitamin-Mineralstoff-Präparat sowie ein konzentriertes Fischöl oder eine vegane Quelle für Omega-3-Fettsäuren EPA (Eicosapentaensäure) und DHA (Docosahexaensäure) umfasst. All dies ist entscheidend für die Funktionsfähigkeit Ihrer Enzymsysteme.

Bei schwerwiegenderen psychischen Gesundheitsproblemen wie Schizophrenie oder einer echten bipolaren Störung beginne ich gewöhnlich mit Medikamenten wie Antipsychotika, zum Beispiel Olanzapin, Aripiprazol oder Risperidon, oder stimmungsstabilisierende Wirkstoffe wie Lamotrigin. Doch selbst wenn ich Medikamente verschreibe, empfehle ich auch hierbei eine unterstützende Behandlung mit Nutrazeutika wie Omega-3-Fettsäuren, Multivitamine und Vitamin D. Dies ist eine zusätzliche Hilfe zur Bekämpfung der Bright-Minds-Risikofaktoren und bei einer Ernährungsumstellung. Durch die Unterstützung der allgemeinen Gesundheit des Gehirns werden auf diese Weise die Patienten in der Regel schneller gesund und erleiden weniger Rückfälle. Im Folgenden finden Sie einige beispielhafte Interventionen, die wir typischerweise für bestimmte Patienten empfehlen.

Schizophrenie, echte bipolare Störungen und psychotische Erkrankungen

1. Zunächst einmal bringen wir jegliche psychotischen Prozesse unter Kontrolle, indem wir die entsprechenden Medikamente verschreiben.

2. Unterstützung durch grundlegende Nutrazeutika, darunter mehrere Vitamine, Folsäure und Fischöl

3. Bright-Minds-Risikofaktoren prüfen und in Angriff nehmen

4. Der Patient sollte auf künstliche Farbstoffe, Konservierungsmittel und Süßstoffe in seiner Ernährung verzichten.

5. Der Patient sollte eine dreiwöchige Eliminationsdiät ausprobieren, bei der zuckerhaltige Lebensmittel, Gluten, Milchprodukte, Mais, Soja und andere Kategorien potenziell allergener Lebensmittel gar nicht konsumiert werden. Danach werden sie nach und nach einzeln wieder der Ernährung hinzugefügt (mit Ausnahme von Zucker) und wir beobachten die Reaktionen des Körpers auf jedes einzelne. Sollte dem Körper eines der Nahrungsmittel nicht bekommen, sollte der Patient es dauerhaft meiden. Im Allgemeinen ist es ratsam, Zucker aus der Ernährung zu streichen.

6. Einnahme der folgenden grundlegenden Nutrazeutika:

   - Longvida Kurkumin, eine Substanz, die viel effizienter absorbiert wird als andere Kurkumin-Nahrungsergänzungsmittel
   - Magnesium
   - Zink
   - Probiotika

Bei den meisten anderen Erkrankungen, wie ADS/ADHS, Angstzuständen, Depressionen, Schlaflosigkeit und Suchterkrankungen, beginne ich oft mit Nutrazeutika. Erst wenn sie unwirksam sind, ziehe ich Medikamente in Betracht.

Hier sind zum Beispiel die Maßnahmen, die ich meinen Patienten für einige häufige Probleme der Gesundheit des Gehirns/psychischen Gesundheit empfehle, bevor ich verschreibungspflichtige Medikamente in Erwägung ziehe.

ADS/ADHS

Zu den Symptomen von ADS/ADHS gehören eine kurze Aufmerksamkeitsspanne, Ablenkbarkeit, Desorganisation, Prokrastination (extrem ausgeprägtes Aufschieben von Aufgaben), Impulsivität und Unruhe.

1. Bright-Minds-Risikofaktoren prüfen und in Angriff nehmen

2. Der Patient sollte auf künstliche Farbstoffe, Konservierungsmittel und Süßstoffe in seiner Ernährung verzichten.

3. Der Patient sollte verarbeitete Lebensmittel (alles, was in einer Schachtel angeboten wird) minimieren oder eliminieren.

4. Der Patient sollte eine dreiwöchige Eliminationsdiät ausprobieren (siehe Schritt 5 auf Seite 317).

5. Proteinreichere, kohlenhydratärmere Ernährung

6. Fünfmal pro Woche 30 Minuten oder mehr Sport

7. Mehr Schlaf und gute Schlafgewohnheiten.

8. Verringerung der Bildschirmzeit.

9. Der Patient sollte eng mit einem Arzt zusammenarbeiten, um den Ferritin-, Vitamin D-, Magnesium-, Zink- und Schilddrüsenspiegel sowie alle anderen laborchemischen Testwerte überprüfen zu lassen und alle nicht optimalen Werte in Balance zu bringen.

10. Einnahme der folgenden Nutrazeutika:

    - EPA-reiches Fischöl
      Empfohlene Dosis: 1000 Milligramm pro Tag EPA und DHA pro 20 Kilogramm Körpergewicht, bis maximal 3000 Milligramm pro Tag EPA und DHA
    - Phosphatidylserin (PS)
      Empfohlene Dosis: 200–300 Milligramm pro Tag
    - Zink als Citrat oder Glycinat
      Empfohlene Dosis: 30 Milligramm pro Tag (verträgliche Höchstmengen sind 40 Milligramm pro Tag für Erwachsene, 34 Milligramm pro Tag für Jugendliche; weniger für jüngere Kinder)

- Magnesium als Glycinat, Citrat oder Malat
  Empfohlene Dosis: 100–400 Milligramm pro Tag

11. Neurofeedback sollte in Betracht gezogen werden.

12. Kinder sollten erst in etwas höherem Alter in die Schule gehen (bei den jüngsten Kindern einer Klasse wird mit größerer Wahrscheinlichkeit ADS/ADHS diagnostiziert).

Wenn jemand wirklich an ADS/ADHS leidet, dann wird er auch noch einige Monate nachdem ich ihn das erste Mal untersucht habe, daran leiden. Es lohnt sich also, sich etwas Zeit zu nehmen, um die eigene Gesundheit des Gehirns/psychische Gesundheit zu optimieren, bevor man mit einer Medikation beginnt, die man dann vielleicht jahre- oder sogar jahrzehntelang anwenden muss. An dieser Stelle empfehle ich stets Nutrazeutika oder Medikamente, die auf die spezifische Beschaffenheit von ADS/ADHS ausgerichtet sind.

Im Falle von ADS/ADHS, das eines meiner Hauptfachgebiete war, gibt es in unserer Gesellschaft eine große negative Voreingenommenheit gegenüber Medikamenten. Ich habe unzählige Eltern sagen hören: »Ich setze mein Kind doch nicht unter Drogen!« – »Wenn du dieses Medikament nimmst, geht deine Kreativität verloren.« – »Du wirst gar nicht mehr du selbst sein.« Das Problem dabei ist, dass die meisten Ärzte davon ausgehen, dass ADS/ADHS eine einzige Erkrankung ist, weshalb sie allen Patienten die gleichen Medikamente – Stimulanzien wie Ritalin – verschreiben. Diese Medikamente helfen vielen Menschen, aber bei anderen machen sie alles nur noch schlimmer. Sowohl »Wunderheilungs-« als auch »Horrorgeschichten« über Stimulanzien sind im Überfluss vorhanden. Eines meiner eigenen Kinder wurde von einer mittelmäßigen Schülerin zu einer ständigen Einserschülerin während ihrer gesamten Schulzeit, und zwar durch ein stimulierendes Medikament zur Optimierung der geringen Aktivität in ihrem präfrontalen Kortex; und sie wurde in eine der weltbesten Universitäten zum Studium der Tiermedizin aufgenommen. Das Medikament stimulierte ihre Frontallappen, wodurch sie ihre Fähigkeiten besser nutzen konnte, was auch ihr Selbstwertgefühl stärkte. Auf der anderen Seite habe ich auch einen Patienten, der an mich überwiesen wurde, da er nach einer Umstellung auf Ritalin selbstmordgefährdet war. Sein Gehirn war bereits zu Beginn überaktiv, sodass eine weitere Stimulation ihn nur noch ängstlicher und nervöser werden ließ. Zu diesem Problem kommt es, wenn Ärzte davon ausgehen, dass jeder Mensch mit den gleichen Symptomen die gleichen Gehirnveränderungen hat, was einfach nicht stimmt und zu Misserfolg und Frustration führt.

Sucht

1. Der allererste Schritt ist, die süchtig machende Substanz abzusetzen, die direkt oder indirekt ein Gift für das Gehirn des Patienten ist!

2. Zwölf-Schritte-Programm, wie zum Beispiel bei den Anonymen Alkoholikern

3. Bright-Minds-Gehirn-Rehabilitationsprogramm, das alle Risikofaktoren bekämpft

4. Bright-Minds-Diät zur Vorbeugung gegenüber Rückfällen; bei den meisten Behandlungsprogrammen bekommen die Patienten eher ungesunde Nahrungsmittel, die einen Rückfall fördern können.

5. Achten Sie auf sich, um einen Rückfall zu verhindern – werden Sie nicht zu hungrig (Blutzucker ausgleichen), wütend (automatische negative Gedanken abstellen), einsam (treten Sie mit anderen in Verbindung) oder müde (schlafen).

6. Bekommen Sie automatische negative Gedanken in den Griff.

7. Beginnen Sie mit der Einnahme der folgenden Nutrazeutika:

   - Omega-3-Fettsäuren
     Empfohlene Dosis: 1400 Milligramm oder mehr mit einem EPA-DHA-Verhältnis von etwa 60 zu 40
   - N-Acetylcystein (NAC)
     Empfohlene Dosis: 1200–2400 Milligramm pro Tag; die klinische Forschung ist diesbezüglich sehr vielversprechend

Wenn die oben genannten Interventionen unwirksam sind, empfehle ich andere Nutrazeutika oder Medikamente, die auf den spezifischen Suchttyp des Patienten abzielen.

Angststörungen

1. Die Bright-Mind-Risikofaktoren in Angriff nehmen

2. Untersuchung auf Hypoglykämie, Anämie und Hyperthyreose

3. Der Patient sollte auf künstliche Farbstoffe, Konservierungsmittel und Süßstoffe in seiner Ernährung verzichten.

4. Der Patient sollte eine dreiwöchige Eliminationsdiät ausprobieren (siehe Schritt 5 auf Seite 317).

5. Der Patient sollte Gebet oder Meditation praktizieren und kann es mit Hypnose versuchen. (Untersuchungen zeigen, dass diese Maßnahmen Stress und Ängste beruhigen können. Sie können hilfreiche Audioprogramme für geführte Meditation und Selbsthypnose verwenden.).

6. Training mit Hinblick auf die Herzfrequenzvariabilität (HRV). (Angstzustände stehen mit niedrigen HRV-Werten in Verbindung,[93] aber durch die Anwendung von Biofeedback kann man zu einer gesünderen HRV kommen.).

7. Zwerchfellatmung und handwärmendes Biofeedback

8. Automatische negative Gedanken in den Griff bekommen

9. Beruhigende Übungen wie Yoga, Qigong und Tai-Chi

10. Beginnen Sie mit der Einnahme der folgenden Nutrazeutika:

    - L-Theanin
      Empfohlene Dosis: 200–400 Milligramm pro Tag
    - GABA
      Empfohlene Dosis: 500–1000 Milligramm pro Tag
    - Magnesium als Glycinat, Citrat oder Malat
      Empfohlene Dosis: 100–500 Milligramm mit 30 Milligramm Vitamin B_6 pro Tag
    - Probiotika

11. Prüfen Sie Ihren Omega-3-Index (omegaquant.com) und erreichen Sie einen Wert über acht Prozent, indem Sie 1400 Milligramm oder mehr Omega-3-Fischöl mit einem EPA-DHA-Verhältnis von etwa 60 zu 40 verwenden.

12. Ziehen Sie Neurofeedback in Betracht.

Angststörungen schränken uns stark ein. Allzu oft greifen die Menschen zu Marihuana, Alkohol oder verschriebenen Benzodiazepinen, die kurzfristig von Nutzen sein können, aber langfristige Probleme mit Sucht- und Gedächtnisproblemen verursachen können. Wenn die oben genannten Interventionen unwirksam oder nur teilweise wirksam sind, empfehle ich andere Nutrazeutika oder Medikamente, die auf die spezifische Art der Angst einer Person abzielen.

Depression

1. Die Bright-Mind-Risikofaktoren in Angriff nehmen

2. Die Schilddrüsenunterfunktion untersuchen lassen und gegebenenfalls korrigieren

3. Arbeiten Sie mit einem ernährungswissenschaftlich gut ausgebildeten Arzt zusammen, um Ihre Folat-, Vitamin-B_{12}-, Vitamin-D-, Homocystein- und andere Nährstoffwerte zu optimieren.

4. Prüfen Sie Ihren Omega-3-Index (omegaquant.com) und erreichen Sie einen Wert über acht Prozent, indem Sie 1400 Milligramm oder mehr Omega-3-Fischöl mit einem EPA-DHA-Verhältnis von etwa 60 zu 40 verwenden. (Ich bin davon überzeugt, dass Patienten ohne diese Ernährungsumstellung mit großer Wahrscheinlichkeit nicht auf etwaige Medikamente ansprechen werden.).

5. Eliminieren Sie verarbeitete Lebensmittel sowie künstliche Farb-, Konservierungs- und Süßungsmittel.

6. Versuchen Sie drei Wochen lang eine Eliminationsdiät (siehe Schritt 5 auf Seite 317 für weitere Einzelheiten).

7. Erhöhen Sie den Eiweißgehalt, senken Sie Kohlenhydrate und fügen Sie Ihrer Ernährung buntes Gemüse hinzu.

8. Gehen Sie gegen automatische negative Gedanken an.

9. Treiben Sie Sport.[94]

10. Beginnen Sie mit der Einnahme der folgenden Nutrazeutika:

    - Kurkumin, nicht als Kurkumawurzel, sondern als Longvida, was viel effizienter absorbiert wird
    - Magnesium als Glycinat, Citrat oder Malat
      Empfohlene Dosis: 100–500 Milligramm mit 30 Milligramm Vitamin B_6 pro Tag
    - Zink als Citrat oder Glycinat
      Empfohlene Dosis: 30 Milligramm (verträgliche Höchstmengen sind 40 Milligramm pro Tag für Erwachsene und 34 Milligramm pro Tag für Jugendliche; weniger für jüngere Kinder)
    - Probiotika

Depressionen können verheerend sein, aber allzu oft verabreichen Ärzte den Patienten nach einem kurzen Besuch in der Praxi SSRI, anstatt die zugrunde liegende Ursache zu bekämpfen. SSRI sind Medikamente, die oft sehr schwer wieder abzusetzen sind. Wenn die oben genannten Interventionen unwirksam sind, empfehle ich in der Regel andere Nutrazeutika oder Medikamente, die auf die spezifische Art von Depression meines Patienten abzielen.

Schlafstörungen

1. Kümmern Sie sich um Ihren Schlaf. Machen Sie ihn zur Priorität.

2. Vermeiden Sie alles, was dem Schlaf schadet, wie zum Beispiel Koffein, blaues Licht von Geräten, einen hellen, warmen Raum, Lärm, Alkohol, abendliches Sportprogramm, negative Gedanken und Sorgen freien Lauf zu lassen.

3. Behandeln Sie alle Probleme, die Sie um den Schlaf bringen – Restless-legs-Syndrom, Schlafapnoe, Schilddrüsenüberfunktion, niedriger Progesteronspiegel oder chronische Schmerzen.

4. Nehmen Sie positive Schlafgewohnheiten wie Blaulichtblocker, Ausschalten von Geräten, Gebet, Hypnose, Meditation, beruhigende Musik, ein warmes Bad, einen kühlen Raum und ein kühles Kissen, einen regelmäßigen Schlafplan und eine Lavendelaromatherapie an.

5. Beginnen Sie mit der Einnahme der folgenden Nutrazeutika:

   - Melatonin
     Empfohlene Dosis: 0,3–5 Milligramm vor dem Schlafengehen, schrittweise erhöhen, bis es bei Ihnen wirkt
   - Magnesium
     Empfohlene Dosis: 100–500 Milligramm pro Tag
   - Zink
     Empfohlene Dosis: 15–30 Milligramm pro Tag
   - 5-Hydroxytryptophan (5-HTP)
     Empfohlene Dosis: 100–200 Milligramm pro Tag, falls Sie sich häufig Sorgen machen
   - GABA
     Empfohlene Dosis: 250–1000 Milligramm pro Tag

Viel zu oft werden Patienten süchtig machende Schlafmittel verschrieben, die das Gedächtnis beeinflussen können, ohne zuerst nach der zugrunde liegenden Ursache des Schlafproblems zu suchen oder die einfachsten Strategien umzusetzen. Wenn die oben genannten Interventionen unwirksam sind, versuche ich es mit nicht süchtig machenden schlaffördernden Medikamenten wie niedrig dosiertem Trazodon, Gabapentin oder Amitriptylin.

Denken Sie daran: Egal, ob Sie Medikamente oder Nahrungsergänzungsmittel oder eine Kombination davon verwenden, sie sind nur ein Teil unseres Bright-Minds-Programm. Erwarten Sie nicht, dass eine Pille, ob natürlich oder synthetisch, ganz allein Ihr Leben zum Besseren verändern wird.

Vor- und Nachteile von Medikamenten

Auf der Grundlage von 40 Jahren Studium und Praxis der Psychiatrie habe ich die folgende Liste mit den Vor- und Nachteilen von Medikamenten für Ihre psychische Verfassung zusammengestellt:

Pro

1. Bei ernsthafteren psychischen Erkrankungen wie Schizophrenie, echter bipolarer Störung (ich sage »echte« bipolare Störung, weil Menschen oft fälschlicherweise als bipolar diagnostiziert werden, obwohl sie eigentlich an den Langzeitauswirkungen eines Schädel-Hirn-Traumas leiden), schweren klinischen Depressionen und Zwangsstörungen sind Medikamente oft die effektivste und schnellste Behandlung.

2. Bei ADS/ADHS wirken stimulierende Medikamente schnell und können sehr wirksam sein, wenn sie für die richtige Art von ADS/ADHS verabreicht werden. Wie bereits erwähnt, wirken Stimulanzien bei zwei der sieben Arten von ADS/ADHS.

3. Prazosin (ein Blutdruckmedikament) ist häufig eine wirksame, schnell wirkende und sichere Behandlung von Albträumen bei Menschen mit PTBS.

4. Ärzte sind im Umgang mit Medikamenten für Probleme mit der psychischen Gesundheit geschult, weshalb sie daran gewohnt sind, diese zu verschreiben, und sie sind Teil der regulären medizinischen Praxis.

5. Die Kosten sind in der Regel durch Krankenversicherungen gedeckt.

Kontra

1. Psychopharmaka haben deutlich mehr Nebenwirkungen als Nutrazeutika. Die meisten haben eine sogenannte Blackbox-Warnung, die strengste Warnung der US-amerikanischen Zulassungsbehörde FDA im Zusammenhang mit der Kennzeichnung von verschreibungspflichtigen Medikamenten. Sie wird verwendet, wenn es ernst zu nehmende Beweise für einen Zusammenhang zwischen dem Medikament und einer ernsthaften Gefahr gibt.

2. Sie sind im Allgemeinen viel teurer als Nutrazeutika, obwohl sie in der Regel von der Krankenversicherung übernommen werden.

3. Ist die Behandlung einmal begonnen, lassen sich viele Medikamente oft nur schwer wieder absetzen. Der Entzug von Antidepressiva und Medikamenten gegen Angstzustände kann langwierig und schmerzhaft sein.

4. Ist die Behandlung einmal begonnen, fühlen sich viele Menschen von ihnen abhängig und setzen sich nicht mehr ernsthaft mit der Arbeit auseinander, die sie vor sich haben, um ihr Gehirn mit der Zeit wirklich gesund zu bekommen.

5. Einige Medikamente verändern Ihr Gehirn, sodass Sie sie letztlich brauchen, einfach nur, um sich normal zu fühlen.

6. So schrecklich es auch klingt, die Einnahme von verschreibungspflichtigen Medikamenten kann es schwieriger machen, sich versichern zu lassen. Ich kenne viele Menschen, denen wegen der Einnahme bestimmter Medikamente höhere Krankenversicherungstarife auferlegt wurden oder die gar keinen Versicherungsschutz bekommen konnten, da eine Versicherung hier in den USA einen Antrag auch ganz ablehnen kann.

7. Wenn bei ADS/ADHS Stimulanzien verschrieben werden, ohne die besondere Art von ADS/ADHS, die bei Ihnen vorliegt, zu berücksichtigen, können diese Medikamente mehr schaden als nützen. Zum Beispiel können Stimulanzien bei fünf der sieben Arten von ADS/ADHS zu einer deutlichen Verschlechterung führen.

Ein wichtiger Hinweis: Erkundigen Sie sich bei Ihrem Arzt, bevor Sie irgendwelche Medikamente absetzen.

Vor- und Nachteile von Nutrazeutika

Auf der Grundlage von mehr als drei Jahrzehnten, in denen ich mich eingehend mit der Erforschung von Nutrazeutika zur Unterstützung des Gehirns beschäftigt und sie in meiner klinischen Praxis eingesetzt habe, habe ich die folgende Liste der Vor- und Nachteile der Einnahme von Nutrazeutika zusammengestellt.

Pro

1. Sie sind oft wirksam, wenn sie richtig verordnet werden.
2. Sie haben dramatisch weniger Nebenwirkungen als die meisten verschreibungspflichtigen Medikamente.
3. Sie sind deutlich preiswerter als Medikamente.
4. Sie müssen einer Versicherungsgesellschaft niemals mitteilen, dass Sie sie genommen haben, sodass sie sich nicht darauf auswirken, wie leicht Sie eine optimale Versicherung erhalten.
5. Wenn Menschen beginnen, Nahrungsergänzungsmittel einzunehmen, um ihre Gesundheit zu optimieren, beginnen sie oft, sich auf andere gesunde Gewohnheiten einzulassen.

Kontra

1. Auch wenn Nutrazeutika in der Regel günstiger sind als Medikamente, werden sie von der Versicherung in der Regel nicht übernommen.
2. Viele Menschen sind sich nicht bewusst, dass Nutrazeutika Nebenwirkungen haben können und deshalb wohlüberlegt eingesetzt werden müssen. Nur weil etwas natürlich ist, bedeutet das nicht, dass es unschädlich ist. Sowohl Arsen als auch Zyanid sind natürlich, aber das bedeutet nicht, dass sie gut für Sie sind. Johanniskraut zum Beispiel war früher eines meiner liebsten natürlichen Antidepressiva, aber es kann Sonnenempfindlichkeit verursachen und es kann auch die Wirksamkeit einer Reihe anderer Medikamente, wie zum Beispiel der Antibabypille, verringern.[95] Na super! Sie sind sowieso schon depressiv, nehmen Johanniskraut aus dem Supermarkt und jetzt sind Sie schwanger, obwohl Sie es gar nicht wollen. Das ist wahrscheinlich nicht das, was Sie eigentlich erreichen wollten.

3. Eine der größten Sorgen bei Nutrazeutika ist die mangelnde Qualitätskontrolle. Es gibt hier starke Unterschiede, deshalb müssen Sie vertrauenswürdige Marken finden. Ich tue mein Bestes, um nur Nutrazeutika zu empfehlen, die einer strengen Qualitätskontrolle unterzogen wurden. Die hochwertigen Produkte und Marken, die wir unseren Patienten empfehlen, finden Sie auf unserer Website (brainmedhealth.com).

4. Ein weiterer Nachteil ist, dass viele Menschen ihren Rat zu Nahrungsergänzungsmitteln von einer jungen Verkäuferin im Reformhaus erhalten, die möglicherweise nicht über die besten Informationen verfügt, oder aus Sekundärquellen im Internet. Sie brauchen Ratschläge von Fachleuten aus dem Gesundheitsbereich, die geschult und kompetent sind, um Ihnen den besten Rat zu erteilen.

Auch wenn sie ihre Grenzen haben, sind die Vorteile von Nutrazeutika, gepaart mit ihren minimalen Risiken, eine Überlegung wert, vor allem, wenn Sie für Ihre Entscheidung dazu durchdachte, forschungsbasierte Informationen bekommen können.

Informierte Einwilligung

Im ersten Jahr des Medizinstudiums werden alle Studenten über das Konzept der informierten Einwilligung unterrichtet. Es ist nicht Aufgabe eines Arztes, Ihnen zu sagen, was Sie zu tun haben, wenn es um die Behandlung einer medizinischen Erkrankung oder einer Erkrankung des Gehirns/der psychischen Gesundheit geht; es ist seine Aufgabe, Ihnen die Optionen aufzuzeigen und Sie über die Vor- und Nachteile der einzelnen Optionen zu informieren. Das ist ein entscheidender Unterschied. Zu viele Ärzte sagen Ihnen, welche Behandlung sie verschreiben werden, anstatt Ihnen alle Optionen aufzuzeigen. Ihr Arzt ist nicht Ihr Vater, Ihre Mutter oder Ihr Chef; er sollte Ihr Partner in Sachen Wohlbefinden sein. Fragen Sie nach allen möglichen Therapiealternativen!

KAPITEL 17

SIE KÖNNEN NICHT ÄNDERN, WAS SIE NICHT MESSEN

PRÄVENTION BEGINNT MIT DER KENNTNIS DER FÜR IHRE GESUNDHEIT WICHTIGEN MESSWERTE

Was man nicht messen kann, kann man auch nicht verbessern.

Peter Drucker

Um psychische Erkrankungen erfolgreich zu behandeln, ist es wichtig zu wissen, ob Ihr Gehirn und Ihr Körper richtig funktionieren, und sie zu optimieren, wenn dies nicht der Fall ist. Ich habe in mehreren meiner Bücher darüber geschrieben, weil es wirklich von äußerster Bedeutung ist, die für Ihre Gesundheit wichtigen Laborwerte sowie Ihre Blutdruckwerte zu kennen. Überprüfen Sie diese Werte jährlich und immer dann, wenn Sie sich nicht ganz gesund fühlen. Die wichtigen Werte, die Sie kennen müssen, sind unten nach den Bright-Minds-Risikofaktoren geordnet.

Durchblutung und Faktoren, die für die Blutgefäße wichtig sind (Kapitel 5)

Regelmäßiger Sport: Versuchen Sie, an fünf Tagen in der Woche jeweils 30 Minuten oder mehr zu trainieren.

Blutdruck:[1] Ein guter Blutdruck ist entscheidend für die Gesundheit des Gehirns. Hoher Blutdruck ist mit einer geringeren allgemeinen Hirnfunktion verbunden, was Ihre Entscheidungsfindung stark beeinträchtigen kann. Kürzlich gaben die American Heart Association und das American College of Cardiology überarbeitete Richtlinien bekannt, die dazu geführt haben, dass bei jedem Menschen mit einem Blutdruck von 130/80 mmHg eine Hypertonie (Bluthochdruck) der Stufe 1 diagnostiziert wird. Zuvor galt erst ein Blutdruck von 140/90 mmHg als Hypertonie (dieser Wert gilt auch im Allgemeinen weiterhin in Deutschland).

Das bedeutet, dass heute mehr Amerikaner als je zuvor – die Hälfte aller Männer und 38 Prozent aller Frauen oder 103 Millionen Menschen gegenüber 72 Millionen vor dieser Änderung – als an Hypertonie erkrankt gelten.[2] Hier sind die Blutdruckwerte, die Sie kennen sollten:

- Optimal (jeweils mmHg)
  - Systolisch 90–120
  - Diastolisch 60–80
- Hypertonie Stufe 1 (in Deutschland: grenzwertig erhöhter Blutdruck ab 120 mmHg)
  - Systolisch 130–139
  - Diastolisch 80–89
- Hypertonie Stufe 2 (Bluthochdruck per Definition in Deutschland)
  - Systolisch ≥ 140
  - Diastolisch ≥ 90
- Hypotonie – ein zu niedriger Blutdruck kann auch ein Problem sein
  - Systolisch < 90
  - Diastolisch < 60

Blutlipidwerte (Blutfettwerte): Cholesterin und Triglyceride (Fette) können die Durchblutung des Gehirns beeinflussen. Ein zu hoher oder zu niedriger Cholesterinspiegel ist schlecht für das Gehirn. Überraschenderweise wurde ein höherer Cholesterinspiegel im späteren Leben mit einer besseren kognitiven Leistung[3] und einem geringeren Demenzrisiko in Verbindung gebracht.[4] Normale Werte sind:

- Gesamtcholesterin (135–200 mg/dl; < 160 mg/dl wurde mit Depressionen, Selbstmord, Mord und Tod durch alle möglichen Ursachen in Verbindung gebracht, sodass 160–200 mg/dl optimal ist)
- HDL (≥ 60 mg/dl)
- LDL (< 100 mg/dl)
- Triglyceride (< 150 mg/dl)

Bitten Sie Ihren Arzt, auch die Partikelgröße Ihres LDL-Cholesterins zu untersuchen, da größere Partikel weniger toxisch sind als kleinere.

Großes Blutbild: Dieser Bluttest misst Ihre roten und weißen Blutkörperchen. Menschen mit einer niedrigen Anzahl roter Blutkörperchen können sich ängstlich und müde fühlen und Probleme mit dem Gedächtnis haben. Vergrößerte rote Blutkörperchen können auf einen zu hohen Alkoholkonsum hinweisen. Zu viele weiße Blutkörperchen können auf eine Infektion hinweisen.

Homocystein (Bluttest): Hohe Homocysteinspiegel (> 10 µmol/l) sind mit Atherosklerose (Verhärtung und Verengung der Arterien) und einem erhöhten Risiko für Herzinfarkt, Schlaganfall, Bildung von Blutgerinnseln und möglicherweise Alzheimer-Demenz verbunden. Der Homocysteinspiegel gibt auch Aufschluss darüber, ob bei Ihnen ein Folatmangel vorliegt (siehe Seite 332).

Ruhestand und Altern (Kapitel 6)

Allgemeine Stoffwechselwerte (Bluttest): Diese Untersuchung zeigt den Gesundheitszustand von Leber, Nieren, Natriumgehalt und mehr.

Ferritin (Bluttest): Hierbei handelt es sich um ein Maß für Ihre Eisenspeicher. Hohe Werte sind mit Entzündungen (siehe Kapitel 7) und Insulinresistenz (siehe Kapitel 14) assoziiert. Niedrige Werte sind mit Anämie, Restless-legs-Syndrom, ADS/ADHS und niedriger Motivation und Energie verbunden. Ein Wert von 50 bis 100 Nanogramm pro Milliliter ist ideal. Frauen haben aufgrund der Menstruation oft geringere Eisenspeicher als Männer. Einige vermuten, dass dies einer der Gründe dafür ist, dass Frauen tendenziell länger leben als Männer.

Wenn Ihr Niveau niedrig ist, sollten Sie die Einnahme von Eisen in Erwägung ziehen. Wenn er hoch ist, kann eine Blutspende helfen.

Entzündungen und die Gesundheit des Darms (Kapitel 7)

C-reaktives Protein (CRP; Bluttest): Damit wird der Entzündungszustand in Ihrem Körper gemessen. Entzündungen sind mit chronischen Krankheiten wie Depressionen, Demenz und Schmerzsyndromen verbunden. Ein gesunder CRP-Bereich liegt bei 0,0 bis 1,0 Milligramm pro Liter.

Omega-3-Index (ein Blutstropfen):[5] Dieser misst die Gesamtmenge der Omega-3-Fettsäuren EPA und DHA in den roten Blutkörperchen und spiegelt direkt deren Gehalt im Gehirn wider. Der Test ist ein klinisch validierter Biomarker für die Gesundheit Ihres Gehirns. Ihr Risiko eines kognitiven Rückgangs steigt um bis zu 77 Prozent, wenn Ihr Omega-3-Index niedrig ist. Streben Sie einen Wert über acht Prozent an.

Vitamin B_{12} (Bluttest): Dies ist für eine gesunde Gehirnfunktion von entscheidender Bedeutung. Ein Mangel an Vitamin B_{12} kann potenziell schwere und irreversible Schädigungen, insbesondere des Gehirns und des Nervensystems, verursachen. Symptome wie Müdigkeit, Depressionen und schlechtes Gedächtnis können bereits bei einem nur geringfügig unter dem Normalwert liegenden Niveau auftreten. Vitamin B_{12} kann auch durch Medikamente abgebaut werden, insbesondere durch solche, die die Magen- und Darmfunktion beeinträchtigen, wie etwa Protonenpumpenhemmer zur Therapie von Säurereflux. Ein Mangel an diesem Vitamin kann Symptome von Manie und Psychose und sogar Symptome, die einer Demenz ähneln, verursachen. Ein normaler Bereich liegt bei 211 bis 946 Pikogramm pro Milliliter; optimal sind über 600 Pikogramm pro Milliliter.

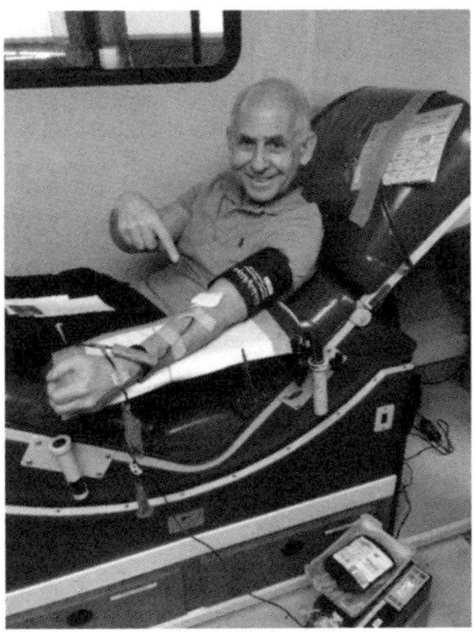

Das bin ich beim Blutspenden.

Genetik (Kapitel 8)

Sie sollten Ihre genetischen Risiken kennen: Sehen Sie sich Ihren Stammbaum an und beachten Sie alle genetischen Probleme, die in Ihrer Familie auftreten.

Erwägen Sie genetische Tests: Genomind (genomind.com) und GeneSight (genesight.com) sind zwei Unternehmen, die unser Fachpersonal an den Amen Clinics einsetzt.

Folat (Bluttest): Hilft bei der Produktion von DNA und anderem genetischen Material. Es ist für die gesunde Regulation von Genen erforderlich und besonders wichtig, wenn Zellen und Gewebe schnell wachsen, wie zum Beispiel im Säuglingsalter, in der Pubertät und in der Schwangerschaft.

Folat wirkt zusammen mit den Vitaminen B_6 und B_{12} und anderen Nährstoffen zur Kontrolle des Homocysteinspiegels im Blut. Niedrige Folatspiegel sind häufig die Folge von Alkoholismus, entzündlichen Darmerkrankungen, Zöliakie und bestimmten Medikamenten. Ein normaler Wert liegt bei 2 bis 20 Nanogramm pro Milliliter; als optimal gilt ein Wert von über 3 Nanogramm pro Milliliter.

Schädel-Hirn-Trauma (Kapitel 9)

Anzahl vergangener Gehirnerschütterungen mit oder ohne Bewusstseinsverlust.

Giftstoffe (Kapitel 10)

Anzahl der alkoholischen Getränke, die Sie pro Tag/Woche konsumieren, **der Zigaretten,** die Sie rauchen, beziehungsweise wie oft Sie eine **E-Zigarette** verwenden und wie oft Sie **Drogen** konsumieren (einschließlich Marihuana).

Es gibt Tests auf Schwermetalle und Schimmelpilze, aber Sie müssen sie nicht routinemäßig durchführen, es sei denn, Sie haben Symptome oder Sie wissen, dass Sie hohen Konzentrationen ausgesetzt waren.

Erhöhte elektrische Aktivität im Gehirn (Kapitel 11)

Elektroenzephalogramm (EEG)/SPECT-Tests: Es gibt keine spezifischen Daten dafür, ab wann man von einer erhöhten elektrischen Aktivität im Gehirn sprechen kann, aber diese Untersuchungen können äußerst hilfreich sein, wenn Sie ein Problem vermuten.

Immunsystem und Infektionen (Kapitel 12)

Großes Blutbild, um die Anzahl Ihrer weißen Blutkörperchen zu bestimmen.

Die **Erythrozytensedimentationsrate (ESR; auch Blutsenkungsgeschwindigkeit genannt)** lässt Rückschlüsse darauf zu, ob eine Entzündung vorliegt, und ist bei Autoimmunerkrankungen erhöht.

Antinukleäre Antikörper (ANA): Antikörper bekämpfen Infektionen, aber ANA greifen häufig das Gewebe Ihres Körpers an. Bei Autoimmunerkrankungen sind die ANA oft hoch.

Vitamin D (Bluttest):[6] Niedrige Konzentrationen von Vitamin D wurden mit Adipositas, Depressionen, kognitiven Beeinträchtigungen, Herzkrankheiten, verminderter Immunität, Krebs und ganz verschiedenen Todesursachen in Verbindung gebracht. Der genaue Wert, der gemessen wird, ist der 25-Hydroxyvitamin-D-Spiegel. Ein normaler Vitamin-D-Spiegel liegt bei 30 bis 100 Nanogramm pro Milliliter, wobei der optimale Bereich 50 bis 100 Nanogramm pro Milliliter beträgt.

Hormonstörungen, die auch die Funktion des Gehirns beeinflussen (Kapitel 13)

Schilddrüsenwerte (Bluttest): Wenn Ihr Schilddrüsenhormonspiegel vom Normalwert abweicht, könnte dies die Ursache für Angstzustände, Depressionen, Vergesslichkeit, Gewichtsprobleme und Lethargie sein. Eine Hypothyreose (niedrige Schilddrüsenwerte) vermindert die gesamte Hirnaktivität, was Ihr Denken, Ihr Urteilsvermögen und Ihre Selbstkontrolle beeinträchtigen und es fast unmöglich machen kann, ihr Gewicht effektiv zu halten. Eine Hyperthyreose (hohe Schilddrüsenwerte) ist mit Angstzuständen, Schlaflosigkeit und Unruhe verbunden. Wenn Sie Symptome haben, sollten Sie sich nicht nur mit einem TSH-Test zufriedengeben, der das schilddrüsenstimulierende Hormon misst. Die TSH-Werte können auch dann normal sein, wenn Sie ein nicht erkanntes Schilddrüsenproblem haben. Bestehen Sie stattdessen darauf, dass Ihr Arzt alle folgenden Maßnahmen anordnet:

- **TSH:** Nach Angaben der American Association of Clinical Endocrinologists ist alles über einem Wert von 3,0 anormal und muss weiter untersucht werden.
- **Freies T3:** Aktive Form des Schilddrüsenhormons; siehe Normalbereiche für den jeweiligen Labortest, der bei Ihnen durchgeführt wird
- **Freies T4:** Inaktive Form des Schilddrüsenhormons; siehe Normalbereiche für den jeweiligen Labortest, der bei Ihnen durchgeführt wird

- **Schilddrüsen-Antikörper**
  - Schilddrüsen-Peroxidase-Antikörper
  - Thyreoglobulin-Antikörper; siehe Normalbereiche für den jeweiligen Labortest, der bei Ihnen durchgeführt wird
- **Leberfunktionstests:** 95 Prozent des T4 werden in der Leber »aktiviert«, daher ist eine gesunde Leber unerlässlich.
- **Ferritinspiegel:** Ferritin ist wie der Bus, der aktives T3 in die Zellen transportiert; der Ferritinwert muss über 50 liegen, damit dies geschieht.

Ein wichtiger Hinweis: Obwohl Schilddrüsentests hilfreich sein können, sollten Sie darauf achten, dass Ihr Arzt Sie behandelt, nicht Ihre Bluttestergebnisse. Ich habe haufenweise Patienten mit Schilddrüsenunterfunktion gesehen, die nicht behandelt wurden, weil ihre Schilddrüsenwerte zwar niedrig, aber »innerhalb der Normalwerte« waren. Das ist ein wenig so, als würde man sagen, ein Vitamin-D-Spiegel von 31 sei normal (der Normalbereich liegt bei 30–100). Ich wollte in keiner Klasse, in der ich war, das Schlusslicht bilden. Wie sich ein Patient fühlt und funktioniert (zum Beispiel wenig Energie, Verstopfung, trockenes Haar, trockene Haut, beeinträchtigte kognitive Leistung, niedrige Körpertemperatur), ist für die Beurteilung der Schilddrüsenfunktion wichtiger als die Verwendung willkürlicher Normbereiche bei Bluttests. Alle der oben genannten Tests könnten »normal« ausfallen, und der Patient kann trotzdem ein Problem haben.

Cortisol (Speichel): Diese Untersuchung wird am besten in vier Intervallen über den Tag verteilt durchgeführt (um Ihren Tageszyklus darzustellen): beim Aufwachen, um die Mittagszeit, um die Zeit des Abendessens und kurz vor dem Einschlafen. Im Idealfall sind Ihre Cortisolwerte morgens hoch (um Sie aufzuwecken) und nehmen im Laufe des Tages und abends langsam ab, sodass Sie nachts in einen erholsamen Schlaf finden können. Wenn der Cortisolspiegel zu hoch ist, fühlen Sie sich aufgedreht. Wenn er zu niedrig ist, fühlen Sie sich erschöpft, leicht verwirrt oder träge.

DHEA-S (Bluttest): Normale Blutspiegel von DHEA-Sulfat können sich je nach Geschlecht und Alter unterscheiden.

Typische Orientierungswerte für Frauen:

- 18–19 Jahre: 145–395 µg/dl (Mikrogramm pro Deziliter)
- 20–29 Jahre: 65–380 µg/dl
- 30–39 Jahre: 45–270 µg/dl
- 40–49 Jahre: 32–240 µg/dl
- 50–59 Jahre: 26–200 µg/dl
- 60–69 Jahre: 13–130 µg/dl
- 70 Jahre und älter: 17–90 µg/dl

Typische Orientierungswerte für Männer:

- 18–19 Jahre: 108–441 µg/dl
- 20–29 Jahre: 280–640 µg/dl
- 30–39 Jahre: 120–520 µg/dl
- 40–49 Jahre: 95–530 µg/dl
- 50–59 Jahre: 70–310 µg/dl
- 60–69 Jahre: 42–290 µg/dl
- 70 Jahre und älter: 28–175 µg/dl

Freies und Gesamtserum-Testosteron (Bluttest): Ein optimaler Testosteronspiegel ist wichtig für Ihre Gesundheit und Ihr Wohlbefinden. Zu viel Testosteron kann zu Verhaltensproblemen wie Aggressionen führen, aber zu wenig Testosteron wird mit Depressionen, schlechtem Gedächtnis und geringer Libido in Verbindung gebracht.

Normalwerte für erwachsene Männer:

- Gesamt-Testosteron: 280–800 ng/dl; optimal ist 500–800 ng/dl
- Freies Testosteron: 7,2–24 pg/ml; optimal ist 12–24 pg/ml

Normalwerte für erwachsene Frauen:

- Gesamt-Testosteron: 6–82 ng/dl; optimal ist 40–82 ng/dl
- Freies Testosteron: 0,0–2,2 pg/ml; optimal ist 1,0–2,2 pg/ml

Östrogen und Progesteron für Frauen:[7] Je nach den Umständen werden diese im Blut oder im Speichel gemessen. Menstruierende Frauen werden in der Regel am Tag 21 ihres Zyklus getestet, während postmenopausale Frauen jederzeit gemessen werden können. Östrogen ist für die Lubrikation der Scheidenschleimhaut verantwortlich, wirkt sich positiv aus auf die Libido und das Gedächtnis – und vieles mehr. Progesteron wirkt beruhigend, trägt zu einem erholsamen Schlaf bei und wirkt harntreibend. Achten Sie auf die Normalbereiche für den jeweiligen Labortest, der bei Ihnen durchgeführt wird.

Diabetes und Übergewicht (Kapitel 14)

Body-Mass-Index (BMI):[8] Diese Messung ist das Ergebnis des Verhältnisses von Körpergewicht und Größe. Ein optimaler BMI liegt zwischen 18,5 und 25; der Bereich des Übergewichts liegt zwischen 25 und 30; über 30 weist auf Fettleibigkeit hin und über 40 auf krankhafte Adipositas. Googeln Sie einfach den Begriff »BMI-Rechner« und geben Sie Ihre Größe und Ihr Gewicht ein, um Ihren BMI zu bestimmen. Nehmen Sie diese Zahl ernst, denn Übergewicht oder Fettleibigkeit gehen eher mit einem kleineren Gehirn einher, und wenn es um Ihr Gehirn geht, kommt es auf die Größe an! Außerdem erhöht Fettleibigkeit das Risiko für

Depressionen und Alzheimerkrankheit. In einer neuen Studie wurden 40 Prozent aller Krebserkrankungen mit Übergewicht in Verbindung gebracht.[9]

Verhältnis der Taille zur Körpergröße:[10] Dies ist eine weitere Möglichkeit zu prüfen, ob Sie ein gesundes Körpergewicht haben. Einige Forscher glauben, dass diese Zahl sogar noch genauer als der BMI ist, weil die gefährlichste Stelle, um Gewicht anzusetzen, um den Bauchraum liegt. Bauchfett, das mit einem größeren Taillenumfang einhergeht, ist metabolisch aktiv und produziert verschiedene Hormone, die schädliche Auswirkungen auf die Gesundheit haben können, wie zum Beispiel erhöhter Blutdruck, hohe Cholesterin- und Triglyceridwerte und Diabetes.

Das Verhältnis der Taille zur Körpergröße wird berechnet, indem der Taillenumfang durch die Körpergröße geteilt wird. Eine Frau mit einer Taille von 80 Zentimeter, die 170 Zentimeter groß ist, würde dementsprechend 80 durch 170 dividieren und einen Wert von 0,47 erhalten. Der gesunde Wert liegt zwischen 0,42 und 0,48. (Häufig wird auch das Taillen-Hüft-Verhältnis bestimmt; es sollte bei Männern ≥ 0,95 und bei Frauen ≥ 0,80 betragen). Wenn Sie Ihren Taillenumfang messen, verwenden Sie ein Maßband! Riskieren Sie keine Vermutungen und verlassen Sie sich nicht auf Ihre Hosengröße, die von Hersteller zu Hersteller variieren kann. Meiner Erfahrung nach unterschätzen 90 Prozent der Menschen ihren Taillenumfang.

Laboruntersuchungen: Lassen Sie jedes Jahr Bluttests durchführen, um Ihren Nüchternblutzucker, Insulin und Hämoglobin A1c (HbA1c) festzustellen. Wenn diese Werte außerhalb des Normalbereichs liegen, betrachten Sie dies als ein ernst zu nehmendes gesundheitliches Problem.

- **Nüchternblutzucker**
  - Normal: 70–105 mg/dl
  - Optimal: 70–89 mg/dl
  - Prädiabetes: 105–125 mg/dl
  - Diabetes: 126 mg/dl oder höher
- **Hämoglobin A1c:** Dieser Test hilft bei der Diagnose von Diabetes und Prädiabetes, indem er die durchschnittlichen Blutzuckerwerte der letzten Monate aufzeigt. Normale Ergebnisse für eine Person ohne Diabetes liegen im Bereich von 4 bis 5,6 Prozent; optimal sind Werte über 5,3 Prozent. Werte von 5,7 bis 6,4 Prozent weisen auf Prädiabetes hin. Höhere Werte deuten in der Regel auf Diabetes hin.
- **Nüchterninsulin:** Hohe Insulinspiegel, in der Regel aufgrund einer Ernährung mit hohem Gehalt an einfachen Kohlenhydraten, sind mit vielen negativen gesundheitlichen Folgen verbunden, darunter Fettleber, abdominale Adipositas, übermäßiges Verlangen nach Nahrung, erhöhter Blutzucker, Akne, polyzystisches Ovarialsyndrom (PCOS), Haarausfall bei Frauen im männlichen Muster (vorn und seitlich), erhöhtes Risiko für Gicht, Bluthochdruck und geschwollene Knöchel. Normal sind Werte von 2,6 bis 25, optimal ist weniger als 10. Hohe Werte sind ein frühes Anzeichen für Diabetes.

Schlaf (Kapitel 15)

Anzahl der Stunden, die Sie jede Nacht schlafen.

Anzahl der Schlafunterbrechungen: Wenn Sie den Verdacht haben, dass Sie Schlafapnoe haben könnten, machen Sie einen Schlaftest. Zu den Symptomen gehören Tagesmüdigkeit, morgendliche Kopfschmerzen und Reizbarkeit; unbehandelte Schlafapnoe verdreifacht Ihr Risiko für Depressionen und Demenz.

Nun kennen Sie Ihre Werte ... Und jetzt?

Die für Ihre Gesundheit wichtigsten Laborwerte kennenzulernen, ist der erste Schritt. Diese zu optimieren, ist entscheidend dafür, dass Ihr Gehirn gut funktioniert und Ihre Emotionen und Ihre Stimmungslage stabil sind. Wenn einer dieser Werte verändert ist, können auch die Funktion Ihres Gehirns und Ihre psychische Gesundheit gestört sein. Arbeiten Sie mit Ihrem Arzt zusammen, um diese Werte in einen möglichst optimalen Bereich zu bringen.

> Gewöhnen Sie sich an, Ihr Gehirn zu testen und die für Ihre Gesundheit wichtigen Laborwerte jährlich zu überprüfen.

KAPITEL 18

GANZ EINFACH GESUND ESSEN

DIE BRIGHT-MINDS-DIÄT ZUR EFFEKTIVEN BEHANDLUNG PSYCHISCHER KRANKHEITEN

Indem wir Junkfood essen, belohnen wir uns nicht – wir bestrafen uns!

Zog Carey (Er hat es wirklich kapiert!)

Keine Krankheit, die durch eine bessere Ernährung behandelt werden kann, sollte mit anderen Mitteln behandelt werden.

Maimonides, Philosoph und Arzt im Mittelalter

Als meine Nichten Alizé und Amelie zum ersten Mal in die Obhut meiner Frau und mir kamen, war Alizé besessen von Cheetos. Unser erster gemeinsamer Ausflug in den Lebensmittelladen war schlimm. Sie wollte Junkfood für sich und ihre Schwester, aber das kam für mich überhaupt nicht in die Tüte. Stattdessen versuchte ich ihr zu erklären, wie man das Etikett der Zutaten auf der Snackverpackung liest und versteht, wie jede Zutat auf Gehirn, Körper und geistige Gesundheit wirkt:

- Pflanzenöl (Mais-, Raps- und/oder Sonnenblumenöl): entzündungsfördernd
- Zucker: entzündungsfördernd, beschleunigt die Alterung, erhöht das Risiko für Diabetes oder verschlimmert eine bestehende Erkrankung
- Mononatriumglutamat (MNG): löst oft eine erhöhte Aktivität des Gehirns aus
- Künstlicher Farbstoff Allurarot: löst oft eine erhöhte Aktivität des Gehirns aus

Sie sah mich an, als sei ich ein böser Herrscher. Der große Durchbruch kam einige Monate später, als wir ins Summer House gingen, einem von den Einheimischen häufig frequentierten, netten Restaurant in Corona Del Mar, und sie einen Lachssalat bestellte. Und sie mochte ihn! In den zwei Jahren seitdem hat sich ihre Ernährung dramatisch verbessert und sie fühlt sich besser als je zuvor. Wenn sie doch einmal einen ungesunden Snack isst, merkt sie selbst sofort, wie ihr das die Energie raubt und sie psychisch belastet.

Zunehmend kommen Forscher zu dem Schluss, dass die Ernährung von Menschen mit Störungen der Gesundheit des Gehirns/psychischen Gesundheit einen Mangel an entscheidend wichtigen Nährstoffen für die Gehirngesundheit aufweist. Immer mehr Ergebnisse deuten darauf hin, dass eine Ernährungsbehandlung dazu beitragen kann, Depressionen, bipolare Störungen, Schizophrenie, Angstzustände, Aufmerksamkeitsdefizit-/Aufmerksamkeitsdefizit-Hyperaktivitätsstörungen (ADS/ADHS), Autismus, Sucht und Essstörungen zu verhindern, zu behandeln oder zu verbessern.[1] Und die Forschung beginnt endlich zu erkennen, warum die Ernährung so entscheidend für die Gesundheit des Gehirns/psychische Gesundheit ist. Im Jahr 2015 kam eine Gruppe von 18 Wissenschaftlern zu dem Schluss, dass »die aufkommenden und überzeugenden Beweise für die Ernährung als entscheidender Faktor für die hohe Prävalenz und Inzidenz psychischer Störungen nahelegen, dass die Ernährung für die Psychiatrie ebenso wichtig ist wie für die Kardiologie, Endokrinologie und Gastroenterologie«.[2]

In diesem Kapitel werde ich Ihnen eine gesunde Ernährung wahnsinnig einfach machen und Ihnen sagen, welche Nahrungsmittel Sie für ein besser funktionierendes Gehirn essen sollten und welche man insgesamt einschränken oder vermeiden sollte. Ich habe bereits über viele dieser grundlegenden Ernährungsprinzipien geschrieben, aber hier werde ich Ihnen helfen, die Punkte mit Ihrer psychischen Gesundheit in Verbindung zu bringen. Ja, es gibt eine Menge widersprüchlicher Gesundheitsinformationen zu unseren Lebensmitteln, aber es gibt auch eine Menge Übereinstimmung. Wenn Sie die folgenden elf Bright-Minds-Regeln befolgen, wird die Gesundheit Ihres Gehirns/Ihre psychische Gesundheit innerhalb weniger Tage beginnen, sich zu verbessern.

1. Lernen Sie nur die Lebensmittel zu genießen, die auch wirklich gut für Sie sind.
2. Entscheiden Sie sich für die hochwertigsten Kalorien, die Sie finden können – und nicht zu viele davon, wenn Sie Gewicht verlieren müssen.
3. Trinken Sie genug, aber keine kalorienhaltigen Getränke.
4. Essen Sie zu jeder Mahlzeit hochwertiges Eiweiß, um den Blutzuckerspiegel auszugleichen und Heißhunger fernzuhalten.
5. Essen und kochen Sie mit hochwertigen Fetten.
6. Setzen Sie auf »intelligente« Kohlenhydrate (Lebensmittel verschiedener Farbe, mit niedrigem glykämischem Index und vielen Ballaststoffen).
7. Verwenden Sie Kräuter und Gewürze wie Medizin.
8. Essen Sie so »sauber« wie möglich (verzichten Sie auf künstliche Süßstoffe, Farbstoffe, Konservierungsstoffe und Lebensmittel in Plastikbehältern) und lesen Sie die Etiketten.
9. Wenn Sie mit Problemen der Gesundheit des Gehirns/psychischen Gesundheit oder körperlichen Krankheiten zu kämpfen haben, eliminieren Sie einen Monat lang alle potenziellen Allergene oder Substanzen, die Ihren Körper innerlich angreifen könnten, wie Zucker, Natriumglutamat, Gluten, Mais, Soja und Milchprodukte, um zu sehen, ob sich Ihr Zustand verbessert.
10. Nutzen Sie intermittierendes Fasten, um Ihr Gehirn »aufzuladen«.
11. Nehmen Sie regelmäßige Gewohnheiten an, die Ihrer Gesundheit dienen, statt ihr zu schaden. Suchen Sie die 24 Nahrungsmittel aus, die Sie lieben und die wirklich gut für Sie sind.

Bright-Minds-Regel Nummer 1

Lernen Sie, nur Lebensmittel zu genießen, die auch wirklich gut für Sie sind.

Wenn Sie auch nur diese eine Idee verinnerlichen, wird Sie das schon ein gutes Stück weiterbringen auf dem Weg, psychische Erkrankungen bei Ihnen oder Ihren Angehörigen erfolgreich zu bekämpfen. Aber Sie müssen zuerst ehrlich mit sich selbst sein – Sie befinden sich in einem Krieg um die Gesundheit Ihres Gehirns. Fast überall, wo Sie hingehen (Schulen, Arbeit, Einkaufszentren, Kinos, Flughäfen, Stadien und so weiter), versucht jemand, Ihnen minderwertiges, schmackhaftes Essen zu verkaufen, das der Gesundheit Ihres Gehirns/psychischen Gesundheit schadet und das Risiko eines frühzeitigen Todes erhöht. Die amerikanische Standarddiät (ASD) ist voll von entzündungsfördernden, allergieauslösenden Nahrungsmitteln, die mit künstlichen Chemikalien versetzt sind, die Ihr Gehirn schädigen und Sie vorzeitig altern lassen[3] und Ihr Risiko für Depressionen, ADS/ADHS, Angststörungen, Diabetes, Bluthochdruck, Herzkrankheiten, Krebs und Demenz erhöhen.[4]

Die wahren Massenvernichtungswaffen sind Nahrungsmittel mit den folgenden Eigenschaften:

- Hochverarbeitet
- Mit Pestiziden besprüht
- Lebensmittel mit hohem glykämischen Index (ruft Blutzuckerspitzen hervor)
- Ballaststoffarm
- Lebensmittelähnliche Stoffe
- Künstlich gefärbt und gesüßt
- Mit Hormonen beladen
- Mit Antibiotika verunreinigt
- In Kunststoffbehältern angeboten

Diese minderwertigen »Lebensmittel« zerstören die Gesundheit des Gehirns/psychische Gesundheit Amerikas, und dennoch zahlen die Konzerne viel Geld an Profisportler und Trainer, um am Spielfeldrand sichtbar Cola, Pepsi oder Gatorade (alle mit Zucker, künstlichen Farb- und Konservierungsstoffen gefüllt) zu trinken und diese Produkte effektiv an Kinder und Jugendliche zu vermarkten. Sie machen Kinder auch süchtig nach »Happy Meals« mit lustigen Spielzeugen, die Diabetes, Übergewicht und Entzündungen hervorrufen – definitiv kein Rezept, um »happy« zu sein. Meine Nichte hat mir erzählt, dass es in der Mittelschule, die sie besuchte, Tage gab, an denen die Kinder mittags Essen von Pizza Hut oder McDonald's serviert bekamen, was die Konzentrationsfähigkeit und das Lernen erschweren kann. Nicht besonders schlau! Ohne darüber nachzudenken, zerstören wir die geistige und körperliche Gesundheit unserer Kinder.

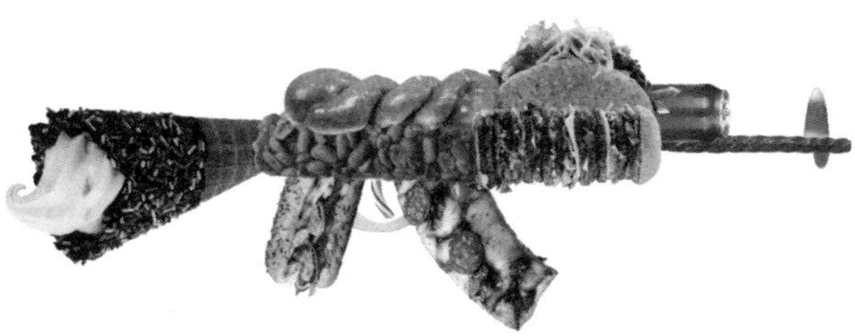

Die wirklichen Massenvernichtungswaffen, die die Gesundheit der amerikanischen Bürger zerstören

Viele Unternehmen prahlen auch noch damit, dass ihre Lebensmittel süchtig machen: »Wetten, dass Sie nicht nur eins essen.« Sie heuern Lebensmittelwissenschaftler an, um Fett, Zucker und Salz mit der perfekten »Beschaffenheit«, »Knusprigkeit«, dem »Schmelz« und »Aroma« zu kombinieren, um das Gehirn von dem Geschmack zu überwältigen und so den »Glückspunkt« in Ihrem Gehirn auszulösen, der vom Gefühl her dem Konsum von Kokain ähnelt und Sie buchstäblich süchtig nach minderwertigen Lebensmitteln macht. Das ist einer der Gründe, warum Menschen sagen, sie »lieben« Süßigkeiten, Donuts, Gebäck, Pommes frites und Brot – und sich nicht vorstellen können, diese Vorlieben jemals aufzugeben. Sie essen nicht, um zu überleben; sie essen für ein momentanes Vergnügen und halten damit eine Sucht aufrecht, die künstlich aus der Profitgier von Unternehmen geschaffen wurden. Eine Frau erzählte mir, dass sie lieber an Alzheimer erkranken würde, als auf Zucker zu verzichten. Ich fragte mich laut, ob sie in der Highschool mit den »Bad Boys« ausging. In etwas verliebt zu sein, das einem wehtut, ist eine von Missbrauch geprägte Beziehung, die ein ernsthaftes Eingreifen erfordert. Kein Lebensmittel gehört an denselben emotionalen Ort in Ihrem Gehirn wie die Liebe zu Ihrem Ehepartner, Ihren Kindern oder Enkelkindern.

Wir müssen es besser machen, denn unsere Kinder werden sich den Tsunami der Krankheit, der auf sie zukommt, niemals leisten können. Von dem Geld, das in den Vereinigten Staaten für das Gesundheitswesen ausgegeben wird, werden 75 Prozent für chronische, vermeidbare Krankheiten ausgegeben,[5] von denen die meisten auf schlechte Ernährung zurückzuführen sind.

In einer faszinierenden Studie über Ernährung und Depressionen[6] begaben sich Forscher auf zwei abgelegene Inseln in Australien – eine mit reichlich Fast Food und geringerem Fischkonsum, die andere ohne Fast Food und mit höherem Fischkonsum. Von den Menschen auf der Insel mit Fast Food hatten 16 Prozent eine mittelschwere bis schwere Depression, verglichen mit nur drei Prozent auf der Insel ohne Fast Food, was mit dem Omega-6-/Omega-3-Fettsäure-Verhältnis korrelierte (mehr dazu in Regel Nummer 5). Das ist ein um 500 Prozent erhöhtes Risiko für eine Depression – und zwar aufgrund der Ernährung!

Essen Sie: Lebensmittel, die Sie mit Genuss essen, aber die auch gut für Sie sind

Lassen Sie ganz weg oder schränken Sie den Konsum ein: alles, was Sie »lieben«, das aber Ihr Risiko für Probleme mit der Gesundheit des Gehirns/psychischen Gesundheit erhöht

Bright-Minds-Regel Nummer 2

Entscheiden Sie sich für die hochwertigsten Kalorien, die Sie finden können – und nicht zu viele davon, wenn Sie Gewicht verlieren müssen.

Kalorien sind wichtig. Wenn Sie dazu neigen zu essen, wenn Sie sich deprimiert, gestresst oder ängstlich fühlen, und mit Ihrem Gewicht zu kämpfen haben, sollten Sie die Kalorienmenge kennen, die Sie täglich zu sich nehmen, aber auch wissen, dass die Qualität der Kalorien wichtiger ist. Wenn Sie nur 800 Kalorien täglich essen, diese aber aus Keksen kommen, verlieren Sie vielleicht kurzfristig an Gewicht, aber auf lange Sicht werden Sie dadurch auf jeden Fall krank. Fettleibigkeit liegt in meiner Familie, aber ich bin nicht übergewichtig, weil ich wirklich auf meine Gesundheit achte. Um dem Fettleibigkeitsgen entgegenzuwirken, wiege ich mich jeden Tag (sodass ich immer die Wahrheit über mein Gewicht weiß) und beginne immer, wenn ich ein paar Pfunde zunehme, mit einer einfachen Notiz-App auf meinem Telefon Kalorien zu zählen. Einige Fachleute werden Ihnen sagen, dass Kalorien nicht so wichtig sind, aber glauben Sie das bloß nicht. Wenn Sie Ihre Mahlzeiten überdimensionieren, wird auch Ihr Körper letztlich aus der Form geraten. Kalorien sind wie Geld. Ich hasse es, Geld zu verschwenden. Dasselbe gilt für meine Kalorien. Vielleicht sind Sie wie ich und geben nur Geld für Hochwertiges aus, also geben Sie Kalorien auch nur für hochwertige Lebensmittel aus.

Essen Sie: die hochwertigsten Lebensmittel, die Sie finden können und die es Ihnen auch erlauben, sich kalorienbewusst zu ernähren

Lassen Sie ganz weg oder schränken Sie den Konsum ein: Lebensmittel mit minderwertiger Qualität, die Ihr Risiko für Probleme mit der Gesundheit des Gehirns/psychischen Gesundheit erhöhen

Bright-Minds-Regel Nummer 3

Trinken Sie genug, aber keine kalorienhaltigen Getränke.

Trinken Sie acht bis zehn Gläser Wasser pro Tag, um ausreichend hydriert zu bleiben. Ihr Gehirn besteht zu 80 Prozent aus Wasser und selbst eine leichte Dehydrierung kann sich negativ auf Ihre Stimmung auswirken – Sie fühlen sich ängstlicher, angespannter, deprimiert oder wütend – und Ihre Energie und Konzentrationsfähigkeit beeinträchtigen.[7] Tatsächlich beeinträchtigt eine Dehydrierung von nur zwei Prozent die Leistung bei Aufgaben, die Aufmerksamkeit, unmittelbare Gedächtnisleistungen und körperliche Leistungsfähigkeit erfordern.[8] Sie ist auch mit Hirnatrophie (Schrumpfung)[9] und Leistungseinbußen verbunden. Bei Piloten, die dehydriert waren, konnte eine schlechtere Leistung im Cockpit gemessen werden, insbesondere im Zusammenhang mit dem Arbeitsgedächtnis, der räumlichen Orientierung und der kognitiven Leistung.[10]

Ersetzen Sie zuckerhaltige Getränke durch Wasser. Allein der Verzicht auf zuckerhaltige Getränke und Fruchtsäfte verringert die durchschnittliche amerikanische Ernährung um durchschnittlich 400 Kalorien pro Tag! Das ist entweder viel mehr gesunde Nahrung, die Sie stattdessen zu sich nehmen können, oder eine Menge Kalorien, die Sie verlieren, wenn Sie abnehmen müssen. (Um genau zu sein, entspricht dies, wenn Sie diese Kalorien nicht durch Nahrung ersetzen, einer Gewichtsabnahme von 20 Kilo pro Jahr!)

Achten Sie auf Ihre Wasseraufnahme und schränken Sie alles ein, was Sie dehydriert (Koffein, Alkohol und Diuretika). Wenn Sie durch Bewegung schwitzen, achten Sie darauf, dass Sie ausreichend zusätzlich trinken.

Trinken Sie: Wasser, einfaches Sprudelwasser, mit Fruchtscheiben aromatisiertes Wasser, Wasser mit Stevia, Kokoswasser, Kräutertee, grünen Tee und schwarzen Tee (in kleinen Mengen, wenn koffeinhaltig)

Lassen Sie ganz weg oder schränken Sie den Konsum ein: kalorienreiche Getränke, Cocktails, Energydrinks, Limonaden und Diätgetränke, die alle Ihr Risiko für Probleme mit der Gesundheit des Gehirns/psychischen Gesundheit erhöhen

Bright-Minds-Regel Nummer 4

Essen Sie zu jeder Mahlzeit hochwertiges Eiweiß, um den Blutzuckerspiegel auszugleichen und Heißhunger fernzuhalten.

Eiweiß hilft, Ihren Blutzuckerspiegel auszugleichen, hält Sie satt und liefert die Bausteine für viele Neurotransmitter. Proteine spielen eine wichtige Rolle für das gesunde Wachstum und die Funktion Ihrer Zellen, Gewebe und Organe. Nach Wasser ist Eiweiß die in Ihrem Körper am häufigsten vorkommende Substanz. In den Amen Clinics betrachten wir Eiweiß als ein Medikament, das in kleinen Dosen zu jeder Mahlzeit und jedem Snack, mindestens alle vier bis fünf Stunden, eingenommen werden sollte, um Ihren Blutzuckerspiegel auszugleichen und Heißhungerattacken zu verringern. Eiweiß hilft Ihnen, sich länger satt zu fühlen und mehr Kalorien zu verbrennen als nach dem Verzehr kohlenhydratreicher, zuckerhaltiger Lebensmittel.

Ihr Körper kann einige der benötigten Aminosäuren herstellen, aber nicht alle – diejenigen, die nicht im Körper hergestellt werden können, müssen aus der Nahrung kommen. Diese nennen wir essenzielle Aminosäuren. Sie sind Vorläufer für Neurotransmitter, darunter Serotonin und Dopamin, die eine wichtige Rolle für die Gesundheit des Gehirns/psychische Gesundheit spielen. Sie müssen regelmäßig in Ihre Ernährung aufgenommen werden, da Ihr Körper sie nicht für eine spätere Verwendung speichern kann. Pflanzliche Nahrungsmittel – wie Nüsse, Samen, Hülsenfrüchte und einige Getreidearten und Gemüse – enthalten nur einen Teil der 20 Aminosäuren, die Sie benötigen. Fisch, Geflügel und die meisten Fleischsorten enthalten alle diese Aminosäuren.[11]

Kleine Mengen an hochwertigem Protein sind entscheidend für eine gute Gesundheit. Aber mehr ist in diesem Fall nicht besser. Unser Körper ist einfach nicht dafür ausgelegt, große Mengen Protein auf einmal effektiv zu verarbeiten. Zu viel zu essen führt zu erhöhtem Stress und Entzündungen im Körper. Dies trägt zu beschleunigter Alterung und Krankheit bei und kann bei manchen Menschen Nieren und Leber schwer belasten.

Qualität ist wichtiger als Quantität. Hochwertiges tierisches Eiweiß ist frei von Hormonen und Antibiotika und sollte von frei laufenden und mit Gras gefütterten Tieren stammen. Es ist teurer als Fleisch von industriell aufgezogenen Tieren, aber Ihre Gesundheit des Gehirns/psychische Gesundheit ist diese Investition wert. Im Vergleich zu Fleisch von grasgefütterten Tieren hat Fleisch aus konventioneller Tierhaltung etwa 30 Prozent mehr ungesundes Fett, das mit Herz-Kreislauf-Erkrankungen in Verbindung gebracht wird.

Essen Sie: gesunde Proteine wie

- Fisch
- Lamm
- Truthahn
- Huhn
- Rindfleisch
- Schweinefleisch
- Bohnen und andere Hülsenfrüchte
- Rohe Nüsse
- Gemüse mit hohem Proteingehalt wie Brokkoli und Spinat

Lassen Sie ganz weg oder schränken Sie den Konsum ein: minderwertige Proteine aus Fleisch von Tieren, die mit Pestiziden im Futter, Hormonen oder Antibiotika großgezogen wurden, und zu viel Protein, das Ihr Körpersystem belastet

Bright-Minds-Regel Nummer 5

Essen und kochen Sie mit hochwertigen Fetten.

Von dem festen Gewicht Ihres Gehirns sind 60 Prozent Fett. Eine fettarme Ernährung ist nicht gut für Ihr Gehirn. Konzentrieren Sie sich auf gesunde Fette wie Avocados, Nüsse, Samen und nachhaltigen, sauberen Fisch. Fett ist nicht Ihr Feind. Gute Fette sind wesentlich für die Gesundheit Ihres Gehirns/psychische Gesundheit. So wurde beispielsweise festgestellt, dass Omega-3-Fettsäuren die Symptome von Depressionen lindern können. In einer Studie der Mayo Clinic hatten Menschen, die sich fettbasiert ernährten, ein um 42 Prozent geringeres Risiko, an Alzheimer zu erkranken; Menschen, die sich hauptsächlich mit eiweißreichen Lebensmitteln ernährten, hatten ein um 21 Prozent geringeres Risiko, an Alzheimer zu erkranken; aber Menschen, die vor allem einfache Kohlenhydrate verzehrten (man denke an Brot, Nudeln, Kartoffeln, Reis und Zucker), hatten ein um fast 400 Prozent erhöhtes Risiko, an Alzheimer zu erkranken.[12] Das eigentliche Problem sind nicht die Fette, sondern der Zucker und Lebensmittel, die sich in Zucker, und nicht in Fett, umwandeln.

Allerdings sind nicht alle Fette gleich. Vermeiden Sie sogenannte Transfette (die in Lebensmitteln wie verarbeiteten Crackern, Backwaren und Tiefkühlpizza vorkommen), die mit einer Zunahme von Depressionen einhergehen. Verzichten Sie auch auf Fette, die einen höheren Gehalt an Omega-6-Fettsäuren aufweisen, wie zum Beispiel viele raffinierte Pflanzenöle, die mit einer Zunahme von Entzündungen verbunden sind.

Essen Sie:

Gesündeste Fette:

- Avocado
- Kakaobutter
- Kokosnuss
- Fleisch von grasgefüttertem Rind, Bison und Lamm
- Nüsse (Walnüsse sind mit einem verringerten Vorkommen von Depressionen verbunden)[13]
- Oliven
- Bio-Freiland-Geflügel
- Meeresfrüchte: Sardellen, Seesaibling, Wels, Hering, Königskrabbe, Makrele, Wildlachs, Sardinen, Seebarsch, Schnapper, Seezunge, Forelle, Thunfisch, Muscheln, insbesondere Miesmuscheln, Austern und Jakobsmuscheln
- Samen

Gesündeste Öle:

- Avocadoöl
- Kokosnussöl
- Flachsöl
- Macadamianussöl
- Olivenöl
- Sesamöl
- Walnussöl

Lassen Sie ganz weg oder schränken Sie den Konsum ein: ungesunde Fette und Öle wie

- Rapsöl
- Maisöl
- Pflanzenöl
- Fett von industriell gezüchteten Tieren und die entsprechenden Milchprodukte
- Verarbeitetes Fleisch
- Distelöl
- Sojaöl
- Transfette

Bright-Minds-Regel Nummer 6

Setzen Sie auf »intelligente« Kohlenhydrate (Lebensmittel verschiedener Farbe, mit niedrigem glykämischem Index und vielen Ballaststoffen.

Unter »intelligenten« Kohlenhydraten verstehe ich Kohlenhydrate, die mit Nährstoffen angereichert sind, die den Blutzuckerspiegel ausgleichen und Heißhungerattacken reduzieren. Die meisten Gemüse und Hülsenfrüchte haben einen niedrigen glykämischen Index (kaum blutzuckersteigernd). Das gilt auch für viele Obstsorten wie Äpfel, Birnen und Beeren. Kohlenhydrate mit hohem glykämischem Index und/oder wenig Ballaststoffen (Zucker, Brot, Nudeln, Kartoffeln und Reis) in erheblichen Mengen beeinträchtigen Ihre Gesundheit, weil sie Entzündungen, Diabetes und Depressionen fördern.[14]

Eine schwedische Studie verglich die Auswirkungen einer getreidefreien Ernährung (Paläo) und einer mediterranen Ernährung, die zum Teil auf Vollkorn basiert, auf den Blutzuckerspiegel. Nach zwölf Wochen waren die Blutzuckerwerte in der Paläo-Gruppe deutlich niedriger (minus 26 Prozent) als in der Mittelmeer-Gruppe (minus 7 Prozent). Am Ende der Studie hatten alle Patienten in der Paläo-Gruppe einen normalen Blutzuckerspiegel, was für die Mittelmeer-Gruppe nicht zutraf. Eine Ernährung, die mehr Nahrungsmittel mit hohem glykämischem Index enthielt, war auch mit einer höheren Inzidenz von Depressionen und Müdigkeit verbunden.[15]

Ballaststoffe sind eine spezielle Art von Kohlenhydraten, die die Verdauung fördern, das Darmkrebsrisiko senken und dabei helfen, Blutdruck und Blutzucker auszugleichen. Der durchschnittliche Amerikaner konsumiert viel zu wenig – weniger als 15 Gramm Ballaststoffe täglich. Frauen sollten täglich 25 bis 30 Gramm Ballaststoffe zu sich nehmen, Männer 30 bis 38 Gramm. Ballaststoffreiche Nahrungsmittel – wie Brokkoli, Beeren, Zwiebeln, Leinsamen, Nüsse, grüne Bohnen, Blumenkohl, Sellerie und Süßkartoffeln (die Schale einer Süßkartoffel enthält mehr Ballaststoffe als eine Schüssel Haferflocken) – haben den zusätzlichen Vorteil, dass sie Sie schneller und länger satt machen.[16]

Buntes Gemüse und Obst hat viele positive Wirkungen auf die Gesundheit Ihres Gehirns/psychische Gesundheit und liefert Nährstoffe, Vitamine, Mineralien und Antioxidantien. Sie steigern den Gehalt an Antioxidantien in Ihrem Körper, was das Risiko der Entwicklung von kognitiven Beeinträchtigungen und Depressionen verringert. Antioxidantien neutralisieren die Produktion von freien Radikalen im Körper, die bei vielen Krankheiten eine wichtige Rolle spielen, darunter Herz-Kreislauf-Erkrankungen, Autoimmunkrankheiten, Alzheimer, Parkinson,[17] Schizophrenie[18] und Depression.[19] Es hat sich herausgestellt, dass es bei vielen Erkrankungen, einschließlich Angstzuständen und Depressionen, hilft, die Zufuhr an Antioxidantien zu steigern.[20]

Hier ist eine Liste von antioxidantienreichen Lebensmitteln und Gewürzen; vermerkt ist die jeweilige Kapazität, Sauerstoffradikale unschädlich zu machen (*Oxygen Radical Absorbance Capacity*, ORAC).[21]

- Gewürznelken: 290 000+
- Oregano (getrocknet): 175 000+
- Rosmarin: 165 000+
- Zimt: 131 000+
- Salbei (getrocknet): 119 000+
- Acai-Früchte: 102 000+
- Kakaopulver: 80 000+
- Petersilie (getrocknet): 73 000+
- Basilikum (getrocknet): 61 000+
- Ingwerwurzel: 14 000+
- Walnüsse: 13 000+
- Artischocken, gekocht: 9400+
- Preiselbeeren: 9000+
- Kidneybohnen: 8600+
- Brombeeren: 5900+
- Blaubeeren: 5000+
- Himbeeren: 5000+
- Granatäpfel: 4400+
- Rotkohl (gekocht): 3000+
- Brokkoli (gekocht): 2000+

Eine kürzlich durchgeführte Studie fand heraus, dass das persönliche Glücksgefühl damit korreliert, wie viel Obst und Gemüse man isst. Je mehr buntes Obst und Gemüse Sie essen (bis zu acht Portionen pro Tag), desto glücklicher werden Sie – fast sofort. Kein Antidepressivum wirkt so schnell![22] Ich schlage ein Verhältnis von Gemüse zu Obst von zwei zu eins vor.

Essen Sie: »intelligente Kohlenhydrate«, also Gemüse, Früchte und Hülsenfrüchte verschiedener Farbe, mit niedrigem glykämischem Index und vielen Ballaststoffen

Lassen Sie ganz weg oder schränken Sie den Konsum ein: Lebensmittel mit hohem glykämischem Index und wenig Ballaststoffen, wie Brot, Nudeln, Kartoffeln, Reis und Zucker, die Ihr Risiko für Probleme mit der Gesundheit des Gehirns/psychischen Gesundheit erhöhen

Bright-Minds-Regel Nummer 7

Verwenden Sie Kräuter und Gewürze wie Medizin.

Kräuter und Gewürze sind so wirkungsvoll wie Medikamente. Hippokrates listete mehr als 500 medizinische Verwendungen von Kräutern und Gewürzen auf, darunter auch Möglichkeiten zur Vorbeugung von Krankheiten und für ein längeres Leben. Im Gegensatz zu Arzneimitteln, die oft mit einer alarmierenden Bandbreite von Nebenwirkungen einhergehen, haben

Kräuter und Gewürze nur minimale Folgen. 80 Prozent der Entwicklungsländer verlassen sich nach wie vor auf natürliche und pflanzliche Heilmittel als primäre Arzneimittelquelle.[23]

Obwohl sie chemisch verarbeitet werden, stammen die meisten der heutigen Medikamente tatsächlich aus Pflanzen. Beispielsweise werden viele Schmerzmittel auf der Grundlage von Mohnsamen hergestellt.

Kräuter und Gewürze haben eine doppelte Wirkung: Nährwert und Geschmack. Sie unterstützen Ihre Gesundheit und verwöhnen Ihre Geschmacksnerven. Ich frage mich, warum wir sie nicht im Medizinschrank statt im Gewürzschrank aufbewahren. Die Gewürze, mit denen wir kochen, stammen von einigen der gleichen Pflanzen, für die unsere Vorfahren ihr Leben riskiert oder viel Geld bezahlt haben, um Schmerzlinderung, Vitalität und Heilung zu erlangen.

Hier ist eine kurze Liste von Kräutern und Gewürzen, die in Bezug auf jeden der Bright-Minds-Risikofaktoren hilfreich sind:

- In mehreren Studien wurde festgestellt, dass ein Safranextrakt bei der Behandlung von Menschen mit schweren Depressionen genauso wirksam ist wie ein Antidepressivum.
- Kurkuma, das in Curry verwendet wird, enthält eine chemische Substanz, die nachweislich die Ablagerungen im Gehirn verringert, von denen man annimmt, dass sie für die Alzheimerkrankheit verantwortlich sind.
- Es ist wissenschaftlich erwiesen, dass Rosmarin, Thymian und Salbei das Gedächtnis fördern.
- Es hat sich gezeigt, dass Zimt zur Verbesserung der Aufmerksamkeit und der Blutzuckerregulierung beiträgt. Er hat einen hohen Gehalt an Antioxidantien und ist ein natürliches Aphrodisiakum.
- Knoblauch und Oregano fördern die Durchblutung des Gehirns.
- Der scharfe, pikante Geschmack von Ingwer, Cayennepfeffer und schwarzem Pfeffer kommt von Gingerolen, Capsaicin und Piperin, Substanzen, die den Stoffwechsel ankurbeln und eine aphrodisierende Wirkung haben.

Essen Sie: viele auf Ihre Risikofaktoren und Bedürfnisse zugeschnittene Kräuter und Gewürze

Lassen Sie ganz weg oder schränken Sie den Konsum ein: künstliche Farb- und Geschmacksstoffe, die schädlich für ihr Gehirn sind

Bright-Minds-Regel Nummer 8

Essen Sie so »sauber« wie möglich (verzichten Sie auf künstliche Süßstoffe, Farbstoffe, Konservierungsstoffe und Lebensmittel in Plastikbehältern) und lesen Sie die Etiketten.

Essen Sie so viele Bioprodukte wie möglich, achten Sie auf hormonfreie, antibiotikafreie Produkte sowie Fleisch von grasgefütterten und frei laufenden Tieren. Wir sind nicht nur das, was wir essen, sondern wir sind auch das, was die Tiere, die Sie essen, gefressen haben. Pestizide, die in der kommerziellen Landwirtschaft verwendet werden, können sich in Ihrem Gehirn und in Ihrem Körper anreichern, auch wenn die Konzentrationen in den einzelnen Nahrungsmitteln niedrig sein mögen. Verzichten Sie so weit wie möglich auf Lebensmittelzusatzstoffe, Konservierungsstoffe, künstliche Farbstoffe und Süßungsmittel. Das bedeutet, dass Sie die Lebensmitteletiketten lesen müssen. Wenn Sie nicht wissen, was in einem Lebensmittel enthalten ist, oder wenn es kein echtes Nahrungsmittel ist, essen Sie es nicht. Genauso wichtig ist es, darüber nachzudenken, wie Ihr Essen gelagert wird. Substanzen aus den Kunststoffbehältern, die für viele Lebensmittel und Getränke verwendet werden, können in die Lebensmittel übergehen und Probleme verursachen. Fangen Sie an, sich Gedanken über die Lebensmittel zu machen, die Sie essen, und Ihr Gehirn wird es Ihnen danken.

Ich verstehe, dass Sie es sich möglicherweise nicht leisten können, ausschließlich biologische und nachhaltig erzeugte Lebensmittel zu essen. Die Environmental Working Group erstellt jährlich eine Liste der Lebensmittel, die für eine Ernährung auf der Grundlage eines biodynamischen Anbaus unverzichtbar sind, sowie der Lebensmittel mit einem geringeren Pestizidgehalt. Bleiben Sie auf dem Laufenden unter ewg.org. Hier ist die aktuelle Liste der 15 Lebensmittel mit den geringsten Pestizidrückständen:

- Avocado
- Mais
- Ananas
- Kohl
- Zwiebeln
- Zuckererbsen (gefroren)
- Papayas
- Spargel
- Mangos
- Auberginen
- Honigtau-Melonen
- Kiwis
- Cantaloupe-Melonen
- Blumenkohl
- Brokkoli

Zwölf Lebensmittel mit den höchsten Pestizidrückständen (entweder bio kaufen oder gar nicht essen):

- Erdbeeren
- Spinat
- Nektarinen

- Äpfel
- Weintrauben
- Pfirsiche
- Kirschen
- Birnen
- Tomaten
- Sellerie
- Kartoffeln
- Paprika

Fisch ist eine großartige Quelle für gesundes Protein und Fett, aber es ist wichtig, möglicherweise enthaltene Giftstoffe bei einigen Fischen zu berücksichtigen. Hier sind ein paar allgemeine Regeln, die Ihnen bei der Auswahl gesünderer Fischarten helfen sollen (mehr erfahren Sie unter seafoodwatch.org):

- Je größer der Fisch ist, desto mehr Quecksilber kann er enthalten, also sollten Sie sich für die kleineren Sorten entscheiden.
- Essen Sie aus der sicheren Fischauswahl eine ziemlich große Vielfalt an Fischen, vorzugsweise solche mit dem höchsten Gehalt an Omega-3-Fettsäuren, wie wilden Alaska-Seelachs, Sardinen, Sardellen, Seehecht und Schellfisch.[24]

Essen Sie: »saubere«, vollwertige Lebensmittel aus biologischer/nachhaltiger Erzeugung, wann immer möglich

Lassen Sie ganz weg oder schränken Sie den Konsum ein: Lebensmittel, die unter Nutzung von Pestiziden, Hormonen und Antibiotika hergestellt wurden oder künstliche Süß-, Farb- und Konservierungsstoffe enthalten

Bright-Minds-Regel Nummer 9

Wenn Sie mit Problemen der Gesundheit des Gehirns/psychischen Gesundheit oder körperlichen Krankheiten zu kämpfen haben, eliminieren Sie einen Monat lang alle potenziellen Allergene oder Stoffe, die Ihren Körper innerlich angreifen könnten, wie Zucker, Natriumglutamat, Gluten, Mais, Soja und Milchprodukte, um zu sehen, ob sich Ihr Zustand verbessert.

Unterschwellige, aber wichtige Nahrungsmittelallergien können zu entzündlichen Prozessen im Gehirn führen, die zu vielen der Probleme der Gesundheit des Gehirns/psychischen Gesundheit beitragen, die wir in den Amen Clinics sehen. Diese Nahrungsmittelallergien können insofern verzögert auftreten, dass körperliche Reaktionen auf die Nahrungsmittel bis zu mehrere

Tage nach dem Verzehr auftreten können. Die konventionelle Medizin tendierte bisher dazu, diese Reaktionen auf Lebensmittel zu ignorieren. Wir glauben jedoch, dass diese Nahrungsmittel eine Stoffwechselstörung verursachen, die zu vielen »psychischen« Symptomen führen kann, darunter Müdigkeit, Konzentrationsstörungen/Benommenheit, verlangsamtes Denken, Reizbarkeit, Unruhe, Aggression, Angst, Depression und bipolare Erkrankungen, ADS/ADHS, Lernbehinderungen, Autismus, Schizophrenie und sogar Demenz.

Um die Theorie auf die Probe zu stellen, dass Lebensmittelallergien mit Ihren Problemen zu tun haben könnten, können Sie eine Eliminationsdiät durchführen – im Wesentlichen eine milch-, gluten-, mais-, zucker- und sojafreie Diät für einen Monat. Ab Seite 357 finden Sie detaillierte Anweisungen zur Durchführung einer Eliminationsdiät.

Ein Beispiel dafür, wie wirksam eine Eliminationsdiät sein kann, stammt von Forschern aus den Niederlanden, die zeigten, dass eine stark eingeschränkte Ernährung eine rasche und dauerhafte Verbesserung bei ADS/ADHS und der oppositionellen Verhaltensstörung (OVS) bei Kindern bewirkte.[25] Die Kinder aßen nur Reis, Truthahn, Lamm, Gemüse, Früchte, Tee, Birnensaft und Wasser; keine Milchprodukte, Weizen oder Zuckerprodukte und keine Lebensmittelzusätze oder künstliche Farbstoffe. In der Studie zeigten 85 Prozent der Kinder, die sich an die Diät hielten, eine Verbesserung von 50 Prozent oder mehr und zeigten nicht mehr die typischen Symptome einer ADS/ADHS, und 67 Prozent, die an OVS litten, zeigten diese entsprechenden Symptome nicht mehr. Die Forscher wiederholten diese Studie und erhielten ähnliche Ergebnisse. In einer anderen Studie mit derselben Diät verbesserten sich auch die körperlichen Symptome (Kopf- und Bauchschmerzen) und der Schlaf.[26]

Lebensmittelzusatzstoffe und Farbstoffe können Hyperaktivität bei Kindern verursachen, bei denen das Problem in der Vergangenheit nicht aufgetreten ist, so eine Studie der renommierten Zeitschrift *The Lancet* (und wir glauben, dass auch Erwachsene von diesem Phänomen betroffen sein könnten).[27] Die Studie, an der fast 300 Kinder teilnahmen, ergab, dass Zusatzstoffe sowohl bei jungen als auch bei älteren Kindern Symptome von Hyperaktivität verursachten. Diese Effekte traten nicht nur bei Kindern auf, bei denen ADS/ADHS diagnostiziert wurde, sondern auch bei solchen, die keine offensichtlichen Verhaltensprobleme hatten.

Im Laufe der Jahre ist die Durchführung einer Eliminationsdiät eine der wichtigsten Waffen im Kampf gegen Probleme der Gesundheit des Gehirns/psychischen Gesundheit geworden. Wenn wir unsere Patienten dazu bringen können, eine »Eliminationsdiät« nur einen Monat lang auszuprobieren, macht das oft einen dramatischen Unterschied. Da wir alle einzigartig sind, müssen Sie nicht alle diese Nahrungsmittel für immer aufgeben, es sei denn, Sie reagieren wirklich empfindlich auf alles. Im Moment finde ich die Labortests zur Diagnose von Lebensmittelallergien unzuverlässig. Der beste Weg, um festzustellen, ob Sie auf bestimmte Lebensmittel sensibel reagieren, besteht darin, alle potenziellen Schuldigen auszuschalten und sie nacheinander wieder hinzuzufügen.

Warum Sie einige Lebensmittel einschränken oder vermeiden sollten

1. **Zucker:** Wenn Sie Zucker zu sich nehmen – selbst wenn es sich um natürlichen Honig oder Ahornsirup handelt –, führt das dazu, dass Ihr Blutzucker in die Höhe schnellt und dann wieder sinkt, was sich auf Ihre Stimmung und Ihr Wohlbefinden auswirkt. Eine Ernährung mit hohem Zuckergehalt verstärkt Entzündungen, verursacht Müdigkeit und Heißhunger, führt zu einer fehlgesteuerten Signalübertragung zwischen den Nervenzellen im Gehirn, was mit Aggressionen in Verbindung gesetzt werden konnte, und verändert Gedächtnis und Lernfähigkeit.

Top 15 der Namen für Zucker

Da zwei Drittel der verpackten Waren zugesetzten Zucker enthalten, ist es wichtig, beim Einkaufen die Lebensmitteletiketten zu lesen und all die verschiedenen Formen von Zucker zu kennen.[28]

1. Zucker
2. Melasse
3. Karamell
4. Gerstenmalz
5. Maissirup oder Maissirupfeststoffe
6. Zuckerrohrsaft
7. Maissirup mit hohem Fruktosegehalt
8. Honig
9. Sorbitol
10. Fruktose
11. Zuckerrohrsaft-Kristalle
12. Maltose
13. Fruchtsaftkonzentrat
14. Maltodextrin
15. Traubenzucker/Dextrose

Lesen Sie Lebensmitteletiketten!

2. **Künstliche Süßstoffe:** Künstliche Süßstoffe – einschließlich Aspartam, Saccharin und Sucralose – können zu einem chronisch erhöhten Insulinspiegel führen, die Ihr Risiko für Depressionen, Alzheimer, Herzkrankheiten, Diabetes und andere Gesundheitsprobleme erhöhen. Außerdem sind sie mit dem metabolischen Syndrom assoziiert und tragen möglicherweise sogar zur Fettleibigkeit bei.[29]

3. **Gluten:** Gluten, das in Brot, Getreide und Nudeln sowie in allen möglichen Lebensmitteln von Salatdressings und Hühnerbrühe bis hin zu Gewürzmischungen und Gemüse-Burgern enthalten ist, wurde mit einer steigenden Zahl von Gesundheitsproblemen in Verbindung gebracht, darunter Zöliakie, Typ-1-Diabetes und Hashimoto-Thyreoiditis – allesamt Autoimmunkrankheiten. Etwa 18 Millionen Amerikaner haben nach Angaben des Zentrums für Zöliakieforschung eine Glutenempfindlichkeit. Glutenempfindlichkeit und Zöliakie stehen in Zusammenhang mit einer Reihe von Symptomen der Gesundheit des Gehirns/psychischen Gesundheit,[30] unter anderem:

   - Angststörungen
   - Depression
   - Affektive Störungen (auf die Stimmung bezogene Erkrankungen)
   - ADS/ADHS
   - Autismus-Spektrum-Störungen
   - Schizophrenie

   Tatsächlich wurde die Umstellung auf eine glutenfreie Ernährung mit Verbesserungen bei Menschen mit psychischen Erkrankungen in Verbindung gebracht. Die Forschung fand bei einer Untergruppe von Patienten mit Schizophrenie eine Verringerung oder sogar einen vollständigen Rückgang der Symptome.[31] Und bei einigen Menschen mit Autismus, ADS/ADHS und Depressionen führte die glutenfreie Ernährung zu einer Abnahme der Symptome.[32] In einer Zusammenfassung von 13 Studien mit 1139 Teilnehmern verbesserte eine glutenfreie Ernährung depressive Symptome signifikant.[33] Die Beweislage ist eindeutig: Wenn Sie an einer Störung der Gesundheit des Gehirns/psychischen Gesundheit leiden, ist es eine gute Idee zu versuchen, sich von Gluten möglichst fernzuhalten, um zu sehen, ob es Ihre Symptome minimiert.

> In Verbindung mit Magensäure verwandeln sich Gluten in Weizen, Kasein in Milchprodukten, Albumin in Reis und Zein in Mais in Exorphine, die opiatähnliche Wirkungen auf das Gehirn haben können, sodass es uns sehr schwerfällt, sie nicht zu essen.

In einem faszinierenden Artikel mit dem Titel »Bread and Other Edible Agents of Mental Disease« (auf Deutsch: Brot und andere essbare Auslöser von psychischen Krankheiten)[34] argumentieren die italienischen Forscher Dr. Peter Kramer und Dr. Paola Bressan, dass Psychologen und Psychiater aufgrund ihrer mangelnden Ausbildung in Gastroenterologie und Ernährung in der Regel die Auswirkungen von Nahrungsmitteln auf ihre Patienten nicht erkennen. Sie argumentieren, dass Brot ...

- die Darmschleimhaut und die Blut-Hirn-Schranke durchlässiger macht, sodass Nahrungspartikel und Giftstoffe in den Blutkreislauf gelangen können.
- eine Reaktion des Immunsystems in Gang setzt, um diese Substanzen anzugreifen, was Konzentrationsstörungen/Benommenheit, Depressionen, Entzündungen und allergische Reaktionen hervorrufen kann.
- opioidähnliche Substanzen freisetzt, die in der Lage sind, Probleme der Gesundheit des Gehirns/psychischen Gesundheit zu verursachen, einschließlich eines Verlangens nach ebendiesen Substanzen, die den Schaden verursachen.

Bemerkenswert ist, dass nicht nur Gluten im Weizen, sondern auch Kasein in Milchprodukten, Albumin im Reis und Zein im Mais opiatähnliche Wirkungen haben, weshalb es so schwer sein kann, diese nicht mehr zu essen.[35] Kramer und Bressan argumentieren auch, dass sich in der Bevölkerung derzeit eine Veränderung abspielt, da sich die Blutmarker für Zöliakie und Glutenempfindlichkeit in den Vereinigten Staaten in den letzten 50 Jahren vervierfacht und in Finnland in den letzten 20 Jahren verdoppelt haben. Sie kommen zu dem Schluss, dass »die Beweise überwältigend sind, dass eine Überempfindlichkeit gegenüber Gluten bei gefährdeten Personen psychische Störungen wie Schizophrenie, bipolare Störungen, Depressionen, Angstzustände und Autismus mit sich bringen kann. (...) Eine getreidefreie Ernährung ist zwar schwierig einzuhalten (vor allem für diejenigen, die sie am dringendsten benötigen), könnte jedoch die psychische Gesundheit vieler Menschen verbessern und eine vollständige Heilung für andere bedeuten«.[36]

Bei SPECT-Untersuchungen des Gehirns zeigen Patienten mit Zöliakie (schwere Glutenempfindlichkeit) auch eine verminderte Durchblutung, insbesondere im vorderen Teil des Gehirns (Fokus, Vorausdenken und Impulskontrolle).[37] Strichen diese Patienten das Gluten aus ihrer Ernährung, verbesserte sich die Durchblutung der Frontallappen.[38] In bis zu 40 Prozent der Fälle wurde Gluten auch mit einer zerebellären Ataxie (schwere Koordinationsprobleme) in Verbindung gebracht, die sich verbesserte, sobald das Gluten vom Speiseplan verschwand.[39] Wenn Sie klar denken und in einer geraden Linie laufen können wollen, lassen Sie die Finger von Gluten!

Kommt Schizophrenie dort seltener vor, wo es wenig Getreide gibt?

Wenn wir davon ausgehen, dass Getreide wie Weizen eine der Ursachen für Schizophrenie sind, dann sollte diese Krankheit in Gesellschaften, in denen Getreide selten gegessen wird, kaum vorkommen. In einem Artikel von Dr. F. C. Dohan und Kollegen wurde diese Idee überprüft, indem die Forscher die Arbeit von Anthropologen zu Menschen untersuchten, die wenig oder kein Getreide aßen. »Unter über 65 000 untersuchten oder genau beobachteten Erwachsenen in abgelegenen Regionen von Papua-Neuguinea, Malaita, den Salomon-Inseln und Yap in Mikronesien wurden nur zwei offenkundig chronische Schizophrene mit einer echten psychischen Krankheit aufgefunden. Doch sobald diese Völker begannen, Weizen, Gerste, Bier und Reis zu verzehren, stieg die Zahl der Schizophrenen auf das Niveau der westlichen Gesellschaft.«[40]

Dr. Dohan veröffentlichte auch eine Studie, in der 59 hospitalisierte schizophrene Männer, die mit einer milch- und weizenfreien Diät behandelt wurden, mit 56 Kontrollpatienten verglichen wurden, die weiterhin Milch und Weizen aßen. Die milch- und weizenfreie Gruppe wurde etwa doppelt so schnell aus dem Krankenhaus entlassen wie die Kontrollgruppe. Als der getreidefreien Ernährung heimlich Weizen zugegeben wurde, wurde der positive Effekt aufgehoben.[41]

4. **Soja:** Soja, ein Protein, das aus Sojabohnen gewonnen wird, enthält Bestandteile, die sich auf einige der Bright-Minds-Risikofaktoren auswirken können, darunter ...

    - eine hohe Konzentration von Lektinen, kohlenhydratbindenden Proteinen, die toxisch, allergieauslösend und entzündlich sein können (Toxine, Entzündung),
    - große Mengen an Omega-6-Fettsäuren (Entzündung) und
    - Phytoöstrogene, die zur Entwicklung von Krebs, früh einsetzender Pubertät bei Mädchen und Impotenz bei Männern beitragen können (hormonelle Wirkungen).

5. **Mais:** Das Fettsäureprofil von Mais gehört zu den ungesündesten aller Getreidearten und kann sich deshalb negativ auf die Bright-Minds-Risikofaktoren auswirken:

    - Hoher Gehalt an Omega-6-Fettsäuren und sehr niedriger Gehalt an Omega-3-Fettsäuren (Entzündung)

- Schädigung der Darmschleimhaut und Auslösung eines Leaky-Gut-Syndroms (Entzündung)
- Häufig mit dem Glyphosat-Pestizid Roundup besprüht, einer der giftigsten Substanzen für menschliche Zellen,[42] die mit ADS/ADHS,[43] Depression, Parkinson-Krankheit, Multiple Sklerose, Schilddrüsenunterfunktion, Krebs und Lebererkrankungen[44] (Toxine) in Verbindung gebracht wird

6. **Milch:** Milch kann das Risiko für mehrere der Bright-Minds-Risikofaktoren erhöhen. Beispielsweise wird sie in Galaktose und Glukose umgewandelt, was den Blutzuckerspiegel erhöht und zu Entzündungen und Diabetes und Übergewicht führen kann. Und ein Milchprotein namens Kasein ist ein sogenanntes Exzitotoxin, das zu Gehirnentzündungen und neurodegenerativen Erkrankungen führen kann.

Wie funktioniert eine Eliminationsdiät?

1. Streichen Sie die sechs potenziell allergenen Nahrungsmittel (Zucker, künstliche Süßstoffe, Gluten, Soja, Mais und Milch) einen Monat lang von Ihrem Ernährungsplan.

2. Führen Sie nach einem Monat alle drei bis vier Tage nacheinander langsam wieder Lebensmittel ein. Essen Sie das wieder eingeführte Nahrungsmittel drei Tage lang mindestens zwei- bis dreimal täglich, um zu sehen, ob Sie eine Reaktion bemerken.

3. Achten Sie auf Symptome, die innerhalb weniger Minuten oder bis zu 72 Stunden später auftreten können. (Wenn Sie ein Problem sofort bemerken, stellen Sie den Verzehr dieses Lebensmittels sofort ein.) Zu den Reaktionen auf Lebensmittel, gegen die Sie allergisch reagieren, können folgende gehören:

   - Konzentrationsstörungen/Benommenheit
   - Schwierigkeiten, sich an etwas zu erinnern
   - Affektive Störungen (Probleme mit der Stimmung: Angst, Depression und Wut)
   - Verstopfte Nase
   - Schwierigkeiten mit der Atmung
   - Kopfschmerzen
   - Schlafprobleme
   - Gelenkschmerzen
   - Muskelschmerzen
   - Schmerz
   - Müdigkeit
   - Hautveränderungen
   - Veränderungen der Verdauung und Darmfunktion

4. Wenn Sie eine Reaktion haben, notieren Sie sich das entsprechende Nahrungsmittel und eliminieren Sie es für 90 Tage – und vielleicht für immer. Das gibt Ihrem Immunsystem eine Chance, sich auszuruhen, und Ihrem Darm eine Chance, zu heilen.

Wenn unsere Patienten eine Eliminationsdiät einhalten, macht das oft einen dramatischen Unterschied. Denken Sie daran, dass Sie nicht auf alle dieser Nahrungsmittel für immer verzichten müssen, es sei denn, Sie reagieren empfindlich auf alle.

Essen Sie: »saubere« Vollwertkost

Lassen Sie ganz weg oder schränken Sie den Konsum ein: Zucker, künstliche Süßstoffe, Konservierungs- und Farbstoffe, Gluten, Mais, Soja und Milch

Bright-Minds-Regel Nummer 10

Nutzen Sie intermittierendes Fasten, um Ihr Gehirn »aufzuladen«.

Achten Sie darauf, sich den ganzen Tag gesund zu ernähren, aber essen Sie für mindestens zwölf Stunden zwischen Abendessen und Frühstück nichts. Intermittierendes Fasten, oder »Intervallfasten«, verbessert nachweislich das Gedächtnis,[45] die Stimmung,[46] den Fettabbau,[47] das Gewicht, den Blutdruck und Entzündungsmarker.[48] Das nächtliche 12- bis 16-stündige Fasten setzt einen Prozess in Gang, der Autophagie genannt wird und Ihrem Gehirn dabei hilft, den »Müll«, der sich während des Tages ansammelt, »zu entsorgen«.[49] Dies kann Ihnen helfen, klarer zu denken und sich energetischer zu fühlen. Diese Art des Fastens ist einfach: Wenn Sie um 18 Uhr zu Abend essen, essen Sie erst am nächsten Tag wieder zwischen 6 und 10 Uhr morgens. Ihr Gehirn wird dann die Zeit haben, die es braucht, um sich zu reinigen. Wenn Sie innerhalb von zwei bis drei Stunden vor dem Schlafengehen nichts essen, verringert sich auch Ihr Risiko für Herzinfarkt und Schlaganfall.[50] Bei gesunden Menschen sinkt der Blutdruck um mindestens zehn Prozent, wenn sie schlafen gehen, während der Blutdruck bei Spätesserinnen und Spätessern hoch bleibt, was das Risiko von Gefäßproblemen erhöht. Neue Forschungsergebnisse deuten auch darauf hin, dass Sie eher Gewicht verlieren, wenn Sie mittags mehr Kalorien und dann ein leichtes Abendessen zu sich nehmen, als wenn Sie es umgekehrt halten.[51]

Bright-Minds-Regel Nummer 11

Nehmen Sie regelmäßige Gewohnheiten an, die Ihrer Gesundheit dienen, statt ihr zu schaden. Suchen Sie die 24 Nahrungsmittel aus, die Sie lieben und die wirklich gut für Sie sind.

Wir alle haben unsere Gewohnheiten. Sobald Sie Ihrem Gehirn erlauben, etwas zu tun, wird es dies wieder tun wollen, ob es Ihnen nun guttut oder nicht. Das Geheimnis, wie man seine

Ernährung verändert, besteht darin, Lebensmittel zu finden, die man sehr gerne isst und die einem auch guttun. Eine ausgewogene Ernährung ist nicht langweilig. Im Gegenteil, sie kann voller Mahlzeiten sein, die hervorragend schmecken. Wenn Sie die gepanschten Lebensmittel, die mit Zucker, Salz, ungesunden Fetten und künstlichen Chemikalien beladen sind, vom Ernährungsplan streichen, werden Ihre Geschmacksknospen innerhalb von etwa zehn Tagen wieder lebendig und Vollwertnahrungsmittel werden erstaunlich schmecken.

Im Folgenden führe ich 24 Lebensmittel und Gerichte auf, die ich liebe und von denen ich weiß, dass sie auch gut für meinen Körper sind (vier Frühstücksmahlzeiten, vier Mittagessen, vier Snacks, vier Abendessen, fünf Desserts, drei Getränke). Machen Sie sich anhand der oben genannten Regeln eine eigene Liste. Weitere Vorschläge finden Sie in den Kochbüchern meiner Frau Tana, insbesondere im Kochbuch *The Brain Warrior's Way Cookbook*, und in den Rezepten auf ihrer Website tanaamen.com. Dort finden Sie alle Rezepte der auf der nächsten Seite aufgeführten Speisen.

Frühstück

1. Smoothie: Mint Cherry Blast mit Kirschen und frischer Minze (superlecker)
2. Supereinfache Tanana-Pfannkuchen (lecker und sättigend)
3. Köstliche Low-Carb-Waffeln
4. Ein-Minuten-Avocado-Eierkorb (superschnell und einfach)

Mittagessen

5. Würziges Chili mit Truthahn und Kakao (schon seit Langem einer meiner Favoriten)
6. Grünkohl-Zitrus-Salat (unglaublich; mir wurden sogar schon die Reste stibitzt)
7. Brain Fit Fajitas (voller Nährstoffe)
8. Hühnchenbrustfilets (Kinder lieben sie – und zwar auch große Kinder)

Snacks (die Sie im Auto, im Rucksack oder in der Computertasche mitnehmen können)

9. Nüsse oder Samen (insbesondere Kürbiskerne)
10. Müsli-Mix
11. Geschnittenes Gemüse mit Hummus oder Guacamole
12. Ganze Nüsse und Nussbutter

Abendessen

13. Rosmarin-Thymian-Huhn, Süßkartoffeln und Spargel
14. Angebratener Lachs mit Gemüse
15. Blumenkohl-Pizza
16. Linsen-Gemüse-Suppe

Nachspeisen

17. Nutty Butter Cups nach Tanas Rezept
18. Fudgy Brownie Bites nach Tanas Rezept
19. Healthy Apple Cinnamon Crisp nach Tanas Rezept
20. Frische Beeren mit Macadamianuss-Sauce
21. Avocado-Eis

Getränke

22. Wasser, das mit frischen Obststücken wie Pfirsichen, Orangen oder Wassermelonen aromatisiert ist
23. Sprudelwasser mit Schokoladenstevia von Sweet Leaf
24. Kürbis-Gewürz-Cappuccino

Bright-Minds-Nahrungsmittel-Stars

Unten finden Sie eine einfache Tabelle mit Lebensmitteln, die Sie essen sollten, und solchen, von denen Sie am besten die Finger lassen, und zwar auf der Grundlage jedes einzelnen der elf Bright-Minds-Risikofaktoren. Konzentrieren Sie sich auf Ihre persönlichen Risikofaktoren.

Ganz einfach gesund essen[52]

	Essen Sie diese Nahrungsmittel	Lassen Sie diese Nahrungsmittel weg oder schränken Sie den Verzehr ein
Durchblutung	• Kräuter und Gewürze: Cayennepfeffer, Zimt, Petersilie, Rosmarin, Kurkuma • Rüben, Rübensaft, Sellerie, Radieschen, grünes und buntes Gemüse sowie Blattgemüse • Kürbiskerne, Mandeln, Haselnüsse und Sonnenblumenkerne	• Koffein und Alkohol • Zuckerhaltige Limonaden und Softdrinks • Backwaren • In pflanzlichem oder tierischem Fett gebratene Lebensmittel • Kaffeeweißer in Pulverform

	Essen Sie diese Nahrungsmittel	Lassen Sie diese Nahrungsmittel weg oder schränken Sie den Verzehr ein
Ruhestand und Altern	• Antioxidantienreiche Kräuter und Gewürze: Gewürznelken, Oregano, Thymian, Zimt, Rosmarin, Gelbwurz • Antioxidantienreiche Lebensmittel: Kakao, Acai, Beeren, Artischocken, Granatäpfel, Olivenöl, grüner Tee • Cholinhaltige Nahrungsmittel zur Unterstützung des Gedächtnisses:[53] Garnelen, Eier, Jakobsmuscheln, Huhn, Truthahn, Rind, Kabeljau, Lachs, Shiitakepilze, Kichererbsen, Linsen, Blattkohl	• Zucker • Hochglykämische Lebensmittel • Verkohlte/angebrannte Lebensmittel • Transfette • Rotes Fleisch bei hohen Ferritinwerten
Entzündungen	• Entzündungshemmende Gewürze: Kurkuma, Cayennepfeffer, Ingwer, Gewürznelken, Zimt, Oregano, Kürbiskuchengewürz • Omega-3-Lebensmittel: Lachs, Sardinen, Avocados, Leinsamen • Präbiotikareiche Lebensmittel: Spargel, Chiasamen, Bohnen, Kohl, Artischocken, roher Knoblauch, Zwiebeln, Lauch • Probiotikareiche Lebensmittel: Sauerkraut, Kimchi, Kefir, Misosuppe, Essiggurken, Spirulina, Kombucha-Tee	• Omega-6-Fettsäuren von geringer Qualität, Mais, Soja, verarbeitete Lebensmittel
Genetik	• Polyphenolreiche Lebensmittel: Schokolade, grüner Tee, Heidelbeeren, Grünkohl, Zwiebeln, Äpfel, Kirschen, Kohl	• Hochglykämische Lebensmittel mit viel gesättigten Fetten – denken Sie an Fast-Food-Pizza, Rib-Eye-Steak und Kartoffelpüree, Pfannkuchen mit Sirup und Speck • Verarbeiteter Käse und Mikrowellenpopcorn
Schädel-Hirn-Trauma	• Gewürze zur Unterstützung der Gehirnheilung: Kurkuma, Pfefferminz • Cholinhaltige Nahrungsmittel: Garnelen, Eier, Jakobsmuscheln, Sardinen, Huhn, Pute, Thunfisch, Kabeljau, Rindfleisch, Grünkohl, Rosenkohl • Omega-3-reiche Nahrungsmittel	• Alkohol • Koffein • Zucker • Frittierte Lebensmittel • Verarbeitete Lebensmittel

	Essen Sie diese Nahrungsmittel	Lassen Sie diese Nahrungsmittel weg oder schränken Sie den Verzehr ein
Giftstoffe	• Nahrungsmittel, die gut für die Leber sind: grünes Blattgemüse, Kohlsorten (Kohl jeder Farbe, Rosenkohl, Blumenkohl, Brokkoli, Grünkohl), Orangen und Mandarinen • Nahrungsmittel, die gut für die Nieren sind: Wasser, Nüsse und Samen – wie Cashewnüsse, Mandeln und Kürbiskerne für Magnesium; grünes Blattgemüse; Blaubeeren • Hautpflegende Lebensmittel: grüner Tee, buntes Obst und Gemüse, Avocados, Olivenöl, Wildlachs	• Nahrungsmittel, die die Entgiftung hemmen • Verarbeitetes Fleisch, wie Speck und geräucherter Truthahn • Konventionell gezüchtete Produkte (Pestizide und Herbizide), Milchprodukte (Hormone und Antibiotika), Fleisch (Hormone, Antibiotika, Getreidefütterung), Zuchtfisch (Getreidefütterung, PCBs) • Überschüssige Phosphate (verarbeiteter Käse, Fischkonserven, Fleischwaren, aromatisiertes Wasser, Limonaden, milchfreie Kaffeeweißer, fertige Kaffeegetränke, Eistees)
Mind Storms	• GABA-reiche Nahrungsmittel – zur Stabilisierung der elektrischen Aktivität des Gehirns: Brokkoli, Mandeln, Walnüsse, Linsen, Bananen, Rinderleber, brauner Reis, Heilbutt, glutenfreier Vollkorn-Hafer, Orangen, Reiskleie, Spinat	• Lebensmittel mit hohem glykämischen Index • Natriumglutamat • Künstlicher Farbstoff Allurarot
Immunsystem und Infektionen	• Immunitätsfördernde Gewürze: Zimt, Knoblauch, Kurkuma, Thymian, Ingwer, Koriander • Allicinreiche Lebensmittel: roher, zerdrückter Knoblauch, Zwiebeln, Schalotten • Vitamin-C-reiche Lebensmittel: Orangen, Mandarinen, Kiwi, Beeren, rote und gelbe Paprika, dunkelgrünes Blattgemüse (wie Spinat und Grünkohl), Brokkoli, Rosenkohl, Blumenkohl, Blattkohl, Tomaten, Erbsen • Vitamin-D-reiche Lebensmittel: fetter Fisch, darunter Lachs, Sardinen, Thunfisch; Eier; Pilze (Maitake, Shiitake); Rindsleber, Lebertran • Zinkhaltige Lebensmittel: Austern, Rindfleisch, Lamm, Spinat, Shiitake- und Cremini-Pilze, Spargel, Sesam und Kürbiskerne • Pilze: Shiitake,[54] Champignons, Portabella[55] • Selenreiche Lebensmittel: Nüsse (insbesondere Paranüsse), Samen, Fisch, Fleisch von grasgefütterten Tieren, Pilze	• Westliche Ernährung – einschließlich Fast Food und verarbeitete Lebensmittel • Limonaden und Diätlimonaden • Alkohol • Einfache Zucker – einschließlich Tafelzucker und Honig • Lebensmittel mit hohem Gehalt an Omega-6-Fettsäuren – in den meisten Pflanzenölen (Mais, Soja, Sonnenblumen, Distel) • Frittierte Lebensmittel • Pestizidhaltige Lebensmittel – wählen Sie biologisch angebaute/erzeugte Lebensmittel, wann immer möglich • Milchprodukt • Gluten

	Essen Sie diese Nahrungsmittel	Lassen Sie diese Nahrungsmittel weg oder schränken Sie den Verzehr ein
Hormonveränderungen	• Ligninhaltige, ballaststoffreiche Lebensmittel: grüne Bohnen, Erbsen, Karotten, Samen und Paranüsse • Lignin bindet schädliche Östrogene im Verdauungstrakt, sodass sie mit dem Kot ausgeschieden werden können, anstatt wieder resorbiert zu werden. Ballaststoffe verbessern auch die Zusammensetzung der Darmbakterien, wodurch schädliche Östrogen-Metaboliten aus dem Körper ausgeschieden werden können. Sie verringern außerdem die Umwandlung von Testosteron in Östrogene, wodurch ein gesunder Testosteronspiegel aufrechterhalten wird. • Hormonunterstützende Gewürze: Kurkuma, Ingwer, Knoblauch, Salbei, Petersilie, Anissamen, Rotklee, Hopfen • Eier: Viele Hormone werden aus Cholesterin hergestellt, achten Sie also darauf, dass Sie genügend Cholesterin in Ihrer Ernährung haben. • Testosteronfördernde Nahrungsmittel: Granatapfel, Olivenöl, Austern, Kokosnuss, Kohlsorten (einschließlich Blattkohl, Brokkoli, Rosenkohl, Blumenkohl), Knoblauch • Östrogenfördernde Lebensmittel: ganze Sojabohnen, Leinsamen, Sonnenblumenkerne, Bohnen, Knoblauch, Yamswurzeln, Lebensmittel mit hohem Gehalt an den Vitaminen C und B, Rüben, Petersilie, Anis, Rotklee, Lakritze, Hopfen, Salbei • Selenhaltige Lebensmittel, die die Schilddrüse unterstützen: Algen und Meeresgemüse, Kohlsorten, Maca	• Zucker und einfache Kohlenhydrate • Proteine von Tieren, die mit Hormonen und Antibiotika gefüttert wurden • Verarbeitete Lebensmittel • Gluten • Sojaprotein-Isolat • Exzitoxine – Substanzen, die Neuronen abtöten können, darunter Natriumglutamat, Aspartam, hydrolysiertes Pflanzenprotein, Sucralose, »natürliche Aromen« (diese enthalten oft Glutamat) • Nahrungsmittel/Getränke, die den Testosteronspiegel senken: Minztee, Sojaprodukte und Lakritze

	Essen Sie diese Nahrungsmittel	Lassen Sie diese Nahrungsmittel weg oder schränken Sie den Verzehr ein
Diabesity	• Gewürze: Zimt, Salbei, Muskatnuss • Ballaststoffreiche Lebensmittel zum Ausgleich des Blutzuckers: Himbeeren, Brokkoli, Spinat, Linsen, grüne Erbsen, Birnen, Winterkürbis, Kohl, grüne Bohnen, Avocados, Kokosnuss, Feigen, Artischocken, Kichererbsen, Hanf und Chiasamen • Bestes Gemüse: Sorten mit niedrigem glykämischem Index, wie Sellerie, Spinat, Brokkoli, Kohlsorten (Brokkoli, Rosenkohl, Blumenkohl) • Bestes Obst: Sorten mit niedrigem glykämischem Index, wie Äpfel, Orangen, Heidelbeeren, Himbeeren, Brombeeren, Erdbeeren	• Ballaststoffarme Lebensmittel mit hohem glykämischem Index, wie Weiß- und Weizenbrot, Teigwaren, weiße Kartoffeln, Reis • Zucker – ohne ernährungsphysiologischen Nutzen, verbraucht Chrom und andere wertvolle Vitamine und Mineralien • Mais • Verarbeitete Lebensmittel • Trockenobst: Pflaumen, Aprikosen, Feigen, Preiselbeeren; Rosinen, Datteln • Obstsorten mit hohem glykämischem Index, wie Ananas, Wassermelone, reife Bananen
Schlaf	• Schlaffördernde Gewürze: Ingwerwurzel • Nahrungsmittel, die reich an Melatonin – dem Schlafhormon – sind: Sauerkirschsaftkonzentrat, Sauerkirschen, Walnüsse, Ingwerwurzel, Spargel, Tomaten • Serotoninreiche Lebensmittel: Kombinieren Sie tryptophanhaltige Lebensmittel wie Eier, Truthahn, Meeresfrüchte, Kichererbsen, Nüsse und Samen (Bausteine für Serotonin) mit gesunden Kohlenhydraten wie Süßkartoffeln und Quinoa, um eine kurzfristige Insulinreaktion hervorzurufen, die Tryptophan ins Gehirn treibt. Dunkle Schokolade erhöht ebenfalls das Serotonin. • Kamillen- oder Passionsfruchttee	• Alkohol, auch Wein – hochprozentige Getränke sind noch schlechter für Ihr Gehirn; Schnarchen wird unter Alkoholeinfluss noch schlimmer • Koffein – einschließlich Bitterschokolade (die auch Theobromin enthält) • Energydrinks (logisch, oder?) • Scharfes Essen – besonders zum Abendessen • Grapefruit kann aufgrund ihres Säuregehalts nachts Sodbrennen verursachen • Lebensmittel mit harntreibender Wirkung – Sellerie, Gurken, Radieschen, Wassermelone (sie halten Sie wach, weil Sie danach dauernd zur Toilette gehen müssen) • Nahrungsmittel, die Tyramin enthalten – es erhöht das Noradrenalin, einen stimulierenden Neurotransmitter: Tomaten, Auberginen, Soja, Rotwein, gereifter Käse • Ungesunde fette Lebensmittel wie Burger, Pommes frites und Käsepizza, die alle schwer verdauliche gesättigte Fette enthalten • Chili mit schwarzen Bohnen – es wird Ihren Magen-Darm-Trakt auf Trab halten • Nahrungsmittel mit hohem Proteingehalt – sie sind schwerer verdaulich

KAPITEL 19

WIE WIR AUCH ANDEREN HELFEN KÖNNEN, GESUND ZU WERDEN

MASSNAHMEN FÜR EIN GESUNDES GEHIRN, DIE ÜBERALL DORT GELTEN KÖNNEN, WO MENSCHEN ZUSAMMENKOMMEN

Man ändert die Dinge nie, indem man die bestehende Realität bekämpft. Um etwas zu ändern, baut man ein neues Modell, das das bestehende Modell überflüssig macht.

R. Buckminster Fuller

Probleme mit der Gesundheit des Gehirns betreffen nicht nur die Person, die darunter leidet. Sie betreffen alle Menschen um sie herum und fast eine Million Familien brechen jedes Jahr unter dieser Belastung auseinander. Als ich anfing, bei meinen Patienten Hirnscans durchzuführen, wurde mir klar, dass ich mich um alle Gehirne in der Familie kümmern musste. Die Familiendynamik wurde nie nur von einem Gehirn bestimmt, deshalb musste ich sie alle verstehen. Zum Beispiel waren meine Nichten Alizé und Amelie ernsthaft von der Hirnfunktionsstörung ihrer Eltern betroffen. Ihre Mutter, Tamara, war durch die psychischen Probleme ihrer Mutter und ihres Vaters in Mitleidenschaft gezogen worden. Wenn Sie viel Zeit mit Eltern verbringen, die depressiv, ängstlich oder drogensüchtig sind, kann der Stress Ihr Gehirn so umgestalten, dass Sie auch selbst anfälliger für Depressionen und Drogenmissbrauch werden. Wenn Sie einen Ehepartner oder ein erwachsenes Kind mit Problemen der Gesundheit des Gehirns/psychischen Gesundheit haben, wissen Sie, welche Auswirkungen dies auf jedes Familienmitglied haben kann.

Nur wenige Menschen sprechen über den unglaublichen Tribut, den diese Probleme der Gesundheit des Gehirns/psychischen Gesundheit von den Familien fordern: von der Schuldzuweisung, die Ursache des Problems zu sein, über den chronischen Stress, den sie empfinden, den finanziellen Druck und die Trauer und Traurigkeit, die sie durchleben. Den Familien zu helfen, sich gegenseitig zu helfen, ist ein so wichtiger Teil des Heilungsprozesses.

Wenn wir psychische Krankheiten wirklich erfolgreich behandeln wollen, müssen wir daran arbeiten, alle Familienmitglieder zu unterstützen, und das geht so:

- **Ermutigende Kommunikation:** Die Leute können Ihre Gedanken nicht lesen. Sie haben nicht Ihre Erfahrungen gemacht, also wissen sie wahrscheinlich nicht, was Sie durchmachen, wenn Sie es ihnen nicht sagen. Hier sind einige magische Worte, um die Kommunikation zu öffnen:
  - »Ich mache mir Sorgen um dich.«
  - »Ich bin für dich da.«
  - »Können wir darüber reden, wie es dir geht?«
  - »Gibt es jemand anderen, bei dem du dich vielleicht wohler fühlst und mit dem du sprechen könntest?«
- **Allen Beteiligten grundlegende Tatsachen zur Gesundheit des Gehirns beibringen:** Sich nur auf die Person mit dem konkreten Problem zu konzentrieren, kann zu Frustration und Scheitern führen.
- **Den Leuten beibringen, dass um Hilfe zu bitten ein Zeichen der Stärke und nicht der Schwäche ist:** Stellen Sie sich vor, ein Unternehmen hätte Probleme und die Eigentümer würden diese einfach ignorieren oder von sich weisen. Das Unternehmen würde in Konkurs gehen. Dasselbe passiert, wenn Fragen der Gesundheit des Gehirns/psychischen Gesundheit ignoriert werden. Dies ist einer der Gründe, warum so viele Familien auseinanderbrechen.

- **Vorsicht mit strengen Worten, selbst wenn diese liebevoll gemeint sind:** Das funktioniert vielleicht bei Menschen mit einer stabilen Psyche, aber bei Menschen mit psychischen Problemen ist das so, als ob Sie Ihren Computer zertrümmern würden, wenn dieser einmal nicht funktioniert. Ein solches Verhalten kann langfristig negative Folgen haben.
- **Den Familienmitgliedern beibringen, neugierig – und nicht wütend und herabwertend – zu sein, wenn ein Familienmitglied einen Rückschlag erleidet.** Wie Sie in diesem Buch gesehen haben, ist das Verhalten viel komplizierter, als die meisten Menschen denken.

Erziehung hin zu einer gesunden Hirnfunktion in der Gesellschaft

2017 wurde ich ins Weiße Haus eingeladen, um über die Gefängnisreform, die Opiatepidemie und psychische Erkrankungen in Amerika zu sprechen. So wie unsere Gesellschaft gegen uns arbeiten kann, um psychische Krankheiten zu schaffen, kann sie uns auch in die Lage versetzen, die Gesundheit des Gehirns zu verbessern und psychischen Krankheiten etwas entgegenzusetzen. Meine wichtigste Empfehlung war die Schaffung einer nationalen Kampagne, in deren Rahmen über die Gesundheit des Gehirns in Schulen, Gefängnissen, Kirchen, Genesungsprogrammen und am Arbeitsplatz gelehrt wird. Diese Empfehlung basierte auf drei groß angelegten Programmen, an deren Einrichtung ich mitgewirkt habe.

Brain Thrive by 25

Im Jahr 2005 haben Dr. Jesse Payne und ich einen Highschool- und Collegekurs ins Leben gerufen, um Schülern beizubringen, wie sie ihre Gehirne kennenlernen und pflegen können. Er heißt *Brain Thrive by 25* und wurde in allen 50 US-Bundesstaaten und insgesamt sieben Ländern unterrichtet. Unabhängige Untersuchungen haben gezeigt, dass die Teilnahme am Kurs den Drogen-, Alkohol- und Tabakkonsum verringert, Depressionen reduziert und das Selbstwertgefühl verbessert. In diesem Kurs bringen wir den Kindern und Jugendlichen bei, ihr Gehirn zu lieben und für es zu sorgen, zum Beispiel erteilen wir Lektionen zu grundlegendem Wissen über die Entwicklung des Gehirns, Geschlechtsunterschiede, Auswirkungen von Drogen und Alkohol auf das Gehirn, Ernährung, Stressmanagement, wie man ANG (automatische negative Gedanken) in den Griff bekommt und wie man eine Party schmeißt, die auch dem Gehirn guttut. Es war ein beliebter Kurs, der viele Leben verändert hat.

Ich bin zuversichtlich, dass ein landesweiter Unterricht über Gesundheit des Gehirns in den Schulen eine enorme positive Wirkung auf unsere jungen Menschen hätte und ihnen helfen könnte, die Entwicklung von Problemen mit der Gesundheit des Gehirns/psychischen Gesundheit zu vermeiden. Und indem wir psychische Erkrankungen bei jungen Menschen wie meinen Nichten Alizé und Amelie lindern, würden wir auch dazu beitragen, dass sie bei ihren Kindern, Enkeln und so weiter gar nicht mehr auftauchen.

Brain Thrive by 25 reduziert den Drogen-, Alkohol- und Tabakkonsum, vermindert Depressionen und verbessert das Selbstwertgefühl.

Hier sind nur einige der Meinungen von Studenten, die *Brain Thrive by 25* absolviert haben:

> *Mein Vater hat mir während meiner gesamten Kindheit immer wieder gesagt, dass ich dumm bin. Jetzt versuche ich herauszufinden, wie ich mein Leben auf die Reihe bekommen soll, und dieser Kurs hat für mich einen großen Unterschied gemacht. Ich sorge dafür, dass mein Gehirn stärker wird, und das macht mich auch insgesamt gesünder.*

> *Ich bemerkte, dass ich eine ziemlich ausgeprägte Abhängigkeit von sozialen Medien hatte, die meine Fähigkeit, Emotionen zu verarbeiten und meine Impulse zu kontrollieren, beeinträchtigte. Jetzt habe ich meine Sucht minimiert, was mir geholfen hat, mich insgesamt besser zu fühlen.*

> *Mein Traum ist es, Musiker zu werden, und ich bin nervös wegen der Drogen- und Alkoholkultur innerhalb der Musikindustrie. Es wird einfacher sein, gar nicht erst mit Drogen anzufangen, jetzt, wo mir klar ist, wie schlecht sie für mich und vor allem für mein Gehirn sind.*

Der Daniel-Plan

Im Jahr 2010 ging ich in meine Kirche und sah, wie dort bei einer Veranstaltung Donuts, Speck, Hotdogs und Eiscreme serviert wurden. Ich war entsetzt, denn ich ging in die Kirche, um meine Seele zu nähren, doch diese Leute versuchten, meinen Körper zu töten. Bei diesem Gottesdienst betete ich, dass Gott mich gebrauchen möge, um die Esskultur in der Kirche zu verändern. Zwei Wochen später rief mich Pastor Rick Warren, der leitende Pastor der Saddleback Church an, einer der größten Kirchen Amerikas mit 20 Standorten auf der ganzen Welt, und sagte: »Ich bin fett; meine Kirche ist fett. Werden Sie mir helfen?« Zusammen mit Pastor Warren, Dr. Mehmet Oz und meinem Freund Dr. Mark Hyman schufen wir den *Daniel Plan*, der auf den Prinzipien der vier Kreise basiert.

In der ersten Woche meldeten sich 15 000 Menschen an und im Laufe des ersten Jahres verloren sie mehr als 125 000 Kilogramm an Gewicht und berichteten von mehr Energie, verbesserter Konzentration, Kreativität, Schlaf und Stimmung sowie von einer Verringerung von Stress, Blutdruck, Blutzucker und sexuellen Funktionsstörungen. Viele waren auch in der Lage, weniger oder gar keine Medikamente mehr zu nehmen. Gemeinsam schrieben wir dann ein Buch, das Nummer eins der Bestsellerlisten der *New York Times* und internationaler Listen wurde: *Der Daniel Plan: In 40 Tagen zu einem ganzheitlichen Leben.* Der Daniel-Plan wurde in Tausenden von Kirchen weltweit umgesetzt. Immer wenn ich auf einem der Saddleback-Gelände bin, höre ich eine Geschichte nach der anderen darüber, wie sich das Leben der Menschen verändert hat.

Wie Sie in diesem Buch gesehen haben, ist Diabesity ein Risikofaktor, der die Gesundheit des Gehirns/psychische Gesundheit beeinflusst. Wenn alle Kirchen einfache Strategien umsetzen würden, die diese Risikofaktoren minimieren – wie etwa eine Ernährung, die gesund fürs Gehirn ist, und die Förderung von körperlicher Aktivität –, könnte dies Millionen von Menschen helfen, die Symptome von Angst und Depression zu verringern, die Konzentration und Aufmerksamkeit zu verbessern und vieles mehr. Und wenn jeder dieser Menschen das, was er gelernt hat, mit seiner Familie und seinen Freunden teilen würde, würde dies die Gesundheit des Gehirns/psychische Gesundheit auf nationaler Ebene verbessern.

Ich nehme keine antidepressiven Medikamente mehr ein. Meine Stimmung ist so viel stabiler und positiver.

Ich habe gerade eine Chemotherapie beendet. Alle sind erstaunt, wie viel Energie ich habe und wie schnell mein Haar nachwächst. Ich überhole beim Laufen einen Freund, der zehn Jahre jünger ist und keinen Krebs hat. (Er arbeitet nicht mit dem Plan.)

Ich nehme keine Medikamente mehr gegen Bluthochdruck … und arbeite daran, meine Medikamente gegen Typ-2-Diabetes und zu hohe Cholesterinwerte abzusetzen.

Fühlt sich ein bisschen komisch an, das in einer Kirche zu sagen, aber mein Sexualleben hat sich dramatisch verbessert!

Der Daniel-Plan hilft den Menschen, gemeinsam besser zu werden.

Das Bright-Minds-Prinzip am Arbeitsplatz umsetzen

Wenn Sie etwas mit den meisten Amerikanern gemein haben, erzeugt der Gedanke an Ihre Arbeit Stress und trübt die Stimmung. Sie knirschen im Verkehr mit den Zähnen, bevor Sie ins Büro kommen, wo ein voller Posteingang dringender E-Mails auf Sie wartet. Aber bevor Sie an Ihren Platz kommen, gehen Sie am Pausenraum vorbei, wo Sie Donuts, Kuchenreste von der gestrigen Geburtstagsfeier, Kaffee mit künstlicher Kaffeesahne und Zucker und eine Schale mit Bonbons finden. Wenn Sie sich dort bedienen, ist Ihr Gehirn nun auf noch mehr Stress, Konzentrationsschwäche und Stimmungsschwankungen gepolt, und das erhöht Ihre Bright-Minds-Risikofaktoren. Wirklich kein Rezept für Erfolg. Aber so muss es nicht sein.

Das Bright-Minds-Programm für den Arbeitsplatz gibt Unternehmen und anderen Organisationen die Strategien an die Hand, die sie benötigen, um ihre Mitarbeiter dabei zu unterstützen, die Gesundheit Ihres Gehirns zu fördern und eine positivere, produktivere Umgebung zu schaffen, in der alle zufriedener, weniger gestresst und auf Erfolg ausgelegt sind. Als Teil eines umfassenden Wellnessprogramms trägt dieser gesunde Ansatz nachweislich auch zur Verbesserung des Immunsystems und zu einer Verringerung der Fehlzeiten bei. Stellen Sie sich vor, an jedem Arbeitsplatz würde ein für das Gehirn gesunder Lebensstil gefördert. Dadurch könnten die Risikofaktoren, die Menschen anfällig für Probleme der Gesundheit des Gehirns/psychischen Gesundheit machen, stark reduziert werden.

Hier nur einige der vielen Kommentare, die wir erhalten und die zeigen, wie diese Informationen das Leben der Menschen verändern können:

> *Die Entdeckung von Dr. Amens Initiative für ein gesundes Gehirn hätte für mich nicht zu einem besseren Zeitpunkt kommen können. Bei meiner Mutter wurde vor Kurzem eine Prädemenz diagnostiziert, was bedeutet, dass ich ein höheres Risiko für die Entwicklung einer Demenz oder der Alzheimerkrankheit habe. Dr. Amens Bright-Minds-Ansatz half mir, die wichtigsten Risikofaktoren für Gedächtnisschwund und Verhaltensänderungen zu verstehen, und zeigte mir, was ich tun kann, um mein Risiko zu mindern. Ausgehend von einfachen Dingen wie dem Verzicht auf Koffein, einer disziplinierteren Ernährung und körperlicher Betätigung sowie der Einführung von Nahrungsergänzungsmitteln konnte ich bereits eine Senkung meines Cholesterin- und Triglyceridspiegels (die Ursache für die eingeschränkten Durchblutung des Gehirns im Fall meiner Mutter) feststellen. Zu lernen, dass es Dinge gibt, die ich tun kann, um den unvermeidlichen Rückgang der Gedächtnisfunktion zu verzögern, gibt mir viel Kraft, und ich bin dankbar, dass ich Dr. Amen vorgestellt wurde, solange ich noch Zeit habe, diese Veränderungen umzusetzen.*

> *Ich kann mich nicht genug bedanken, um auszudrücken, wie dankbar ich für die Gelegenheit bin, die unser Unternehmen uns bot, Dr. Amen zu treffen.*

Er hat mich inspiriert, die beste Version meiner selbst zu sein. Er hat mir beigebracht, meinen Geist und meinen Körper zu lieben. Seit ich seine Kurse begonnen habe, mache ich mir nicht länger Vorwürfe, nicht die Nummer eins zu sein. Ich lasse meinen Körper keine ungesunden Lebensmittel oder solche mit künstlichen Zusatzstoffen zu sich nehmen. Und ich urteile auch nicht mehr über Menschen und denke nicht mehr zu extrem über Dinge nach, denn beides hat mich in den letzten Jahren emotional und psychisch stark belastet. Ich habe gerade acht Kilo abgenommen und mein Gewichtsziel erreicht! 70 Kilo! Ich bin so glücklich!

Als ich vor sechs Monaten mit dem Bright-Minds-Programm begann, hatte ich keine Ahnung, wie tiefgreifend es mein Leben beeinflussen würde. Aufgrund von Dr. Amens Empfehlung, unsere Blutwerte überprüfen zu lassen, erhielt ich einige Laborergebnisse, die ein ernsthaftes Problem mit meinem Herz-Kreislauf-System aufzeigten. Sowohl mein Gehirn als auch mein Herz waren einem erhöhten Risiko ausgesetzt. Als 50-jährige Frau ohne Symptome hätte ich ohne die Ermutigung von Dr. Amen, mich um meine eigene Gesundheit zu kümmern und mein bestmögliches Leben zu leben, nie erfahren, dass ich diesen Risikofaktor überhaupt hatte. Ich danke Ihnen, Dr. Amen, und unserer Firma, für dieses wunderbare Programm!

Um psychische Krankheiten wirksam zu bekämpfen, müssen wir für ein gesundes Gehirn sorgen – bei uns selbst, in unseren Familien, in unseren Gemeinden und in unseren Organisationen.

ANHANG

10 Gene, die die Gesundheit des Gehirns beeinflussen können

Gene (beziehungsweise ihre Produkte)	Bedeutung/Mögliche Interventionen bei Genvarianten mit negativem Einfluss
1. MTHFR: Methylentetrahydrofolat-Reduktase Kritisches Enzym zur Herstellung von Methylfolat, das für die Herstellung von Neurotransmittern wie Noradrenalin, Dopamin und Serotonin unerlässlich ist.	• Nicht-ideale Varianten stehen im Zusammenhang mit Depression,[1] bipolarer Störung, Schizophrenie[2] und Autismus.[3] Führt zu hohem Homocysteinspiegel und Gefäßerkrankungen. • Assoziiert mit Hirnschrumpfung[4] • Eine Supplementation mit Methylfolat (0,4–15 mg pro Tag) kann Depressionen verbessern.[5]

Gene (beziehungsweise ihre Produkte)	Bedeutung/Mögliche Interventionen bei Genvarianten mit negativem Einfluss
2. COMT: Catechol-O-Methyltransferase (»Krieger- oder Grübler-Gen«) Enzym, das Dopamin im präfrontalen Kortex abbaut. Östrogen senkt COMT und erhöht Dopamin im präfrontalen Kortex. Frauen haben im Vergleich mehr Angststörungen, aber weniger ADS/ADHS-Diagnosen.	• Eine Variante dieses Gens baut Dopamin im präfrontalen Kortex schneller ab, was zu niedrigeren Dopaminspiegeln und höherer Impulsivität, risikoreichem Verhalten, Extrovertiertheit, schlechterem Arbeitsgedächtnis, mangelnder Regelbefolgung und weniger Neurotizismus führt. Es wurde mit ADS/ADHS in Verbindung gebracht.[6] – Leistungsfähiger unter Stress (läuft tendenziell auf Probleme zu). – Spricht besser auf stimulierende Medikamente, Modafinil, grünen Tee, Tyrosin, Bewegung und transkranielle Magnetstimulation (TMS) an. – Einige Studien zeigen, dass Teenager mit einer Variante von COMT ein erhöhtes Risiko für eine Psychose durch Marihuanakonsum haben.[7] • Eine andere Variante baut Dopamin im präfrontalen Kortex langsamer ab, was zu höheren Dopaminspiegeln und einem geringeren Risikoverhalten, weniger Impulsivität, mehr Regelkonformität, mehr Introvertiertheit, mehr Neurotizismus und einem besseren Arbeitsgedächtnis führt. Zwangsstörungen und bipolare Störungen sind in dieser Gruppe höher.[8] – Leistungsvermögen unter Stress schlechter (geringere Wahrscheinlichkeit, auf ein Problem zuzulaufen). – Es ist wahrscheinlich, dass solche Personen von frühen Interventionen profitieren, um den Ausbruch von Panik nach Kindheitstraumata zu verhindern.[9]

Gene (beziehungsweise ihre Produkte)	Bedeutung/Mögliche Interventionen bei Genvarianten mit negativem Einfluss
3. BDNF: Wachstumsfaktor im Gehirn (*Brain-Derived Neurotrophic Factor*) Protein, das an der Neurogenese und Neuroplastizität beteiligt ist und dazu beiträgt, das Wachstum neuer Nervenzellen zu fördern.	• Eine Variante ist mit beeinträchtigtem Arbeitsgedächtnis, Depressionen, erhöhter Stressreaktion und PTBS assoziiert. Körperliche Bewegung hilft, die dadurch verursachten Probleme zu lindern.[10] • Eine andere Variante zeigte ein dreimal besseres Ansprechen auf SSRI-Medikamente (selektive Serotonin-Wiederaufnahmehemmer).[11] Es hat sich gezeigt, dass Lithium (300 µg) die BDNF-Werte erhöht. Hochgesättigte Fettsäuren und Zucker senken den BDNF-Wert.
4. MAO-A: Monoaminooxidase A Beeinflusst Dopamin-, Noradrenalin- und Serotoninspiegel, die sich wiederum auf Stimmung, Fokus, Energie, Abhängigkeiten, Schlaf und Heißhunger auf Kohlenhydrate auswirken.	• Eine Variante erhöht die Neigung zu Heißhunger auf Kohlenhydrate, Suchterkrankungen, ADS/ADHS, Depressionen, Gewichtszunahme, depressiven Verstimmungen während einer Diät und nächtlichem Wachsein. • Eine andere Variante kann zu leichterem Erschrecken, Aggression, Kopfschmerzen durch Konsum von Käse oder Wein, Einschlafschwierigkeiten, Stimmungsschwankungen, Reizbarkeit und Abhängigkeiten führen.
5. DAO: Diaminoxidase Verringert Histamin, hauptsächlich im Darm. Beeinflusst die allergische Reaktion auf verschiedene Nahrungsmittel; kann mit einer Nahrungsmittelüberempfindlichkeit verbunden sein.	• Varianten stehen im Zusammenhang mit Nahrungsmittelempfindlichkeit, Leaky-Gut-Syndrom, allergischen Reaktionen, Autoimmunkrankheiten, Kopfschmerzen, Reizbarkeit, Herzrasen, juckender Haut und Nasenbluten. • Ziehen Sie eine histaminarme Ernährung und frische Lebensmittel in Erwägung, vermeiden Sie Speisereste, verbessern Sie die Darmgesundheit, behandeln Sie ein Leaky-Gut-Syndrom, bewältigen Sie Stress, treiben Sie Sport, schlafen Sie ausreichend, vermeiden Sie Umweltgifte/Allergene und Aspirin/nicht steroidale Antirheumatika.

Gene (beziehungsweise ihre Produkte)	Bedeutung/Mögliche Interventionen bei Genvarianten mit negativem Einfluss
6. SLC6A4: Serotonin-Transporter-Protein Codiert für das Serotonin-Transporter-Protein, das für die Serotoninaufnahme verantwortlich ist. Die antidepressive Wirkung von SSRI-Medikamenten wird durch eine Hemmung dieses Proteins erreicht.	• Studien haben gezeigt, dass Personen mit einer oder zwei Kopien des Kurzform-Allels mit größerer Wahrscheinlichkeit schlechter oder langsamer auf SSRI-Medikamente ansprechen und mehr Nebenwirkungen zeigen.[12] Nicht alle Studien stimmen überein. In einer Studie wurde festgestellt, dass ältere Menschen mit dem kurzen Allel besser auf SSRI-Medikamente ansprechen.[13] • Diejenigen Patienten mit dem/den kurzen Allel(en) haben auch mehr mit Angstzuständen in Zusammenhang stehende Persönlichkeitsmerkmale[14] und eine erhöhte Aktivität in der Amygdala (ein Bereich des Gehirns, der bei Angst aktiver ist).[15] • Höhere Rate von PTBS, Stimmungsstörungen und Stressreaktionen.
7. CACNA1C: spannungsabhängiger Kalziumkanal Beteiligt an der elektrischen Erregung von Nervenzellen.	• Kann zu übermäßigen Mengen an Glutamat führen, dem am häufigsten vorkommenden stimulierenden Neurotransmitter, der in hohen Mengen toxisch sein kann. • Bei Personen mit behandlungsresistenter Depression, bipolarer Störung und Schizophrenie meist höher.[16] • Stimmungsstabilisierende Medikamente und Omega-3-Fettsäuren können hilfreich sein.

Gene (beziehungsweise ihre Produkte)	Bedeutung/Mögliche Interventionen bei Genvarianten mit negativem Einfluss
8. ANK3: Ankyrin-G Gehört zu einer Familie von Proteinen, die bei der elektrischen Erregung von Nervenzellen eine Rolle spielen.	• Kann zu übermäßiger Menge an Glutamat führen, dem am häufigsten vorkommenden stimulierenden Neurotransmitter, der in hohen Mengen toxisch sein kann. • Studien haben einen Zusammenhang zwischen dieser Variante und bipolarer Störung, Stimmungsinstabilität und Schizophrenie gezeigt.[17] • Stimmungsstabilisierende Medikamente und Omega-3-Fettsäuren können hilfreich sein.
9. ApoE: Apolipoprotein E Hilft bei der Entwicklung, Reparatur und Erhaltung von Nervenzellmembranen. Auch an der Abfallentsorgung und der Beseitigung von Zelltrümmern beteiligt.	• Drei Varianten: ApoE e2, e3 und e4 • ApoE e4 wurde mit einem erhöhten Risiko für Alzheimer, Bluthochdruck und Atherosklerose in Verbindung gebracht.[18] • Nicht jeder, der das e4-Gen besitzt, wird an Alzheimer erkranken; tatsächlich werden 75 Prozent die Krankheit nicht bekommen. • Das ApoE-e4-Gen ist mit einem insgesamt geringeren Blutfluss in das Gehirn assoziiert;[19]achten Sie auf Ihre Blutgefäße, wenn Sie die Genvariante haben. • Bewegung, Vitamin D, mediterrane Ernährung und Omega-3-Fettsäuren können helfen.

Gene (beziehungsweise ihre Produkte)	Bedeutung/Mögliche Interventionen bei Genvarianten mit negativem Einfluss
10. Cytochrom P450 Metabolismus von Medikamenten und Hormonen	• Verschiedene Genotypen codieren für Blutspiegel, die signifikant höher oder niedriger sein können als auf der Grundlage einer Medikamentendosis üblicherweise vorhergesagt werden würde: – Schlechte Metabolisierer haben zwei nicht funktionelle Gene und somit wenig bis gar keine Enzymaktivität, erhöhte Medikamentenspiegel und mehr Nebenwirkungen. – Intermediäre Metabolisierer haben ein nicht funktionierendes Gen und ein normal funktionierendes Gen, weshalb die Enzymaktivität vermindert ist. – Intensive Metabolisierer haben zwei normal funktionierende Gene und eine normale Enzymaktivität. – Ultraschnelle Metabolisierer haben mehr als zwei Kopien funktioneller Gene, was im Vergleich zu den intensiven Metabolisierern zu einer erhöhten Enzymaktivität führt; möglicherweise sinken die Medikamentenspiegel und das Ansprechen ist schlecht. Brauchen möglicherweise höhere als normale Dosierungen. • Praktische Anmerkung: Citalopram sollte bei schlechten CYP2C19-Metabolisierern (zwei bis sieben Prozent der Bevölkerung) vermieden werden.

Bright-Minds-Experten finden

Meine Aufgabe ist es seit jeher, anderen medizinischen und psychiatrischen Fachleuten die Techniken beizubringen, die wir in den Amen Clinics gelernt haben. Wir haben mehr als 3000 zertifizierte Coaches für die Gesundheit des Gehirns ausgebildet (brainhealthcoaching.com). Um Fachleute zu finden, die einen ähnlichen integrativen Ansatz haben, wie er in diesem Buch zum Ausdruck kommt, besuchen Sie referraldirectory.amenuniversity.com. Sie können auch auf den Websites des Instituts für Funktionelle Medizin (Institute for Functional Medicine, ifm.org) oder der American Academy of Anti-Aging Medicine (a4m.com) nachsehen, ob es in Ihrer Nähe einen Arzt für Funktionelle Medizin gibt. Auch in Deutschland lassen sich über das Internet Ärzte finden, die nach diesem Prinzip arbeiten.

Bezugsquellen

Amen Clinics

Amen Clinics, Inc. (ACI), wurde 1989 von Dr. med. Daniel G. Amen gegründet. Wir sind spezialisiert auf innovative Diagnose und Behandlungsplanung für eine Vielzahl von Verhaltens-, Lern-, emotionalen, kognitiven und Gewichtsproblemen bei Kindern, Jugendlichen und Erwachsenen. Die ACI haben einen internationalen Ruf für die Beurteilung von Erkrankungen der Psyche und Verhaltensstörungen, wie zum Beispiel ADS/ADHS, Depressionen, Angstzustände, Schulversagen, Schädel-Hirn-Traumata und Gehirnerschütterungen, Zwangsstörungen, Aggressivität, Ehekonflikte, kognitiver Abbau, Hirnschäden durch Drogen oder Alkohol und Fettleibigkeit. Darüber hinaus arbeiten die ACI mit Menschen zusammen, um die Hirnfunktion zu optimieren und das Risiko für Alzheimer und andere altersbedingte Probleme zu senken.

Eines der primären diagnostischen Instrumente, die wir in den ACI einsetzen, ist die Hirn-SPECT-Bildgebung. Die ACI verfügen über die weltweit größte Datenbank von Hirnscans für Störungen/Krankheiten im Bereich Emotionen, Kognition und Verhalten. Die ACI nimmt gerne überwiesene Patienten von Ärzten, Psychologen, Sozialarbeitern, Ehe- und Familientherapeuten, Drogen- und Alkoholberatern sowie einzelne Patienten und Familien an.

Unsere Website, amenclinics.com, ist lehrreich und interaktiv und richtet sich an Fachleute im Bereich der psychischen Gesundheit und der Medizin, an Pädagogen, Studierende und die Öffentlichkeit. Sie enthält eine Fülle von Informationen und Ressourcen, die Ihnen helfen, mehr über die Optimierung Ihres Gehirns zu erfahren. Die Website enthält mehr als 300 farbige SPECT-Bilder des Gehirns, Tausende von wissenschaftlichen Zusammenfassungen über Hirn-SPECT-Scans für die Psychiatrie, eine kostenlose Bewertung der Gesundheit Ihres Gehirns und vieles, vieles mehr.

Brain fit life

Auf der Grundlage von Dr. Amens 35-jähriger Erfahrung als Psychiater haben er und seine Frau Tana eine hochentwickelte Onlinegemeinschaft (mybrainfitlife.com) entwickelt, zu der auch Dr. Amen gehört:

- Detaillierte Fragebogen, die Ihnen helfen sollen, Ihren Hirntyp kennenzulernen, und ein auf Ihre eigenen Bedürfnisse zugeschnittenes personalisiertes Programm
- WebNeuro, ein neuropsychologischer Test zur Beurteilung Ihres Gehirns
- Lustige Denkspiele und Werkzeuge zur Förderung Ihrer Motivation
- Exklusives, preisgekröntes Angebot für ein kognitives Training, zu dem Sie rund um die Uhr Zugang haben
- Körperliche Übungen und Tutorials unter der Leitung von Tana
- Hunderte von Tanas köstlichen Rezepten für ein gesundes Gehirn
- Übungen, um ANG (automatische negative Gedanken) in den Griff zu bekommen
- Meditations- und Hypnose-Audios für Schlaf, Angstzustände, Schmerzen und mehr
- Die Hirnfunktion fördernde Musik von Grammy-Preisträger Barry Goldstein
- Onlineforum und eine Gemeinschaft zur Unterstützung
- Zugang zu monatlichen Live-Coaching-Gesprächen mit Daniel und Tana

brainMD

Nahrungsergänzungsmittel höchster Qualität, Kurse, Bücher und mehr zur Gesundheit des Gehirns finden Sie unter brainmdhealth.com.

Quellen

Daniel Amen und die Gesundheit des Gehirns

1 Siehe https://www.facebook.com/Illumeably/videos/283984572006650.

2 Howard Schneider et al., »Conventional SPECT Versus 3D Thresholded SPECT Imaging in the Diagnosis of ADHD: A Retrospective Study,« *Journal of Neuropsychiatry and Clinical Neurosciences* 26/4 (2014): 335–343.

3 NPR Staff, »The Thomas Eagleton hAffair Haunts Candidates Today,« NPR, August 2012, www.npr.org/2012/08/04/157670201/the-thomas-eagleton-affair-haunts-candidates-today.

4 Joshua Wolf Shenk, »Lincoln's Great Depression,« *Atlantic*, Oktober 2005, www.theatlantic.com/magazine/archive/2005/10/lincolns-great-depression/304247/.

5 Edward J. Kempf, »Abraham Lincoln's Organic and Emotional Neurosis,« *A.M.A. Archives of Neurology and Psychiatry* 67/4 (April 1952): 419–433; Zugriff am www.lincolnportrait.com/emotional_neurosis.html.

Timothy P. Townsend, »Life of Lincoln, 1809–1865,« National Park Service, US Department of the Interior, https://www.nps.gov/liho/learn/historyculture/life.htm

6 National Institute of Mental Health, »Suicide,« aktualisiert April 2019, www.nimh.nih.gov/health/statistics/suicide.shtml.

7 Holly Hedegaard, Sally C. Curtin und Margaret Warner, »Suicide Mortality in the United States, 1999–2017,« National Center for Health Statistics Data Brief Nr. 330, November 2018, www.cdc.gov/nchs/products/databriefs/db330.htm.

8 Jürgen Unützer, »What If We Treated Mental Health Like Cancer?« NEJM Catalyst event, »Expanding the Bounds of Care Delivery: Integrating Mental, Social, and Physical Health,« Januar 2018, Vanderbilt University Medical Center, catalyst.nejm.org/videos/treat-mental-health-like-cancer/.

9 Lawrence Scholl et al., »Drug and Opioid-Involved Overdose Deaths – United States, 2013–2017,« *Morbidity and Mortality Weekly Report*, Centers for Disease Control and Prevention, Januar 2019, www.cdc.gov/mmwr/volumes/67/wr/mm675152e1.htm?s_cid=mm675152e1_w.

10 J. M. Twenge et al., »Age, Period, and Cohort Trends in Mood Disorder Indicators and Suicide-Related Outcomes in a Nationally Representative Dataset, 2005–2017,« *Journal of Abnormal Psychology* 128/3 (April 2019): 185–199.

11 J. Breslau J. et al., »Sex Differences in Recent First-Onset Depression in an Epidemiological Sample of Adolescents,« *Translational Psychiatry* 7 (2017): 1139.

12 Janice Wood, »Antidepressant Use Up 400 Percent in US,« Psych. Central, Januar 2018, psychcentral.com/news/2011/10/25/antidepressant-use-up-400-percent-in-us/30677.html.

13 R. C. Kessler, M. Angermeyer, J. C. Anthony et al., »Lifetime Prevalence and Age-of-Onset Distributions of Mental Disorders in the World Health Organization's World Mental Health Survey Initiative,« *World Psychiatry* 6/3 (Oktober 2007): 168–176, https://www.ncbi.nlm.nih.gov/pmc/articles/PMC2174588/.
»Learn about Mental Health,« Centers for Disease Control and Prevention, Januar 2018, https://www.cdc.gov/mentalhealth/learn/.

14 Jürgen Unützer, »What If We Treated Mental Health Like Cancer?« NEJM Catalyst, Januar 2018, https://catalyst.nejm.org/videos/treat-mental-health-like-cancer/.
K. Kroenke und J. Unützer, »Closing the False Divide: Sustainable Approaches to Integrating Mental Health Services into Primary Care,« *Journal of General Internal Medicine* 32/4 (2017): 404–410.

15 Julia Velten et al., »Lifestyle Choices and Mental Health: A Representative Population Survey,« *BMC Psychology* 2/58 (2014): 58.

16 Mitsutaka Takada, Mai Fujimoto, Kouichi Hosomi, »Association between Benzodiazepine Use and Dementia: Data Mining of Different Medical Databases,« *International Journal of Medical Sciences* 13/11 (Oktober 2016): 825–834.

17 Thomas R. Insel, »Disruptive Insights in Psychiatry: Transforming a Clinical Discipline,« *Journal of Clinical Investigation* 119/4 (April 2009): 700–705.

I. Kirsch, »AntidepressANG and the Placebo Response,« *Epidemiologia e Psichiatria Sociale* 18/4 (Oktober–Dezember 2009): 318–322.

18 Steven E. Hyman, »The Daunting Polygenicity of Mental Illness: Making a New Map,« *Philosophical Transactions of the Royal Society of London. Series B, Biological Sciences* 373/1742 (März 2018): 20170031.

19 Kate Allsopp et al., »Heterogeneity in Psychiatric Diagnostic Classification,« *Psychiatry Research* 279 (September 2019): 15–22.

20 Ebd.

21 Daniel G. Amen et al., »Multi-Site, Six Month Outcome Study of Complex Psychiatric Patients Evaluated with Addition of Brain SPECT Imaging,« *Advances in Mind-Body Medicine* 27/2 (Januar 1996): 6–16.

Kapitel 1: Vom Exorzisten zum Hausarzt

1 John Green, »What Is the Origin of the Word ›Shrink‹ for Psychologists?« Classroom, last modified Juli 2019, https://classroom.synonym.com/origin-word-shrink-psychologists-11814.html.

2 Daniel G. Amen et al., »Predicting Positive and Negative Treatment Responses to StimulANG with Brain SPECT Imaging,« *Journal of Psychoactive Drugs* 40/2 (Juni 2008): 131–138.

3 »Psychiatry,« Dictionary.com, https://www.dictionary.com/browse/psychiatry.

4 Richard Restak, *Mysteries of the Mind* (National Geographic Society, 2000).

5 Christos F. Kleisiaris et al., »Health Care Practices in Ancient Greece: The Hippocratic Ideal,« *Journal of Medical Ethics and History of Medicine* 7/6 (März 2014).

6 Hippocrates, *The Genuine Works of Hippocrates* (New York: W. Wood and Company, 1886).

7 Kleisiaris et al., »Health Care Practices in Ancient Greece: The Hippocratic Ideal.«

8 R. J. Hankinson, »Galen's Anatomy of the Soul,« *Phronesis* 36/2 (1991): 197–233.

9 D. Brett King, William Douglas Woody, and Wayne Viney, *A History of Psychology: Ideas and Context* (New York: Routledge, 2013): 72.

10 Ingrid G. Farreras, »History of Mental Illness,« in R. Biswas-Diener and E. Diener, Hersg. *Noba Textbook Series: Psychology* (Champaign, IL: DEF Publishers), siehe http://noba.to/65w3s7ex.

11 Theodore Porter, *Genetics in the Madhouse* (Princeton, NJ: Princeton University Press, 2018).

12 Alexandra Minna Stern, »That Time the United States Sterilized 60,000 of Its Citizens,« *Huffington Post*, Januar 2016, www.huffingtonpost.com/entry/sterilization-unitedstates_us_568f35f2e4b0c8beacf68713.

13 Farreras, »History of Mental Illness.«

14 Joshua Wolf Shenk, *Lincoln's Melancholy* (New York: Houghton Mifflin, 2005): 58.

15 Melissa Fares, »Michael Phelps' Purple Blotches Spotlight ›Cupping‹ Trend,« Reuters, August 2016, www.reuters.com/article/us-olympics-rio-swimming-phelps-cupping-idUSKCN10J214.

16 Joshua Wolf Shenk, *Lincoln's Melancholy.* 58–59.

17 Joshua Wolf Shenk, »Lincoln's Great Depression«. *Atlantic*, Oktober 2005.

18 Mayo Clinic Staff, »Electroconvulsive Therapy (ECT),« Mayo Clinic, Oktober 2018, www.mayoclinic.org/tests-procedures/electroconvulsive-therapy/about/pac-20393894.

19 Brendan L. Smith, »Inappropriate Prescribing,« *Monitor on Psychology* 43/6 (Juni 2012): 36, www.apa.org/monitor/2012/06/prescribing.aspx.

20 Daniel G. Amen et al., »Predicting Positive and Negative Treatment Responses to StimulANG with Brain SPECT Imaging.«

21 Daniel G. Amen et al., »Deficits in Regional Cerebral Blood Flow on Brain SPECT Predict Treatment Resistant Depression,« *Journal of Alzheimer's Disease* 63/2 (2018): 529–538.

22 Lisa M. Schwartz and Steven Woloshin, »Medical Marketing in the United States, 1997–2016,« *Journal of American Medical Association* 321/1 (Januar 2019): 80–96.

23 »Review Article Takes Rare Look at Impact of Advertising Psychiatric Drugs,« Brown University press release, September 2016, https://www.brown.edu/news/2016-09-13/advertising.

24 Benedict Carey and Robert Gebeloff, »Many People Taking Antidepress ANG Discover They Cannot Quit,« *New York Times*, April 2018, www.nytimes.com/2018/04/07/health/antidepressANG-withdrawal-prozac-cymbalta.html.

25 G. M. Goodwin et al., »Emotional Blunting with Antidepressant Treatments: A Survey among Depressed Patients,« *Journal of Affective Disorders* 221 (Oktober 2017): 31–35.

26 Thomas Insel, »Transforming Diagnosis,« National Institute of Mental Health, April 2013, https://www.nimh.nih.gov/about/directors/thomas-insel/blog/2013/transforming-diagnosis.shtml.

27 Mental Illness,« National Institute of Mental Health, Februar 2019, https://www.nimh.nih.gov/health/statistics/mental-illness.shtml.

28 Ramin Mojtabai and M. Olfson, »Proportion of AntidepressANG Prescribed without a Psychiatric Diagnosis Is Growing,« *Health Affairs* 30/8 (August 2011): 1434–1442.

29 Racheli Magnezi et al., «Comparison between Neurostimulation Techniques Repetitive Transcranial Magnetic Stimulation vs Electroconvulsive Therapy for the Treatment of Resistant Depression: Patient Preference and Cost-Effectiveness,« *Patient Preference and Adherence* 10 (August 2016): 1481–1487.

30 Tarique Perera et al., »The Clinical TMS Society Consensus Review and Treatment Recommendations for TMS Therapy for Major Depressive Disorder,« *Brain Stimulation* 9/3 (Mai–Juni 2016): 336–346.

31 D. White and S. Tavakoli, »Repetitive Transcranial Magnetic Stimulation for Treatment of Major Depressive Disorder with Comorbid Generalized Anxiety Disorder,« *Annals of Clinical Psychiatry* 27/3 (August 2015): 192–196.

32 Marco Ceccanti et al., »Deep TMS on Alcoholics: Effects on Cortisolemia and Dopamine Pathway Modulation. A Pilot Study,« *Canadian Journal of Physiology and Pharmacology* 93/4 (April 2015): 283–290.

33 Limor Dinur-Klein et al., »Smoking Cessation Induced by Deep Repetitive Transcranial Magnetic Stimulation of the Prefrontal and Insular Cortices: A Prospective, Randomized Controlled Trial,« *Biological Psychiatry* 76/9 (November 2014): 742–749.

34 Paulo Sergio Boggio et al., »Noninvasive Brain Stimulation with High-Frequency and Low-Intensity Repetitive Transcranial Magnetic Stimulation Treatment for Posttraumatic Stress Disorder,« *Journal of Clinical Psychiatry* 71/8 (August 2010): 992–999.

35 Alisson Trevizol et al., »Transcranial Magnetic Stimulation for Obsessive-Compulsive Disorder: An Updated Systematic Review and Meta-Analysis,« *Journal of ECT* 32/4 (Dezember 2016): 262–266.

36 Hellen Livia Drumond Marra et al., »Transcranial Magnetic Stimulation to Address Mild Cognitive Impairment in the Elderly: A Randomized Controlled Study,« *Behavioural Neurology* (2015). William M. McDonald, »Neuromodulation Treatments for Geriatric Mood and Cognitive Disorders,«

American Journal of Geriatric Psychiatry 24/12 (Dezember 2016): 1130–1141.
Jose M. Rabey et al., »Repetitive Transcranial Magnetic Stimulation (rTMS) Combined with Cognitive Training Is a Safe and Effective Modality for the Treatment of Alzheimer's Disease: A Randomized, Double-Blind Study,« *Journal of Neural Transmission* 123/12 (Dezember 2016): 1449–1455.

37 Mehmet Yilmaz et al., »Effectiveness of Transcranial Magnetic Stimulation Application in Treatment of Tinnitus,« *Journal of Craniofacial Surgery* 25/4 (Juli 2014): 1315–1318.

38 Daniel G. Amen et al., »Discriminative Properties of Hippocampal Hypoperfusion in Marijuana Users Compared to Healthy Controls: Implications for Marijuana Administration in Alzheimer's Dementia,« *Journal of Alzheimer's Disease* 56/1 (2017): 261–273.

39 Daniel G. Amen et al., »Patterns of Regional Cerebral Blood Flow as a Function of Age throughout the Lifespan,« *Journal of Alzheimer's Disease* 65/4 (2018): 1087–1092.

40 Chittaranjan Andrade, »Ketamine for Depression, 1: Clinical Summary of Issues Related to Efficacy, Adverse Effects, and Mechanism of Action,« *Journal of Clinical Psychiatry* 78/4 (April 2017): e415–e419.
Michael F. Grunebaum et al., »Ketamine for Rapid Reduction of Suicidal Thoughts in Major Depression: A Midazolam-Controlled Randomized Clinical Trial,« *American Journal of Psychiatry* 175/4 (April 2018): 327–335.

41 Nolan R. Williams et al., »Attenuation of Antidepressant Effects of Ketamine by Opioid Receptor Antagonism,« *American Journal of Psychiatry* 175/12 (Dezember 2018): 1205–1215.

42 Nedra Pickler, »Obama Calls for End to Mental Illness Stigma,« *San Diego Union-Tribune*, Juni 2013, www.sandiegouniontribune.com/sdut-obama-calls-for-end-to-mental-illness-stigma-2013jun03-story.html.

Kapitel 2: Unsichtbare Krankheiten sichtbar machen

1 Michael B. First et al., »Clinical Applications of Neuroimaging in Psychiatric Disorders,« *American Journal of Psychiatry* 175/9 (September 2018): 915–916.

2 Max Planck, *Scientific Autobiography and Other Papers* (New York: Philosophical Library, 1949), 33–34.

3 Fred A. Mettler Jr. et al., »Radiologic and Nuclear Medicine Studies in the United States and Worldwide: Frequency, Radiation Dose, and Comparison with Other Radiation Sources – 1950–2007,« *Radiology* 253/2 (November 2009): 520–531.

4 Michael D. Devous et al., »Single-Photon Emission Computed Tomography in Neurotherapeutics,« *NeuroRx* 2/2 (April 2005): 237–249.

5 Ronald Jack Jaszczak, »The Early Years of Single Photon Emission Computed Tomography (SPECT): An Anthology of Selected Reminiscences,« *Physics in Medicine & Biology* 51/13 (Juli 2006): R99–115.

6 »Brain SPECT,« Cedars-Sinai (2019), www.cedars-sinai.edu/Patients/Programs-and-Services/Imaging-Center/For-Patients/Exams-by-Procedure/Nuclear-Medicine/Brain-SPECT.aspx; Mayo Clinic staff, »SPECT Scan,« Mayo Clinic (Dezember 2016), www.mayoclinic.org/tests-procedures/spect-scan/about/pac-20384925.

7 See PubMed.gov for a list of studies. Type in »Brain SPECT and [the condition]« for best matches. For example, »Brain SPECT and Strokes« provides the following list: https://www.ncbi.nlm.nih.gov/pubmed/?term=brain+SPECT+strokes.

8 S. Yassin et al., »Differences in SPECT Perfusion in Children and Adolescents with ADHD,« *Archives of Clinical Neuropsychology* 29/6 (September 2014): 541–542.
Daniel G. Amen und B. D. Carmichael, »High-Resolution Brain SPECT Imaging in Attention Deficit Hyperactivity Disorder,« *Annals of Clinical Psychiatry* 9/2 (Juni 1997): 81–86.

9 Daniel G. Amen et al., »Predicting Positive and Negative Treatment Responses to StimulANG with Brain SPECT Imaging,« *Journal of Psychoactive Drugs* 40/2 (Juni 2008): 131–138.

10 Daniel G. Amen et al., »Patterns of Regional Cerebral Blood Flow as a Function of Age throughout the Lifespan,« *Journal of Alzheimer's Disease* 65/4 (September 2018): 1087–1092.

11 J. Link et al., »SPECT Differences between Those with Higher and Lower Levels of Aggression: An Exploratory Analysis,« *Archives of Clinical Neuropsychology* 29/6 (September 2014): 576.

12 Daniel G. Amen et al., »An Analysis of Regional Cerebral Blood Flow in Impulsive Murderers Using Single Photon Emission Computed Tomography,« *Journal of Neuropsychiatry and Clinical Neuroscience* 19/3 (Sommer 2007): 304–109.

13 Jada J. Stewart et al., »Diagnostic Accuracy of SPECT Scans: Examining Specific Brain Areas of Regional Hypoperfusion at Baseline in Alzheimer's Disease,« *Archives of Clinical Neuropsychology* (2014).

14 J. Messerly et al., »Preliminary Investigation of SPECT Differences between Individuals with Varying Levels of Anxiety,« *Archives of Clinical Neuropsychology* 29/6 (September 2014): 579.

15 Daniel G. Amen et al., »Functional Neuroimaging Distinguishes Autistic Spectrum Disorder from Healthy and Comorbid Conditions in Focused and Large Community Datasets,« *Journal of Systems and Integrative Neuroscience* 3 (April 2017).

16 Daniel G. Amen et al., »Deficits in Regional Cerebral Blood Flow on Brain SPECT Predict Treatment Resistant Depression,« *Journal of Alzheimer's Disease* 63/2 (2018): 529–538.

17 Lucas Driskell et al., »A SPECT Exploratory Analysis of Differentiating Mania Symptomology Severity,« *Archives of Clinical Neuropsychology* 29/6 (September 2014): 578.

18 Daniel G. Amen et al., »Classification of Depression, Cognitive Disorders, and Co-Morbid Depression and Cognitive Disorders with Perfusion SPECT Neuroimaging,« *Journal of Alzheimer's Disease* 57/1 (2017): 253–266.

19 Daniel G. Amen et al., »Gender-Based Cerebral Perfusion Differences in 46,034 Functional Neuroimaging Scans,« *Journal of Alzheimer's Disease* 60/2 (2017): 605–614.

20 Daniel G. Amen et al., »Functional Neuroimaging Distinguishes Posttraumatic Stress Disorder from Traumatic Brain Injury in Focused and Large Community Datasets,« *PLOS One* (Juli 2015), http://journals.plos.org/plosone/article?id=10.1371/journal.pone.0129659.
Cyrus A. Raji et al., »Functional Neuroimaging with Default Mode Network Regions Distinguishes PTBSfrom THV in a Military Veteran Population,« *Brain Imaging and Behavior* 9/3 (September 2015): 527–534.

21 Daniel G. Amen et al., »Discriminative Properties of Hippocampal Hypoperfusion in Marijuana Users Compared to Healthy Controls: Implications for Marijuana Administration in Alzheimer's Dementia,« *Journal of Alzheimer's Disease* 56/1 (2017): 261–273.

22 Andrew B. Newberg et al., »Cerebral Blood Flow Differences between Long-Term Meditators and Non-Meditators,« *Consciousness and Cognition* 19/4 (Dezember 2010): 899–905.
Dharma Khalsa et al., »Cerebral Blood Flow Changes during Chanting Meditation,« *Nuclear Medicine Communications* 30/12 (Dezember 2009): 956–961.

23 Daniel G. Amen et al., »Quantitative Erythrocyte Omega-3 EPA Plus DHA Levels Are Related to Higher Regional Cerebral Blood Flow on Brain SPECT,« *Journal of Alzheimer's Disease* 58/4 (2017): 1189–1199.

24 K. Willeumier et al., »Elevated Body Mass in National Football League Players Linked to Cognitive Impairment and Decreased Prefrontal Cortex and Temporal Pole Activity,« *Translational Psychiatry* 2/1 (Januar 2012): e68.
K. Willeumier et al., »Elevated BMI Is Associated with Decreased Blood Flow in the Prefrontal Cortex Using SPECT Imaging in Healthy Adults,« *Obesity* 19/5 (Mai 2011): 1095–1097.

25 K. Willeumier et al., »Decreased Cerebral Blood Flow in the Limbic and Prefrontal Cortex Using SPECT Imaging in a Cohort of Completed Suicides,« *Translational Psychiatry* 1/8 (August 2011): e28.

Daniel G. Amen et al., »A Comparative Analysis of Completed Suicide Using High Resolution Brain SPECT Imaging,« *Journal of Neuropsychiatry and Clinical Neurosciences* 21/4 (Herbst 2009): 430–439.

26 Cyrus A. Raji et al., »Clinical Utility of SPECT Neuroimaging in the Diagnosis and Treatment of Traumatic Brain Injury: A Systematic Review,« *PLOS One* 9/3 (März 2014): e91088.

27 Daniel G. Amen et al., »Perfusion Neuroimaging Abnormalities Alone Distinguish National Football League Players from a Healthy Population,« *Journal of Alzheimer's Disease* 53/1 (April 2016): 237–241.
Daniel G. Amen et al., »Impact of Playing American Professional Football on Long-Term Brain Function,« *Journal of Neuropsychiatry and Clinical Neurosciences* 23/1 (Winter 2011): 98–106.

28 Daniel G. Amen et al., »Reversing Brain Damage in Former NFL Players: Implications for Traumatic Brain Injury and Substance Abuse Rehabilitation,« *Journal of Psychoactive Drugs* 43/1 (Januar–März 2011): 1–5.

29 Paul G. Harch et al., »A Phase I Study of Low-Pressure Hyperbaric Oxygen Therapy for Blast-Induced Post-Concussion Syndrome and Post-Traumatic Stress Disorder,« *Journal of Neurotrauma* 29/1 (Januar 2012): 168–185.

30 Daniel G. Amen et al., »Predicting Positive and Negative Treatment Responses to StimulANG with Brain SPECT Imaging,« *Journal of Psychoactive Drugs* 40/2 (Juli 2008): 131–138.

31 Daniel G. Amen and Blake Carmichael, »Oppositional Children Similar to OCD on SPECT: Implications for Treatment,« *Journal of Neurotherapy* 2/2 (August 1997): 1–6.

Kapitel 3: Zwölf Leitprinzipien zur Veränderung Ihres Lebens

1 Lesen Sie weitere Details über diese Prinzipien in *Change Your Brain, Change Your Life* (New York: Harmony Books, 2015).

2 Jonathan Day et al., »Influence of Paternal Preconception Exposures on Their Offspring: Through Epigenetics to Phenotype,« *American Journal of Stem Cells* 5/1 (2016): 11–18.

Kapitel 4: Lassen Sie Ihr Gehirn gesund werden und Ihre Psyche wird folgen

1 Erika L. Sabbath et al., «Time May Not Fully Attenuate Solvent-Associated Cognitive Deficits in Highly Exposed Workers,« *Neurology* 82/19 (Mai 2014): 1716–1723.
Samuel Keer et al., »Neuropsychological Performance in Solvent-Exposed Vehicle Collision Repair Workers in New Zealand,« *PLOSOne* 12/12 (Dezember 2017): e0189108.

2 Daniel G. Amen et al., *Change Your Brain, Change Your Life* (New York: Harmony Books, 2015), 49.

3 J. Araújo et al., »Prevalence of Optimal Metabolic Health in American Adults: National Health and Nutrition Examination Survey 2009–2016,« *Metabolic Syndrome and Related Disorders* 17/1 (Februar 2019): 46–52.

4 Ebd.

5 Michele Corriston, »Demi Lovato Fights for Mental Health Reform on Capitol Hill: ›I Went through Several Years of Pain and Suffering‹,« *People*, Oktober 2015, people.com/celebrity/demi-lovato-fights-for-mental-health-awareness-in-washington-dc/.

6 Amen, *Change Your Brain, Change Your Life*, 51.

7 Eckhart Tolle, »Living in Presence with Your Emotional Pain Body,« *HuffPost The Blog*, Oktober 2010, www.huffingtonpost.com/eckhart-tolle/living-in-presence-with-y_b_753114.html.

8 Ebd.

9 Kristine Engemann et al., »Residential Green Space in Childhood Is Associated with Lower Risk of Psychiatric Disorders from Adolescence into Adulthood,« *Proceedings of the National Academy of Sciences of the United States of America* 116/11 (März 2019): 5188–5193.

10 Ebd.

11 Jean Twenge, »What Might Explain the Current Unhappiness Epidemic?« Ladders.com, (Dezember 2018), www.theladders.com/career-advice/what-might-explain-the-current-unhappiness-epidemic.

12 M. E. Seligman et al., »Positive Psychology Progress: Empirical Validation of Interventions,« *American Psychologist* 60/5 (Juli–August 2005): 410–421.

13 Scott Stump, »Girl Scout Sells 300 Boxes of Cookies outside Marijuana Dispensary in 6 Hours,« Today.com, Februar 2018, www.today.com/parents/girl-scout-sells-300-boxes-cookies-outside-marijuana-dispensary-6-t122455.

14 Thomas H. Holmes and Richard H. Rahe, »The Social Readjustment Rating Scale,« *Journal of Psychosomatic Research* 11/2 (August 1967): 213–218.

15 Emily J. Jones et al., «Chronic Family Stress and Adolescent Health: The Moderating Role of Emotion Regulation,« *Psychosomatic Medicine* 80/8 (2018): 764–773.

16 Wendy M. Johnston und Graham C. L. Davey, »The Psychological Impact of Negative TV News Bulletins: The Catastrophizing of Personal Worries,« *British Journal of Psychology* 88/1 (Februar 1997): 85–91.

17 Janet Adamy and Paul Overberg, »The Loneliest Generation: Americans, More Than Ever, Are Aging Alone,« *Wall Street Journal*, Dezember 2018, www.wsj.com/articles/the-loneliest-generation-americans-more-than-ever-are-aging-alone-11544541134.

18 Loneliness and Alzheimer's,« Rush University Medical Center, www.rush.edu/health-wellness/discover-health/loneliness-and-alzheimers.

19 Melissa G. Hunt et al., »No More FOMO: Limiting Social Media Decreases Loneliness and Depression,« *Journal of Social and Clinical Psychology* 37/10 (2018): 751–768.
Denis Campbell, »Depression in Girls Linked to Higher Use of Social Media,« *Guardian*, Januar 2019, www.theguardian.com/society/2019/jan/04/depression-in-girls-linked-to-higher-use-of-social-media?CMP=Share_iOSApp_Other.

20 Jacqueline V. Hogue und Jennifer S. Mills, «The Effects of Active Social Media Engagement with Peers on Body Image in Young Women,« *Body Image* 28 (März 2019): 1–5.

21 Lisa Lee, »NIH Study Probes Impact of Heavy Screen Time on Young Brains,« *Bloomberg Quint*, Dezember 9, 2018, www.bloombergquint.com/technology/screen-time-changes-structure-of-kids-brains-60-minutes-says#gs.ddq1FHk

22 Larry Magid, »Dire Warnings about Children Dying because of Apps and Games Are a Form of ›Juvenoia‹,« ConnectSafely.org, August 27, 2018, www.connectsafely.org/dire-warnings-about-children-dying-because-of-apps-and-games-are-a-form-of-juvenoia/.

23 Gisele Bündchen, *Lessons: My Path to a Meaningful Life* (New York: Avery, 2018).

24 »Frederick's Experiment,« Digma.com, https://www.digma.com/digma-images/video-scripts/fredericks_experiment.pdf.

25 Harry T. Chugani et al., »Local Brain Functional Activity Following Early Deprivation: A Study of Postinstitutionalized Romanian Orphans,« *NeuroImage* 14/6 (Dezember 2001): 1290–12301.

26 Patricia A. Boyle et al., »Effect of Purpose in Life on Risk of Incident Alzheimer's Disease and Mild Cognitive Impairment in Community-Dwelling Older Persons,« *Archives of General Psychiatry* 67/3 (März 2010): 304–10.

27 Ebd.

28 Anthony L. Burrow und Nicolette Rainone, »How Many *Likes* Did I Get?: Purpose Moderates Links between Positive Social Media Feedback and Self-Esteem,« *Journal of Experimental Social Psychology* 69 (März 2017): 232–236.

29 Daniel G. Amen, *Change Your Brain, Change Your Life*, 53–54.

Kapitel 5: Durchblutung – optimieren Sie Ihre Lebensgrundlage

1 CVD and Mental Health Disorders: »Link Established, More Research Needed,« *Cardiology Today*, November 2015, www.healio.com/cardiology/vascular-medicine/news/print/cardiology-today/%7Bdfb3be16-c566-43d8-9ee0-fbe553b1c35c%7D/cvd-and-mental-health-disorders-link-established-more-research-needed.

2 Kamen A. Tsvetanov et al., »The Effect of Ageing on fMRI: Correction for the Confounding Effects of Vascular Reactivity Evaluated by Joint fMRI and MEG in 335 Adults,« *Human Brain Mapping* 36/6 (Juni 2015): 2248–2269.

3 Y. Iturria-Medina et al., »Early Role of Vascular Dysregulation on Late-Onset Alzheimer's Disease Based on Multifactorial Data-Driven Analysis,« *Nature Communications* 7 (Juni 2016): 11934.

4 Sebastian Köhler et al., »Depression, Vascular Factors, and Risk of Dementia in Primary Care: A Retrospective Cohort Study,« *Journal of the American Geriatrics Society* 63/4 (April 2015): 692–698.

5 Justin B. Ng. et al., »Heart Disease as a Risk Factor for Dementia,« *Clinical Epidemiology* 5 (2013): 135–145.

6 James M. Greenblatt, »The Implications of Low Cholesterol in Depression and Suicide,« Great Plains Laboratory, Inc. (November 2015), www.greatplainslaboratory.com/articles-1/2015/11/13/the-implications-of-low-cholesterol-in-depression-and-suicide.

7 Sebastian Köhler et al., »Depression, Vascular Factors, and Risk of Dementia in Primary Care: A Retrospective Cohort Study,« *Journal of the American Geriatrics Society* 63/4 (April 2015): 692–698.
E. Duron and O. Hanon, »Vascular Risk Factors, Cognitive Decline, and Dementia,« *Vascular Health and Risk Management* 4/2 (2008): 363–381.

8 Sean P. Kennelly et al., »Blood Pressure and the Risk for Dementia: A Double Edged Sword,« *Ageing Research Reviews* 8/2 (April 2009): 61–70.

9 Chun-Ming Yang et al., »Increased Risk of Dementia in Patients with Erectile Dysfunction: A Population-Based, Propensity Score-Matched, Longitudinal Follow-Up Study,« *Medicine* 94/24 (Juni 2015): e990.

10 J. Kulmala et al., »Association between Mid- to Late Life Physical Fitness and Dementia: vidence from the CAIDE Study,« *Journal of Internal Medicine* 276/3 (September 2014): 296–307.
Kay Deckers et al., »Target Risk Factors for Dementia Prevention: A Systematic Review and Delphi Consensus Study on the Evidence from Observational Studies,« *International Journal of Geriatric Psychiatry* 30/3 (März 2015): 234–246.
Robert P. Friedland et al., »Patients with Alzheimer's Disease Have Reduced Activities in Midlife Compared with Healthy Control-Group Members,« *Proceedings of the National Academy of Sciences of the United States of America* 98/6 (März 13, 2001): 3440–3445.

11 Kaigang Li et al., »Changes in Moderate-to-Vigorous Physical Activity among Older Adolescents,« *Pediatrics* 138/4 (Oktober 2016): e20161372.

12 »How Does Depression Affect the Heart?« American Heart Association (Juni 2014), www.heart.org/en/healthy-living/healthy-lifestyle/mental-health-and-wellbeing/how-does-depression-affect-the-heart.

13 Daniel G. Amen et al., »Patterns of Regional Cerebral Blood Flow as a Function of Age throughout the Lifespan,« *Journal of Alzheimer's Disease* 65/4 (2018): 1087–1092.

14 Kristen C. Willeumier et al., »Elevated BMI Is Associated with Decreased Blood Flow in the Prefrontal Cortex Using SPECT Imaging in Healthy Adults,« *Obesity* 19/5 (Mai 2011): 1095–1097.

15 Merideth A. Addicott et al., »The Effect of Daily Caffeine Use on Cerebral Blood Flow: How Much Caffeine Can We Tolerate?« *Human Brain Mapping* 30/10 (Oktober 2009): 3102–3114.

16 Edward F. Domino et al., »Regional Cerebral Blood Flow and Plasma Nicotine after Smoking Tobacco Cigarettes,« *Progress in Neuropsychopharmacology and Biological Psychiatry* 28/2 (März 2004): 319–327.

17 Daniel G. Amen et al., »Discriminative Properties of Hippocampal Hypoperfusion in Marijuana Users Compared to Healthy Controls: Implications for Marijuana Administration in Alzheimer's Dementia,« *Journal of Alzheimer's Disease* 56/1 (2017): 261–273.

18 Giuseppe Faraco et al., »Water Deprivation Induces Neurovascular and Cognitive Dysfunction through Vasopressin-Induced Oxidative Stress,« *Journal of Cerebral Blood Flow and Metabolism* 34/5 (Mai 2014): 852–60.

19 »Stopping Smoking Is Good for Your Mental Health,« NHS UK, Januar 2018, www.nhs.uk/live-well/quit-smoking/stopping-smoking-mental-health-benefits/.

20 Yuan-Hwa Chou et al., »Effects of Video Game Playing on Cerebral Blood Flow in Young Adults: A SPECT Study,« *Psychiatry Research* 212/1 (April 2013): 65–72.

21 Goh Matsuda und Kazuo Hiraki, »Sustained Decrease in Oxygenated Hemoglobin during Video Games in the Dorsal Prefrontal Cortex: A NIRS Study of Children,« *Neuroimage* 29/3 (Februar 2006): 706–711.

22 Jack James, »Critical Review of Dietary Caffeine and Blood Pressure: A Relationship That Should Be Taken More Seriously,« *Psychosomatic Medicine* 66/1 (Januar–Februar 2004): 63–71.

23 Andrew Newberg et al., »Cerebral Blood Flow during Meditative Prayer: Preliminary Findings and Methodological Issues,« *Perceptual and Motor Skills* 97/2 (Oktober 2003): 625–630.

24 Huseyin Naci et al., »How Does Exercise Treatment Compare with Antihypertensive Medications? A Network Meta-Analysis of 391 Randomised Controlled Trials Assessing Exercise and Medication Effects on Systolic Blood Pressure,« *British Journal of Sports Medicine* 53/14 (Juli 2019): 859–869.

25 Victoria Allen, »Moderate Exercise Just Three Times a Week and Eating Healthy Can Take 10 Years Off Your Brain Age, Study Says,« *Daily Mail* (Dezember 2018), www.dailymail.co.uk/news/article-6514359/Moderate-exercise-just-three-times-week-eating-healthy-10-years-brain-age.html.

26 Karmel W. Choi et al., »Assessment of Bidirectional Relationships between Physical Activity and Depression among Adults: A 2-Sample Mendelian Randomization Study,« *JAMA Psychiatry* 76/4 (April 2019): 399–408.

27 Viola Oertel-Knöchel et al., »Effects of Aerobic Exercise on Cognitive Performance and Individual Psychopathology in Depressive and Schizophrenia Patients,« *European Archives of Psychiatry and Clinical Neuroscience* 264/7 (Oktober 2014): 589–604.

28 Claudia Battaglia et al., »Participation in a 9-month Selected Physical Exercise Programme Enhances Psychological Well-Being in a Prison Population,« *Criminal Behaviour and Mental Health* 25/5 (Dezember 2015): 343–354.

29 Richard A. Rawson et al., »The Impact of Exercise on Depression and Anxiety Symptoms among Abstinent Methamphetamine-Dependent Individuals in a Residential Treatment Setting,« *Journal of Substance Abuse Treatment* 57 (Oktober 2015): 36–40.

30 P. Abedi et al., »Effect of Pedometer-Based Walking on Depression, Anxiety and Insomnia among Postmenopausal Women,« *Climacteric* 18/6 (2015): 841–845.

31 Laura Q. Rogers et al., »Effects of a Multicomponent Physical Activity Behavior Change Intervention on Fatigue, Anxiety, and Depressive Symptomatology in Breast Cancer Survivors: Randomized Trial,« *Psychooncology* 26/11 (November 2017): 1901–1906.

32 Lisanne F. ten Brinke et al., »Aerobic Exercise Increases Hippocampal Volume in Older Women with Probable Mild Cognitive Impairment: A 6-Month Randomised Controlled Trial,« *British Journal of Sports Medicine* 49/4 (Februar 2015): 248–254.
Caterina Rosano et al., »Hippocampal Response to a 24-Month Physical Activity Intervention in Sedentary Older Adults,« *American Journal of Geriatric Psychiatry* 25/3 (November 2016): 209–217.
Maike M. Kleemeyer et al., »Changes in Fitness Are Associated with Changes in Hippocampal Microstructure and Hippocampal Volume among Older Adults,« *Neuroimage* 131 (Mai 2016): 155–161.

F. G. Pajonk et al., »Hippocampal Plasticity in Response to Exercise in Schizophrenia,« *Archives of General Psychiatry* 67/2 (Februar 2010): 133–143.

33 Kim M. Gerecke et al., »Exercise Protects against Chronic Restraint Stress-Induced Oxidative Stress in the Cortex and Hippocampus,« *Brain Research* 1509 (Mai 2013): 66–78.

34 Vijay R. Varma et al., »Low-Intensity Daily Walking Activity Is Associated with Hippocampal Volume in Older Adults,« *Hippocampus* 25/5 (Mai 2015): 605–615.

35 Francesca Calabrese et al., »Brain-Derived Neurotrophic Factor: A Bridge between Inflammation and Neuroplasticity,« *Front Cell Neuroscience* 8 (Dezember 2014): 430.

36 Carl W. Cotman und N. C. Berchtold, »Exercise: A Behavioral Intervention to Enhance Brain Health and Plasticity,« *Trends in Neurosciences* 25/6 (Juni 2002): 295–301.
William D. S. Killgore et al., »Physical Exercise Habits Correlate with Gray Matter Volume of the Hippocampus in Healthy Adult Humans,« *Scientific Reports* 3 (Dezember 2013): 3457.

37 Cell Press, »Physical Activity May Leave the Brain More Open to Change,« *ScienceDaily* (Dezember 2015), www.sciencedaily.com/releases/2015/12/151207131508.htm.

38 Ana M. Abrantes et al., »A Pilot Randomized Controlled Trial of Aerobic Exercise as an Adjunct to OCD Treatment,« *General Hospital Psychiatry* 49 (November 2017): 51–55.

39 Mathew G. Fetzner und G. J. Asmundson, »Aerobic Exercise Reduces Symptoms of Posttraumatic Stress Disorder: A Randomized Controlled Trial,« *Cognitive Behaviour Therapy* 44/4 (2015): 301–313.

40 R. Ryan Patel, »Weight-Lifting, Exercise, and Mental Health,« Ohio State University, Oktober 2017, https://u.osu.edu/emotionalfitness/2017/10/20/weight-lifting-exercise-and-mental-health/.

41 Chien-Yu Pan et al., »A Racket-Sport Intervention Improves Behavioral and Cognitive Performance in Children with Attention-Deficit/Hyperactivity Disorder,« *Research in Developmental Disabilities* 57 (Oktober 2016): 1–10.

42 Rahav Boussi-Gross et al., »Hyperbaric Oxygen Therapy Can Improve Post Concussion Syndrome Years after Mild Traumatic Brain Injury – Randomized Prospective Trial,« *PLoS One* 8/11 (November 2013): e79995.

43 Sigal Tal et al., »Hyperbaric Oxygen May Induce Angiogenesis in Patients Suffering from Prolonged Post-Concussion Syndrome Due to Traumatic Brain Injury,« *Restorative Neurology and Neuroscience* 33/6 (2015): 943–951.

44 Paul G. Harch et al., »A Phase I Study of Low-Pressure Hyperbaric Oxygen Therapy for Blast-Induced Post-Concussion Syndrome and Post-Traumatic Stress Disorder,« *Journal of Neurotrauma* 29/1 (Januar 2012): 168–185.

45 Shao-Yuan Chen et al., »Reversible Changes of Brain Perfusion SPECT for Carbon Monoxide Poisoning-Induced Severe Akinetic Mutism,« *Clinical Nuclear Medicine* 41/5 (Mai 2016): e221–227.

46 Shai Efrati et al., »Hyperbaric Oxygen Induces Late Neuroplasticity in Post Stroke Patients – Randomized, Prospective Trial,« *PLoS One* 8/1 (2013): e53716.

47 Shai Efrati et al., »Hyperbaric Oxygen Therapy Can Diminish Fibromyalgia Syndrome – Prospective Clinical Trial,« *PLoS One* 10/5 (Mai 2015): e0127012.

48 Chien-Yu Huang et al., »Hyperbaric Oxygen Therapy as an Effective Adjunctive Treatment for Chronic Lyme Disease,« *Journal of the Chinese Medical Association* 77/5 (Mai 2014): 269–271.

49 I-Han Chiang et al., »Adjunctive Hyperbaric Oxygen Therapy in Severe Burns: Experience in Taiwan Formosa Water Park Dust Explosion Disaster,« *Burns* 43/4 (Juni 2017): 852–857.

50 M. Löndahl et al., »Relationship between Ulcer Healing after Hyperbaric Oxygen Therapy and Transcutaneous Oximetry, Toe Blood Pressure and Ankle-Brachial Index in Patients with Diabetes and Chronic Foot Ulcers,« *Diabetologia* 54/1 (Januar 2011): 65–68.

51 Anne M. Eskes et al., »Hyperbaric Oxygen Therapy: Solution for Difficult to Heal Acute Wounds? Systematic Review,« *World Journal of Surgery* 35/3 (März 2011): 535–542.
Joshua J. Shaw et al., »Not Just Full of Hot Air: Hyperbaric Oxygen Therapy Increases Survival in Cases of Necrotizing Soft Tissue Infections,« *Surgical Infections* 15/3 (Juni 2014): 328–335.

52 Mina Taghizadeh Asl et al., »Brain Perfusion Imaging with Voxel-Based Analysis in Secondary Progressive Multiple Sclerosis Patients with a Moderate to Severe Stage of Disease: A Boon for the Workforce,Brain Perfusion Imaging with Voxel-Based Analysis in Secondary Progressive Multiple Sclerosis Patients with a Moderate to Severe Stage of Disease: A Boon for the Workforce,« *BMC Neurology* 16 (Mai 26, 2016): 79.

53 P. S. Dulai et al., »Systematic Review: The Safety and Efficacy of Hyperbaric Oxygen Therapy for Inflammatory Bowel Disease,« *Alimentary Pharmacology & Therapeutics* 39/11 (Juni 2014): 1266–1275.

54 David N. Teguh et al., »Early Hyperbaric Oxygen Therapy for Reducing Radiotherapy Side Effects: Early Results of a Randomized Trial in Oropharyngeal and Nasopharyngeal Cancer,« *International Journal of Radiation Oncology, Biology, Physics* 75/3 (November 2009): 711–716.
Nico Schellart et al., »Hyperbaric Oxygen Treatment Improved Neurophysiologic Performance in Brain Tumor Patients after Neurosurgery and Radiotherapy: A Preliminary Report,« *Cancer* 117/15 (August 2011): 3434–3444.

55 Daniel A. Rossignol et al., »The Effects of Hyperbaric Oxygen Therapy on Oxidative Stress, Inflammation, and Symptoms in Children with Autism: An Open-Label Pilot Study,« *BMC Pediatrics* 7/36 (November 2007).
Daniel A. Rossignol et al., »Hyperbaric Treatment for Children with Autism: A Multicenter, Randomized, DoubleBlind, Controlled Trial,« *BMC Pediatrics* 9/21 (März 2009).

56 Arun Mukherjee et al., »Intensive Rehabilitation Combined with HBO2 Therapy in Children with Cerebral Palsy: A Controlled Longitudinal Study,« *Undersea & Hyperbaric Medicine* 41/2 (März–April 2014): 77–85.

57 Claudio Borghi und Arrigo F. G. Cicero, »Nutraceuticals with a Clinically Detectable Blood Pressure-Lowering Effect: A Review of Available Randomized Clinical Trials and Their Meta-Analyses,« *British Journal of Clinical Pharmacology* 83/1 (Januar 2017): 163–171.

58 Ameneh Mashayekh et al., »Effects of *Ginkgo biloba* on Cerebral Blood Flow Assessed by Quantitative MR Perfusion Imaging: A Pilot Study,« *Neuroradiology* 53/3 (März 2011): 185–191.
J. Kleijnen und P. Knipschild, »Ginkgo biloba for Cerebral Insufficiency,« *British Journal of Clinical Pharmacology* 34/4 (Oktober 1992): 352–358.
F. Eckmann, »Cerebral Insufficiency—Treatment with Ginkgo-biloba Extract. Time of Onset of Effect in a Double-Blind Study with 60 Inpatients,« *Fortschritte der Medizin* 108/29 (Oktober 1990): 557–560.

59 R. F. Santos et al., »Cognitive Performance, SPECT, and Blood Viscosity in Elderly Non-Demented People Using *Ginkgo biloba*,« *Pharmacopsychiatry* 36/4 (Juli 2003): 127–133.
Joseph A. Mix und W. David Crews Jr., »A Double-Blind, Placebo-Controlled, Randomized Trial of *Ginkgo biloba* Extract EGb 761® in a Sample of Cognitively Intact Older Adults: Neuropsychological Findings,« *Human Psychopharmacology* 17/6 (August 2002): 267–277.

60 Horst Herrschaft et al., »*Ginkgo Biloba* Extract EGb 761® in Dementia with Neuropsychiatric Features: A Randomised, Placebo-Controlled Trial to Confirm the Efficacy and Safety of a Daily Dose of 240 mg,« *Journal of Psychiatric Research* 46/6 (Juni 2012): 716–723.

61 Chun-Xiao Dai et al., »Role of Ginkgo Biloba Extract as an Adjunctive Treatment of Elderly Patients with Depression and on the Expression of Serum S100B,« *Medicine* 97/39 (September 2018): e12421.

62 Helmut Woelk et al., »Ginkgo Biloba Special Extract EGb 761® in Generalized Anxiety Disorder and Adjustment Disorder with Anxious Mood: A Randomized, Double-Blind, Placebo-Controlled Trial,« *Journal of Psychiatric Research* 41/6 (September 2007): 472–480.

63 Daniel J. Lamport et al., »The Effect of Flavanol-Rich Cocoa on Cerebral Perfusion in Healthy Older Adults during Conscious Resting State: A Placebo Controlled, Crossover, Acute Trial,« *Psychopharmacology* 232/17

(September 2015): 3227–3234.
David T. Field et al., »Consumption of Cocoa Flavanols Results in an Acute Improvement in Visual and Cognitive Functions,« *Physiology & Behavior* 103/3–4 (Juni 2011): 255–260.
S. T. Francis et al., »The Effect of Flavanol-Rich Cocoa on the fMRI Response to a Cognitive Task in Healthy Young People,« *Journal of Cardiovascular Pharmacology* 47/2 (Juni 2006): 215–220.
Farzaneh A. Sorond et al., »Neurovascular Coupling, Cerebral White Matter Integrity, and Response to Cocoa in Older People,« *Neurology* 81/10 (September 2013): 904–909.

64 Karin Ried et al., »Effect of Cocoa on Blood Pressure,« *Cochrane Database of Systematic Reviews* 8 (August 2012): CD008893.
Karin Ried et al., »Does Chocolate Reduce Blood Pressure? A Meta-Analysis,« *BMC Medicine* 8/39 (Juni 2010).

65 Giovambattista Desideri et al., »Benefits in Cognitive Function, Blood Pressure, and Insulin Resistance through Cocoa Flavanol Consumption in Elderly Subjects with Mild Cognitive Impairment: The Cocoa, Cognition, and Aging (CoCoA) Study,« *Hypertension* 60/3 (September 2012): 794–801.
Daniela Mastroiacovo et al., »Cocoa Flavanol Consumption Improves Cognitive Function, Blood Pressure Control, and Metabolic Profile in Elderly Subjects: The Cocoa, Cognition, and Aging (CoCoA) Study—A Randomized Controlled Trial,« *American Journal of Clinical Nutrition* 101/3 (März 2015): 538–548.

66 Davide Grassi et al., »Flavanol-Rich Chocolate Acutely Improves Arterial Function and Working Memory Performance Counteracting the Effects of Sleep Deprivation in Healthy Individuals,« *Journal of Hypertension* 34/7 (Juli 2016): 1298–1308.

67 Mandy Oaklander, »5 Surprising Ways to Help Your Memory,« *Time* (Juni 2015), http://time.com/3915030/boost-memory-exercise/.
Philippa A. Jackson et al., »DHA-Rich Oil Modulates the Cerebral Haemodynamic Response to Cognitive Tasks in Healthy Young Adults: A Near IR Spectroscopy Pilot Study,« *British Journal of Nutrition* 107/8 (April 2012): 1093–1098.
Tae-Jin Song et al., »Low Levels of Plasma Omega 3-Polyunsaturated Fatty Acids Are Associated with Cerebral Small Vessel Diseases in Acute Ischemic Stroke Patients,« *Nutrition Research* 35/5 (Mai 2015): 368–374.

68 A. Veronica Witte et al., »Long-Chain Omega-3 Fatty Acids Improve Brain Function and Structure in Older Adults,« *Cerebral Cortex* 24/11 (November 2014): 3059–3068.

69 E. L. Boespflug et al., »Fish Oil Supplementation Increases Event-Related Posterior Cingulate Activation in Older Adults with Subjective Memory Impairment,« *Journal of Nutrition, Health & Aging* 20/2 (Februar 2016): 161–169.

70 Nina Hamazaki-Fujita et al., »Polyunsaturated Fatty Acids and Blood Circulation in the Forebrain during a Mental Arithmetic Task,« *Brain Research* 1397 (Juni 2011): 38–45.

71 Jennifer Mildenberger et al., »N-3 PUFAs Induce Inflammatory Tolerance by Formation of KEAP1-Containing SQSTM1/p62-Bodies and Activation of NFE2L2,« *Autophagy* 13/10 (Oktober 2017): 1664–1678.

72 Fredrik Jernerén et al., »Brain Atrophy in Cognitively Impaired Elderly: The Importance of Long-Chain ω-3 Fatty Acids and B Vitamin Status in a Randomized Controlled Trial,« *American Journal of Clinical Nutrition* 102/1 (Juli 2015): 215–221.

73 Emma L. Wightman et al., »Epigallocatechin Gallate, Cerebral Blood Flow Parameters, Cognitive Performance and Mood in Healthy Humans: A Double-Blind, Placebo-Controlled, Crossover Investigation,« *Human Psychopharmacology* 27/2 (März 2012): 177–186.

74 Xiaoli Peng et al., »Effect of Green Tea Consumption on Blood Pressure: A Meta-Analysis of 13 Randomized Controlled Trials,« *Scientific Reports* 4 (September 2014): 6251.

75 Xin-Xin Zheng et al., »Green Tea Intake Lowers Fasting Serum Total and LDL Cholesterol in Adults: A Meta-Analysis of 14 Randomized Controlled Trials,« *American Journal of Clinical Nutrition* 94/2 (August 2011): 601–610.

76 Xin-Xin Zheng et al., »Effects of Green Tea Catechins with or without Caffeine on Glycemic Control in Adults: A Meta-Analysis of Randomized Controlled Trials,« *American Journal of Clinical Nutrition* 97/4 (April 2013): 750–762.

77 Qiangye Zhang et al., »Effect of Green Tea on Reward Learning in Healthy Individuals: A Randomized, Double-Blind, Placebo-Controlled Pilot Study,« *Nutrition Journal* 12/84 (Juni 2013).

78 Qing-Ping Ma et al., »Meta-Analysis of the Association between Tea Intake and the Risk of Cognitive Disorders,« *PLoS One* 11/11 (November 2016): e0165861.
L. Feng et al., »Tea Consumption Reduces the Incidence of Neurocognitive Disorders: Findings from the Singapore Longitudinal Aging Study,« *Journal of Nutrition, Health & Aging* 20/10 (2016): 1002–1009.

79 David O. Kennedy et al., »Effects of Resveratrol on Cerebral Blood Flow Variables and Cognitive Performance in Humans: A Double-Blind, Placebo-Controlled, Crossover Investigation,« *American Journal of Clinical Nutrition* 91/6 (Juni 2010): 1590–1597.
Rachel H. X. Wong et al., »Acute Resveratrol Consumption Improves Neurovascular Coupling Capacity in Adults with Type 2 Diabetes Mellitus,« *Nutrients* 8/7 (Juli 2016): 425.

Kapitel 6: Ruhestand und Altern – wenn Sie aufhören zu lernen, fängt Ihr Gehirn an zu sterben

1 Daniel G. Amen et al., »Patterns of Regional Cerebral Blood Flow as a Function of Age throughout the Lifespan,« *Journal of Alzheimer's Disease* 65/4 (2018): 1087–1092.

2 D. J. Hare et al., »Is Early-Life Iron Exposure Critical in Neurodegeneration?« *Nature Reviews Neurology* 11/9 (September 2015): 536–544.

3 R. McClelland et al., »Accelerated Ageing and Renal Dysfunction Links Lower Socioeconomic Status and Dietary Phosphate Intake,« *Aging* 8/5 (Mai 2016): 1135–1149.

4 L. E. Hebert et al., »Change in Risk of Alzheimer Disease Over Time,« *Neurology* 75/9 (August 2010): 786–791.

5 »Mental Health of Older Adults,« World Health Organization, Dezember 2017, www.who.int/news-room/fact-sheets/detail/mental-health-of-older-adults.

6 W. Cai et al., »Oral Glycotoxins Are a Modifiable Cause of Dementia and the Metabolic Syndrome in Mice and Humans,« *Proceedings of the National Academy of Sciences of the United States of America* 111/13 (April 2014): 4940–4945.

7 »National Poll on Healthy Aging,« University of Michigan (März 2019), ihpi.umich.edu/sites/default/files/2019-03/NPHA_Loneliness-Report_FINAL-022619.pdf.

8 Gabriel H. Sahlgren, »Work Longer, Live Healthier,« IEA discussion paper Nr. 46 (Mai 2013), http://iea.org.uk/sites/default/files/publications/files/Work%20Longer,%20Live_Healthier.pdf.

9 Kapil Sayal et al., »Relative Age within the School Year and Diagnosis of Attention-Deficit Hyperactivity Disorder: A Nationwide Population-Based Study,« *Lancet Psychiatry* 4/11 (November 2017): 868–875.

10 Corey L. M. Keyes, »Authentic Purpose: The Spiritual Infrastructure of Life,« *Journal of Management, Spirituality & Religion* 8/4 (November 2011): 281–297.

11 P. A. Boyle et al., »Effect of Purpose in Life on Risk of Incident Alzheimer Disease and Mild Cognitive Impairment in Community-Dwelling Older Persons,« *Archives of General Psychiatry* 67/3 (März 2010): 304–310.

12 T. J. Holwerda et al., »Feelings of Loneliness, but Not Social Isolation, Predict Dementia Onset: Results from the Amsterdam Study of the Elderly (AMSTEL),« *Journal of Neurology, Neurosurgery, and Psychiatry* 85/2 (Februar 2014): 135–142.

13 »Loneliness on the RISE: One in Eight People Have No Close Friends to Turn To,« *Express*, März 2017, http://www.express.co.uk/news/uk/773002/One-in-eight-people-faced-with-loneliness.

14 Kira Asatryan, »4 Disorders That May Thrive on Loneliness,« *Psychology Today*, Juli 2015, https://www.psychologytoday.com/us/blog/the-art-closeness/201507/4-disorders-may-thrive-loneliness.

15 E. E. Lee et al., »High Prevalence and Adverse Health Effects of Loneliness in Community-Dwelling Adults across the Lifespan: Role of Wisdom as a Protective Factor,« *International Psychogeriatrics* (online veröffentlicht am 18. Dezember 2018): 1–16.

16 S. Korkmaz et al., »Frequency of Anemia in Chronic Psychiatry Patients,« *Neuropsychiatric Disease and Treatment* 11 (Oktober 2015): 2737–2741.

17 Joseph Mercola, »Iron: This Life-Saving Mineral Found to Actually Increase Senility in Many,« *Mercola*, Juli 2012, http://articles.mercola.com/sites/articles/archive/2012/07/19/excess-iron-leads-to-alzheimers.aspx#_edn1.
D. J. Hare et al., »Is Early-Life Iron Exposure Critical in Neurodegeneration?« *Nature Reviews Neurology* 11/9 (Juni 2015): 536–544.
A. C. Leskovjan et al., »Increased Brain Iron Coincides with Early Plaque Formation in a Mouse Model of Alzheimer's Disease,« *Neuroimage* 55/1 (März 2011): 32–38.

18 C. C. Meltzer et al., »Serotonin in Aging, Late-Life Depression, and Alzheimer's Disease: The Emerging Role of Functional Imaging,« *Neuropsychopharmacology* 18/6 (Juni 1998): 407–430.

19 S. E. Hemby et al., »Neuron-Specific Age-Related Decreases in Dopamine Receptor Subtype mRNAs,« *Journal of Comparative Neurology* 456/2 (Februar 2003): 176–183.
Jean-Claude Dreher et al., »Age-Related Changes in Midbrain Dopaminergic Regulation of the Human Reward System,« *Proceedings of the National Academy of Sciences of the United States of America* 105/39 (September 2008): 15, 106–111.

20 Thomas McNeill und Michael Jakowec, »Neurotransmitters: GABA and Glutamate,« *Medicine Encyclopedia* (2019), http://medicine.jrank.org/pages/1225/Neurotransmitters-GABA-glutamate.html.

21 J. L. Muir, »Acetylcholine, Aging, and Alzheimer's Disease,« *Pharmacology, Biochemistry, and Behavior* 56/4 (April 1997): 687–696.

22 John Hiscock, »Judi Dench Interview: ›Retirement Is a Rude Word‹« *Telegraph*, Februar 2015, https://www.telegraph.co.uk/culture/film/film-news/11420407/Judi-Dench-interview-second-exotic-marigold-hotel.html.

23 S. Samman et al., »Green Tea or Rosemary Extract Added to Foods Reduces Nonheme-Iron Absorption,« *American Journal of Clinical Nutrition* 73/3 (März 2001): 607–612.

24 Y. Jiao et al., »Iron Chelation in the Biological Activity of Kurkumin,« *Free Radical Biology and Medicine* 40/7 (April 2006): 1152–1160.

25 Sonja Hilbrand et al., »Caregiving within and beyond the Family Is Associated with Lower Mortality for the Caregiver: A Prospective Study,« *Evolution and Human Behavior* 38/3 (Mai 2017): 397–403.

26 M. C. Carlson et al., »Impact of the Baltimore Experience Corps Trial on Cortical and Hippocampal Volumes,« *Alzheimer's and Dementia* 11/11 (November 2015): 1340–1348.

27 O. Dean et al., »N-acetylcysteine in Psychiatry: Current Therapeutic Evidence and Potential Mechanisms of Action,« *Journal of Psychiatry and Neuroscience* 36/2 (März 2011): 78–86.

28 Ebd.

29 J. C. Adair et al., »Controlled Trial of N-acetylcysteine for Patients with Probable Alzheimer's Disease,« *Neurology* 57/8 (Oktober 23, 2001): 1515–1517.

W. R. Shankle et al., »CerefolinNAC Therapy of Hyperhomocysteinemia Delays Cortical and White Matter Atrophy in Alzheimer's Disease and Cerebrovascular Disease,« *Journal of Alzheimer's Disease* 54/3 (Oktober 2016): 1073–1084.

30 Wei Zheng et al., »Huperzine A for Treatment of Cognitive Impairment in Major Depressive Disorder: A Systematic Review of Randomized Controlled Trials,« *Shanghai Archives of Psychiatry* 28/2 (April 2016): 64–71.

31 Wei Zheng et al., »Adjunctive Huperzine A for Cognitive Deficits in Schizophrenia: A Systematic Review and Meta-Analysis,« *Human Psychopharmacology* 31/4 (Juli 2016): 286–295.

32 B. S. Wang et al., »Efficacy and Safety of Natural Acetylcholinesterase Inhibitor Huperzine A in the Treatment of Alzheimer's Disease: An Updated Meta-Analysis,« *Journal of Neural Transmission* 116/4 (April 2009): 457–465.

33 H. A. Hausenblas et al., »Saffron (Crocus sativus L.) and Major Depressive Disorder: A Meta-Analysis of Randomized Clinical Trials,« *Journal of Integrative Medicine* 11/6 (November 2013): 377–383.

34 M. A. Papandreou et al., »Inhibitory Activity on Amyloid-Beta Aggregation and Antioxidant Properties of Crocus sativus Stigmas Extract and Its Crocin Constituents,« *Journal of Agricultural and Food Chemistry* 54/23 (November 2006): 8762–8768.

35 Shinji Soeda et al., »Neuroprotective Activities of Saffron and Crocin« in *The Benefits of Natural Products for Neurogenerative Diseases: Advances in Neurobiology* 12, Hrsg. M. Mohamed Essa, Akbar Mohammed und Gilles Guillemin (New York: Springer, 2016), 275–292.

36 M. Tsolaki et al., »Efficacy and Safety of Crocus sativus L. in Patients with Mild Cognitive Impairment: One Year Single-Blind Randomized, with Parallel Groups, Clinical Trial,« *Journal of Alzheimer's Disease* 54/1 (Juli 2016): 129–133.
S. Akhondzadeh et al., »A 22-Week, Multicenter, Randomized, Double-Blind Controlled Trial of Crocus sativus in the Treatment of Mild-to-Moderate Alzheimer's Disease,« *Psychopharmacology* 207/4 (Januar 2010): 637–643.
S. Akhondzadeh et al., »Saffron in the Treatment of Patients with Mild to Moderate Alzheimer's Disease: A 16-Week, Randomized and Placebo-Controlled Trial,« *Journal of Clinical Pharmacy and Therapeutics* 35/5 (Oktober 2010): 581–588.
M. Farokhnia et al., »Comparing the Efficacy and Safety of Crocus sativus L. with Memantine in Patients with Moderate to Severe Alzheimer's Disease: A Double-Blind Randomized Clinical Trial,« *Human Psychopharmacology* 29/4 (Juli 2014): 351–359.

37 E. Tamaddonfard et al., »Crocin Improved Learning and Memory Impairments in Streptozotocin-Induced Diabetic Rats,« *Iranian Journal of Basic Medical Sciences* 16/1 (Januar 2013): 91–100.

38 G. D. Geromichalos et al., »Saffron as a Source of Novel Acetylcholinesterase Inhibitors: Molecular Docking and In Vitro Enzymatic Studies,« *Journal of Agricultural and Food Chemistry* 60/24 (Juni 2012): 6131–6138.

39 Sabrina Morelli et al., »Neuronal Membrane Bioreactor as a Tool for Testing Crocin Neuroprotective Effect in Alzheimer's Disease,« *Chemical Engineering Journal* 305 (Dezember 2016): 69–78.
M. Rashedinia et al., »Protective Effect of Crocin on Crolein-Induced Tau Phosphorylation in the Rat Brain,« *Acta Neurobiologiae Experimentalis* 75/2 (2015): 208–219.

40 N. T. Tildesley et al., »Salvia lavandulaefolia (Spanish Sage) Enhances Memory in Healthy Young Volunteers,« *Pharmacology Biochemistry and Behavior* 75/3 (Juni 2003): 669–674.
A. B. Scholey et al., »An Extract of Salvia (Sage) with Anticholinesterase Properties Improves Memory and Attention in Healthy Older Volunteers,« *Psychopharmacology* 198/1 (May 2008): 127–139.
D. O. Kennedy et al., »Monoterpenoid Extract of Sage (Salvia lavandulaefolia) with Cholinesterase Inhibiting Properties Improves Cognitive Performance and Mood in Healthy Adults,« *Journal of Psychopharmacology* 25/8 (August 2011): 1088–1100.

41 Mohsen Hamidpour et al., »Chemistry, Pharmacology, and Medicinal Property of Sage (*Salvia*) to Prevent and Cure Illnesses Such as Obesity, Diabetes, Depression, Dementia, Lupus, Autism, Heart Disease, and Cancer,« *Journal of Traditional and Complementary Medicine* 4/2 (2014): 82–88.

42 J. Hellhammer et al., »Effects of Soy Lecithin Phosphatidic Acid and Phosphatidylserine Complex (PAS) on the Endocrine and Psychological Responses to Mental Stress,« *Stress* 7/2 (Juni 2004): 119–126.

43 S. Hirayama et al., »The Effect of Phosphatidylserine Administration on Memory and Symptoms of Attention-Deficit Hyperactivity Disorder: A Randomised, Double-Blind, Placebo-Controlled Clinical Trial,« *Journal of Human Nutrition and Dietetics* 27/2 (April 2014): 284–291.
I. Manor et al., »The Effect of Phosphatidylserine Containing Omega3 Fatty-Acids on Attention-Deficit Hyperactivity Disorder Symptoms in Children: A Double-Blind Placebo-Controlled Trial, Followed by an Open-Label Extension,« *European Psychiatry* 27/5 (Juli 2012): 335–342.

44 Marcus Herdener et al., »Musical Training Induces Functional Plasticity in Human Hippocampus,« *Journal of Neuroscience* 30/4 (Januar 2010): 1377–1384.
B. R. Zendel et al., »Neuroplastic Effects of Music Lessons on Hippocampal Volume in Children with Congenital Hypothyroidism,« *Neuroreport* 24/17 (Dezember 2013): 947–950.
M. S. Oechslin et al., »Hippocampal Volume Predicts Fluid Intelligence in Musically Trained People,« *Hippocampus* 23/7 (Juli 2013): 552–558.

Kapitel 7: Entzündungen – wie Sie das »Feuer« in Ihrem Inneren löschen

1 G. Fond, »Inflammation in Psychiatric Disorders,« *European Psychiatry* 29/8 (November 2014): 551–552.
A. H. Miller et al., »Therapeutic Implications of Brain-Immune Interactions: Treatment in Translation,« *Neuropsychopharmacology* 42/1 (Januar 2017): 334–359.

2 J. C. Felger et al., »Inflammation Is Associated with Decreased Functional Connectivity within Corticostriatal Reward Circuitry in Depression,« *Molecular Psychiatry* 21/10 (Oktober 2016): 1358–1365.
Brundin et al., »Role of Inflammation in Suicide: From Mechanisms to Treatment,« *Neuropsychopharmacology* 42/1 (Januar 2017): 271–283.

3 L. Brundin et al., »Role of Inflammation in Suicide: From Mechanisms to Treatment,« *Neuropsychopharmacology* 42/1 (Januar 2017): 271–283.

4 George M. Slavich et al., »Neural Sensitivity to Social Rejection Is Associated with Inflammatory Responses to Social Stress,« *Proceedings of the National Academy of Sciences of the United States of America* 107/33 (August 2010): 14817–14822.

5 C. L. Raison et al., »A Randomized Controlled Trial of the Tumor Necrosis Factor Antagonist Infliximab for Treatment-Resistant Depression: The Role of Baseline Inflammatory Biomarkers,« *JAMA Psychiatry* 70/1 (Januar 2013): 31–41.

6 O. Köhler et al., »Inflammation and Depression: Combined Use of Selective Serotonin Reuptake Inhibitors and NSAIDs or Paracetamol and Psychiatric Outcomes,« *Brain and Behavior* 5/8 (August 2015): e00338, doi: 10.1002/brb3.338.
R. L. Iyengar et al., »NSAIDs Are Associated with Lower Depression Scores in Patients with Osteoarthritis,« *American Journal of Medicine* 126/11 (November 2013): 11017.e11–1017.e18.

7 P. H. Wirtz und R. von Känel, »Psychological Stress, Inflammation, and Coronary Heart Disease,« *Current Cardiology Reports* 19/11 (September 2017): 111.

8 K. Lukaschek et al., »Cognitive Impairment Is Associated with a Low Omega-3 Index in the Elderly: Results from the KORA-Age Study,« *Dementia and Geriatric Cognitive Disorders* 42/3–4 (2016): 236–245.

9 Megan Clapp et al., »Gut Microbiota's Effect on Mental Health: The Gut-Brain Axis,« *Clinical Practice* 7/4 (September 2017): 987.

10 Jennifer Lea Reynolds, »Is There a Connection between Gut Health and ADHD?« *U.S. News & World Report*, September 2017, https://health.usnews.com/health-care/patient-advice/articles/2017-09-08/is-there-a-connection-between-gut-health-and-adhd.

11 C. Jiang et al., »The Gut Microbiota and Alzheimer's Disease,« *Journal of Alzheimer's Disease* 58/1 (2017): 1–15, doi: 10.3233/JAD-161141.
C. A. Köhler et al., »The Gut-Brain Axis, Including the Microbiome, Leaky Gut and Bacterial Translocation: Mechanisms and Pathophysiological Role in Alzheimer's Disease,« *Current Pharmaceutical Design* 22/40 (2016): 6152–6166.

12 Qinghui Mu et al., »Leaky Gut as a Danger Signal for Autoimmune Diseases,« *Frontiers in Immunology* 8 (Mai 2017): 598.

13 Iman Salem et al., »The Gut Microbiome as a Major Regulator of the Gut-Skin Axis,« *Frontiers in Microbiology* 9 (Juli 2018): 1459.

14 A. C. Logan und M. Katzman, »Major Depressive Disorder: Probiotics May Be an Adjuvant Therapy,« *Medical Hypotheses* 64/3 (2005): 533–538.

15 A. Kato-Kataoka et al., »Fermented Milk Containing Lactobacillus casei Strain Shirota Prevents the Onset of Physical Symptoms in Medical Students under Academic Examination Stress,« *Beneficial Microbes* 7/2 (2016): 153–156.

16 Y. Wang et al., »Effects of Alcohol on Intestinal Epithelial Barrier Permeability and Expression of Tight Junction-Associated Proteins,« *Molecular Medicine Reports* 9/6 (Juni 2014): 2352–2356.

17 L. Möhle et al., »Ly6C(hi) Monocytes Provide a Link between Antibiotic-Induced Changes in Gut Microbiota and Adult Hippocampal Neurogenesis,« *Cell Reports* 15/9 (Mai 2016): 1945–1956.

18 T. A. Mori und L. J. Beilin, »Omega-3 Fatty Acids and Inflammation,« *Current Atherosclerosis Reports* 6/6 (November 2004): 461–467.
D. Moertl et al., »Dose-Dependent Effects of Omega-3-Polyunsaturated Fatty Acids on Systolic Left Ventricular Function, Endothelial Function, and Markers of Inflammation in Chronic Heart Failure of Nonischemic Origin: A Double-Blind, Placebo-Controlled, 3-Arm Study,« *American Heart Journal* 161/5 (Mai 2011): 915.e1–915.e9, doi: 10.1016/j.ahj.2011.02.011.
J. G. Devassy et al., »Omega-3 Polyunsaturated Fatty Acids and Oxylipins in Neuroinflammation and Management of Alzheimer Disease,« *Advances in Nutrition* 7/5 (September 2016): 905–916.

19 »Smoking, High Blood Pressure and Being Overweight Top Three Preventable Causes of Death in the U.S.,« Harvard School of Public Health, April 2009, www.hsph.harvard.edu/news/press-releases/smoking-high-blood-pressure-overweight-preventable-causes-death-us/.

20 E. Messamore et al., »Polyunsaturated Fatty Acids and Recurrent Mood Disorders: Phenomenology, Mechanisms, and Clinical Application,« *Progress in Lipid Research* 66 (April 2017): 1–13, doi: 10.1016/j.plipres.2017.01.001.
J. Sarris et al., »Omega-3 for Bipolar Disorder: Meta-Analyses of Use in Mania and Bipolar Depression,« *Journal of Clinical Psychiatry* 73/1 (Januar 2012): 81–86, doi: 10.4088/JCP.10r06710.
R. J. Mocking et al., »Meta-Analysis and Meta-Regression of Omega-3 Polyunsaturated Fatty Acid Supplementation for Major Depressive Disorder,« *Translational Psychiatry* 6 (März 2016).

21 J. R. Hibbeln und R. V. Gow, »The Potential for Military Diets to Reduce Depression, Suicide, and Impulsive Aggression: A Review of Current Evidence for Omega-3 and Omega-6 Fatty Acids,« *Military Medicine* 179/11 (November 2014): 117–128.
M. Huan et al., »Suicide Attempt and n-3 Fatty Acid Levels in Red Blood Cells: A Case Control Study in China,« *Biological Psychiatry* 56/7 (Oktober 2004): 490–496.
M. E. Sublette et al., »Omega-3 Polyunsaturated Essential Fatty Acid Status as a Predictor of Future Suicide Risk,« *American Journal of Psychiatry* 163/6 (Juni 2006): 1100–1102.

M. D. Lewis et al., »Suicide Deaths of Active-Duty US Military and Omega-3 Fatty-Acid Status: A Case-Control Comparison,« *Journal of Clinical Psychiatry* 72/12 (Dezember 2011): 1585–1590.

22 C. M. Milte et al., »Increased Erythrocyte Eicosapentaenoic Acid and Docosahexaenoic Acid Are Associated with Improved Attention and Behavior in Children with ADHD in a Randomized Controlled Three-Way Crossover Trial,« *Journal of Attention Disorders* 19/11 (November 2015): 954–964.
M. H. Bloch und A. Qawasmi, »Omega-3 Fatty Acid Supplementation for the Treatment of Children with Attention-Deficit/Hyperactivity Disorder Symptomatology: Systematic Review and Meta-Analysis,« *Journal of the American Academy of Child and Adolescent Psychiatry* 50/10 (Oktober 2011): 991–1000.

23 Y. Zhang et al., »Intakes of Fish and Polyunsaturated Fatty Acids and Mild-to-Severe Cognitive Impairment Risks: A Dose-Response Meta-Analysis of 21 Cohort Studies,« *American Journal of Clinical Nutrition* 103/2 (Februar 2016): 330–340.
T. A. D'Ascoli et al., »Association between Serum Long-Chain Omega-3 Polyunsaturated Fatty Acids and Cognitive Performance in Elderly Men and Women: The Kuopio Ischaemic Heart Disease Risk Factor Study,« *European Journal of Clinical Nutrition* 70/8 (August 2016): 970–975.

24 C. Couet et al., »Effect of Dietary Fish Oil on Body Fat Mass and Basal Fat Oxidation in Healthy Adults,« *International Journal of Obesity and Related Metabolic Disorders* 21/8 (August 1997): 637–643.
J. D. Buckley und P. R. Howe, »Anti-Obesity Effects of Long-Chain Omega-3 Polyunsaturated Fatty Acids,« *Obesity Reviews* 10/6 (November 2009): 648–659.

25 C. von Schacky, »The Omega-3 Index as a Risk Factor for Cardiovascular Diseases,« *Prostaglandins & Other Lipid Mediators* 96/1–4 (November 2011): 94–98.
S. P. Whelton et al., »Meta-Analysis of Observational Studies on Fish Intake and Coronary Heart Disease, *American Journal of Cardiology* 93/9 (Mai 2004): 1119–1123.

26 Daniel G. Amen et al., »Quantitative Erythrocyte Omega-3 EPA Plus DHA Levels Are Related to Higher Regional Cerebral Blood Flow on Brain SPECT,« *Journal of Alzheimer's Disease* 58/4 (2017): 1189–1199.

27 Daniel G. Amen, *Memory Rescue* (Carol Stream, IL: Tyndale, 2017): 101.

28 R. J. Mocking et al., »Meta-Analysis and Meta-Regression of Omega-3 Polyunsaturated Fatty Acid Supplementation for Major Depressive Disorder,« *Translational Psychiatry* 6 (März 2016): e756.

29 L. A. Colangelo et al., »Higher Dietary Intake of Long-Chain Omega-3 Polyunsaturated Fatty Acids Is Inversely Associated with Depressive Symptoms in Women,« *Nutrition* 25/10 (Oktober 2009): 1011–1019.

30 Giuseppe Grosso et al., »Omega-3 Fatty Acids and Depression: Scientific Evidence and Biological Mechanisms,« *Oxidative Medicine and Cellular Longevity* (März 2014).

31 E. Derbyshire, »Do Omega-3/6 Fatty Acids Have a Therapeutic Role in Children and Young People with ADHD?« *Journal of Lipids* (2017), doi: 10.1155/2017/6285218.

32 G. P. Amminger et al., »Long-Chain Omega-3 Fatty Acids for Indicated Prevention of Psychotic Disorders: A Randomized, Placebo-Controlled Trial,« *Archives of General Psychiatry* 67/2 (Februar 2010): 146–154.

33 M. K. Jha et al., »Can C-Reactive Protein Inform Antidepressant Medication Selection in Depressed Outpatients? Findings from the CO-MED Trial,« *Psychoneuroendocrinology* 78 (April 2017): 105–113.

34 G. Douaud et al., »Preventing Alzheimer's Disease-Related Gray Matter Atrophy by B-Vitamin Treatment,« *Proceedings of the National Academy of Sciences of the United States of America* 110/23 (Juni 2013): 9523–9528.

35 J. A. Gil-Montoya et al., »Is Periodontitis a Risk Factor for Cognitive Impairment and Dementia? A Case-Control Study,« *Journal of Periodontology* 86/2 (Februar 2015): 244–253.
J. Luo et al., »Association between Tooth Loss and Cognitive Function among 3063 Chinese Older Adults: A Community-Based Study,« *PLOS One* 10/3 (März 2015).

36 Z. Asemi et al., »Effects of Daily Consumption of Probiotic Yoghurt on Inflammatory Factors in Pregnant Women: A Randomized Controlled Trial,« *Pakistan Journal of Biological Sciences* 14/8 (April 2011): 476–482.
L. Valentini et al., »Impact of Personalized Diet and Probiotic Supplementation on Inflammation, Nutritional Parameters and Intestinal Microbiota – The ›RISTOMED Project‹: Randomized Controlled Trial in Healthy Older People,« *Clinical Nutrition* 34/4 (August 2015): 593–602.
S. K. Hegazy and M. M. El-Bedewy, »Effect of Probiotics on Pro-Inflammatory Cytokines and NF-kappaB Activation in Ulcerative Colitis,« *World Journal of Gastroenterology* 16/33 (September 2010): 4145–4151.
E. J. Giamarellos-Bourboulis et al., »Pro- and Synbiotics to Control Inflammation and Infection in Patients with Multiple Injuries,« *Journal of Trauma* 67/4 (Oktober 2009): 815–821.
D. Viramontes-Hörner et al., »Effect of a Symbiotic Gel (Lactobacillus acidophilus + Bifidobacterium lactis + Inulin) on Presence and Severity of Gastrointestinal Symptoms in Hemodialysis Patients,« *Journal of Renal Nutrition* 25/3 (Mai 2015): 284–291.
J. Villar-García et al., »Effect of Probiotics (Saccharomyces boulardii) on Microbial Translocation and Inflammation in HIV-Treated Patients: A Double-Blind, Randomized, Placebo-Controlled Trial,« *Journal of Acquired Immune Deficiency Syndromes* 68/3 (März 2015): 256–263.
A. Toiviainen et al., »Impact of Orally Administered Lozenges with Lactobacillus rhamnosus GG and Bifidobacterium animalis Subsp. Lactis BB-12 on the Number of Salivary Mutans Streptococci, Amount of Plaque, Gingival Inflammation and the Oral Microbiome in Healthy Adults,« *Clinical Oral Investigations* 19/1 (Januar 2015): 77–83.
S. J. Spaiser et al., »Lactobacillus gasseri KS-13, Bifidobacterium bifidum G9-1, and Bifidobacterium longum MM-2 Ingestion Induces a Less Inflammatory Cytokine Profile and a Potentially Beneficial Shift in Gut Microbiota in Older Adults: A Randomized, Double-Blind, Placebo-Controlled, Crossover Study,« *Journal of the American College of Nutrition* 34/6 (2015): 459–469.
A. K. Szkaradkiewicz et al., »Effect of Oral Administration Involving a Probiotic Strain of Lactobacillus reuteri on Pro-Inflammatory Cytokine Response in Patients with Chronic Periodontitis,« *Archivum Immunologiae et Therapiae Experimentalis (Warschau)* 62/6 (Dezember 2014): 495–500.
Z. H. Liu, »The Effects of Perioperative Probiotic Treatment on Serum Zonulin Concentration and Subsequent Postoperative Infectious Complications after Colorectal Cancer Surgery: A Double-Center and Double-Blind Randomized Clinical Trial,« *American Journal of Clinical Nutrition* 97/1 (Januar 2013): 117–126.

37 H. Rajkumar et al., »Effect of Probiotic Lactobacillus salivarius UBL S22 and Prebiotic Fructo-oligosaccharide on Serum Lipids, Inflammatory Markers, Insulin Sensitivity, and Gut Bacteria in Healthy Young Volunteers: A Randomized Controlled Single-Blind Pilot Study,« *Journal of Cardiovascular Pharmacolology and Therapeutics* 20/3 (Mai 2015): 289–298.

38 S. Ghosh et al., »The Beneficial Role of Curcumin on Inflammation, Diabetes and Neurodegenerative Disease: A Recent Update,« *Food and Chemical Toxicology* 83 (September 2015): 111–124.

39 J Mildenberger et al. »N-3 PUFAs Induce Inflammatory Tolerance by Formation of KEAP1-Containing SQSTM1/p62-bodies and Activation of NFE2L2,« *Autophagy* 13/10 (August 2017): 1664–1678.

40 J. K. Kiecolt-Glaser et al., »Omega-3 Supplementation Lowers Inflammation and Anxiety in Medical Students: A Randomized Controlled Trial,« *Brain, Behavior, and Immunity* 25/8 (November 2011): 1725–1734.

41 R. J. Mocking et al., »Meta-Analysis and Meta-Regression of Omega-3 Polyunsaturated Fatty Acid Supplementation for Major Depressive Disorder,« *Translational Psychiatry* 6 (März 2016): e756.

42 Mandy Oaklander, »5 Surprising Ways to Help Your Memory,« Time.com, Juni 2015, time.com/3915030/boost-memory-exercise/.
P. A. Jackson et al., »DHA-Rich Oil Modulates the Cerebral Haemodynamic Response to Cognitive Tasks in Healthy Young Adults: A Near IR Spectroscopy Pilot Study,« *British Journal of Nutrition* 107/8 (April 2012): 1093–1098.
T. J. Song et al., »Low Levels of Plasma Omega 3-Polyunsaturated Fatty Acids Are Associated with Cerebral Small Vessel Diseases in Acute Ischemic Stroke Patients,« *Nutrition Research* 35/5 (Mai 2015): 368–374.

43 N. Hamazaki-Fujita et al., »Polyunsaturated Fatty Acids and Blood Circulation in the Forebrain during a Mental Arithmetic Task,« *Brain Research* (Juni 2011): 38–45.

44 E. L. Boespflug et al., »Fish Oil Supplementation Increases Event-Related Posterior Cingulate Activation in Older Adults with Subjective Memory Impairment,« *Journal of Nutrition, Health and Aging* 20/2 (Februar 2016): 161–169.

45 A. V. Witte et al., »Long-Chain Omega-3 Fatty Acids Improve Brain Function and Structure in Older Adults,« *Cerebral Cortex* 24/11 (November 2014): 3059–3068.

46 F. Jernerén et al., »Brain Atrophy in Cognitively Impaired Elderly: The Importance of Long-Chain ω-3 Fatty Acids and B Vitamin Status in a Randomized Controlled Trial,« *American Journal of Clinical Nutrition* 102/1 (Juli 2015): 215–221.

Kapitel 8: Genetik – nicht allein die Gene bestimmen Ihr Schicksal, Sie haben selbst Einfluss darauf

1 Daniel G. Amen und Tana Amen, *The Brain Warrior's Way* (New York: New American Library, 2016), 31.

2 Rosaline J. Neuman et al., »Latent Class Analysis of ADHD and Comorbid Symptoms in a Population Sample of Adolescent Female Twins«, www.ncbi.nlm.nih.gov/pubmed/11693588, (Oktober 2001): 933–942
Cori Bargmann, »Overview of Genes and Behavior,« YouTube, November 2013, www.youtube.com/watch?v=4qhrnOP8euI&feature=youtu.be.

3 Joshua Wolf Shenk, *Lincoln's Melancholy* (New York: Houghton Mifflin, 2005), 80.

4 Brian G. Dias und Kerry J. Ressler, »Parental Olfactory Experience Influences Behavior and Neural Structure in Subsequent Generations,« *Nature Neuroscience* 17/1 (2014): 89–96.

5 Katharina Gapp et al., »Early Life Stress in Fathers Improves Behavioural Flexibility in Their Offspring,« *Nature Communications* 5/5466 (2014).

6 Michael J. Gandal et al., »Shared Molecular Neuropathology across Major Psychiatric Disorders Parallels Polygenic Overlap,« *Science* 359/6376 (Februar 2018): 693–697, doi: 10.1126/science.aad6469.
D. B. Hancock et al., »Genome-Wide Association Study across European and African American Ancestries Identifies a SNP in DNMT3B Contributing to Nicotine Dependence,« *Molecular Psychiatry* 23/9 (September 2018): 1911–1919.

7 U. Amstutz et al., »Recommendations for HLA-B*15:02 and HLA-A*31:01 Genetic Testing to Reduce the Risk of Carbamazepine-Induced Hypersensitivity Reactions,« *Epilepsia* 55/4 (April 2014): 496–506. doi: 10.1111/epi.12564.

8 M. X. Tang et al., »Effect of Age, Ethnicity, and Head Injury on the Association between APOE Genotypes and Alzheimer's Disease,« *Annals of New York Academy of Sciences* 802 (Dezember 1996): 6–15.

9 S. T. Cheng, »Cognitive Reserve and the Prevention of Dementia: The Role of Physical and Cognitive Activities,« *Current Psychiatry Reports* 18/9 (September 2016): 85, doi:10.1007/s11920-016-0721-2.

Kapitel 9: Schädel-Hirn-Trauma – die stille Epidemie, die vielen psychischen Krankheiten zugrunde liegt

1 Joe Namath, Interview von Howard Stern, »How Joe Namath Reversed His Own Brain Damage Caused by Football,« *The Howard Stern Show*, 24. Juni 2019, www.youtube.com/watch?v=s7nxU3QadIA&feature=youtu.be.

2 »Traumatic Brain Injury and Concussion,« Centers for Disease Control and Prevention, März 2019, www.cdc.gov/traumaticbraininjury/get_the_facts.html.

3 Blue Cross Blue Shield, »The Health of America Report: The Steep Rise in Concussion Diagnoses in the U.S.,« September 2016, https://www.bcbs.com/the-health-of-america/reports/the-steep-rise-concussion-diagnoses-the-us.

4 Daniel G. Amen, *Memory Rescue* (Carol Stream, IL: Tyndale, 2017), 124–125.

5 Alana Semuels, »The White Flight from Football,« *Atlantic*, Februar 2019, www.theatlantic.com/health/archive/2019/02/football-white-flight-racial-divide/581623/.

6 »DoD Worldwide Numbers for TBI,« Defense and Veterans Brain Injury Center, Juli 2019, http://dvbic.dcoe.mil/dod-worldwide-numbers-tbi.

7 A. L. Zaninotto et al., »Updates and Current Perspectives of Psychiatric Assessments after Traumatic Brain Injury: A Systematic Review,« *Frontiers in Psychiatry* 7 (Juni 2016): 95.

8 R. J. Schachar et al., »Mental Health Implications of Traumatic Brain Injury (TBI) in Children and Youth,« *Journal of Canadian Academy of Child and Adolescent Psychiatry* 24/2, (Herbst 2015): 100–108.

9 Daryl und Daniel C. Fujii, »Psychotic Disorder Due to Traumatic Brain Injury: Analysis of Case Studies in the Literature,« *Journal of Neuropsychiatry and Clinical Neurosciences* 24/3 (Sommer 2012): 278–289.

10 G. J. McHugo et al., »The Prevalence of Traumatic Brain Injury among People With Co-Occurring Mental Health and Substance Use Disorders,« *Journal of Head Trauma Rehabilitation* 32/3 (Mai/Juni 2017) : E65–E74.

11 Jessica L. Mackelprang et al., »Adverse Outcomes among Homeless Adolescents and Young Adults Who Report a History of Traumatic Brain Injury,« *American Journal of Public Health 104/10 (Oktober 2014): 1986–1992*

12 Ebd.

13 Schachar et al., »Mental Health Implications of Traumatic Brain Injury (TBI).«

14 R. Lajiness-O'Neill et al., »Memory and Learning in Pediatric Traumatic Brain Injury: A Review and Examination of Moderators of Outcome,« *Applied Neuropsychology* 17/2 (April 2010): 83–92.

15 G. J. McHugo et al., »The Prevalence of Traumatic Brain Injury among People with Co-Occurring Mental Health and Substance Use Disorders,« *Journal of Head Trauma Rehabilitation* 32/3 (Mai/Juni 2017): E65–E74.

16 R. C. Gardner et al., »Dementia Risk after Traumatic Brain Injury vs Nonbrain Trauma: The Role of Age and Severity,« *JAMA Neurology* 17/12 (Dezember 2014): 1490–1497.

17 V. Rao et al., »Aggression after Traumatic Brain Injury: Prevalence and Correlates,« *Journal of Neuropsychiatry and Clinical Neurosciences* 21/4 (2009): 420–429.

18 J. Topolovec-Vranic et al., »Traumatic Brain Injury among People Who Are Homeless: A Systematic Review,« *BMC Public Health* 12 (Dezember 2012): 1059.

19 Mackelprang, »Adverse Outcomes among Homeless Adolescents,« 1986–1992.

20 P. J. Schechter und R. I. Henkin, »Abnormalities of Taste and Smell after Head Trauma,« *Journal of Neurology, Neurosurgery, and Psychiatry* 35/7 (1974): 802–810.

21 »One in Four Prisoners Have Suffered Traumatic Brain Injury, Study Finds,« *Glasgow Live*, Januar 2019, www.glasgowlive.co.uk/news/glasgow-news/one-four-prisoners-suffered-traumatic-15695721.

22 Brian Im et al., »TBI and Incarceration,« *American Psychological Association*, Dezember 2014, www.apa.org/pi/disability/resources/publications/newsletter/2014/12/incarceration.

23 Jennifer Bronson et al., »Veterans in Prison and Jail, 2011–2012,« *Bureau of Justice Statistics*, Dezember 2015, https://www.bjs.gov/index.cfm?ty=pbdetail&iid=5479.

24 I ask all my patients these questions and referenced them in *Memory Rescue*, 134.

25 Daniel F. Mackay et al., »Neurodegenerative Disease Mortality among Former Professional Soccer Players,« *New England Journal of Medicine* (Oktober 2019), https://doi:10.1056/NEJMoa1908483.

26 »Fighting in Ice Hockey,« Wikipedia, Juni 2019, en.wikipedia.org/wiki/Fighting_in_ice_hockey.

27 H. Ling et al., »Mixed Pathologies Including Chronic Traumatic Encephalopathy Account for Dementia in Retired Association Football (Soccer) Players,« *Acta Neuropathologica* 133/3 (März 2017): 337–352.

28 T. Surmeli et al., »Quantitative EEG Neurometric Analysis-Guided Neurofeedback Treatment in Postconcussion Syndrome (PCS): Forty Cases. How Is Neurometric Analysis Important for the Treatment of PCS and as a Biomarker?« *Clinical EEG and Neuroscience* 48/3 (Juni 2016): 217–230.

29 E. J. Cheon et al., »The Efficacy of Neurofeedback in Patients with Major Depressive Disorder: An Open Labeled Prospective Study,« *Applied Psychophysiology and Biofeedback* 41/1 (März 2016): 103–110.

30 V. Meisel et al., »Neurofeedback and Standard Pharmacological Intervention in ADHD: A Randomized Controlled Trial with Six-month Follow-up,« *Biological Psychology* 94/1 (September 2013): 12–21.

31 J. Kopřivová et al., »Prediction of Treatment Response and the Effect of Independent Component Neurofeedback in Obsessive-Compulsive Disorder: A Randomized, Sham-Controlled, Double-Blind Study,« *Neuropsychobiology* 67/4 (2013): 210–223.

32 R. Rostami und F. Dehghani-Arani, »Neurofeedback Training as a New Method in Treatment of Crystal Methamphetamine Dependent Patients: A Preliminary Study,« *Applied Psychophysiological Biofeedback* 40/3 (September 2015): 151–161.

33 J. Guez et al., »Influence of Electroencephalography Neurofeedback Training on Episodic Memory: A Randomized, Sham-Controlled, Double-Blind Study,« *Memory* 23/5 (2015): 683–694.
S. Xiong et al., »Working Memory Training Using EEG Neurofeedback in Normal Young Adults,« *Bio-Medical Materials and Engineering* 24/6 (2014): 3637–3644.
J. R. Wang and S. Hsieh, »Neurofeedback Training Improves Attention and Working Memory Performance,« *Clinical Neurophysiology* 124/12 (Dezember 2013): 2406–2420.

34 S. E. Kober et al., »Specific Effects of EEG Based Neurofeedback Training on Memory Functions in Post-Stroke Victims,« *Journal of NeuroEngineering and Rehabilitation 12* (Dezember 2015): 107.

35 P. Kubik et al., »Neurofeedback Therapy Influence on Clinical Status and Some EEG Parameters in Children with Localized Epilepsy,« *Przegl Lek* 73/3 (2016): 157–160.

36 M. P. Jensen et al. »Use of Neurofeedback to Enhance Response to Hypnotic Analgesia in Individuals with Multiple Sclerosis,« *International Journal of Clinical and Experimental Hypnosis 64/1* (2016): 1–23.

37 A. Azarpaikan et al., »Neurofeedback and Physical Balance in Parkinson's Patients,« *Gait & Posture* 40/1 (2014): 177–181.

38 Michael D. Lewis, *When Brains Collide: What Every Athlete and Parent Should Know about the Prevention and Treatment of Concussions and Head Injuries* (Lioncrest Publishing, 2016).

Kapitel 10: Giftstoffe – entgiften Sie Geist und Körper

1 Ian H. Stanley et al., »A Systematic Review of Suicidal Thoughts and Behaviors among Police Officers, Firefighters, EMTs, and Paramedics,« *Clinical Psychology Review* 44 (März 2016): 25–44.
Samuel B. Harvey et al., »The Mental Health of Fire-Fighters: An Examination of the Impact of Repeated Trauma Exposure,« *Australian and New Zealand Journal of Psychiatry* 50/7 (Juli 2016): 649–658.

2 Melanie A. Hom et al., »Mental Health Service Use among Firefighters with Suicidal Thoughts and Behaviors,« *Psychiatric Services* 67/6 (Juni 2016): 688–691.

3 Yasser Iturria-Medina et al., »Early Role of Vascular Dysregulation on Late-Onset Alzheimer's Disease Based on Multifactorial Data-Driven Analysis,« *Nature Communications* 7 (Juni 2016): 11934.

4 Eric Emerson et al., »Risk of Exposure to Air Pollution among British Children with and without Intellectual Disabilities,« *Journal of Intellectual Disability Research* 63/2 (Februar 2019): 161–167.

5 Tesifon Parrón et al., »Association between Environmental Exposure to Pesticides and Neurodegenerative Diseases,« *Toxicology and Applied Pharmacology* 256/3 (November 2011): 379–385.

6 »Don't Pucker Up: Lead in Lipstick,« Campaign for Safe Cosmetics, Oktober 2007, http://www.safecosmetics.org/about-us/media/news-coverage/dont-pucker-up-lead-in-lipstick/.

7 Dieses Quiz ist auch abgedruckt in Daniel G. Amen, *Memory Rescue* (Carol Stream, IL: Tyndale, 2017).

8 Gabriella Gobbi et al., »Association of Cannabis Use in Adolescence and Risk of Depression, Anxiety, and Suicidality in Young Adulthood: A Systematic Review and Meta-analysis,« *JAMA Psychiatry* 76/4 (April 2019), 426–434.

9 Amen, *Memory Rescue*, 145–146.

10 Ebd., 144–145.

11 Curt T. DellaValle et al., »Dietary Nitrate and Nitrite Intake and Risk of Colorectal Cancer in the Shanghai Women's Health Study,« *International Journal of Cancer* 134/12 (Juni 2014): 2917–2926.

12 Kim Harley, »The Health Costs of Beauty: EDCs in Personal Care Products and the HERMOSA Study,« Collaborative on Health and the Environment, März 2016, www.healthandenvironment.org/partnership_calls/18271.
Suzanne M. de la Monte et al., »Epidemilogical Trends Strongly Suggest Exposures as Etiologic Agents in the Pathogenesis of Sporadic Alzheimer's Disease, Diabetes Mellitus, and Non-Alcoholic Steatohepatitis,« *Journal of Alzheimer's Disease 17/3 (2009): 519–529.*

13 Céline Gasnier et al., »Glyphosate-Based Herbicides Are Toxic and Endocrine Disruptors in Human Cell Lines,« *Toxicology* 262/3 (August 2009): 184–191.

14 Luoping Zhang et al., »Exposure to Glyphosate-Based Herbicides and Risk for Non-Hodgkin Lymphoma: A Meta-analysis and Supporting Evidence,« *Mutation Research/Reviews in Mutation Research* 781 (Juli–September 2019): 186–206.

15 Ki-Su Kim et al., »Associations between Organochlorine Pesticides and Cognition in U.S. Elders: National Health and Nutrition Examination Survey 1999–2002,« *Environment International* 75 (Februar 2015): 87–92.

16 Kaarin J. Anstey et al., »Alcohol Consumption as a Risk Factor for Dementia and Cognitive Decline: Meta-analysis of Prospective Studies,« *American Journal of Geriatric Psychiatry* 17/7 (Juli 2009): 542–555.
Ruth Peters et al., »Alcohol, Dementia and Cognitive Decline in the Elderly: A Systematic Review,« *Age and Ageing* 37/5 (September 2008): 505–512.
Edward Neafsey und Michael A. Collins, »Moderate Alcohol Consumption and Cognitive Risk,« *Neuropsychiatric Disease and Treatment* 7 (2011): 465–484.

17 Jingzhong Ding et al., »Alcohol Intake and Cerebral Abnormalities on Magnetic Resonance Imaging in a Community-Based Population of Middle-Aged Adults: The Atherosclerosis Risk in Communities (ARIC) Study,« *Stroke* 35/1 (Januar 2004): 16–21.

18 George F. Koob, »Neurobiology of Addiction: Toward the Development of New Therapies,« *Annals of the New York Academy of Sciences* 909 (2000): 170–185.

19 Elizabeth P. Handing et al., »Midlife Alcohol Consumption and Risk of Dementia over 43 Years of Follow-Up: A Population-Based Study from the Swedish Twin Registry,« *Journals of Gerontology: Series A* 70/10 (Oktober 2015): 1248–1254.

20 Jennie Connor, »Alcohol Consumption as a Cause of Cancer,« *Addiction* 112/2 (Februar 2017): 222–228.

21 Zach Walsh et al., »Medical Cannabis and Mental Health: A Guided Systematic Review,« *Clinical Psychology Review* 51 (Februar 2017): 15–29.

22 Daniel G. Amen et al., »Discriminative Properties of Hippocampal Hypoperfusion in Marijuana Users Compared to Healthy Controls: Implications for Marijuana Administration in Alzheimer's Dementia,« *Journal of Alzheimer's Disease* 56/1 (2017): 261–273.

23 Gobbi et al., »Association of Cannabis Use in Adolescence,« 426–434.

24 Marta Di Forti et al., »The Contribution of Cannabis Use to Variation in the Incidence of Psychotic Disorder across Europe (EU-GEI): A Multicentre Case-Control Study,« *Lancet Psychiatry* 6/5 (Mai 2019): 427–436.

25 Judith Prochaska et al., »Tobacco Use among Individuals with Schizophrenia: What Role Has the Tobacco Industry Played?« *Schizophrenia Bulletin* 34/3 (Mai 2008): 555–567.

26 Prochaska et al., »Tobacco Use among Individuals with Schizophrenia,« 555–567.

27 »Tobacco Use among Adults with Mental Illness and Substance Use Disorders,« Centers for Disease Control and Prevention, letzte Überprüfung 14. Januar 2019, https://www.cdc.gov/tobacco/disparities/mental-illness-substance-use/index.htm.

28 »Teens Using Vaping Devices in Record Numbers,« National Institute on Drug Abuse, Dezember 2018, https://www.drugabuse.gov/news-events/news-releases/2018/12/teens-using-vaping-devices-in-record-numbers.

29 »Surgeon General's Advisory on E-cigarette Use among Youth,« Office of the US Surgeon General, 2018, https://e-cigarettes.surgeongeneral.gov/documents/surgeon-generals-advisory-on-e-cigarette-use-among-youth-2018.pdf.

30 Amen, *Memory Rescue*, 152.

31 World Health Organization, »Fumonisins,« Food Safety Digest series, Department of Food Safety and Zoonoses, Februar 2018, https://www.who.int/foodsafety/FSDigest_Fumonisins_EN.pdf.

32 Silvia W. Gratz, Neil Havis und Fiona Burnett, »*Fusarium* Mycotoxin Contamination in the Human Food Chain,« *New Food*, September 1, 2015, https://www.newfoodmagazine.com/article/19318/fusarium-mycotoxin-contamination-in-the-human-food-chain/.

33 »About Aspergillosis,« Centers for Disease Control and Prevention, letzte Überprüfung 2. Januar 2019, https://www.cdc.gov/fungal/diseases/aspergillosis/definition.html.

34 Susan P. McCormick et al., »Trichothecenes: From Simple to Complex Mycotoxins,« *Toxins* 3/7 (Juli 2011): 802–814.

35 Amen, *Memory Rescue*, 152–153.

36 James S. Brown Jr., »Introduction: An Update on Psychiatric Effects of Toxic Exposures,« *Psychiatric Times* 33/9 (Oktober 2016).

37 Amanda Habermann, »Lead Poisoning's Harmful Impact on Physical and Mental Health,« Sovereign Health, Februar 2016, https://www.sovhealth.com/health-and-wellness/lead-poisonings-harmful-impact-on-physical-and-mental-health/.

38 Brown, »Update on Psychiatric Effects of Toxic Exposures.«

39 Maryse F. Bouchard et al., »Blood Lead Levels and Major Depressive Disorder, Panic Disorder, and Generalized Anxiety Disorder in US Young Adults,« *Archives of General Psychiatry* 66/12 (Dezember 2009): 1313–1319.

40 »Don't Pucker Up,« Campaign for Safe Cosmetics.

41 Sa Liu, Sally Katharine Hammond und Ann Rojas-Cheatham, »Concentrations and Potential Health Risks of Metals in Lip Products,« *Environmental Health Perspectives* 121/6 (Juni 2013): 705–710.

42 Amen, *Memory Rescue*, 153.

43 Edward A. Bittner, Yun Yue und Zhongcong Xie, »Brief Review: Anesthetic Neurotoxicity in the Elderly, Cognitive Dysfunction and Alzheimer's Disease,« *Canadian Journal of Anesthesia* 58/2 (Februar 2011):

216–223.
Chia-Wen Chen et al., »Increased Risk of Dementia in People with Previous Exposure to General Anesthesia: A Nationwide Population-Based Case-Control Study,« *Alzheimer's and Dementia* 10/2 (März 2014): 196–204.

44 Barynia Backeljauw et al., «Cognition and Brain Structure following Early Childhood Surgery with Anesthesia,« *Pediatrics* 136/1 (Juli 2015): e1–e12.

45 N. Efimova et al., »Changes in Cerebral Blood Flow and Cognitive Function in Patients Undergoing Coronary Bypass Surgery with Cardiopulmonary Bypass,« *Kardiologiia* 55/6 (Juni 2015): 40–46.

46 University of Rochester Medical Center, »Chemotherapy's Damage to the Brain Detailed,« ScienceDaily, April 2008, https://www.sciencedaily.com/releases/2008/04/080422103947.htm.

47 Harley, »Health Costs of Beauty.«

48 A. Guttmann, »Advertising Spending in the Perfumes, Cosmetics, and Other Toilet Preparations Industry in the United States from 2010 to 2019 (in Million U.S. Dollars),« Statista, letzte Überarbeitung 29. November 2018, https://www.statista.com/statistics/470467/perfumes-cosmetics-and-other-toilet-preparations-industry-ad-spend-usa/.

49 Stacy Malkan, »Johnson & Johnson Is Just the Tip of the Toxic Iceberg,« *Time*, März 2016, https://time.com/4239561/johnson-and-johnson-toxic-ingredients/.

50 Gina L. LoSasso, Lisa J. Rapport und Bradley Axelrod, »Neuropsychological Symptoms Associated with Low-Level Exposure to Solvents and (Meth)Acrylates among Nail Technicians,« *Neuropsychiatry, Neuropsychology, and Behavioral Neurology* 14/3 (Juli–September 2001): 183–189.

51 Masahiro Kawahara und Midori Kato-Negishi, »Link between Aluminum and the Pathogenesis of Alzheimer's Disease: The Integration of the Aluminum and Amyloid Cascade Hypotheses,« *International Journal of Alzheimer's Disease* 2011 (März 2011): 276393.
Samantha Davenward et al., »Silicon-Rich Mineral Water as a Non-invasive Test of the ›Aluminum Hypothesis‹ in Alzheimer's Disease,« *Journal of Alzheimer's Disease* 33/2 (2013): 423–430.
S. Maya et al., »Multifaceted Effects of Aluminium in Neurodegenerative Diseases: A Review,« *Biomedicine and Pharmacotherapy* 83 (Oktober 2016): 746–754.
Trond Peder Flaten, »Aluminium as a Risk Factor in Alzheimer's Disease, with Emphasis on Drinking Water,« *Brain Research Bulletin* 55/2 (Mai 2001): 187–196.

52 Michael Fenech, Armen Nersesyan und Siegfried Knasmueller, »A Systematic Review of the Association between Occupational Exposure to Formaldehyde and Effects on Chromosomal DNA Damage Measured Using the Cytokinesis-Block Micronucleus Assay in Lymphocytes,« *Mutation Research/Reviews in Mutation Research* 770/Teil A (Oktober–Dezember 2016): 46–57.

53 Ann Pontén und Magnus Bruze, »Formaldehyde,« *Dermatitis* 26/1 (Januar/Februar 2015): 3–6.

54 Philippa D. Darbre und Philip W. Harvey, »Parabens Can Enable Hallmarks and Characteristics of Cancer in Human Breast Epithelial Cells: A Review of the Literature with Reference to New Exposure Data and Regulatory Status,« *Journal of Applied Toxicology* 34/9 (September 2014): 925–938.

55 Pinar Erkekoglu und Belma Kocer-Gumusel, »Genotoxicity of Phthalates,« *Toxicology Mechanisms and Methods* 24/9 (Dezember 2014): 616–626.

56 Pam Factor-Litvak et al., »Persistent Associations between Maternal Prenatal Exposure to Phthalates on Child IQ at Age 7 Years,« *PLOS One* 9/12 (Dezember 2014): e114003.

57 Catherine A. Smith und Matthew R. Holahan, »Reduced Hippocampal Dendritic Spine Density and BDNF Expression following Acute Postnatal Exposure to Di(2-Ethylhexyl) Phthalate in Male Long Evans Rats,« *PLOS One* 9/10 (Oktober 2014): e109522.

58 Carcinogenic Potency Project, »Ethylene Glycol,« U.S. National Library of Medicine, letzte Aktualisierung 3. Oktober 2007, https://toxnet.nlm.nih.gov/cpdb/chempages/ETHYLENE%20GLYCOL.html.

59 Allyson E. Kennedy et al., »E-cigarette Aerosol Exposure Can Cause Craniofacial Defects in *Xenopus laevis* Embryos and Mammalian Neural Crest Cells,« *PLOS One* 12/9 (September 2017): e0185729.

60 »Five Things to Know about Triclosan,« U.S. Food and Drug Administration, letzte Überprüfung 16. May 2019, https://www.fda.gov/ForConsumers/ConsumerUpdates/ucm205999.htm.
Marta Axelstad et al., »Triclosan Exposure Reduces Thyroxine Levels in Pregnant and Lactating Rat Dams and in Directly Exposed Offspring,« *Food and Chemical Toxicology* 59 (September 2013): 534–540.

61 Alyson L. Yee und Jack A. Gilbert, »MICROBIOME. Is Triclosan Harming Your Microbiome?« *Science* 353/6297 (Juli 2016): 348–349.

62 Kang-sheng Liu et al., »Neurotoxicity and Biomarkers of Lead Exposure: A Review,« *Chinese Medical Sciences Journal* 28/3 (September 2013): 178–188.

63 Dr. Joseph Pizzorno, ND, *The Toxin Solution*. Verwendung mit Genehmigung.

64 Duke University, »Children Carry Evidence of Toxins from Home Flooring and Furniture,« EurekAlert! American Association for the Advancement of Science (Heather M. Stapleton et al., »Children's Exposure to Chemicals Emitted from the Home Environment,« vorgestellt beim jährlichen AAAS-Meeting, Februar 2019), https://eurekalert.org/pub_releases/2019-02/du-cce021419.php.

65 Joseph Pizzorno, *The Toxin Solution: How Hidden Poisons in the Air, Water, Food, and Products We Use Are Destroying Our Health — And What We Can Do to Fix It* (New York: HarperOne, 2018).

66 Petra M. Gaum et al., »Prevalence and Incidence Rates of Mental Syndromes after Occupational Exposure to Polychlorinated Biphenyls,« *International Journal of Hygiene and Environmental Health* 217/7 (Mai 2014): 765–774.

67 Dongren Yang et al., »Developmental Exposure to Polychlorinated Biphenyls Interferes with Experience-Dependent Dendritic Plasticity and Ryanodine Receptor Expression in Weanling Rats,« *Environmental Health Perspectives* 117/3 (März 2009): 426–435.
Montserrat Samsó et al., »Coordinated Movement of Cytoplasmic and Transmembrane Domains of RyR1 upon Gating,« *PLOS Biology* 7/4 (April 2009): e1000085.

68 Lynda Ann Frassetto, Ralph Curtis Morris Jr. und Antonio Sebastian, »Effect of Age on Blood Acid-Base Composition in Adult Humans: Role of Age-Related Renal Functional Decline,« *American Journal of Physiology — Renal Physiology* 271/6 (Dezember 1996): F1114–1122.

69 Alena Hall, »What Happened after One Family Went Organic for Just Two Weeks,« *HuffPost Life*, Mai 2015, https://www.huffpost.com/entry/the-organic-effect_n_7244000.

70 Cynthia L. Curl, Richard A. Fenske, and Kai Elgethun, »Organophosphorus Pesticide Exposure of Urban and Suburban Preschool Children with Organic and Conventional Diets,« *Environmental Health Perspectives* 111/3 (März 2003): 377–382.

71 Wahyu Wulaningsih et al., »Investigating Nutrition and Lifestyle Factors as Determinants of Abdominal Obesity: An Environment-Wide Study,« *International Journal of Obesity* 41/2 (Februar 2017): 340–347.

72 Sharon P. G. Fowler, »Low-Calorie Sweetener Use and Energy Balance: Results from Experimental Studies in Animals, and Large-Scale Prospective Studies in Humans,« *Physiology and Behavior* 164/Teil B (Oktober 2016): 517–523.

73 Moreno Paolini et al., »Aspartame, a Bittersweet Pill,« *Carcinogenesis* 38/12 (Dezember 2017): 1249–50.
Morando Soffritti et al., »The Carcinogenic Effects of Aspartame: The Urgent Need for Regulatory Re-evaluation,« *American Journal of Industrial Medicine* 57/4 (April 2014): 383–397.

74 Jodi E. Nettleton, Raylene A. Reimer und Jane Shearer, »Reshaping the Gut Microbiota: Impact of Low Calorie Sweeteners and the Link to Insulin Resistance?« *Physiology and Behavior* 164/Teil B (Oktober 2016): 488–493.
Jotham Suez et al., »Artificial Sweeteners Induce Glucose Intolerance by Altering the Gut Microbiota,« *Nature* 514/7521 (Oktober 2014): 181–186.

75 Amen, *Memory Rescue*, 160.

76 Ebd., 160–161.

77 Sarah Yang, »Teen Girls See Big Drop in Chemical Exposure with Switch in Cosmetics,« *Berkeley News*, März 2016, https://news.berkeley.edu/2016/03/07/cosmetics-chemicals/.

78 Dana Edwin King, Arch G. Mainous und Carol A. Lambourne, »Trends in Dietary Fiber Intake in the United States, 1999–2008,« *Journal of the Academy of Nutrition and Dietetics* 112/5 (Mai 2012): 642–648.

79 Robert J. Flanagan und T. J. Meridith, »Use of N-acetylcysteine in Clinical Toxicology,« *American Journal of Medicine* 91/3 (September 1991): S131–139.

80 Reinhold Kirchhoff et al., »Increase in Choleresis by Means of Artichoke Extract,« *Phytomedicine* 1/2 (September 1994): 107–115.

81 Suzan M. Mansour et al., »*Ginkgo Biloba* Extract (EGb 761) Normalizes Hypertension in 2K, 1C Hypertensive Rats: Role of Antioxidant Mechanisms, ACE Inhibiting Activity and Improvement of Endothelial Dysfunction,« *Phytomedicine* 18/8–9 (Juni 2011): 641–647.

82 Kültiğin Cavuşoğlu et al., »Protective Effect of *Ginkgo Biloba* L. Leaf Extract against Glyphosate Toxicity in Swiss Albino Mice,« *Journal of Medicinal Food* 14/10 (Oktober 2011): 1263–1272.

83 Shi-Sheng Zhou et al., »The Skin Function: A Factor of Anti-Metabolic Syndrome,« *Diabetology and Metabolic Syndrome* 4/1 (April 2012): 15.

84 Margaret E. Sears, Kathleen J. Kerr und Riina I. Bray, »Arsenic, Cadmium, Lead, and Mercury in Sweat: A Systematic Review,« *Journal of Environmental and Public Health* 2012 (2012): 184745.
Stephen J. Genuis et al., »Blood, Urine, and Sweat (BUS) Study: Monitoring and Elimination of Bioaccumulated Toxic Elements,« *Archives of Environmental Contamination and Toxicology* 61/2 (August 2011): 344–357.

85 Margaret E. Sears und Stephen J. Genuis, »Environmental Determinants of Chronic Disease and Medical Approaches: Recognition, Avoidance, Supportive Therapy, and Detoxification,« *Journal of Environmental and Public Health* 2012 (2012): 356798.

86 H. Lew und A. Quintanilha, »Effects of Endurance Training and Exercise on Tissue Antioxidative Capacity and Acetaminophen Detoxification,« *European Journal of Drug Metabolism and Pharmacokinetics* 16/1 (Januar–März 1991): 59–68.
Chandan K. Sen, »Glutathione Homeostasis in Response to Exercise Training and Nutritional Supplements,« *Molecular and Cellular Biochemistry* 196/1–2 (Juni 1999): 31–42.

87 Margaret O. Murphy et al., »Exercise Protects against PCB-Induced Inflammation and Associated Cardiovascular Risk Factors,« *Environmental Science and Pollution Research* 23/3 (Februar 2016): 2201–2211.

88 Stephen J. Genuis et al., »Human Elimination of Phthalate Compounds: Blood, Urine, and Sweat (BUS) Study,« *Scientific World Journal* 2012 (2012): 615068.

89 Stephen J. Genuis et al., »Human Excretion of Bisphenol A: Blood, Urine, and Sweat (BUS) Study,« *Journal of Environmental and Public Health* 2012 (2012): 185731.

90 Kaye H. Kilburn, Raphael H. Warsaw und Megan G. Shields, »Neurobehavioral Dysfunction in Firemen Exposed to Polychlorinated Biphenyls (PCBs): Possible Improvement after Detoxification,« *Archives of Environmental Health* 44/6 (1989): 345–350.

91 Tanjaniina Laukkanen et al., »Sauna Bathing Is Inversely Associated with Dementia and Alzheimer's Disease in Middle-Aged Finnish Men,« *Age and Ageing* 46/2 (März 2017): 245–249.

92 Tanjaniina Laukkanen et al., »Association between Sauna Bathing and Fatal Cardiovascular and All-Cause Mortality Events,« *JAMA Internal Medicine* 175/4 (April 2015): 542–548.

93 Kelli F. Koltyn et al., »Changes in Mood State following Whole-Body Hyperthermia,« *International Journal of Hyperthermia* 8/3 (Mai/Juni 1992): 305–307.

94 K. Kukkonen-Harjula und K. Kauppinen, »How the Sauna Affects the Endocrine System,« *Annals of Clinical Research* 20/4 (1988): 262–266.
D. Jezová et al., »Rise in Plasma Beta-endorphin and ACTH in Response to Hyperthermia in Sauna,« *Hormone and Metabolic Research* 17/12 (Dezember 1985): 693–694.

95 K. Kukkonen-Harjula et al., »Haemodynamic and Hormonal Responses to Heat Exposure in a Finnish Sauna Bath,« *European Journal of Applied Physiology and Occupational Physiology* 58/5 (1989): 543–550.

96 Satoshi Kokura et al., »Whole Body Hyperthermia Improves Obesity-Induced Insulin Resistance in Diabetic Mice,« *International Journal of Hyperthermia* 23/3 (Mai 2007): 259–265.

97 Laukkanen et al., »Association between Sauna Bathing and Fatal Cardiovascular and All-Cause Mortality Events,« 542–548.

Kapitel 11: Mind Storms – dämpfen Sie eine übermäßige elektrische Aktivität in Ihrem Gehirn

1 Ronald C. Kessler et al., »Prevalence, Severity, and Comorbidity of 12-Month *DSM-IV* Disorders in the National Comorbidity Survey Replication,« *Archives of General Psychiatry* 62/6 (Juni 2005): 617–627.

2 Jack Dreyfus, *A Remarkable Medicine Has Been Overlooked* (New York: Dreyfus Medical Foundation, 1992).

3 Emil Kraepelin und A. Ross Diefendorf, *Clinical Psychiatry* (New York: Macmillan, 1907; Delmar, NY: Scholars' Facsimiles and Reprints, 1981).

4 Luke Plunkett, »The Banned *Pokémon* Episode That Gave Children Seizures,« Kotaku, Oktober 2015, https://kotaku.com/the-banned-pokemon-episode-that-gave-children-seizures-5757570.

5 Ebd.

6 Kirsty Martin et al., »Ketogenic Diet and Other Dietary Treatments for Epilepsy,« *Cochrane Database of Systematic Reviews* 2 (Februar 2016): CD001903.

7 Emmanuelle C. Bostock, Kenneth C. Kirby und Bruce V. Taylor, »The Current Status of the Ketogenic Diet in Psychiatry,« *Frontiers in Psychiatry* 8 (März 2017): 43.
Elisa Brietzke et al., »Ketogenic Diet as a Metabolic Therapy for Mood Disorders: Evidence and Developments,« *Neuroscience and Biobehavioral Reviews* 94 (November 2018): 11–16.
James R. Phelps, Susan V. Siemers und Rif S. El-Mallakh, »The Ketogenic Diet for Type II Bipolar Disorder,« *Neurocase* 19/5 (2013): 423–426.

8 Laura R. Saslow et al., »An Online Intervention Comparing a Very Low-Carbohydrate Ketogenic Diet and Lifestyle Recommendations versus a Plate Method Diet in Overweight Individuals with Type 2 Diabetes: A Randomized Controlled Trial,« *Journal of Medical Internet Research* 19/2 (Februar 2017): e36.

9 Antonio Paoli et al., »Nutrition and Acne: Therapeutic Potential of Ketogenic Diets,« *Skin Pharmacology and Physiology* 25/3 (2012): 111–117.

10 Daniela D. Weber, Sepideh Aminzadeh-Gohari und Barbara Kofler, »Ketogenic Diet in Cancer Therapy,« *Aging* 10/2 (Februar 2018): 164–165.

11 Javad Anjom-Shoae et al., »The Association between Dietary Intake of Magnesium and Psychiatric Disorders among Iranian Adults: A Cross-Sectional Study,« *British Journal of Nutrition* 120/6 (September 2018): 693–702.

12 Alan W. Yuen und Josemir Sander, »Can Magnesium Supplementation Reduce Seizures in People with Epilepsy? A Hypothesis,« *Epilepsy Research* 100/1–2 (Juni 2012): 152–156.

13 Etienne Pouteau et al., »Superiority of Magnesium and Vitamin B6 over Magnesium Alone on Severe Stress in Healthy Adults with Low Magnesemia: A Randomized, Single-Blind Clinical Trial,« *PLOS One* 13/12 (Dezember 2018): e0208454.

14 Anna E. Kirkland, Gabrielle L. Sarlo und Kathleen F. Holton, »The Role of Magnesium in Neurological Disorders,« *Nutrients* 10/6 (Juni 2018): e730.
Emily K. Tarleton et al., »Role of Magnesium Supplementation in the Treatment of Depression: A Randomized Clinical Trial,« *PLOS One* 12/6 (Juni 2017): e0180067.

15 Evert Boonstra et al., »Neurotransmitters as Food Supplements: The Effects of GABA on Brain and Behavior,« *Frontiers in Psychology* 6 (2015): 1520.

16 A. M. Abdou et al., »Relaxation and Immunity Enhancement Effects of Gamma-aminobutyric Acid (GABA) Administration in Humans,« *BioFactors* 26/3 (2006): 201–208.

Kapitel 12: Immunsystem und Infektionen – Angriffe von innen und von außen

1 Daniel G. Amen, *Memory Rescue* (Carol Stream, IL: Tyndale, 2017), 185–186.

2 Ebd.

3 »HIV/AIDS and Mental Health,« National Institute of Mental Health, letzte Überarbeitung November 2016, https://www.nimh.nih.gov/health/topics/hiv-aids/index.shtml.

4 Nian-Sheng Tzeng et al., »Increased Risk of Psychiatric Disorders in Allergic Diseases: A Nationwide, Population-Based, Cohort Study,« *Frontiers in Psychiatry* 9 (April 2018): 133.

5 Yi-Hao Peng et al., »Adult Asthma Increases Dementia Risk: A Nationwide Cohort Study,« *Journal of Epidemiology and Community Health* 69/2 (Februar 2015): 123–128.
Minna Rusanen et al., »Chronic Obstructive Pulmonary Disease and Asthma and the Risk of Mild Cognitive Impairment and Dementia: A Population Based CAIDE Study,« *Current Alzheimer Research* 10/5 (Juni 2013): 549–555.

6 Ora Nakash et al., »Comorbidity of Common Mental Disorders with Cancer and Their Treatment Gap: Findings from the World Mental Health Surveys,« *Psycho-Oncology* 23/1 (Januar 2014): 40–51.

7 William F. Pirl, »Evidence Report on the Occurrence, Assessment, and Treatment of Depression in Cancer Patients,« *JNCI Monographs* 2004/32 (Juli 2004): 32–39.

8 »Women & Autoimmunity,« American Autoimmune Related Diseases Association, Zugriff am 15. August 2019, https://www.aarda.org/who-we-help/patients/women-and-autoimmunity/.

9 Marc Malkin, »Lady Gaga Opens Up about Her ›Mental Health Crisis‹,« *Variety*, November 2018, https://variety.com/2018/scene/news/lady-gaga-mental-health-struggles-1203023093/.

10 Michael E. Benros et al., »Autoimmune Diseases and Severe Infections as Risk Factors for Mood Disorders: A Nationwide Study,« *JAMA Psychiatry* 70/8 (August 2013): 812–820.
Gianluca Bagnato et al., »Comparation of Levels of Anxiety and Depression in Patients with Autoimmune and Chronic-Degenerative Rheumatic: Preliminary Data,« *Reumatismo* (Italian) 58/3 (Juli–September 2006): 206–211.

11 William W. Eaton et al., »Association of Schizophrenia and Autoimmune Diseases: Linkage of Danish National Registers,« *American Journal of Psychiatry* 163/3 (März 2006): 521–528.

12 Joshua D. Rosenblat und Roger S. McIntyre, »Bipolar Disorder and Immune Dysfunction: Epidemiological Findings, Proposed Pathophysiology and Clinical Implications,« *Brain Sciences* 7/11 (Oktober 2017): e144.

13 Philip Rising Nielsen, Michael Eriksen Benros und Søren Dalsgaard, »Associations between Autoimmune Diseases and Attention-Deficit/Hyperactivity Disorder: A Nationwide Study,« *Journal of the American Academy of Child and Adolescent Psychiatry* 56/3 (März 2017): 234–240.e1.

14 Clare J. Wotton und Michael J. Goldacre, »Associations between Specific Autoimmune Diseases and Subsequent Dementia: Retrospective Record-Linkage Cohort Study, UK,« *Journal of Epidemiology and Community Health* 71/6 (Juni 2017): 576–583.

15 Amen, *Memory Rescue*, 188.

16 Ole Köhler-Forsberg et al., »A Nationwide Study in Denmark of the Association between Treated Infections and the Subsequent Risk of Treated Mental Disorders in Children and Adolescents,« *JAMA Psychiatry* 76/3 (März 2019): 271–279.

17 Michael E. Benros et al., »Autoimmune Diseases and Severe Infections as Risk Factors for Mood Disorders: A Nationwide Study,« *JAMA Psychiatry* 70/8 (August 2013): 812–820.

18 Amen, *Memory Rescue*, 189.

19 R. A. Underhill, »Myalgic Encephalomyelitis, Chronic Fatigue Syndrome: An Infectious Disease,« *Medical Hypotheses* 85/6 (Dezember 2015): 765–773.

20 Z. Marinković und S. Dukić, »Historical and Medical Review of Syphilis-Afflicted Army Leaders, Rulers and Statesmen,« *Medicinski Pregled* 64/7–8 (Juli/August 2011): 423–427.

21 Lucas Lonardoni Crozatti et al., »Atypical Behavioral and Psychiatric Symptoms: Neurosyphilis Should Always Be Considered,« *Autopsy Case Reports* 5/3 (Juli–September 2015): 43–47.

22 Ruth F. Itzhaki et al., »Microbes and Alzheimer's Disease,« *Journal of Alzheimer's Disease* 51/4 (2016): 979–984.

23 James S. Brown Jr., »Geographic Correlation of Schizophrenia to Ticks and Tick-Borne Encephalitis,« *Schizophrenia Bulletin* 20/4 (1994): 755–775; Benutzung mit Erlaubnis.

24 Ying Qiang Xiang et al., »Adjunctive Minocycline for Schizophrenia: A Meta-analysis of Randomized Controlled Trials,« *European Neuropsychopharmacology* 27/1 (Januar 2017): 8–18.

25 Amen, *Memory Rescue*, 192.

26 »Toxoplasmosis Frequently Asked Questions (FAQs),« Centers for Disease Control and Prevention, letzte Überarbeitung 28. September 2018, https://www.cdc.gov/parasites/toxoplasmosis/gen_info/faqs.html.

27 Claudia Del Grande et al., »Is *Toxoplasma gondii* a Trigger of Bipolar Disorder?« *Pathogens* 6/1 (März 2017): e3.

28 Jaana Suvisaari et al., »*Toxoplasma gondii* Infection and Common Mental Disorders in the Finnish General Population,« *Journal of Affective Disorders* 223 (Dezember 2017): 20–25.

29 C. J. Carter, »Toxoplasmosis and Polygenic Disease Susceptibility Genes: Extensive *Toxoplasma gondii* Host/Pathogen Interactome Enrichment in Nine Psychiatric or Neurological Disorders,« *Journal of Pathogens* 2013 (2013): 965046.

30 Ed Yong, »Zombie Roaches and Other Parasite Tales,« TED Talk, März 2014, Video, 13:02, https://www.ted.com/talks/ed_yong_suicidal_wasps_zombie_roaches_and_other_tales_of_parasites.

31 »What Is PANS?« Moleculera Labs, Zugriff am 16. August 2019, https://www.moleculeralabs.com/what-is-pans/

32 O. Köhler et al., »Infections and Exposure to Anti-infective Agents and the Risk of Severe Mental Disorders: A Nationwide Study,« *Acta Psychiatrica Scandinavica* 135/2 (Februar 2017): 97–105.

33 Emily G. Severance et al., »*Candida albicans* Exposures, Sex Specificity and Cognitive Deficits in Schizophrenia and Bipolar Disorder,« *npj Schizophrenia* 2 (Mai 2016): 16018.

34 Emily Severance, zitiert in »Yeast Infection Linked to Mental Illness,« Johns Hopkins Medicine, Mai 2016, https://www.hopkinsmedicine.org/news/media/releases/yeast_infection_linked_to_mental_illness.

35 Yifan Wu et al., »Microglia and Amyloid Precursor Protein Coordinate Control of Transient *Candida* Cerebritis with Memory Deficits,« *Nature Communications* 10/1 (Januar 2019): 58.

36 Adit A. Ginde, Mark C. Liu und Carlos A. Camargo Jr., »Demographic Differences and Trends of Vitamin D Insufficiency in the US Population, 1988–2004,« *Archives of Internal Medicine* 169/6 (März 2009): 626–632.

37 Amen, *Memory Rescue*, 194.

38 Frederic Blanc et al., »Lyme Neuroborreliosis and Dementia,« *Journal of Alzheimer's Disease* 41/4 (2014): 1087–1093.

39 Justin C. McArthur, »HIV Dementia: An Evolving Disease,« *Journal of Neuroimmunology* 157/1–2 (Dezember 2004): 3–10.

40 Judith Miklossy, »Historic Evidence to Support a Causal Relationship between Spirochetal Infections and Alzheimer's Disease,« *Frontiers in Aging Neuroscience* 7 (April 2015): 46.

41 Steven A. Harris und Elizabeth A. Harris, »Herpes Simplex Virus Type 1 and Other Pathogens Are Key Causative Factors in Sporadic Alzheimer's Disease,« *Journal of Alzheimer's Disease* 48/2 (2015): 319–353.
Ariah J. Steel und Guy D. Eslick, »Herpes Viruses Increase the Risk of Alzheimer's Disease: A Meta-Analysis,« *Journal of Alzheimer's Disease* 47/2 (2015): 351–364.

42 Lisa L. Barnes et al., »Cytomegalovirus Infection and Risk of Alzheimer Disease in Older Black and White Individuals,« *Journal of Infectious Diseases* 211/2 (Januar 2015): 230–237.

43 S. M. Shim et al., »Elevated Epstein-Barr Virus Antibody Level Is Associated with Cognitive Decline in the Korean Elderly,« *Journal of Alzheimer's Disease* 55/1 (2017): 293–301.

44 Mahmoud Mahami-Oskouei et al., »Toxoplasmosis and Alzheimer: Can *Toxoplasma gondii* Really Be Introduced as a Risk Factor in Etiology of Alzheimer?« *Parasitology Research* 115/8 (August 2016): 3169–3174.

45 Tali Shindler-Itskovitch et al., »A Systematic Review and Meta-Analysis of the Association between *Helicobacterpylori* Infection and Dementia,« *Journal of Alzheimer's Disease* 52/4 (2016): 1431–1442.

46 Priya Maheshwari und Guy D. Eslick, »Bacterial Infection and Alzheimer's Disease: A Meta-analysis,« *Journal of Alzheimer's Disease* 43/3 (2015): 957–966.

47 Brunetta Porcelli et al., »Association between Stressful Life Events and Autoimmune Diseases: A Systematic Review and Meta-analysis of Retrospective Case-Control Studies,« *Autoimmunity Reviews* 15/4 (April 2016): 325–334.
A. Matos-Santos et al., »Relationship between the Number and Impact of Stressful Life Events and the Onset of Graves' Disease and Toxic Nodular Goitre,« *Clinical Endocrinology* (Oxford) 55/1 (Juli 2001): 15–19.
David C. Mohr et al., »Association between Stressful Life Events and Exacerbation in Multiple Sclerosis: A Meta-analysis,« *BMJ* 328 (März 2004): 731.

48 Lee S. Berk et al., »Modulation of Neuroimmune Parameters during the Eustress of Humor-Associated Mirthful Laughter,« *Alternative Therapies in Health and Medicine* 7/2 (März 2001): 62–72, 74–76.
Kyung Hee Ryu, Hye Sook Shin und Eun Young Yang, »Effects of Laughter Therapy on Immune Responses in Postpartum Women,« *Journal of Alternative and Complementary Medicine* 21/12 (Dezember 2015): 781–788.
Norman Cousins, »Anatomy of an Illness (as Perceived by the Patient),« *New England Journal of Medicine* 295/26 (Dezember 1976): 1458–1463.

49 S. P. Wasser, »Medicinal Mushrooms as a Source of Antitumor and Immunomodulating Polysaccharides,« *Applied Microbiology and Biotechnology* 60/3 (November 2002): 258–274.

50 Peter Roupas et al., »The Role of Edible Mushrooms in Health: Evaluation of the Evidence,« *Journal of Functional Foods* 4/4 (Oktober 2012): 687–709.

Seema Patel und Arun Goyal, »Recent Developments in Mushrooms as Anti-cancer Therapeutics: A Review,« 3 *Biotech* 2/1 (März 2012): 1–15.
Lu Ren, Conrad Perera, and Yacine Hemar, »Antitumor Activity of Mushroom Polysaccharides: A Review,« *Food and Function* 3/11 (November 2012): 1118–1130.
Dhanushka Gunawardena et al., »Anti-inflammatory Effects of Five Commercially Available Mushroom Species Determined in Lipopolysaccharide and Interferon-γ Activated Murine Macrophages,« *Food Chemistry* 148 (April 2014): 92–96.

51 Mayumi Nagano et al., »Reduction of Depression and Anxiety by 4 Weeks *Hericium erinaceus* Intake,« *Biomedical Research* 31/4 (August 2010): 231–237.

52 Koichiro Mori et al., »Improving Effects of the Mushroom Yamabushitake (*Hericium erinaceus*) on Mild Cognitive Impairment: A Double-Blind Placebo-Controlled Clinical Trial,« *Phytotherapy Research* 23/3 (März 2009): 367–372.

53 Xiaoshuang Dai et al., »Consuming *Lentinula edodes* (Shiitake) Mushrooms Daily Improves Human Immunity: A Randomized Dietary Intervention in Healthy Young Adults,« *Journal of the American College of Nutrition* 34/6 (2015): 478–487.
Mary Jo Feeney et al., »Mushrooms and Health Summit Proceedings,« *Journal of Nutrition* 144/7 (Juli 2014): 1128S–1136S.
J. M. Gaullier et al., »Supplementation with a Soluble β-glucan Exported from Shiitake Medicinal Mushroom, *Lentinus edodes* (Berk.) Singer Mycelium: A Crossover, Placebo-Controlled Study in Healthy Elderly,« *International Journal of Medicinal Mushrooms* 13/4 (2011): 319–326.

54 B. S. Sanodiya et al., »*Ganoderma lucidum*: A Potent Pharmacological Macrofungus,« *Current Pharmaceutical Biotechnology* 10/8 (Dezember 2009): 717–742.
Hong Zhao et al., »Spore Powder of *Ganoderma lucidum* Improves Cancer-Related Fatigue in Breast Cancer Patients Undergoing Endocrine Therapy: A Pilot Clinical Trial,« *Evidence-Based Complementary and Alternative Medicine* 2012 (2012): 809614.

55 Xing-Tai Li et al., »Protective Effects on Mitochondria and Anti-aging Activity of Polysaccharides from Cultivated Fruiting Bodies of *Cordyceps militaris*,« *American Journal of Chinese Medicine* 38/6 (2010): 1093–1106.

56 Amen, *Memory Rescue*, 197.

57 Susan S. Percival, »Aged Garlic Extract Modifies Human Immunity,« *Journal of Nutrition* 146/2 (Februar 2016): 433S–436S.
Craig S. Charron et al., »A Single Meal Containing Raw, Crushed Garlic Influences Expression of Immunity- and Cancer-Related Genes in Whole Blood of Humans,« *Journal of Nutrition* 145/11 (November 2015): 2448–2455.

58 Cheryl A. Rowe et al., »Regular Consumption of Concord Grape Juice Benefits Human Immunity,« *Journal of Medicinal Food* 14/1–2 (Januar/Februar 2011): 69–78.
Susan J. Zunino, »Type 2 Diabetes and Glycemic Response to Grapes or Grape Products,« *Journal of Nutrition* 139/9 (September 2009): 1794S–1800S.
M. P. Nantz et al., »Immunity and Antioxidant Capacity in Humans Is Enhanced by Consumption of a Dried, Encapsulated Fruit and Vegetable Juice Concentrate,« *Journal of Nutrition* 136/10 (Oktober 2006): 2606–2610.

59 Marlies Karsch-Völk et al., »Echinacea for Preventing and Treating the Common Cold,« *Cochrane Database of Systematic Reviews* 2 (Februar 2014): CD000530.
Keith I. Block und Mark N. Mead, »Immune System Effects of Echinacea, Ginseng, and Astragalus: A Review,« *Integrative Cancer Therapies* 2/3 (September 2003): 247–267.

60 Angélica T. Vieira, Mauro M. Teixeira und Flaviano S. Martins, »The Role of Probiotics and Prebiotics in Inducing Gut Immunity,« *Frontiers in Immunology* 4 (Dezember 2013): 445.

Rohit Sharma et al., »Dietary Supplementation of Milk Fermented with Probiotic *Lactobacillus fermentum* Enhances Systemic Immune Response and Antioxidant Capacity in Aging Mice,« *Nutrition Research* (New York) 34/11 (November 2014): 968–981.

61 Chad Robertson, »The Link between Vitamin C and Optimal Immunity,« *Life Extension magazine*, November 2015, https://www.lifeextension.com/magazine/2015/11/the-link-between-vitamin-c-and-optimal-immunity/page-01.
M. de la Fuente et al., »Immune Function in Aged Women Is Improved by Ingestion of Vitamins C and E,« *Canadian Journal of Physiology and Pharmacology* 76/4 (1998): 373–380.

62 J. Rodrigo Mora, Makoto Iwatand Ulrich H. von Andrian, »Vitamin Effects on the Immune System: Vitamins A and D Take Centre Stage,« *Nature Reviews Immunology* 8/9 (September 2008): 685–698.
Cynthia Aranow, »Vitamin D and the Immune System,« *Journal of Investigative Medicine* 59/6 (August 2011): 881–886.
Oregon State University, »Key Feature of Immune System Survived in Humans, Other Primates for 60 Million Years,« EurekAlert! American Association for the Advancement of Science, August 2009, https://www.eurekalert.org/pub_releases/2009-08/osu-kfo081809.php.
Mitsuyoshi Urashima et al., »Randomized Trial of Vitamin D Supplementation to Prevent Seasonal Influenza A in Schoolchildren,« *American Journal of Clinical Nutrition* 91/5 (Mai 2010): 1255–1260.

63 Satoru Moriguchi und Mikako Muraga, »Vitamin E and Immunity,« *Vitamins and Hormones* 59 (2000): 305–336.

64 Junaidah B. Barnett et al., »Effect of Zinc Supplementation on Serum Zinc Concentration and T cell Proliferation in Nursing Home Elderly: A Randomized, Double-Blind, Placebo-Controlled Trial,« *American Journal of Clinical Nutrition* 103/3 (März 2016): 942–951.
Laura Kahmann et al., »Effect of Improved Zinc Status on T helper Cell Activation and TH1/TH2 Ratio in Healthy Elderly Individuals,« *Biogerontology* 7/5–6 (Oktober–Dezember 2006): 429–435.
Ananda S. Prasad et al., »Effect of Zinc Supplementation on Incidence of Infections and Hospital Admissions in Sickle Cell Disease (SCD),« *American Journal of Hematology* 61/3 (Juli 1999): 194–202.

65 Jorge Correale, María Célica Ysrraelit und María Inés Gaitán, »Immunomodulatory Effects of Vitamin D in Multiple Sclerosis,« *Brain* 132/Teil 5 (Mai 2009): 1146–1160.

66 Siehe »835 Abstracts with Vitamin D Research,« Vitamin D, GreenMedInfo, Zugriff am 16. August 2019, https://www.greenmedinfo.com/substance/vitamin-d.

67 Herbert W. Harris et al., »Vitamin D Deficiency and Psychiatric Illness,« *Current Psychiatry* 12/4 (April 2013): 18–27.

68 Paul Knekt et al., »Serum 25-hydroxyvitamin D Concentration and Risk of Dementia,« *Epidemiology* (Cambridge, MA) 25/6 (November 2014): 799–804.

69 Rathish Nair und Arun Maseeh, »Vitamin D: The ›Sunshine‹ Vitamin,« *Journal of Pharmacology and Pharmacotherapeutics* 3/2 (April–Juni 2012): 118–126.

70 R. Jorde et al., »Effects of Vitamin D Supplementation on Symptoms of Depression in Overweight and Obese Subjects: Randomized Double Blind Trial,« *Journal of Internal Medicine* 264/6 (Dezember 2008): 599–609.

71 Albina Nowak et al., »Effect of Vitamin D3 on Self-Perceived Fatigue: A Double-Blind Randomized Placebo-Controlled Trial,« *Medicine (Baltimore)* 95/52 (Dezember 2016): e5353.

72 Adit A. Ginde, Mark C. Liu und Carlos A. Camargo Jr., »Demographic Differences and Trends of Vitamin D Insufficiency in the US Population, 1988–2004,« *Archives of Internal Medicine* 169/6 (2009): 626–632.

73 Amen, *Memory Rescue*, 198–199.

74 E. Sohl et al., »The Impact of Medication on Vitamin D Status in Older Individuals,« *European Journal of Endocrinology* 166/3 (März 2012): 477–485.

75 Phillip A. Engen et al., »The Gastrointestinal Microbiome: Alcohol Effects on the Composition of Intestinal Microbiota,« *Alcohol Research: Current Reviews* 37/2 (2015): 223–236.

Kapitel 13: Hormonstörungen – der Treibstoff für Ihr Gehirn

1 Mark L. Gordon, *Traumatic Brain Injury: A Clinical Approach to Diagnosis and Treatment* (Los Angeles: Millennium Health Centers, 2016).

2 Mark L. Gordon, »ISNR Keynote Speaker Mark L. Gordon 2015,« Andrew Marr, Dezember 2016, Video, 1:00:12, https://www.youtube.com/watch?v=Q_Uu-soMavQ&feature=youtu.be.

3 J. McGaffee, M. A. Barnes und S. Lippmann, »Psychiatric Presentations of Hypothyroidism,« *American Family Physician* 23/5 (Mai 1981): 129–133.

4 Thomas W. Heinrich und Garth Grahm, »Hypothyroidism Presenting as Psychosis: Myxedema Madness Revisited,« *Primary Care Companion to the Journal of Clinical Psychiatry* 5/6 (Dezember 2003): 260–266.

5 P. C. Whybrow, A. J. Prange Jr. und C. R. Treadway, »Mental Changes Accompanying Thyroid Gland Dysfunction: A Reappraisal Using Objective Psychological Measurement,« *Archives of General Psychiatry* 20/1 (1969): 48–63.

6 Thomas D. Geracioti Jr., »Identifying Hypothyroidism's Psychiatric Presentations,« *Current Psychiatry* 5/11 (November 2006): 98–117.
Nadine Correia Santos et al., »Revisiting Thyroid Hormones in Schizophrenia,« *Journal of Thyroid Research* 2012 (2012): 569147.

7 Jeffrey Garber et al., »Clinical Practice Guidelines for Hypothyroidism in Adults: Cosponsored by the American Association of Clinical Endocrinologists and the American Thyroid Association,« *Endocrine Practice* 18/6 (November 2012): 988–1028.

8 Daniel G. Amen, *Unleash the Power of the Female Brain* (New York: Harmony Books, 2013), 122.

9 Heinrich und Grahm, »Hypothyroidism Presenting as Psychosis,« 260–266.

10 John J. Haggerty Jr., Dwight L. Evans, Arthur J. Prange Jr., »Organic Brain Syndrome Associated with Marginal Hypothyroidism,« *American Journal of Psychiatry* 143/6 (Juni 1986): 785–786.

11 Amen, *Unleash the Power*, 124.

12 »Hyperthyroidism (Overactive Thyroid),« National Institute of Diabetes and Digestive and Kidney Diseases, August 2016, https://www.niddk.nih.gov/health-information/endocrine-diseases/hyperthyroidism.

13 »Thyroid Deficiency and Mental Health,« Harvard Health Publishing, Harvard Medical School, Mai 2007, http://www.health.harvard.edu/diseases-and-conditions/thyroid-deficiency-and-mental-health.
Mirella P. Hage und Sami T. Azar, »The Link between Thyroid Function and Depression,« *Journal of Thyroid Research* 2012 (2012): 590648.

14 G. Marian et al., »Hyperthyroidism — Cause of Depression and Psychosis: A Case Report,« *Journal of Medicine and Life* 2/4 (Oktober–Dezember 2009): 440–442.

15 Amen, *Unleash the Power*, 123.

16 S. Chetty et al., »Stress and Glucocorticoids Promote Oligodendrogenesis in the Adult Hippocampus,« *Molecular Psychiatry* 19/12 (Dezember 2014): 1275–1283.

17 Ebd.

18 Camilla A. M. Glad et al., »Reduced DNA Methylation and Psychopathology following Endogenous Hypercortisolism — A Genome-Wide Study,« *Scientific Reports* 7 (2017): 44445.

19 Paul Ardayfio und Kwang-Soo Kim, »Anxiogenic-Like Effect of Chronic Corticosterone in the Light–Dark Emergence Task in Mice,« *Behavioral Neuroscience* 120/2 (2006): 249–256.

20 Sarah Khan und Rafeeq Alam Khan, »Chronic Stress Leads to Anxiety and Depression,« *Annals of Psychiatry and Mental Health* 5/1 (Januar 2017): 1091.

21 Daniel G. Amen, *Memory Rescue* (Carol Stream, IL: Tyndale, 2017), 208.

22 Amen, *Unleash the Power*, 131.

23 Amen, *Memory Rescue*, 210.

24 Claudia Barth, Arno Villringer und Julia Sacher, »Sex Hormones Affect Neurotransmitters and Shape the Adult Female Brain during Hormonal Transition Periods,« *Frontiers in Neuroscience* 9 (2015): 37.

25 Linda A. Bean, Lara Ianov und Thomas C. Foster, »Estrogen Receptors, the Hippocampus, and Memory,« *Neuroscientist* 20/5 (Oktober 2014): 534–545.

26 Laila Adly et al., »Serum Concentrations of Estrogens, Sex Hormone-Binding Globulin, and Androgens and Risk of Breast Cancer in Postmenopausal Women,« *International Journal of Cancer* 119/10 (November 2006): 2402–2407.

27 Silvia Deandrea et al., »Alcohol and Breast Cancer Risk Defined by Estrogen and Progesterone Receptor Status: A Case-Control Study,« *Cancer Epidemiology, Biomarkers and Prevention* 17/8 (August 2008): 2025–2028.

28 Samantha S. Solden et al., »Immune Modulation in Multiple Sclerosis Patients Treated with the Pregnancy Hormone Estriol,« *Journal of Immunology* 171/11 (Dezember 2003): 6267–6274.

29 Amen, *Unleash the Power*, 95–96.

30 Ebd., 102.

31 Loyola University Health System, »Increased Stroke Risk from Birth Control Pills, Review Finds,« ScienceDaily, Oktober 2009, https://www.sciencedaily.com/releases/2009/10/091026152820.htm.

32 Belinda A. Pletzer und Hubert H. Kerschbaum, »50 Years of Hormonal Contraception — Time to Find Out, What It Does to Our Brain,« *Frontiers in Neuroscience* 8 (August 2014): 256.

33 Charlotte Weissel Skovlund et al., »Association of Hormonal Contraception with Depression,« *JAMA Psychiatry* 73/11 (November 2016): 1154–1162.

34 G. B. Slap, »Oral Contraceptives and Depression: Impact, Prevalence and Cause,« *Journal of Adolescent Health Care* 2/11 (September 1981): 53–64.

35 William V. Williams, »Hormonal Contraception and the Development of Autoimmunity: A Review of the Literature,« *Linacre Quarterly* 84/3 (August 2017): 275–295.

36 Johannes Hertel et al., »Evidence for Stress-Like Alterations in the HPA-Axis in Women Taking Oral Contraceptives,« *Scientific Reports* 7/1 (Oktober 2017): 14111.

37 Y. Zimmerman et al., »The Effect of Combined Oral Contraception on Testosterone Levels in Healthy Women: A Systematic Review and Meta-analysis,« *Human Reproduction Update* 20/1 (Januar/Februar 2014): 76–105.

38 Claudia Panzer et al., »Impact of Oral Contraceptives on Sex Hormone-Binding Globulin and Androgen Levels: A Retrospective Study in Women with Sexual Dysfunction,« *Journal of Sexual Medicine* 3/1 (Januar 2006): 104–113.

39 Hamed Khalili, »Risk of Inflammatory Bowel Disease with Oral Contraceptives and Menopausal Hormone Therapy: Current Evidence and Future Directions,« *Drug Safety* 39/3 (März 2016): 193–197.

40 Amen, *Unleash the Power*, 115.

41 Carlo Pergola et al., »Testosterone Suppresses Phospholipase D, Causing Sex Differences in Leukotriene Biosynthesis in Human Monocytes,« *FASEB Journal* 25/10 (Oktober 2011): 3377–3387.
Amen, *Unleash the Power*, 106.

42 Linnea Hergot Berglund et al., »Testosterone Levels and Psychological Health Status in Men from a General Population: The Tromsø Study,« *Aging Male* 14/1 (März 2011): 37–41.

43 Amen, *Memory Rescue*, 216.

44 Amen, *Unleash the Power*, 127–128.

45 Lu Sun et al., »Meta-Analysis Suggests That Smoking Is Associated with an Increased Risk of Early Natural Menopause,« *Menopause (New York)* 19/2 (Februar 2012): 126–132.

46 Ana M. Fernández-Alonso et al., »Obesity Is Related to Increased Menopausal Symptoms among Spanish Women,« *Menopause International* 16/3 (September 2010): 105–110.

47 Reini W. Bretveld et al., »Pesticide Exposure: The Hormonal Function of the Female Reproductive System Disrupted?« *Reproductive Biology and Endocrinology* 4 (Mai 2006): 30.

48 Amen, *Memory Rescue*, 220.

49 Amen, *Unleash the Power*, 99.

50 Thomas T. Y. Wang et al., »Estrogen Receptor Alpha as a Target for Indole-3-Carbinol,« *Journal of Nutritional Biochemistry* 17/10 (Oktober 2006): 659–664.

51 Gregory A. Reed et al., »A Phase I Study of Indole-3-Carbinol in Women: Tolerability and Effects,« *Cancer Epidemiology, Biomarkers and Prevention* 14/8 (2005): 1953–1960.

52 E. Sherwood Brown et al., »A Randomized, Double-Blind, Placebo-Controlled Trial of Pregnenolone for Bipolar Depression,« *Neuropsychopharmacology* 39/12 (November 2014): 2867–2873.

53 C. E. Marx et al., »Pregnenolone as a Novel Therapeutic Candidate in Schizophrenia: Emerging Preclinical and Clinical Evidence,« *Neuroscience* 191 (September 2011): 78–90.

54 Nicole Ducharme et al., »Brain Distribution and Behavioral Effects of Progesterone and Pregnenolone after Intranasal or Intravenous Administration,« *European Journal of Pharmacology* 641/2–3 (September 2010): 128–134.

55 Amen, *Unleash the Power*, 99.

56 Amen, *Memory Rescue*, 221.

Kapitel 14: Diabetes und Übergewicht – wie wir die Epidemie bekämpfen können, die Gehirn, Psyche und Körper zerstört

1 Cyrus A. Raji et al., »Brain Structure and Obesity,« *Human Brain Mapping* 31/3 (März 2010): 353–364.

2 Andy Menke et al., »Prevalence of and Trends in Diabetes among Adults in the United States, 1988–2012,« *JAMA* 314/10 (2015): 1021–1029.

3 »Adult Obesity Facts,« Overweight and Obesity, Centers for Disease Control and Prevention, letzte Überarbeitung 13. August 2018, https://www.cdc.gov/obesity/data/adult.html.

4 Gregory E. Simon et al., »Association between Obesity and Psychiatric Disorders in the US Adult Population,« *Archives of General Psychiatry* 63/7 (Juli 2006): 824–830.
Nancy M. Petry et al., »Overweight and Obesity Are Associated with Psychiatric Disorders: Results from the National Epidemiologic Survey on Alcohol and Related Conditions,« *Psychosomatic Medicine* 70/3 (April 2008): 288–297.

5 H. C. M. Byrd, C. Curtin und S. E. Anderson, »Attention-Deficit/Hyperactivity Disorder and Obesity in US Males and Females, Age 8–15 Years: National Health and Nutrition Examination Survey 2001–2004,« *Pediatric Obesity* 8/6 (Dezember 2013): 445–453.

6 Michael Hinck, »How Obesity Can Affect Your Teen's Self Esteem,« Health Beat, Jamaica Hospital Medical Center, September 2014, https://jamaicahospital.org/newsletter/how-obesity-can-affect-your-teens-self-esteem/.

7 Zhang Xue-Yan et al., »Obese Chinese Primary-School Students and Low Self-Esteem: A Cross-Sectional Study,« *Iranian Journal of Pediatrics* 26/4 (August 2016): e3777.

8 Kenneth M. Carpenter et al., »Relationships between Obesity and *DSM-IV* Major Depressive Disorder, Suicide Ideation, and Suicide Attempts: Results from a General Population Study,« *American Journal of Public Health* 90/2 (2000): 251–257.

9 Cyrus A. Raji et al., »Brain Structure and Obesity,« *Human Brain Mapping* 31/3 (März 2010): 353–364.
Kristen C. Willeumier, Derek V. Taylor und Daniel G. Amen, »Elevated BMI Is Associated with Decreased Blood Flow in the Prefrontal Cortex Using SPECT Imaging in Healthy Adults,« *Obesity* (Silver Spring, MD) 19/5 (Mai 2011): 1095–1097.
Mark Hamer, G. David Batty, »Association of Body Mass Index and Waist-to-Hip Ratio with Brain Structure,« *Neurology* 92/6 (Februar 2019): e594–e600.

10 Alan R. Schwartz et al., »Obesity and Obstructive Sleep Apnea: Pathogenic Mechanisms and Therapeutic Approaches,« *Proceedings of the American Thoracic Society* 5/2 (2008): 185–192.

11 J. M. Zanoveli et al., »Depression Associated with Diabetes: From Pathophysiology to Treatment,« *Current Diabetes Reviews* 12/3 (2016): 165–178.
A. M. Castellano-Guerrero et al., »Prevalence and Predictors of Depression and Anxiety in Adult Patients with Type 1 Diabetes in Tertiary Care Setting,« *Acta Diabetologica* 55/9 (September 2018): 943–953.

12 Hirokatsu Niwa et al., »Clinical Analysis of Cognitive Function in Diabetic Patients by MMSE and SPECT,« *Diabetes Research and Clinical Practice* 72/2 (Mai 2006): 142–147.
J. F. Jimenez-Bonilla et al., »Assessment of Cerebral Blood Flow in Diabetic Patients with No Clinical History of Neurological Disease,« *Nuclear Medicine Communications* 17/9 (September 1996): 790–794.

13 F. Pasquier et al., »Diabetes Mellitus and Dementia,« *Diabetes and Metabolism* 32/5/Teil 1 (November 2006): 403–414.
Kapil Gudala et al., »Diabetes Mellitus and Risk of Dementia: A Meta-analysis of Prospective Observational Studies,« *Journal of Diabetes Investigation* 4/6 (November 2013): 640–650.

14 Ewa Racicka und Anita Brynska, »Eating Disorders in Children and Adolescents with Type 1 and Type 2 Diabetes: Prevalance, Risk Factors, Warning Signs,« *Psychiatria Polska* 49/5 (2015): 1017–1024.

15 Syudo Yamasaki et al., »Maternal Diabetes in Early Pregnancy, and Psychotic Experiences and Depressive Symptoms in 10-Year-Old Offspring: A Population-Based Birth Cohort Study,« *Schizophrenia Research* 206 (April 2019): 52–57.

16 Monique Aucoin und Sukriti Bhardwaj, »Generalized Anxiety Disorder and Hypoglycemia Symptoms Improved with Diet Modification,« *Case Reports in Psychiatry* 2016 (2016): 7165425.

17 Ebd.

18 Malcolm Peet, »International Variations in the Outcome of Schizophrenia and the Prevalence of Depression in Relation to National Dietary Practices: An Ecological Analysis,« *British Journal of Psychiatry* 184/5 (Mai 2004): 404–408.

19 »Type 1 Diabetes Low Blood Sugar Symptoms,« JDRF, Zugriff am 19. August 2019, https://www.jdrf.org/t1d-resources/about/symptoms/low-blood-sugar/.

20 Peter Bongiorno, »Is There a Blood Sugar Monster Lurking within You?« *Psychology Today*, November 2014, https://www.psychologytoday.com/us/blog/inner-source/201311/is-there-blood-sugar-monster-lurking-within-you.

21 Belinda S. Lennerz et al., »Effects of Dietary Glycemic Index on Brain Regions Related to Reward and Craving in Men,« *American Journal of Clinical Nutrition* 98/3 (September 2013): 641–647.

22 »Type 1 Diabetes,« JDRF.

23 Chris E. Zwilling et al., »Nutrient Biomarker Patterns, Cognitive Function, and fMRI Measures of Network Efficiency in the Aging Brain,« *NeuroImage* 188 (März 2019): 239–251.

24 E. Duron und Olivier Hanon, »Vascular Risk Factors, Cognitive Decline, and Dementia,« *Vascular Health and Risk Management* 4/2 (2008): 363–381.

25 Rachel A. Whitmer, »The Epidemiology of Adiposity and Dementia,« *Current Alzheimer Research* 4/2 (April 2007): 117–122.
Duron und Hanon, »Vascular Risk Factors.«

26 Jaakko Tuomilehto et al., »Prevention of Type 2 Diabetes Mellitus by Changes in Lifestyle among Subjects with Impaired Glucose Tolerance,« *New England Journal of Medicine* 344/18 (Mai 2001): 1343–1350.

27 Julie C. Antvorskov et al., »Association between Maternal Gluten Intake and Type 1 Diabetes in Offspring: National Prospective Cohort Study in Denmark,« *BMJ* 362 (September 2018): k3547.

28 Daniel G. Amen und Tana Amen, *The Brain Warrior's Way* (New York: New American Library, 2016): 1, 28.

29 Associated Press, »450 Sheep Jump to Their Deaths in Turkey,« *USA Today*, Juli 2005, http://usatoday30.usatoday.com/news/offbeat/2005-07-08-sheep-suicide_x.htm.

30 Daniel G. Amen, *Memory Rescue* (Carol Stream, IL: Tyndale, 2017), 235–236.

31 Andrew Reynolds et al., »Carbohydrate Quality and Human Health: A Series of Systematic Reviews and Meta-analyses,« *Lancet* 393/10170 (Februar 2019): 434–445.

32 Cornell University, »Weighing Yourself Daily Can Tip the Scale in Your Favor,« ScienceDaily, Juni 2015, https://www.sciencedaily.com/releases/2015/06/150617134622.htm.

33 Chun-Ju Chiang et al., »Midlife Risk Factors for Subtypes of Dementia: A Nested Case-Control Study in Taiwan,« *American Journal of Geriatric Psychiatry* 15/9 (September 2007): 762–771.
Heidi White et al., »Weight Change in Alzheimer's Disease,« *Journal of the American Geriatrics Society* 44/3 (März 1996): 265–272.

34 Eric J. Shiroma et al., »Strength Training and the Risk of Type 2 Diabetes and Cardiovascular Disease,« *Medicine and Science in Sports and Exercise* 49/1 (Januar 2017): 40–46.

35 Frank B. Hu et al., »Walking Compared with Vigorous Physical Activity and Risk of Type 2 Diabetes in Women: A Prospective Study,« *JAMA* 282/15 (1999): 1433–1439.

36 Carl J. Caspersen und Janet E. Fulton, »Epidemiology of Walking and Type 2 Diabetes,« *Medicine and Science in Sports and Exercise* 40/7 (Juli 2008): S519–S528.

37 Amen, *Memory Rescue*, 236.

38 Ebd.

39 Artemis P. Simopoulos, »Dietary Omega-3 Fatty Acid Deficiency and High Fructose Intake in the Development of Metabolic Syndrome, Brain Metabolic Abnormalities, and Non-alcoholic Fatty Liver Disease,« *Nutrients* 5/8 (Juli 2013): 2901–2923.

40 Luc Djoussé et al., »Plasma Omega-3 Fatty Acids and Incident Diabetes in Older Adults,« *American Journal of Clinical Nutrition* 94/2 (August 2011): 527–533.

41 Shokouh Sarbolouki et al., »Eicosapentaenoic Acid Improves Insulin Sensitivity and Blood Sugar in Overweight Type 2 Diabetic Mellitus Patients: A Double-Blind Randomized Clinical Trial,« *Singapore Medical Journal* 54/7 (2013): 387–390.

42 Kimberly A. Brownley et al., »A Double-Blind, Randomized Pilot Trial of Chromium Picolinate for Binge Eating Disorder: Results of the Binge Eating and Chromium (BEACh) Study,« *Journal of Psychosomatic Research* 75/1 (Juli 2013): 36–42.

43 N. Suksomboon, N. Poolsup und A. Yuwanakorn, »Systematic Review and Meta-analysis of the Efficacy and Safety of Chromium Supplementation in Diabetes,« *Journal of Clinical Pharmacy and Therapeutics* 39/3 (2014): 292–306.
H. Rabinovitz et al., »Effect of Chromium Supplementation on Blood Glucose and Lipid Levels in Type 2 Diabetes Mellitus Elderly Patients,« *International Journal for Vitamin and Nutrition Research* 74/3 (2004): 178–182.

44 Amen, *Memory Rescue*, 237.

45 Ting Lu et al., »Cinnamon Extract Improves Fasting Blood Glucose and Glycosylated Hemoglobin in Chinese Patients with Type 2 Diabetes,« *Nutrition Research* (New York) 32/6 (Juni 2012): 408–412.
Paul A. Davis und Wallace Yokoyama, »Cinnamon Intake Lowers Fasting Blood Glucose: Meta-Analysis,« *Journal of Medicinal Food* 14/9 (September 2011): 884–889.
Ashley Magistrelli und Jo Carol Chezem, »Effect of Ground Cinnamon on Postprandial Blood Glucose Concentration in Normal-Weight and Obese Adults,« *Journal of the Academy of Nutrition and Dietetics* 112/11 (November 2012): 1806–1809.
Ashley N. Hoehn und Amy L. Stockert, »The Effects of *Cinnamomum cassia* on Blood Glucose Values Are Greater Than Those of Dietary Changes Alone,« *Nutrition and Metabolic Insights* 5 (2012): 77–83.

46 Mark L. Wahlqvist et al., »Cinnamon Users with Prediabetes Have a Better Fasting Working Memory: A Cross-Sectional Function Study,« *Nutrition Research* (New York) 36/4 (April 2016): 305–310.

47 Robert Krikorian et al., »Improved Cognitive-Cerebral Function in Older Adults with Chromium Supplementation,« *Nutritional Neuroscience* 13/3 (2010): 116–122.

Kapitel 15: Schlaf – reinigen Sie Ihr Gehirn jede Nacht, um bessere Tage zu haben

1 »Sleep and Sleep Disorder Statistics,« American Sleep Association, Zugriff am 20. August 2019, https://www.sleepassociation.org/about-sleep/sleep-statistics/.

2 Ebd.

3 »Sleep and Mental Health,« Harvard Health Publishing, Harvard Medical School, aktualisiert am 18. März 2019, http://www.health.harvard.edu/newsletter_article/sleep-and-mental-health.

4 »Sleep Disorders: The Connection between Sleep and Mental Health,« National Alliance on Mental Illness, Zugriff am 20. August 2019, https://www.nami.org/Learn-More/Mental-Health-Conditions/Related-Conditions/sleep-disorders.

5 David Nutt, Sue Wilson und Louise Paterson, »Sleep Disorders as Core Symptoms of Depression,« *Dialogues in Clinical Neuroscience* 10/3 (September 2008): 329–336.

6 Alexandra K. Gold und Louisa G. Sylvia, »The Role of Sleep in Bipolar Disorder,« *Nature and Science of Sleep* 8 (Juni 2016): 207–214.

7 »Sleep and Mental Health,« Harvard Health Publishing.

8 Samuele Cortese et al., »Sleep and Alertness in Children with Attention-Deficit/Hyperactivity Disorder: A Systematic Review of the Literature,« *Sleep* 29/4 (2006): 504–511.

9 Kristine Yaffe et al., »Sleep-Disordered Breathing, Hypoxia, and Risk of Mild Cognitive Impairment and Dementia in Older Women,« *JAMA* 306/6 (2011): 613–619.
Yo-El S. Ju, Brendan P. Lucey und David M. Holtzman, »Sleep and Alzheimer Disease Pathology — A Bidirectional Relationship,« *Nature Reviews Neurology* 10/2 (Februar 2014): 115–119.
Wei-Pin Chang et al., »Sleep Apnea and the Risk of Dementia: A Population-Based 5-Year Follow-Up Study in Taiwan,« *PLOS One* 8 (Oktober 2013): e78655.
Roxanne Sterniczuk et al., »Sleep Disturbance Is Associated with Incident Dementia and Mortality,« *Current Alzheimer Research* 10/7 (September 2013): 767–775.

10 Tori Rodriguez, »Teenagers Who Don't Get Enough Sleep at Higher Risk for Mental Health Problems,« Scientific American, Juli 2015, https://www.scientificamerican.com/article/teenagers-who-don-t-get-enough-sleep-at-higher-risk-for-mental-health-problems/.

11 R. Morgan Griffin, »The Health Risks of Shift Work,« WebMD, März 2010, https://www.webmd.com/sleep-disorders/features/shift-work.

12 C. Tefft, »Acute Sleep Deprivation and Risk of Motor Vehicle Crash Involvement,« AAA Foundation for Traffic Safety, Dezember 2016, https://aaafoundation.org/acute-sleep-deprivation-risk-motor-vehicle-crash-involvement/.

13 Gregory Belenky et al., »The Effects of Sleep Deprivation on Performance during Continuous Combat Operations,« *Food Components to Enhance Performance: An Evaluation of Potential Performance-Enhancing Food Components for Operational Rations*, Institute of Medicine (US) Committee on Military Nutrition Research, Hrsg. Bernadette M. Marriott (Washington, DC: National Academies Press, 1994), https://www.ncbi.nlm.nih.gov/books/NBK209071/.

14 Daniel F. Kripke, Robert D. Langer und Lawrence E. Kline, »Hypnotics' Association with Mortality or Cancer: A Matched Cohort Study,« *BMJ Open* 2/1 (Februar 2012): e000850.

15 »Serious Ambien Side Effects: Memory, Depression, and More,« American Addiction Centers, aktualisiert am 25. Juli 2019, https://americanaddictioncenters.org/ambien-treatment/side-effects.

16 Daniel G. Amen, *Memory Rescue* (Carol Stream, IL: Tyndale, 2017), 248.

17 Daniel G. Amen and Tana Amen, *The Brain Warrior's Way* (New York: New American Library, 2016), 203.

18 Ebd., 205.

19 Ebd., 203.

20 László Harmat, Johanna Takács und Róbert Bódizs, »Music Improves Sleep Quality in Students,« *Journal of Advanced Nursing* 62/3 (Mai 2008): 327–335.

21 Amen und Amen, *Brain Warrior's Way*, 205.

22 Ebd.

23 Namni Goel, Hyungsoo Kim und Raymund P. Lao, »An Olfactory Stimulus Modifies Nighttime Sleep in Young Men and Women,« *Chronobiology International* 22/5 (2005): 889–904.
Mark Hardy, Michael D. Kirk-Smith und David D. Stretch, »Replacement of Drug Treatment for Insomnia by Ambient Odour,« *Lancet* 346/8976 (September 1995): 701.

Kapitel 16: Psychopharmaka versus Nutrazeutika – was sagt die Wissenschaft dazu?

1 Dnyanraj Choudhary, Sauvik Bhattacharyya und Kedar Joshi, »Body Weight Management in Adults under Chronic Stress through Treatment with Ashwagandha Root Extract: A Double-Blind, Randomized, Placebo-Controlled Trial,« *Journal of Evidence-Based Complementary and Alternative Medicine* 22/1 (Januar 2017): 96–106.
K. Chandrasekhar, Jyoti Kapoor und Sridhar Anishetty, »A Prospective, Randomized Double-Blind, Placebo-Controlled Study of Safety and Efficacy of a High-Concentration Full-Spectrum Extract of Ashwagandha Root in Reducing Stress and Anxiety in Adults,« *Indian Journal of Psychological Medicine* 34/3 (Juli–September 2012): 255–262.
Morgan A. Pratte et al., »An Alternative Treatment for Anxiety: A Systematic Review of Human Trial Results Reported for the Ayurvedic Herb Ashwagandha (*Withania somnifera*),« *Journal of Alternative and Complementary Medicine* 20/12 (Dezember 2014): 901–908.
Chittaranjan Andrade et al., »A Double-Blind, Placebo-Controlled Evaluation of the Anxiolytic Efficacy of an Ethanolic Extract of *Withania somnifera*,« *Indian Journal of Psychiatry* 42/3 (Juli–September 2000): 295–301.

2 Seyedeh Pardis Jahanbakhsh et al., »Evaluation of the Efficacy of *Withania somnifera* (Ashwagandha) Root Extract in Patients with Obsessive-Compulsive Disorder: A Randomized Double-Blind Placebo-Controlled Trial,« *Complementary Therapies in Medicine* 27 (August 2016): 25–29.

3 Shinsuke Hidese et al., »Effects of Chronic L-theanine Administration in Patients with Major Depressive Disorder: An Open-Label Study,« *Acta Neuropsychiatrica* 29/2 (April 2017): 72–79.
David J. White et al., »Anti-Stress, Behavioural and Magnetoencephalography Effects of an L-Theanine-Based Nutrient Drink: A Randomised, Double-Blind, Placebo-Controlled, Crossover Trial,« *Nutrients* 8/1 (Januar 2016): e53.
Keiko Unno et al., »Anti-stress Effect of Theanine on Students during Pharmacy Practice: Positive Correlation among Salivary α-amylase Activity, Trait Anxiety and Subjective Stress,« *Pharmacology Biochemistry and Behavior* 111 (Oktober 2013): 128–135.
Ai Yoto et al., »Effects of L-theanine or Caffeine Intake on Changes in Blood Pressure under Physical and Psychological Stresses,« *Journal of Physiological Anthropology* 31/1 (Oktober 2012): 28.
Michael S. Ritsner et al., »L-Theanine Relieves Positive, Activation, and Anxiety Symptoms in Patients with Schizophrenia and Schizoaffective Disorder: An 8-Week, Randomized, Double-Blind, Placebo-Controlled, 2-Center Study,« *Journal of Clinical Psychiatry* 72/1 (Januar 2011): 34–42.
Kristy Lu et al., »The Acute Effects of L-theanine in Comparison with Alprazolam on Anticipatory Anxiety in Humans,« *Human Psychopharmacology* 19/7 (Oktober 2004): 457–465.
K. Kimura et al. »L-Theanine Reduces Psychological and Physiological Stress Responses,« *Biological Psychology* 74/1 (Januar 2007): 39–45.

4 Pamela Barbadoro et al., »Fish Oil Supplementation Reduces Cortisol Basal Levels and Perceived Stress: A Randomized, Placebo-Controlled Trial in Abstinent Alcoholics,« *Molecular Nutrition and Food Research* 57/6 (Juni 2013): 1110–1114.
Laure Buydens-Branchey, Marc Branchey und Joseph R. Hibbeln, »Associations between Increases in Plasma n-3 Polyunsaturated Fatty Acids following Supplementation and Decreases in Anger and Anxiety in Substance Abusers,« *Progress in Neuro-Psychopharmacology and Biological Psychiatry* 32/2 (Februar 2008): 568–575.
Delbert G. Robinson et al., »A Potential Role for Adjunctive Omega-3 Polyunsaturated Fatty Acids for Depression and Anxiety Symptoms in Recent Onset Psychosis: Results from a 16 Week Randomized Placebo-Controlled Trial for Participants Concurrently Treated with Risperidone,« *Schizophrenia Research* 204 (Februar 2019): 295–303.
Janice K. Kiecolt-Glaser et al., »Omega-3 Supplementation Lowers Inflammation and Anxiety in Medical Students: A Randomized Controlled Trial,« *Brain, Behavior, and Immunity* 25/8 (November 2011): 1725–1734.
Felice N. Jacka et al., »Dietary Intake of Fish and PUFA, and Clinical Depressive and Anxiety Disorders in Women,« *British Journal of Nutrition* 109/11 (Juni 2013): 2059–2066.
Kenta Matsumura et al., »Effects of Omega-3 Polyunsaturated Fatty Acids on Psychophysiological Symptoms of Post-Traumatic Stress Disorder in Accident Survivors: A Randomized, Double-Blind, Placebo-Controlled Trial,« *Journal of Affective Disorders* 224 (Dezember 2017): 27–31.
Kuan-Pin Su et al., »Association of Use of Omega-3 Polyunsaturated Fatty Acids with Changes in Severity of Anxiety Symptoms: A Systematic Review and Meta-analysis,« *JAMA Network Open* 1/5 (September 2018): e182327.

5 Joseph Levine, »Controlled Trials of Inositol in Psychiatry,« *European Neuropsychopharmacology* 7/2 (Mai 1997): 147–155.

6 P. D. Carey et al., »Single Photon Emission Computed Tomography (SPECT) in Obsessive-Compulsive Disorder before and after Treatment with Inositol,« *Metabolic Brain Disease* 19/1–2 (Juni 2004): 125–134.

7 Alex Palatnik et al., »Double-Blind, Controlled, Crossover Trial of Inositol versus Fluvoxamine for the Treatment of Panic Disorder,« *Journal of Clinical Psychopharmacology* 21/3 (Juni 2001): 335–339.

8 Adham M. Abdou et al., »Relaxation and Immunity Enhancement Effects of γ-Aminobutyric Acid (GABA) Administration in Humans,« *Biofactors* 26/3 (2006): 201–208.

9 Neil Bernard Boyle, Clare Lawton und Louise Dye, »The Effects of Magnesium Supplementation on Subjective Anxiety and Stress–A Systematic Review,« *Nutrients* 9/5 (April 2017): e429.
Emily K. Tarleton et al., »Role of Magnesium Supplementation in the Treatment of Depression: A Randomized Clinical Trial,« *PLOS One* 12/6 (Juni 2017): e0180067.
Miriam C. de Souza et al., »A Synergistic Effect of a Daily Supplement for 1 Month of 200 mg Magnesium Plus 50 mg Vitamin B6 for the Relief of Anxiety-Related Premenstrual Symptoms: A Randomized, Double-Blind, Crossover Study,« *Journal of Women's Health and Gender-Based Medicine* 9/2 (2000): 131–139.
Gordana Kovacevic et al., »A 6-Month Follow-Up of Disability, Quality of Life, and Depressive and Anxiety Symptoms in Pediatric Migraine with Magnesium Prophylaxis,« *Magnesium Research* 30/4 (Oktober–Dezember 2017): 133–141.

10 Etienne Pouteau et al., »Superiority of Magnesium and Vitamin B6 over Magnesium Alone on Severe Stress in Healthy Adults with Low Magnesemia: A Randomized, Single-Blind Clinical Trial,« *PLOS One* 13/12 (Dezember 2018): e0208454.

11 Alireza Milajerdi et al., »The Effects of Alcoholic Extract of Saffron (*Crocus satious* L.) on Mild to Moderate Comorbid Depression-Anxiety, Sleep Quality, and Life Satisfaction in Type 2 Diabetes Mellitus: A Double-Blind, Randomized and Placebo-Controlled Clinical Trial,« *Complementary Therapies in Medicine* 41 (Dezember 2018): 196–202.
Adrian L. Lopresti et al., »Affron, a Standardised Extract from Saffron (*Crocus sativus* L.) for the Treatment of Youth Anxiety and Depressive Symptoms: A Randomised, Double-Blind, Placebo-Controlled Study,« *Journal of Affective Disorders* 232 (Mai 2018): 349–357.
Mohsen Mazidi et al., »A Double-Blind, Randomized and Placebo-Controlled Trial of Saffron (*Crocus sativus* L.) in the Treatment of Anxiety and Depression,« *Journal of Complementary and Integrative Medicine* 13/2 (2016): 195–199.
Sophia Esalatmanesh et al., »Comparison of Saffron and Fluvoxamine in the Treatment of Mild to Moderate Obsessive-Compulsive Disorder: A Double Blind Randomized Clinical Trial,« *Iranian Journal of Psychiatry* 12/3 (Juli 2017): 154–162.

12 Jerome Sarris, »Herbal Medicines in the Treatment of Psychiatric Disorders: 10-Year Updated Review,« *Phytotherapy Research* 32/7 (Juli 2018): 1147–1162.
Liliane-Poconé Dantas et al., »Effects of *Passiflora incarnata* and Midazolam for Control of Anxiety in Patients Undergoing Dental Extraction,« *Medicina Oral Patologia Oral y Cirugia Bucal* 22/1 (Januar 2017): e95–101.

13 Benjamin J. Malcolm und Kimberly Tallian, »Essential Oil of Lavender in Anxiety Disorders: Ready for Prime Time?« *Mental Health Clinician* 7/4 (Juli 2017): 147–155.
A. Henneman et al., »Lavender Oil Supplementation for the Management of Anxiety Disorder,« *Medical Case Reports and Reviews* 1/2 (Juni 2018): 1–5.

14 René S. Kahn et al., »Effect of a Serotonin Precursor and Uptake Inhibitor in Anxiety Disorders; a Double-Blind Comparison of 5-Hydroxytryptophan, Clomipramine and Placebo,« *International Clinical Psychopharmacology* 2/1 (Januar 1987): 33–45.
Koen Schruers et al., »Acute L-5-Hydroxytryptophan Administration Inhibits Carbon Dioxide-Induced Panic in Panic Disorder Patients,« *Psychiatry Research* 113/3 (Dezember 2002): 237–243.
E. Emanuele et al., »An Open-Label Trial of L-5-Hydroxytryptophan in Subjects with Romantic Stress,« *Neuroendocrinology Letters* 31/5 (2010): 663–666.

15 Sara-Jayne Long und David Benton, »Effects of Vitamin and Mineral Supplementation on Stress, Mild Psychiatric Symptoms, and Mood in Nonclinical Samples: A Meta-Analysis,« *Psychosomatic Medicine* 75/2 (Februar/März 2013): 144–153.
Julia J. Rucklidge et al., »Shaken but Unstirred? Effects of Micronutrients on Stress and Trauma after an Earthquake: RCT Evidence Comparing Formulas and Doses,« *Human Psychopharmacology* 27/5 (September

2012): 440–454.
Bonnie J. Kaplan et al., »A Randomised Trial of Nutrient Supplements to Minimise Psychological Stress after a Natural Disaster,« *Psychiatry Research* 228/3 (August 2015): 373–379.
Julia Rucklidge et al., »Micronutrients Reduce Stress and Anxiety in Adults with Attention-Deficit/Hyperactivity Disorder following a 7.1 Earthquake,« *Psychiatry Research* 189/2 (September 2011): 281–287.

16 Daniel L. C. Costa et al., »Randomized, Double-Blind, Placebo-Controlled Trial of *N*-Acetylcysteine Augmentation for Treatment-Resistant Obsessive-Compulsive Disorder,« *Journal of Clinical Psychiatry* 78/7 (Juli 2017): e766–e773.
Hamid Afshar et al., »*N*-Acetylcysteine Add-On Treatment in Refractory Obsessive-Compulsive Disorder: A Randomized, Double-Blind, Placebo-Controlled Trial,« *Journal of Clinical Psychopharmacology* 32/6 (Dezember 2012): 797–803.

17 Sudie E. Back et al., »A Double-Blind, Randomized, Controlled Pilot Trial of *N*-Acetylcysteine in Veterans with Posttraumatic Stress Disorder and Substance Use Disorders,« *Journal of Clinical Psychiatry* 77/11 (November 2016): e1439–e1446.

18 Jennifer McKean et al., »Probiotics and Subclinical Psychological Symptoms in Healthy Participants: A Systematic Review and Meta-Analysis,« *Journal of Alternative and Complementary Medicine* 23/4 (April 2017): 249–258.
A. P. Allen et al., »*Bifidobacterium longum 1714 as a Translational Psychobiotic: Modulation of Stress, Electrophysiology and Neurocognition in Healthy Volunteers,« Translational Psychiatry* 6/11 (November 2016): e939.
M. Takada et al., »Probiotic *Lactobacillus casei* Strain Shirota Relieves Stress-Associated Symptoms by Modulating the Gut–Brain Interaction in Human and Animal Models,« *Neurogastroenterology and Motility* 28/7 (Juli 2016): 1027–1036.
Ali Akbar Mohammadi et al., »The Effects of Probiotics on Mental Health and Hypothalamic–Pituitary–Adrenal Axis: A Randomized, Double-Blind, Placebo-Controlled Trial in Petrochemical Workers,« *Nutritional Neuroscience* 19/9 (2016): 387–395.
Hui Yang et al., »Probiotics Reduce Psychological Stress in Patients before Laryngeal Cancer Surgery,« *Asia-Pacific Journal of Clinical Oncology* 12/1 (März 2016): e92–e96.
Michaël Messaoudi et al., »Beneficial Psychological Effects of a Probiotic Formulation (*Lactobacillus helveticus* R0052 and *Bifidobacterium longum* R0175) in Healthy Human Volunteers,« *Gut Microbes* 2/4 (Juli/August 2011): 256–261.

19 Mark Cropley, Adrian P. Banks und Julia Boyle, »The Effects of *Rhodiola rosea* L. Extract on Anxiety, Stress, Cognition and Other Mood Symptoms,« *Phytotherapy Research* 29/12 (Dezember 2015): 1934–1939.
Alexander Bystritsky, Lauren Kerwin und Jamie D. Feusner, »A Pilot Study of *Rhodiola rosea* (Rhodax) for Generalized Anxiety Disorder (GAD),« *Journal of Alternative and Complementary Medicine* 14/2 (März 2008): 175–180.
D. Edwards, A. Heufelder und A. Zimmermann, »Therapeutic Effects and Safety of Rhodiola rosea Extract WS 1375 in Subjects with Life-Stress Symptoms — Results of an Open-Label Study,« *Phytotherapy Research* 26/8 (August 2012): 1220–1225.

20 H. Woelk et al., »*Ginkgo biloba* Special Extract EGb 761 in Generalized Anxiety Disorder and Adjustment Disorder with Anxious Mood: A Randomized, Double-Blind, Placebo-Controlled Trial,« *Journal of Psychiatric Research* 41/6 (September 2007): 472–480.

21 Shawn M. Talbott, Julie A. Talbott und Mike Pugh, »Effect of *Magnolia officinalis* and *Phellodendron amurense* (Relora) on Cortisol and Psychological Mood State in Moderately Stressed Subjects,« *Journal of the International Society of Sports Nutrition* 10 (August 2013): 37.
Douglas S. Kalman et al., »Effect of a Proprietary *Magnolia* and *Phellodendron* Extract on Stress Levels in Healthy Women: A Pilot, Double-Blind, Placebo-Controlled Clinical Trial,« *Nutrition Journal* 7 (April 2008): 11.

22 Zabun Nahar et al., »Comparative Analysis of Serum Manganese, Zinc, Calcium, Copper and Magnesium Level in Panic Disorder Patients,« *Biological Trace Element Research* 133/3 (März 2010): 284–290.

23 Jane Pei-Chen Chang et al., »Omega-3 Polyunsaturated Fatty Acids in Youths with Attention Deficit Hyperactivity Disorder: A Systematic Review and Meta-Analysis of Clinical Trials and Biological Studies,« *Neuropsychopharmacology* 43/3 (Februar 2018): 534–545.
E. Derbyshire, »Do Omega-3/6 Fatty Acids Have a Therapeutic Role in Children and Young People with ADHD?« *Journal of Lipids* 2017 (2017): 6285218.
Dienke J. Bos et al., »Reduced Symptoms of Inattention after Dietary Omega-3 Fatty Acid Supplementation in Boys with and without Attention Deficit/Hyperactivity Disorder,« *Neuropsychopharmacology* 40/10 (September 2015): 2298–2306.
Catherine M. Milte et al., »Increased Erythrocyte Eicosapentaenoic Acid and Docosahexaenoic Acid Are Associated with Improved Attention and Behavior in Children with ADHD in a Randomized Controlled Three-Way Crossover Trial,« *Journal of Attention Disorders* 19/11 (November 2015): 954–964.
M. Hariri et al., »Effect of n-3 Supplementation on Hyperactivity, Oxidative Stress and Inflammatory Mediators in Children with Attention-Deficit-Hyperactivity Disorder,« *Malaysian Journal of Nutrition* 18/3 (Dezember 2012): 329–335.
Per A. Gustafsson et al., »EPA Supplementation Improves Teacher-Rated Behaviour and Oppositional Symptoms in Children with ADHD,« *Acta Paediatrica* 99/10 (Oktober 2010): 1540–1549.

24 S. Hirayama et al., »The Effect of Phosphatidylserine Administration on Memory and Symptoms of Attention-Deficit Hyperactivity Disorder: A Randomised, Double-Blind, Placebo-Controlled Clinical Trial,« *Journal of Human Nutrition and Dietetics* 27/2 (April 2014): 284–291.
I. Manor et al., »The Effect of Phosphatidylserine Containing Omega3 Fatty-Acids on Attention-Deficit Hyperactivity Disorder Symptoms in Children: A Double-Blind Placebo-Controlled Trial, Followed by an Open-Label Extension,« *European Psychiatry* 27/5 (Juli 2012): 335–342.

25 L. Eugene Arnold et al., »Zinc for Attention-Deficit/Hyperactivity Disorder: Placebo-Controlled Double-Blind Pilot Trial Alone and Combined with Amphetamine,« *Journal of Child and Adolescent Psychopharmacology* 21/1 (Februar 2011): 1–19.
Yasemin Üçkardeş et al., »Effects of Zinc Supplementation on Parent and Teacher Behaviour Rating Scores in Low Socioeconomic Level Turkish Primary School Children,« *Acta Paediatrica* 98/4 (April 2009): 731–736.
Mustafa Bilici et al., »Double-Blind, Placebo-Controlled Study of Zinc Sulfate in the Treatment of Attention Deficit Hyperactivity Disorder,« *Progress in Neuro-Psychopharmacology and Biological Psychiatry* 28/1 (Januar 2004): 181–190.

26 R. Luzzi et al., »Pycnogenol Supplementation Improves Cognitive Function, Attention and Mental Performance in Students,« *Panminerva Medica* 53/3/1 (September 2011): 75–82.
Zuzana Chovanová et al., »Effect of Polyphenolic Extract, Pycnogenol, on the Level of 8-Oxoguanine in Children Suffering from Attention Deficit/Hyperactivity Disorder,« *Free Radical Research* 40/9 (2006): 1003–1010.
Jana Trebatická et al., »Treatment of ADHD with French Maritime Pine Bark Extract, Pycnogenol,« *European Child and Adolescent Psychiatry* 15/6 (September 2006): 329–335.

27 Farida El Baza et al., »Magnesium Supplementation in Children with Attention Deficit Hyperactivity Disorder,« *Egyptian Journal of Medical Human Genetics* 17/1 (Januar 2016): 63–70.
M. Mousain-Bosc et al., »Improvement of Neurobehavioral Disorders in Children Supplemented with Magnesium-Vitamin B6,« *Magnesium Research* 19/1 (März 2006): 46–52.
Michael Huss, Andreas Völp und Manuela Stauss-Grabo, »Supplementation of Polyunsaturated Fatty Acids, Magnesium and Zinc in Children Seeking Medical Advice for Attention-Deficit/Hyperactivity Problems — An Observational Cohort Study,« *Lipids in Health and Disease* 9 (September 2010): 105.

28 Erik M. G. Olsson, Bo von Schéele und Alexander G. Panossian, »A Randomised, Double-Blind, Placebo-Controlled, Parallel-Group Study of the Standardised Extract SHR-5 of the Roots of *Rhodiola rosea* in the

Treatment of Subjects with Stress-Related Fatigue,« *Planta Medica* 75/2 (2009): 105–112.
V. Darbinyan et al., »*Rhodiola rosea* in Stress Induced Fatigue — A Double Blind Cross-Over Study of a Standardized Extract SHR-5 with a Repeated Low-Dose Regimen on the Mental Performance of Healthy Physicians during Night Duty,« *Phytomedicine* 7/5 (Oktober 2000): 365–371.
V. Fintelmann und J. Gruenwald, »Efficacy and Tolerability of a *Rhodiola rosea* Extract in Adults with Physical and Cognitive Deficiencies,« *Advances in Therapy* 24/4 (Juli/August 2007): 929–939.
V. A. Shevtsov et al., »A Randomized Trial of Two Different Doses of a SHR-5 *Rhodiola rosea* Extract versus Placebo and Control of Capacity for Mental Work,« *Phytomedicine* 10/2–3 (2003): 95–105.
A. A. Spasov et al., »A Double-Blind, Placebo-Controlled Pilot Study of the Stimulating and Adaptogenic Effect of *Rhodiola rosea* SHR-5 Extract on the Fatigue of Students Caused by Stress during an Examination Period with a Repeated Low-Dose Regimen,« *Phytomedicine* 7/2 (April 2000): 85–89.
A. A. Spasov, V. B. Mandrikov und I. A. Mironova, »The Effect of the Preparation Rodakson on the Psychophysiological and Physical Adaptation of Students to an Academic Load,« *Eksperimental'naia i Klinicheskaia Farmakologiia* 63/1 (Januar/Februar 2000): 76–78.

29 Hae-Jin Ko et al., »Effects of Korean Red Ginseng Extract on Behavior in Children with Symptoms of Inattention and Hyperactivity/Impulsivity: A Double-Blind Randomized Placebo-Controlled Trial,« *Journal of Child and Adolescent Psychopharmacology* 24/9 (November 2014): 501–508.
Hyeong-Geug Kim et al., »Antifatigue Effects of *Panax ginseng* C.A. Meyer: A Randomised, Double-Blind, Placebo-Controlled Trial,« *PLOS One* 8/4 (April 2013): e61271.
D. O. Kennedy, A. B. Scholey und K. A. Wesnes, »Dose Dependent Changes in Cognitive Performance and Mood following Acute Administration of *Ginseng* to Healthy Young Volunteers,« *Nutritional Neuroscience* 4/4 (2001): 295–310.

30 Dnyanraj Choudhary, Sauvik Bhattacharyya und Sekhar Bose, »Efficacy and Safety of Ashwagandha (*Withania somnifera* (L.) *Dunal*) Root Extract in Improving Memory and Cognitive Functions,« *Journal of Dietary Supplements* 14/6 (2017): 599–612.
Bakhtiar Choudhary, A. Shetty und Deepak G. Langade, »Efficacy of Ashwagandha (*Withania somnifera* [L.] Dunal) in Improving Cardiorespiratory Endurance in Healthy Athletic Adults,« *Ayu* 36/1 (Januar–März 2015): 63–68.

31 S. Borgwardt et al., »Neural Effects of Green Tea Extract on Dorsolateral Prefrontal Cortex,« *European Journal of Clinical Nutrition* 66/11 (November 2012): 1187–1192.

32 Julia J. Rucklidge et al., »Vitamin-Mineral Treatment Improves Aggression and Emotional Regulation in Children with ADHD: A Fully Blinded, Randomized, Placebo-Controlled Trial,« *Journal of Child Psychology and Psychiatry* 59/3 (März 2018): 232–246.

33 U. P. Dave et al., »An Open-Label Study to Elucidate the Effects of Standardized *Bacopa monnieri* Extract in the Management of Symptoms of Attention-Deficit Hyperactivity Disorder in Children,« *Advances in Mind-Body Medicine* 28/2 (Frühling 2014): 10–15.

34 Kobra Tahmasebi et al., »Association of Mood Disorders with Serum Zinc Concentrations in Adolescent Female Students,« *Biological Trace Element Research* 178/2 (August 2017): 180–188.

35 David Mischoulon et al., »A Double-Blind, Randomized Controlled Trial of Ethyl-Eicosapentaenoate for Major Depressive Disorder,« *Journal of Clinical Psychiatry* 70/12 (Dezember 2009): 1636–1644.
Julian G. Martins, »EPA but Not DHA Appears to Be Responsible for the Efficacy of Omega-3 Long Chain Polyunsaturated Fatty Acid Supplementation in Depression: Evidence from a Meta-Analysis of Randomized Controlled Trials,« *Journal of the American College of Nutrition* 28/5 (2009): 525–542.
François Lespérance et al., »The Efficacy of Omega-3 Supplementation for Major Depression: A Randomized Controlled Trial,« *Journal of Clinical Psychiatry* 72/8 (August 2011): 1054–1062.
Mariangela Rondanelli et al., »Long Chain Omega 3 Polyunsaturated Fatty Acids Supplementation in the Treatment of Elderly Depression: Effects on Depressive Symptoms, on Phospholipids Fatty Acids Profile and on Health-Related Quality of Life,« *Journal of Nutrition, Health and Aging* 15/1 (2011): 37–44.

Mehri Jamilian et al., »The Effects of Omega-3 and Vitamin E Co-supplementation on Parameters of Mental Health and Gene Expression Related to Insulin and Inflammation in Subjects with Polycystic Ovary Syndrome,« *Journal of Affective Disorders* 229 (März 2018): 41–47.
M. Elizabeth Sublette et al., »Meta-Analysis of the Effects of Eicosapentaenoic Acid (EPA) in Clinical Trials in Depression,« *Journal of Clinical Psychiatry* 72/12 (Dezember 2011): 1577–1584.
Maciej Haberka et al., »Effects of n-3 Polyunsaturated Fatty Acids on Depressive Symptoms, Anxiety and Emotional State in Patients with Acute Myocardial Infarction,« *Pharmacological Reports* 65/1 (2013): 59–68.

36 Klaus Linde, Michael M. Berner und Levente Kriston, »St John's Wort for Major Depression,« *Cochrane Database of Systematic Reviews* 4 (Oktober 2008): CD000448.
Maurizio Fava et al., »A Double-Blind, Randomized Trial of St John's Wort, Fluoxetine, and Placebo in Major Depressive Disorder,« *Journal of Clinical Psychopharmacology* 25/5 (Oktober 2005): 441–447.
Jerome Sarris et al., »Conditional Probability of Response or Nonresponse of Placebo Compared with Antidepressants or St John's Wort in Major Depressive Disorder,« *Journal of Clinical Psychopharmacology* 33/6 (Dezember 2013): 827–830.

37 Xiangying Yang et al., »Comparative Efficacy and Safety of *Crocus sativus* L. for Treating Mild to Moderate Major Depressive Disorder in Adults: A Meta-analysis of Randomized Controlled Trials,« *Neuropsychiatric Disease and Treatment* 2018/14 (Mai 2018): 1297–1305.
Graham Kell et al., »Affron a Novel Saffron Extract (*Crocus sativus* L.) Improves Mood in Healthy Adults over 4 Weeks in a Double-Blind, Parallel, Randomized, Placebo-Controlled Clinical Trial,« *Complementary Therapies in Medicine* 33 (August 2017): 58–64.
Lopresti et al., »Affron, a Standardised Extract,« 349–357.
Gholamali Jelodar et al., »Saffron Improved Depression and Reduced Homocysteine Level in Patients with Major Depression: A Randomized, Double-Blind Study,« *Avicenna Journal of Phytomedicine* 8/1 (Januar/Februar 2018): 43–50.

38 A. L. Williams et al., »S-Adenosylmethionine (SAMe) as Treatment for Depression: A Systematic Review,« *Clinical and Investigative Medicine* 28/3 (Juni 2005): 132–139.
Jerome Sarris et al., »S-Adenosyl Methionine (SAMe) versus Escitalopram and Placebo in Major Depression RCT: Efficacy and Effects of Histamine and Carnitine as Moderators of Response,« *Journal of Affective Disorders* 164 (August 2014): 76–81.
George I. Papakostas et al., »S-Adenosyl Methionine (SAMe) Augmentation of Serotonin Reuptake Inhibitors for Antidepressant Nonresponders with Major Depressive Disorder: A Double-Blind, Randomized Clinical Trial,« *American Journal of Psychiatry* 167/8 (August 2010): 942–948.
R. Andrew Shippy et al., »S-Adenosylmethionine (SAM-e) for the Treatment of Depression in People Living with HIV/AIDS,« *BMC Psychiatry* 4 (November 2004): 38.
K. M. Bell et al., »S-Adenosylmethionine Treatment of Depression: A Controlled Clinical Trial,« *American Journal of Psychiatry* 145/9 (September 1988): 1110–1114.
P. Salmaggi et al., »Double-Blind, Placebo-Controlled Study of S-Adenosyl-*L*-Methionine in Depressed Postmenopausal Women,« *Psychotherapy and Psychosomatics* 59/1 (1993): 34–40.
K. M. Bell et al., »S-Adenosylmethionine Blood Levels in Major Depression: Changes with Drug Treatment,« *Acta Neurologica Scandinavica* 89/S154 (Mai 1994): 15–18.
Roberto Delle Chiaie, Paolo Pancheri und Pierluigi Scapicchio, »Efficacy and Tolerability of Oral and Intramuscular S-Adenosyl-L-Methionine 1,4-Butanedisulfonate (SAMe) in the Treatment of Major Depression: Comparison with Imipramine in 2 Multicenter Studies,« *American Journal of Clinical Nutrition* 76/5 (November 2002): 1172S–1176S.
Anup Sharma et al., »S-Adenosylmethionine (SAMe) for Neuropsychiatric Disorders: A Clinician-Oriented Review of Research,« *Journal of Clinical Psychiatry* 78/6 (Juni 2017): e656–e667.

39 Adrian L. Lopresti und Peter D. Drummond, »Efficacy of Curcumin, and a Saffron/Curcumin Combination for the Treatment of Major Depression: A Randomised, Double-Blind, Placebo-Controlled Study,« *Journal of*

Affective Disorders 207 (Januar 2017): 188–196.
Jayesh Sanmukhani et al., »Efficacy and Safety of Curcumin in Major Depressive Disorder: A Randomized Controlled Trial,« *Phytotherapy Research* 28/4 (April 2014): 579–585.
Adrian L. Lopresti et al., »Curcumin for the Treatment of Major Depression: A Randomised, Double-Blind, Placebo Controlled Study,« *Journal of Affective Disorders* 167 (Oktober 2014): 368–375.
Buranee Kanchanatawan et al., »Add-on Treatment with Curcumin Has Antidepressive Effects in Thai Patients with Major Depression: Results of a Randomized Double-Blind Placebo-Controlled Study,« *Neurotoxicity Research* 33/3 (April 2018): 621–633.
Jing-Jie Yu et al., »Chronic Supplementation of Curcumin Enhances the Efficacy of Antidepressants in Major Depressive Disorder: A Randomized, Double-Blind, Placebo-Controlled Pilot Study,« *Journal of Clinical Psychopharmacology* 35/4 (August 2015): 406–410.

40 Jun Lai et al., »The Efficacy of Zinc Supplementation in Depression: Systematic Review of Randomised Controlled Trials,« *Journal of Affective Disorders* 136/1–2 (Januar 2012): e31–39.
Ann M. DiGirolamo et al., »Randomized Trial of the Effect of Zinc Supplementation on the Mental Health of School-Age Children in Guatemala,« *American Journal of Clinical Nutrition* 92/5 (November 2010): 1241–1250.
Zahra Solati et al., »Zinc Monotherapy Increases Serum Brain-Derived Neurotrophic Factor (BDNF) Levels and Decreases Depressive Symptoms in Overweight or Obese Subjects: A Double-Blind, Randomized, Placebo-Controlled Trial,« *Nutritional Neuroscience* 18/4 (2015): 162–168.
Elham Ranjbar et al., »Effects of Zinc Supplementation on Efficacy of Antidepressant Therapy, Inflammatory Cytokines, and Brain-Derived Neurotrophic Factor in Patients with Major Depression,« *Nutritional Neuroscience* 17/2 (2014): 65–71.
Soheila Salari et al., »Zinc Sulphate: A Reasonable Choice for Depression Management in Patients with Multiple Sclerosis: A Randomized, Double-Blind, Placebo-Controlled Clinical Trial,« *Pharmacological Reports* 67/3 (Juni 2015): 606–609.
T. Sawada und K. Yokoi, »Effect of Zinc Supplementation on Mood States in Young Women: A Pilot Study,« *European Journal of Clinical Nutrition* 64/3 (März 2010): 331–333.

41 Afsaneh Rajizadeh et al., »Effect of Magnesium Supplementation on Depression Status in Depressed Patients with Magnesium Deficiency: A Randomized, Double-Blind, Placebo-Controlled Trial,« *Nutrition* 35 (März 2017): 56–60.
Tarleton et al., »Role of Magnesium Supplementation,« e0180067.

42 Purushottam Jangid et al., »Comparative Study of Efficacy of L-5-Hydroxytryptophan and Fluoxetine in Patients Presenting with First Depressive Episode,« *Asian Journal of Psychiatry* 6/1 (Februar 2013): 29–34.
Brent M. Kious et al., »An Open-Label Pilot Study of Combined Augmentation with Creatine Monohydrate and 5-Hydroxytryptophan for Selective Serotonin Reuptake Inhibitor–or Serotonin-Norepinephrine Reuptake Inhibitor–Resistant Depression in Adult Women,« *Journal of Clinical Psychopharmacology* 37/5 (Oktober 2017): 578–583.
J. J. Rousseau, »Effects of a Levo-5-Hydroxytryptophan-Dihydroergocristine Combination on Depression and Neuropsychic Performance: A Double-Blind Placebo-Controlled Clinical Trial in Elderly Patients,« *Clinical Therapeutics* 9/3 (1987): 267–272.
J. Angst, B. Woggon und J. Schoepf, »The Treatment of Depression with L-5-Hydroxytryptophan versus Imipramine. Results of Two Open and One Double-Blind Study,« *Archiv für Psychiatrie Nervenkrankheiten* 224/2 (Oktober 1977 [1970]): 175–186.

43 Jonathan E. Alpert et al., »Folinic Acid (Leucovorin) as an Adjunctive Treatment for SSRI-Refractory Depression,« *Annals of Clinical Psychiatry* 14/1 (März 2002): 33–38.
George I. Papakostas et al., »L-Methylfolate as Adjunctive Therapy for SSRI-Resistant Major Depression: Results of Two Randomized, Double-Blind, Parallel-Sequential Trials,« *American Journal of Psychiatry* 169/12 (Dezember 2012): 1267–1274.

George I. Papakostas et al., »Effect of Adjunctive L-Methylfolate 15 mg among Inadequate Responders to SSRIs in Depressed Patients Who Were Stratified by Biomarker Levels and Genotype: Results from a Randomized Clinical Trial,« *Journal of Clinical Psychiatry* 75/8 (August 2014): 855–863.
John M. Zajecka et al., »Long-Term Efficacy, Safety, and Tolerability of L-Methylfolate Calcium 15 mg as Adjunctive Therapy with Selective Serotonin Reuptake Inhibitors: A 12-Month, Open-Label Study following a Placebo-Controlled Acute Study,« *Journal of Clinical Psychiatry* 77/5 (Mai 2016): 654–660.

44 Brisa S. Fernandes, et al., »N-Acetylcysteine in Depressive Symptoms and Functionality: A Systematic Review and Meta-Analysis,« *Journal of Clinical Psychiatry* 77/4 (April 2016): e457–466.
Michael Berk et al., »N-Acetyl Cysteine for Depressive Symptoms in Bipolar Disorder — A Double-Blind Randomized Placebo-Controlled Trial,« *Biological Psychiatry* 64/6 (September 2008): 468–475.
Kyoko Hasebe et al., »Adjunctive *N*-acetylcysteine in Depression: Exploration of Interleukin-6, C-Reactive Protein and Brain-Derived Neurotrophic Factor,« *Acta Neuropsychiatrica* 29/6 (Dezember 2017): 337–346.

45 Michael Berk et al., »The Efficacy of Adjunctive *N*-Acetylcysteine in Major Depressive Disorder: A Double-Blind, Randomized, Placebo-Controlled Trial,« *Journal of Clinical Psychiatry* 75/6 (Juni 2014): 628–636.

46 M. Maggioni et al., »Effects of Phosphatidylserine Therapy in Geriatric Patients with Depressive Disorders,« *Acta Psychiatrica Scandinavica* 81/3 (März 1990): 265–270.
Teruhisa Komori, »The Effects of Phosphatidylserine and Omega-3 Fatty Acid-Containing Supplement on Late Life Depression,« *Mental Illness* 7/1 (Februar 2015): 5647.
D. Benton et al., »The Influence of Phosphatidylserine on Mood and Heart Rate When Faced with an Acute Stressor,« *Nutritional Neuroscience* 4/3 (2001): 169–178.

47 Jun J. Mao et al., »*Rhodiola rosea* versus Sertraline for Major Depressive Disorder: A Randomized Placebo-Controlled Trial,« *Phytomedicine* 22/3 (März 2015): 394–399.
V. Darbinyan et al., »Clinical Trial of *Rhodiola rosea* L. Extract SHR-5 in the Treatment of Mild to Moderate Depression,« *Nordic Journal of Psychiatry* 61/5 (2007): 343–348.

48 Phuong H. Nguyen et al., »Impact of Preconceptional Micronutrient Supplementation on Maternal Mental Health during Pregnancy and Postpartum: Results from a Randomized Controlled Trial in Vietnam,« *BMC Women's Health* 17/1 (Juni 2017): 44.

49 Zahra Sepehrmanesh et al., »Vitamin D Supplementation Affects the Beck Depression Inventory, Insulin Resistance, and Biomarkers of Oxidative Stress in Patients with Major Depressive Disorder: A Randomized, Controlled Clinical Trial,« *Journal of Nutrition* 146/2 (Februar 2016): 243–248.
Farideh Vaziri et al., »A Randomized Controlled Trial of Vitamin D Supplementation on Perinatal Depression: in Iranian Pregnant Mothers,« *BMC Pregnancy and Childbirth* 16 (August 2016): 239.
Ying Wang et al., »Efficacy of High-Dose Supplementation with Oral Vitamin D3 on Depressive Symptoms in Dialysis Patients with Vitamin D3 Insufficiency: A Prospective, Randomized, Double-Blind Study,« *Journal of Clinical Psychopharmacology* 36/3 (Juni 2016): 229–235.
Nahereh Khoraminya et al., »Therapeutic Effects of Vitamin D as Adjunctive Therapy to Fluoxetine in Patients with Major Depressive Disorder,« *Australian and New Zealand Journal of Psychiatry* 47/3 (März 2013): 271–275.
R. Jorde et al., »Effects of Vitamin D Supplementation on Symptoms of Depression in Overweight and Obese Subjects: Randomized Double Blind Trial,« *Journal of Internal Medicine* 264/6 (Dezember 2008): 599–609.
F. M. Gloth, W. Alam und B. Hollis, »Vitamin D vs Broad Spectrum Phototherapy in the Treatment of Seasonal Affective Disorder,« *Journal of Nutrition Health and Aging* 3/1 (1999): 5–7.
Allen T. Lansdowne und Stephen C. Provost, »Vitamin D3 Enhances Mood in Healthy Subjects during Winter,« *Psychopharmacology* (Berlin) 135/4 (Februar 1998): 319–323.

50 Ghodarz Akkasheh et al., »Clinical and Metabolic Response to Probiotic Administration in Patients with Major Depressive Disorder: A Randomized, Double-Blind, Placebo-Controlled Trial,« *Nutrition* 32/3 (März 2016): 315–320.
Fariba Raygan et al., »The Effects of Vitamin D and Probiotic Co-supplementation on Mental Health

Parameters and Metabolic Status in Type 2 Diabetic Patients with Coronary Heart Disease: A Randomized, Double-Blind, Placebo-Controlled Trial,« *Progress in Neuro-Psychopharmacology and Biological Psychiatry* 84/A (Juni 2018): 50–55.
Michaël Messaoudi et al., »Beneficial Psychological Effects of a Probiotic Formulation (*Lactobacillus helveticus* R0052 and *Bifidobacterium longum* R0175) in Healthy Human Volunteers,« *Gut Microbes* 2/4 (Juli/August 2011): 256–261.
Ruixue Huang, Ke Wang und Jianan Hu, »Effect of Probiotics on Depression: A Systematic Review and Meta-Analysis of Randomized Controlled Trials,« *Nutrients* 8/8 (August 12016): e483.
Ebrahim Kouchaki et al., »Clinical and Metabolic Response to Probiotic Supplementation in Patients with Multiple Sclerosis: A Randomized, Double-Blind, Placebo-Controlled Trial,« *Clinical Nutrition* 36/5 (Oktober 2017): 1245–1249.
Guo-Lin Mi et al., »Effectiveness of *Lactobacillus reuteri* in Infantile Colic and Colicky Induced Maternal Depression: A Prospective Single Blind Randomized Trial,« *Antonie van Leeuwenhoek* 107/6 (Juni 2015): 1547–1553.
Laura Steenbergen et al., »A Randomized Controlled Trial to Test the Effect of Multispecies Probiotics on Cognitive Reactivity to Sad Mood,« *Brain, Behavior, and Immunity* 48 (August 2015): 258–264.

51 Chun-Xiao Dai et al., »Role of *Ginkgo biloba* Extract as an Adjunctive Treatment of Elderly Patients with Depression and on the Expression of Serum S100B,« *Medicine* (Baltimore) 97/39 (September 2018): e12421.
Oleksandr Napryeyenko und Irina Borzenko for the GINDEM-NP Study Group, »*Ginkgo biloba* Special Extract in Dementia with Neuropsychiatric Features. A Randomised, Placebo-Controlled, Double-Blind Clinical Trial,« *Arzneimittelforschung* 57/1 (2007): 4–11.

52 Jerome Sarris et al., »Is S-Adenosyl Methionine (SAMe) for Depression Only Effective in Males? A Re-Analysis of Data from a Randomized Clinical Trial,« *Pharmacopsychiatry* 48/4–5 (Juli 2015): 141–144.

53 Hesitha Abeysundera und Ramandeep Gill, »Possible SAMe-Induced Mania,« *BMJ Case Reports* 2018 (Juni 2018): bcr-2018-224338.

54 Papakostas et al., »L-Methylfolate as Adjunctive Therapy,« 1267–1274.

55 Mauro Porcu et al., »Effects of Adjunctive *N*-acetylcysteine on Depressive Symptoms: Modulation by Baseline High-Sensitivity C-Reactive Protein,« *Psychiatry Research* 263 (Mai 2018): 268–274.

56 R. F. Santos et al., »Cognitive Performance, SPECT, and Blood Viscosity in Elderly Non-demented People Using *Ginkgo biloba*,« *Pharmacopsychiatry* 36/4 (Juli 2003): 127–133.
Meng-Shan Tan, Jin-Tai Yu, Chen-Chen Tan et al. »Efficacy and Adverse Effects of *Ginkgo biloba* for Cognitive Impairment and Dementia: A Systematic Review and Meta-Analysis,« *Journal of Alzheimer's Disease* 43/2 (2015): 589–603.
S. I. Gavrilova et al., »Efficacy and Safety of *Ginkgo biloba* Extract EGb 761 in Mild Cognitive Impairment with Neuropsychiatric Symptoms: A Randomized, Placebo-Controlled, Double-Blind, Multi-Center Trial,« *International Journal of Geriatric Psychiatry* 29/10 (Oktober 2014): 1087–1095.
Horst Herrschaft et al., »*Ginkgo biloba* Extract EGb 761 in Dementia with Neuropsychiatric Features: A Randomised, Placebo-Controlled Trial to Confirm the Efficacy and Safety of a Daily Dose of 240 mg,« *Journal of Psychiatric Research* 46/6 (Juni 2012): 716–723.
Ralf Ihl et al., »Efficacy and Safety of a Once-Daily Formulation of *Ginkgo biloba* Extract EGb 761 in Dementia with Neuropsychiatric Features: A Randomized Controlled Trial,« *International Journal of Geriatric Psychiatry* 26/11 (November 2011): 1186–1194.
Napryeyenko et al., »*Ginkgo biloba* Special Extract in Dementia,« 4–11.
Albert Attia et al., »Phase II Study of *Ginkgo biloba* in Irradiated Brain Tumor Patients: Effect on Cognitive Function, Quality of Life, and Mood,« *Journal of Neuro-Oncology* 109/2 (September 2012): 357–363.
R. Kaschel, »Specific Memory Effects of Ginkgo biloba Extract EGb 761 in Middle-Aged Healthy Volunteers,« *Phytomedicine* 18/14 (November 2011): 1202–1207.

57 P. J. Delwaide et al., »Double-Blind Randomized Controlled Study of Phosphatidylserine in Senile Demented Patients,« *Acta Neurologica Scandinavica* 73/2 (Februar 1987): 136–140.
T. H. Crook et al., »Effects of Phosphatidylserine in Age-Associated Memory Impairment,« *Neurology* 41/5 (Mai 1991): 644–649.
T. Cenacchi et al., »Cognitive Decline in the Elderly: A Double-Blind, Placebo-Controlled Multicenter Study on Efficacy of Phosphatidylserine Administration,« *Aging* (Milano) 5/2 (April 1993): 123–133.
Akito Kato-Kataoka et al., »Soybean-Derived Phosphatidylserine Improves Memory Function of the Elderly Japanese Subjects with Memory Complaints,« *Journal of Clinical Biochemistry and Nutrition* 47/3 (November 2010): 246–255.
V. Vakhapova et al., »Phosphatidylserine Containing Omega-3 Fatty Acids May Improve Memory Abilities in Non-Demented Elderly with Memory Complaints: A Double-Blind Placebo-Controlled Trial,« *Dementia and Geriatric Cognitive Disorders* 29/5 (Juni 2010): 467–474.

58 L. Parnetti et al., »Multicentre Study of *l*-alpha-Glyceryl-Phosphorylcholine vs ST200 among Patients with Probable Senile Dementia of Alzheimer's Type,« *Drugs and Aging* 3/2 (März 1993): 159–164.
R. Di Perri et al., »A Multicentre Trial to Evaluate the Efficacy and Tolerability of alpha-Glycerylphosphorylcholine versus Cytosine Diphosphocholine in Patients with Vascular Dementia,« *Journal of International Medical Research* 19/4 (Juli/August 1991): 330–341.
Maria de Jesus Moreno Moreno, »Cognitive Improvement in Mild to Moderate Alzheimer's Dementia after Treatment with the Acetylcholine Precursor Choline Alfoscerate: A Multicenter, Double-Blind, Randomized, Placebo-Controlled Trial,« *Clinical Therapeutics* 25/1 (Januar 2003): 178–193.
Francesco Amenta et al., »The ASCOMALVA (Association between the Cholinesterase Inhibitor Donepezil and the Cholinergic Precursor Choline Alphoscerate in Alzheimer's Disease) Trial: Interim Results after Two Years of Treatment,« *Journal of Alzheimer's Disease* 42/s3 (2014): S281–288.

59 Nadine Külzow et al., »Impact of Omega-3 Fatty Acid Supplementation on Memory Functions in Healthy Older Adults,« *Journal of Alzheimer's Disease* 51/3 (2016): 713–725.
Claudie Hooper et al., »Cognitive Changes with Omega-3 Polyunsaturated Fatty Acids in Non-Demented Older Adults with Low Omega-3 Index,« *Journal of Nutrition, Health and Aging* 21/9 (2017): 988–993.
Hussein N. Yassine et al., »Association of Docosahexaenoic Acid Supplementation with Alzheimer Disease Stage in Apolipoprotein E ε4 Carriers: A Review,« *JAMA Neurology* 74/3 (März 2017): 339–347.
Yacong Bo et al., »The *n*-3 Polyunsaturated Fatty Acids Supplementation Improved the Cognitive Function in the Chinese Elderly with Mild Cognitive Impairment: A Double-Blind Randomized Controlled Trial,« *Nutrients* 9/1 (Januar 2017): e54.
Karin Yurko-Mauro, Dominik D. Alexander und Mary E. Van Elswyk, »Docosahexaenoic Acid and Adult Memory: A Systematic Review and Meta-Analysis,« *PLOS One* 10/3 (März 2015): e0120391.
Yan-Ping Zhang et al., »Effects of DHA Supplementation on Hippocampal Volume and Cognitive Function in Older Adults with Mild Cognitive Impairment: A 12-Month Randomized, Double-Blind, Placebo-Controlled Trial,« *Journal of Alzheimer's Disease* 55/2 (2017): 497–507.

60 Natalie A. Grima et al., »The Effects of Multivitamins on Cognitive Performance: A Systematic Review and Meta-Analysis,« *Journal of Alzheimer's Disease* 29/3 (2012): 561–569.

61 Zhi-Qiang Xu et al., »Treatment with Huperzine A Improves Cognition in Vascular Dementia Patients,« *Cell Biochemistry and Biophysics* 62/1 (Januar 2012): 55–58.
Z. Zhang et al., »Clinical Efficacy and Safety of Huperzine Alpha in Treatment of Mild to Moderate Alzheimer Disease, a Placebo-Controlled, Double-Blind, Randomized Trial,« *Zhonghua Yi Xue Za Zhi* 82/14 (Juli 2002): 941–944.
Q. Q. Sun et al., »Huperzine-A Capsules Enhance Memory and Learning Performance in 34 Pairs of Matched Adolescent Students,« *Zhongguo Yao Li Xue Bao* 20/7 (Juli 1999): 601–603.
S. S. Xu et al., »Huperzine-A in Capsules and Tablets for Treating Patients with Alzheimer Disease,« *Zhongguo Yao Li Xue Bao* 20/6 (Juni 1999): 486–490.

S. S. Xu et al., »Efficacy of Tablet Huperzine-A on Memory, Cognition, and Behavior in Alzheimer's Disease,« *Zhongguo Yao Li Xue Bao* 16/5 (September 1995): 391–395.
R. W. Zhang et al., »Drug Evaluation of Huperzine A in the Treatment of Senile Memory Disorders,« *Zhongguo Yao Li Xue Bao* 12/3 (Mai 1991): 250–252.

62 Sangeeta Raghav et al., »Randomized Controlled Trial of Standardized *Bacopa monniera* Extract in Age-Associated Memory Impairment,« *Indian Journal of Psychiatry* 48/4 (Oktober–Dezember 2006): 238–242.
Luke A. Downey et al., »An Acute, Double-Blind, Placebo-Controlled Crossover Study of 320 mg and 640 mg Doses of a Special Extract of *Bacopa monnieri* (CDRI 08) on Sustained Cognitive Performance,« *Phytotherapy Research* 27/9 (September 2013): 1407–1413.
Annette Morgan und John Stevens, »Does *Bacopa monnieri* Improve Memory Performance in Older Persons? Results of a Randomized, Placebo-Controlled, Double-Blind Trial,« *Journal of Alternative and Complementary Medicine* 16/7 (Juli 2010): 753–759.
Carlo Calabrese et al., »Effects of a Standardized *Bacopa monnieri* Extract on Cognitive Performance, Anxiety, and Depression in the Elderly: A Randomized, Double-Blind, Placebo-Controlled Trial,« *Journal of Alternative and Complementary Medicine* 14/6 (Juli 2008): 707–713.
Steven Roodenrys et al., »Chronic Effects of Brahmi (Bacopa monnieri) on Human Memory,« *Neuropsychopharmacology* 27/2 (August 2002): 279–281.

63 Sara Neshatdoust et al., »High-Flavonoid Intake Induces Cognitive Improvements Linked to Changes in Serum Brain-Derived Neurotrophic Factor: Two Randomised, Controlled Trials,« *Nutrition and Healthy Aging* 4/1 (2016): 81–93.
Daniela Mastroiacovo et al., »Cocoa Flavanol Consumption Improves Cognitive Function, Blood Pressure Control, and Metabolic Profile in Elderly Subjects: The Cocoa, Cognition, and Aging (CoCoA) Study — a Randomized Controlled Trial,« *American Journal of Clinical Nutrition* 101/3 (März 2015): 538–548.
Giovambattista Desideri et al., »Benefits in Cognitive Function, Blood Pressure, and Insulin Resistance through Cocoa Flavanol Consumption in Elderly Subjects with Mild Cognitive Impairment: The Cocoa, Cognition, and Aging (CoCoA) Study,« *Hypertension* 60/3 (September 2012): 794–801.

64 J. Ryan et al., »An Examination of the Effects of the Antioxidant Pycnogenol on Cognitive Performance, Serum Lipid Profile, Endocrinological and Oxidative Stress Biomarkers in an Elderly Population,« *Journal of Psychopharmacology* 22/5 (2008): 553–562.
R. Luzzi et al., »Pycnogenol Supplementation Improves Cognitive Function, Attention and Mental Performance in Students,« *Panminerva Medica* 53/3/1 (September 2011): 75–82.

65 S. Akhondzadeh et al., »Saffron in the Treatment of Patients with Mild to Moderate Alzheimer's Disease: A 16-Week, Randomized and Placebo-Controlled Trial,« *Journal of Clinical Pharmacy and Therapeutics* 35/5 (Oktober 2010): 581–5 88.
Shahin Akhondzadeh, Sabat M. Shafiee und M. H. Harirchian et al., »A 22-Week, Multicenter, Randomized, Double-Blind Controlled Trial of *Crocus sativus* in the Treatment of Mild-to-Moderate Alzheimer's Disease,« *Psychopharmacology (Berlin)* 207/4 (Januar 2010): 637–643.

66 Dnyanraj Choudhary, Sauvik Bhattacharyya und Sekhar Bose, »Efficacy and Safety of Ashwagandha *(Withania somnifera* (L.) *Dunal)* Root Extract in Improving Memory and Cognitive Functions,« *Journal of Dietary Supplements* 14/6 (2017): 599–612.
K. N. Roy Chengappa et al., »Randomized Placebo-Controlled Adjunctive Study of an Extract of *Withania somnifera* for Cognitive Dysfunction in Bipolar Disorder,« *Journal of Clinical Psychiatry* 74/11 (November 2013): 1076–1083.

67 Jacqueline A. Pettersen, »Does High Dose Vitamin D Supplementation Enhance Cognition?: A Randomized Trial in Healthy Adults,« *Experimental Gerontology* 90 (April 2017): 90–97.
V. A. Andreeva et al., »Midlife Dietary Vitamin D Intake and Subsequent Performance in Different Cognitive Domains,« *Annals of Nutrition and Metabolism* 65/1 (Oktober 2014): 81–89.

68 Hsien-Yuan Lane et al., »A Randomized, Double-Blind, Placebo-Controlled Comparison Study of Sarcosine (*N*-Methylglycine) and D-Serine Add-on Treatment for Schizophrenia,« *International Journal of Neuropsychopharmacology* 13/4 (Mai 2010): 451–460.
Hsien-Yuan Lane et al., »Sarcosine (N-Methylglycine) Treatment for Acute Schizophrenia: A Randomized, Double-Blind Study,« *Biological Psychiatry* 63/1 (Januar 2008): 9–12.
Guochuan Tsai et al., »Glycine Transporter I Inhibitor, N-Methylglycine (Sarcosine), Added to Antipsychotics for the Treatment of Schizophrenia,« *Biological Psychiatry* 55/5 (März 2004): 452–456.
Dominik Strzelecki, Olga Kałużyńska und Adam Wysokiński, »BDNF Serum Levels in Schizophrenic Patients during Treatment Augmentation with Sarcosine (Results of the PULSAR Study),« *Psychiatry Research* 242 (August 2016): 54–60.
Dominik Strzelecki, Małgorzata Urban-Kowalczyk und Adam Wysokiński, »Serum Levels of TNF-Alpha in Patients with Chronic Schizophrenia during Treatment Augmentation with Sarcosine (Results of the PULSAR Study),« *Psychiatry Research* 268 (Oktober 2018): 447–453.

69 Soo Liang Ooi, Ruth Green und Sok Cheon Pak, »N-Acetylcysteine for the Treatment of Psychiatric Disorders: A Review of Current Evidence,« *BioMed Research International* 2018 (Oktober 2018): 2469486.

70 G. Paul Amminger et al., »Long-Chain ω-3 Fatty Acids for Indicated Prevention of Psychotic Disorders: A Randomized, Placebo-Controlled Trial,« *Archives of General Psychiatry* 67/2 (Februar 2010): 146–154.
Nilufar Mossaheb et al., »Effect of Omega-3 Fatty Acids for Indicated Prevention of Young Patients at Risk for Psychosis: When Do They Begin to Be Effective?« *Schizophrenia Research* 148/1–3 (August 2013): 163–167.
G. Paul Amminger et al., »Longer-Term Outcome in the Prevention of Psychotic Disorders by the Vienna Omega-3 Study,« *Nature Communications* 6 (August 2015): 7934.

71 Joshua L. Roffman et al., »Biochemical, Physiological and Clinical Effects of L-methylfolate in Schizophrenia: A Randomized Controlled Trial,« *Molecular Psychiatry* 23/2 (Februar 2018): 316–322.
P. S. A. Godfrey et al., »Enhancement of Recovery from Psychiatric Illness by Methylfolate,« *Lancet* 336/8712 (August 1990): 392–395.

72 Chun-Yuan Lin et al., »Adjunctive Sarcosine Plus Benzoate Improved Cognitive Function in Chronic Schizophrenia Patients with Constant Clinical Symptoms: A Randomised, Double-Blind, Placebo-Controlled Trial,« *World Journal of Biological Psychiatry* 18/5 (August 2017): 357–368.

73 Kamal Patel, »Melatonin,« Examine.com, aktualisiert am 30. September 2018, https://examine.com/supplements/melatonin/.
Patrick Lemoine et al., »Prolonged-Release Melatonin Improves Sleep Quality and Morning Alertness in Insomnia Patients Aged 55 Years and Older and Has No Withdrawal Effects,« *Journal of Sleep Research* 16/4 (Dezember 2007): 372–380.
Ingeborg M. van Geijlswijk et al., »Evaluation of Sleep, Puberty and Mental Health in Children with Long-Term Melatonin Treatment for Chronic Idiopathic Childhood Sleep Onset Insomnia,« *Psychopharmacology (Berlin)* 216/1 (Juli 2011): 111–120.
Remy Luthringer et al., »The Effect of Prolonged-Release Melatonin on Sleep Measures and Psychomotor Performance in Elderly Patients with Insomnia,« *International Clinical Psychopharmacology* 24/5 (September 2009): 239–249.

74 Andrew Herxheimer und Keith J. Petrie, »Melatonin for the Prevention and Treatment of Jet Lag,« *Cochrane Database of Systematic Reviews*/2 (2002): CD001520.

75 Michael R. Lyon, Mahendra P. Kapoor und Lekh R. Junija, »The Effects of L-Theanine (Suntheanine) on Objective Sleep Quality in Boys with Attention Deficit Hyperactivity Disorder (ADHD): A Randomized, Double-Blind, Placebo-Controlled Clinical Trial,« *Alternative Medicine Review* 16/4 (Dezember 2011): 348–354.

76 Behnood Abbasi et al., »The Effect of Magnesium Supplementation on Primary Insomnia in Elderly: A Double-Blind Placebo-Controlled Clinical Trial,« *Journal of Research in Medical Sciences* 17/12 (Dezember

2012): 1161–1169.
Mariangela Rondanelli et al., »The Effect of Melatonin, Magnesium, and Zinc on Primary Insomnia in Long-Term Care Facility Residents in Italy: A Double-Blind, Placebo-Controlled Clinical Trial,« *Journal of the American Geriatric Society* 59/1 (Januar 2011): 82–90.
Yingting Cao et al., »Magnesium Intake and Sleep Disorder Symptoms: Findings from the Jiangsu Nutrition Study of Chinese Adults at Five-Year Follow-Up,« *Nutrients* 10/10 (September 2018): e1354.

77 Simin Taavoni et al., »Effect of Valerian on Sleep Quality in Postmenopausal Women: A Randomized Placebo-Controlled Clinical Trial,« *Menopause* (New York) 18/9 (September 2011): 951–955.
M. Isabel Fernández-San-Martín et al., »Effectiveness of Valerian on Insomnia: A Meta-analysis of Randomized Placebo-Controlled Trials,« *Sleep Medicine* 11/6 (Juni 2010): 505–511.

78 M. Takada et al., »Beneficial Effects of *Lactobacillus casei* Strain Shirota on Academic Stress-Induced Sleep Disturbance in Healthy Adults: A Double-Blind, Randomised, Placebo-Controlled Trial,« *Beneficial Microbes* 8/2 (2017): 153–162.

79 Mariangela Rondanelli et al., »The Effect of Melatonin, Magnesium, and Zinc on Primary Insomnia in Long-Term Care Facility Residents in Italy: A Double-Blind, Placebo-Controlled Clinical Trial,« *Journal of the American Geriatric Society* 59/1 (Januar 2011): 82–90.

80 Amir Ghaderi et al., »Clinical Trial of the Effects of Vitamin D Supplementation on Psychological Symptoms and Metabolic Profiles in Maintenance Methadone Treatment Patients,« *Progress in Neuro-Psychopharmacology and Biological Psychiatry* 79/Teil B (Oktober 2017): 84–89.

81 Richard De la Garza et al., »Safety and Preliminary Efficacy of the Acetylcholinesterase Inhibitor Huperzine A as a Treatment for Cocaine Use Disorder,« *International Journal of Neuropsychopharmacology* 19/3 (März 2016): pyv098.

82 Michael Silvio Duailibi et al., »N-Acetylcysteine in the Treatment of Craving in Substance Use Disorders: Systematic Review and Meta-analysis,« *American Journal on Addictions* 26/7 (Oktober 2017): 660–666.
Soo Liang Ooi, Ruth Green und Sok Cheon Pak, »N-Acetylcysteine for the Treatment of Psychiatric Disorders: A Review of Current Evidence,« *BioMed Research International* 2018 (Oktober 2018): 2469486.

83 Eduardo Prado et al., »*N*-Acetylcysteine for Therapy-Resistant Tobacco Use Disorder: A Pilot Study,« *Redox Report* 20/5 (September 2015): 215–222.
Gregory L. Powell et al., »Chronic Treatment with *N*-Acetylcysteine Decreases Extinction Responding and Reduces Cue-Induced Nicotine-Seeking,« *Physiological Reports* 7/1 (Januar 2019): e13958.

84 Lindsay M. Squeglia et al., »Alcohol Use during a Trial of *N*-Acetylcysteine for Adolescent Marijuana Cessation,« *Addictive Behaviors* 63 (Dezember 2016): 172–177.

85 Kevin M. Gray et al., »A Double-Blind Randomized Controlled Trial of *N*-Acetylcysteine in Cannabis-Dependent Adolescents,« *American Journal of Psychiatry* 169/8 (August 2012): 805–812.

86 Steven D. LaRowe et al., »Is Cocaine Desire Reduced by *N*-Acetylcysteine?« *American Journal of Psychiatry* 164/7 (Juli 2007): 1115–1117.
Steven D. LaRowe et al., »A Double-Blind Placebo-Controlled Trial of N-Acetylcysteine in the Treatment of Cocaine Dependence,« *American Journal on Addictions* 22/5 (September/Oktober 2013): 443–452.

87 Seyed Ghafur Mousavi et al., »The Efficacy of N-Acetylcysteine in the Treatment of Methamphetamine Dependence: A Double-Blind Controlled, Crossover Study,« *Archives of Iranian Medicine* 18/1 (Januar 2015): 28–33.

88 Ritchy Hodebourg et al., »Heroin Seeking Becomes Dependent on Dorsal Striatal Dopaminergic Mechanisms and Can Be Decreased by N-Acetylcysteine,« *European Journal of Neuroscience*, Sonderausgabe, März 2018, https://doi.org/10.1111/ejn.13894.

89 Jon E. Grant, Suck Won Kim und Brian L. Odlaug, »N-Acetyl Cysteine, a Glutamate-Modulating Agent, in the Treatment of Pathological Gambling: A Pilot Study,« *Biological Psychiatry* 62/6 (September 2007):

652–657.
Jon E. Grant et al., »A Randomized, Placebo-Controlled Trial of *N*-Acetylcysteine Plus Imaginal Desensitization for Nicotine-Dependent Pathological Gamblers,« *Journal of Clinical Psychiatry* 75/1 (Januar 2014): 39–45.

90 Stephen D. Anton et al., »Effects of Chromium Picolinate on Food Intake and Satiety,« *Diabetes Technology and Therapeutics* 10/5 (2008): 405–412.
Kimberly A. Brownley et al., »A Double-Blind, Randomized Pilot Trial of Chromium Picolinate for Binge Eating Disorder: Results of the Binge Eating and Chromium (BEACh) Study,« *Journal of Psychosomatic Research* 75/1 (Juli 2013): 36–42.

91 Dnyanraj Choudhary, Sauvik Bhattacharyya und Kedar Joshi, »Body Weight Management in Adults under Chronic Stress through Treatment with Ashwagandha Root Extract: A Double-Blind, Randomized, Placebo-Controlled Trial,« *Journal of Evidence-Based Complementary and Alternative Medicine* 22/1 (2017): 96–106.

92 Rachel L. Tomko, et al., »*N*-Acetylcysteine: A Potential Treatment for Substance Use Disorders,« *Current Psychiatry* 17/6 (Juni 2018): 30–55.

93 John A. Chalmers et al., »Anxiety Disorders Are Associated with Reduced Heart Rate Variability: A Meta-Analysis,« *Frontiers in Psychiatry* 5 (Juli 2014): 80.

94 Massachusetts General Hospital, »Physical Activity as a Preventive Strategy against Depression: Genetic Data Suggests Physical Activity Can Protect against the Risk of Depression,« *ScienceDaily*, Januar 2019, https://www.sciencedaily.com/releases/2019/01/190123112333.htm.

95 Daniel G. Amen und Tana Amen, *The Brain Warrior's Way* (New York: New American Library, 2016), 179.

Kapitel 17: Sie können nicht ändern, was Sie nicht messen – Prävention beginnt mit der Kenntnis der für Ihre Gesundheit wichtigen Messwerte

1 Daniel G. Amen, *Feel Better Fast and Make It Last* (Carol Stream, IL: Tyndale, 2018), 309–310.

2 »Pressure,« *New York Times*, November 2017, https://www.nytimes.com/2017/11/13/health/blood-pressure-treatment-guidelines.html?_r=0.
Susan Scutti, »Nearly Half of Americans Now Have High Blood Pressure, Based on New Guidelines,« *Health*, CNN, November 2017, https://www.cnn.com/2017/11/13/health/new-blood-pressure-guidelines/index.html

3 Penelope Elias et al., »Serum Cholesterol and Cognitive Performance in the Framingham Heart Study,« *Psychosomatic Medicine* 67/1 (Januar/Februar 2005): 24–30.

4 M. M. Mielke et al., »High Total Cholesterol Levels in Late Life Associated with a Reduced Risk of Dementia,« *Neurology* 64/10 (Mai 2005): 1689–1695.
Annelies W. E. Weverling-Rijnsburger et al., »Total Cholesterol and Risk of Mortality in the Oldest Old,« *Lancet* 350/9085 (Oktober 1997): 1119–1123.

5 Amen, *Feel Better Fast*, 313.

6 Daniel G. Amen, *Change Your Brain, Change Your Life*, rev. ed. (New York: Harmony Books, 2015), 83–84.

7 Daniel G. Amen, *Unleash the Power of the Female Brain* (New York: Harmony Books, 2013), 80–81.

8 Amen, *Feel Better Fast*, 309.

9 »Cancers Associated with Overweight and Obesity Make Up 40 Percent of Cancers Diagnosed in the United States,« CDC Newsroom, Centers for Disease Control and Prevention, aktualisiert am 3. Oktober 2017, https://www.cdc.gov/media/releases/2017/p1003-vs-cancer-obesity.html.

10 Amen, *Change Your Brain*, 80.

Kapitel 18: Ganz einfach gesund essen – die Bright-Minds-Diät zur effektiven Behandlung psychischer Krankheiten

1 T. S. Sathyanarayana Rao et al., »Understanding Nutrition, Depression and Mental Illnesses,« *Indian Journal of Psychiatry* 50/2 (April–Juni 2008): 77–82.

2 Jerome Sarris et al., »Nutritional Medicine as Mainstream in Psychiatry,« *Lancet* 2/3 (2015): 271–274.

3 Felice N. Jacka et al., »Western Diet Is Associated with a Smaller Hippocampus: A Longitudinal Investigation,« *BMC Medicine* 13 (September 2015): 215.

4 Felice N. Jacka et al., »Dietary Patterns and Depressive Symptoms over Time: Examining the Relationships with Socioeconomic Position, Health Behaviours and Cardiovascular Risk,« *PLOS One* 9/1 (Januar 2014): e87657.
Behnaz Shakersain et al., »Prudent Diet May Attenuate the Adverse Effects of Western Diet on Cognitive Decline,« *Alzheimer's and Dementia* 12/2 (Februar 2016): 100–109.
Amber L. Howard et al., »ADHD Is Associated with a ›Western‹ Dietary Pattern in Adolescents,« *Journal of Attention Disorders* 15/5 (Juli 2011): 403–411.
Giovanni Tarantino, Vincenzo Citro und Carmine Finelli, »Hype or Reality: Should Patients with Metabolic Syndrome-Related NAFLD be on the Hunter-Gatherer (Paleo) Diet to Decrease Morbidity?« *Journal of Gastrointestinal and Liver Diseases* 24/3 (September 2015): 359–368.

5 National Center for Chronic Disease Prevention and Health Promotion, *The Power of Prevention: Chronic Disease, the Public Health Challenge of the 21st Century*, US Department of Health and Human Services, Centers for Disease Control and Prevention, 2009, https://www.cdc.gov/chronicdisease/pdf/2009-Power-of-Prevention.pdf.

6 Maximus Berger et al., »Cross-Sectional Association of Seafood Consumption, Polyunsaturated Fatty Acids and Depressive Symptoms in Two Torres Strait Communities,« *Nutritional Neuroscience*, August 2018, https://doi.org/10.1080/1028415X.2018.1504429

7 Lawrence E. Armstrong et al., »Mild Dehydration Affects Mood in Healthy Young Women,« *Journal of Nutrition* 142/2 (Februar 2012): 382–388.
Matthew S. Ganio et al., »Mild Dehydration Impairs Cognitive Performance and Mood of Men,« *British Journal of Nutrition* 106/10 (November 2011): 1535–1543.

8 Ana Adan, »Cognitive Performance and Dehydration,« *Journal of the American College of Nutrition* 31/2 (2012): 71–78.

9 Kunio Nakamura et al., »Correlation between Brain Volume Change and T2 Relaxation Time Induced by Dehydration and Rehydration: Implications for Monitoring Atrophy in Clinical Studies,« *NeuroImage: Clinical* 6 (2014): 166–170.

10 Paul D. Lindseth et al., »Effects of Hydration on Cognitive Function of Pilots,« *Military Medicine* 178/7 (Juli 2013): 792–798.

11 Daniel G. Amen und Tana Amen, *The Brain Warrior's Way* (New York: New American Library, 2016), 113.

12 Rosebud O. Roberts et al., »Relative Intake of Macronutrients Impacts Risk of Mild Cognitive Impairment or Dementia,« *Journal of Alzheimer's Disease* 32/2 (2012): 329–339.

13 Lenore Arab, Rong Guo und David Elashoff, »Lower Depression Scores among Walnut Consumers in NHANES,« *Nutrients* 11/2 (Januar 2019): e275.

14 James E. Gangwisch et al., »High Glycemic Index Diet as a Risk Factor for Depression: Analyses from the Women's Health Initiative,« *American Journal of Clinical Nutrition* 102/2 (August 2015): 454–463.

15 Kara L. Breymeyer et al., »Subjective Mood and Energy Levels of Healthy Weight and Overweight/Obese Healthy Adults on High- and Low-Glycemic Load Experimental Diets,« *Appetite* 107 (Dezember 2016): 253–259.

16 Daniel G. Amen, *Feel Better Fast and Make It Last* (Carol Stream, IL: Tyndale, 2018), 212–213.

17 Bayani Uttara et al., »Oxidative Stress and Neurodegenerative Diseases: A Review of Upstream and Downstream Antioxidant Therapeutic Options,« *Current Neuropharmacology* 7/1 (März 2009): 65–74.

18 Gora Dadheech et al., »Evaluation of Antioxidant Deficit in Schizophrenia,« *Indian Journal of Psychiatry* 50/1 (Januar–März 2008): 16–20.

19 Tao Liu et al., »A Meta-Analysis of Oxidative Stress Markers in Depression,« *PLOS One* 10/10 (Oktober 2015): e0138904.

20 Medhavi Gautam et al., »Role of Antioxidants in Generalised Anxiety Disorder and Depression,« *Indian Journal of Psychiatry* 54/3 (Juli–September 2012): 244–247.

21 Siehe »List of Foods,« ORAC Database, Zugriff am 25. August 2019, https://oracdatabase.com/list-of-foods/list-of-foods/. Die Nummern wurden abgerundet.

22 University of Warwick, »Fruit and Veggies Give You the Feel-Good Factor,« *ScienceDaily*, Juli 2016, https://www.sciencedaily.com/releases/2016/07/160710094239.htm.

23 Daniel G. Amen, *Change Your Brain, Change Your Life* (New York: Harmony Books, 2015): 137.

24 Amen and Amen, *Brain Warrior's Way*, 142.

25 Lidy M. Pelsser et al., »A Randomised Controlled Trial into the Effects of Food on ADHD,« *European Child and Adolescent Psychiatry* 18/1 (Januar 2009): 12–19.

26 Lidy M. Pelsser et al., »Effects of Food on Physical and Sleep Complaints in Children with ADHD: A Randomised Controlled Pilot Study,« *European Journal of Pediatrics* 169/9 (September 2010): 1129–1138.

27 Donna McCann et al., »Food Additives and Hyperactive Behavior in 3-Year-Old and 8/9-Year-Old Children in the Community: A Randomised, Double-Blinded, Placebo-Controlled Trial,« *Lancet* 370/9598 (November 2007): 1560–1567.

28 Rachel B. Acton et al., »Added Sugar in the Packaged Foods and Beverages Available at a Major Canadian Retailer in 2015: A Descriptive Analysis,« *CMAJ Open* 5/1 (Januar 2017): e1–6.

29 Michelle Pearlman, Jon Obert und Lisa Casey, »The Association between Artificial Sweeteners and Obesity,« *Current Gastroenterology Reports* 19/12 (2017): 64.

30 Jessica R. Jackson et al., »Neurologic and Psychiatric Manifestations of Celiac Disease and Gluten Sensitivity,« *Psychiatric Quarterly* 83/1 (März 2012): 91–102.

31 Megan Anne Arroll, Lorraine Wilder und James Neil, »Nutritional Interventions for the Adjunctive Treatment of Schizophrenia: A Brief Review,« *Nutrition Journal* 13 (September 2014): 91.
Elena Lionetti et al., »Gluten Psychosis: Confirmation of a New Clinical Entity,« *Nutrients* 7/7 (Juli 2015): 5532–55339.

32 Helmut Niederhofer, »Association of Attention-Deficit/Hyperactivity Disorder and Celiac Disease: A Brief Report,« *Primary Care Companion to CNS Disorders* 13/3 (2011): e1–31.
Paul Whiteley et al., »The ScanBrit Randomised, Controlled, Single-Blind Study of a Gluten- and Casein-Free Dietary Intervention for Children with Autism Spectrum Disorders,« *Nutritional Neuroscience* 13/2 (2010): 87–100.
Antonio Di Sabatino et al., »Small Amounts of Gluten in Subjects with Suspected Nonceliac Gluten Sensitivity: A Randomized, Double-Blind, Placebo-Controlled, Cross-Over Trial,« *Clinical Gastroenterology and Hepatology* 13/9 (September 2015): 1604–1612.e3.
S. L. Peters et al., »Randomised Clinical Trial: Gluten May Cause Depression in Subjects with Non-coeliac Gluten Sensitivity — An Exploratory Clinical Study,« *Alimentary Pharmacology and Therapeutics* 39/10 (Mai 2014): 1104–1112.

33 Eleanor Busby et al., »Mood Disorders and Gluten: It's Not All in Your Mind! A Systematic Review with Meta-Analysis,« *Nutrients* 10/11 (November 2018): e1708.

34 Paola Bressan und Peter Kramer, »Bread and Other Edible Agents of Mental Disease,« *Frontiers in Human Neuroscience* 10 (März 2016): 130.

35 Leo Pruimboom und Karin de Punder, »The Opioid Effects of Gluten Exorphins: Asymptomatic Celiac Disease,« *Journal of Health, Population and Nutrition* 33 (November 2015): 24.

36 Bressan und Kramer, »Bread and Other Edible Agents,« 130.

37 P. Usai et al., »Frontal Cortical Perfusion Abnormalities Related to Gluten Intake and Associated Autoimmune Disease in Adult Coeliac Disease: 99mTc-ECD Brain SPECT Study,« *Digestive and Liver Disease* 36/8 (August 2004): 513–518.
A. De Santis et al., »Schizophrenic Symptoms and SPECT Abnormalities in a Coeliac Patient: Regression after a Gluten-Free Diet,« *Journal of Internal Medicine* 242/5 (November 1997): 421–423.

38 Giovanni Addolorato et al., »Regional Cerebral Hypoperfusion in Patients with Celiac Disease,« *American Journal of Medicine* 116/5 (März 2004): 312–317.
Maurizio Gabrielli et al., »Association between Migraine and Celiac Disease: Results from a Preliminary Case-Control and Therapeutic Study,« *American Journal of Gastroenterology* 98/3 (März 2003): 625–629.

39 M. Hadjivassiliou et al., »Dietary Treatment of Gluten Ataxia,« *Journal of Neurology, Neurosurgery and Psychiatry* 74/9 (September 2003): 1221–1224.

40 F. C. Dohan et al., »Is Schizophrenia Rare if Grain Is Rare?« *Biological Psychiatry* 19/3 (März 1984): 385–399.

41 F. C. Dohan und J. C. Grasberger, »Relapsed Schizophrenics: Earlier Discharge from the Hospital after Cereal-Free, Milk-Free Diet,« *American Journal of Psychiatry* 130/6 (1973): 685–688.

42 Robin Mesnage et al., »Potential Toxic Effects of Glyphosate and Its Commercial Formulations below Regulatory Limits,« *Food and Chemical Toxicology* 84 (Oktober 2015): 133–153.

43 K. R. Fluegge und K. R. Fluegge, »Glyphosate Use Predicts ADHD Hospital Discharges in the Healthcare Cost and Utilization Project Net (HCUPnet): A Two-Way Fixed-Effects Analysis,« *PLOS One* 10/8 (August 2015): e0133525, Widerruf am 21. August 2015, *PLOS One*, https://doi.org/10.1371/journal.pone.0137489.

44 »15 Health Problems Linked to Monsanto's Roundup,« EcoWatch, Januar 2015, https://www.ecowatch.com/15-health-problems-linked-to-monsantos-roundup-1882002128.html.

45 Abdulaziz Farooq et al., »A Prospective Study of the Physiological and Neurobehavioral Effects of Ramadan Fasting in Preteen and Teenage Boys,« *Journal of the Academy of Nutrition and Dietetics* 115/6 (Juni 2015): 889–897.

46 N. M. Hussin et al., »Efficacy of Fasting and Calorie Restriction (FCR) on Mood and Depression among Ageing Men,« *Journal of Nutrition, Health and Aging* 17/8 (2013): 674–680.
Kathryn C. Fitzgerald et al., »Effect of Intermittent vs. Daily Calorie Restriction on Changes in Weight and Patient-Reported Outcomes in People with Multiple Sclerosis,« *Multiple Sclerosis and Related Disorders* 23 (Juli 2018): 33–39.

47 Tatiana Moro et al., »Effects of Eight Weeks of Time-Restricted Feeding (16/8) on Basal Metabolism, Maximal Strength, Body Composition, Inflammation, and Cardiovascular Risk Factors in Resistance-Trained Males,« *Journal of Translational Medicine* 14/1 (Oktober 2016): 290.

48 M. E. Faris et al., »Intermittent Fasting during Ramadan Attenuates Proinflammatory Cytokines and Immune Cells in Healthy Subjects,« *Nutrition Research* 32/12 (Dezember 2012): 947–955.

49 Andrea R. Vasconcelos et al., »Intermittent Fasting Attenuates Lipopolysaccharide-Induced Neuroinflammation and Memory Impairment,« *Journal of Neuroinflammation* 11 (Mai 2014): 85.

50 Ben Spencer, »Why You Should NEVER Eat after 7pm: Late Night Meals ›Increases the Risk of Heart Attack and Stroke‹«, *Daily Mail*, August 2016, https://www.dailymail.co.uk/health/article-3767231/Why-NEVER-eat-7pm-Late-night-meals-increases-risk-heart-attack-stroke.html.

51 Ameneh Madjd et al., »Beneficial Effect of High Energy Intake at Lunch Rather Than Dinner on Weight Loss in Healthy Obese Women in a Weight-Loss Program: A Randomized Clinical Trial,« *American Journal of Clinical Nutrition* 104/4 (Oktober 2016): 982–989.

52 Eine ähnliche Liste habe ich in *Memory Rescue* (Tyndale, 2017) veröffentlicht, aber diese Liste ist verkürzt und umfasst nur diejenigen Lebensmittel, die Ihre geistige Gesundheit unterstützen oder beeinträchtigen können.

53 Coreyann Poly et al., »The Relation of Dietary Choline to Cognitive Performance and White-Matter Hyperintensity in the Framingham Offspring Cohort,« *American Journal of Clinical Nutrition* 94/6 (Dezember 2011): 1584–1591.

54 Xiaoshuang Dai et al., »Consuming *Lentinula edodes* (Shiitake) Mushrooms Daily Improves Human Immunity: A Randomized Dietary Intervention in Healthy Young Adults,« *Journal of the American College of Nutrition* 34/6 (2015): 478–487.
J. M. Gaullier et al., »Supplementation with a Soluble β-glucan Exported from Shiitake Medicinal Mushroom, *Lentinus edodes* (Berk.) Singer Mycelium: A Crossover, Placebo-Controlled Study in Healthy Elderly,« *International Journal of Medical Mushrooms* 13/4 (2011): 319–326.

55 Lawrance C. Chandra et al., »White Button, Portabella, and Shiitake Mushroom Supplementation Up-Regulates Interleukin-23 Secretion in Acute Dextran Sodium Sulfate Colitis C57BL/6 Mice and Murine Macrophage J.744.1 Cell Line,« *Nutrition Research* 33/5 (Mai 2013): 388–396.

Anhang

1 Simon Gilbody, Tracy Lightfoot und Trevor Sheldon, »Is Low Folate a Risk Factor for Depression? A Meta-analysis and Exploration of Heterogeneity,« *Journal of Epidemiology and Community Health*, 61/7 (2007): 631–637.

2 Odette L. J. Peerbooms et al., »Meta-Analysis of MTHFR Gene Variants in Schizophrenia, Bipolar Disorder and Unipolar Depressive Disorder: Evidence for a Common Genetic Vulnerability?« *Brain, Behavior, and Immunity* 25/8 (November 2011): 1530–1543.

3 Naushad Shaik Mohammad et al., »Aberrations in Folate Metabolic Pathway and Altered Susceptibility to Autism,« *Psychiatric Genetics* 19/4 (2009): 171–176.
Robin P. Goin-Kochel et al., »The *MTHFR* 677C→T Polymorphism and Behaviors in Children with Autism: Exploratory Genotype-Phenotype Correlations,« *Autism Research* 2/2 (April 2009): 98–108.

4 Priya Rajagopalan et al., »Common Folate Gene Variant, *MTHFR* C677T, Is Associated with Brain Structure in Two Independent Cohorts of People with Mild Cognitive Impairment,« *NeuroImage: Clinical* 1/1 (2012): 179–187.

5 Arnold W. Mech und Andrew Farah, »Correlation of Clinical Response with Homocysteine Reduction during Therapy with Reduced B Vitamins in Patients with MDD Who Are Positive for *MTHFR* C677T or A1298C Polymorphism: A Randomized, Double-Blind, Placebo-Controlled Study,« *Journal of Clinical Psychiatry* 77/5 (Mai 2016): 668–671.

6 Steven Taylor, »Association between *COMT Val158Met* and Psychiatric Disorders: A Comprehensive Meta-analysis,« *American Journal of Medical Genetics Part B: Neuropsychiatric Genetics* 177/2, Sonderausgabe (März 2018): 199–210.

7 Avshalom Caspi et al., »Moderation of the Effect of Adolescent-Onset Cannabis Use on Adult Psychosis by a Functional Polymorphism in the Catechol-O-Methyltransferase Gene: Longitudinal Evidence of a Gene X Environment Interaction,« *Biological Psychiatry* 57/10 (Mai 2005): 1117–1127.

8 Taylor, »Association between *COMT Val158Met* and Psychiatric Disorders,« 199–210.

9 Eva Asselmann et al., »Interplay between *COMT* Val158Met, Childhood Adversities and Sex in Predicting Panic Pathology: Findings from a General Population Sample,« *Journal of Affective Disorders* 234 (Juli 2018): 290–296.

10 Kirk I. Erickson et al., »The Brain-Derived Neurotrophic Factor Val66Met Polymorphism Moderates an Effect of Physical Activity on Working Memory Performance,« *Psychological Science* 24/9 (September 2013): 1770–1779.

11 Romain Colle et al., »Brain-Derived Neurotrophic Factor Val66Met Polymorphism and 6-Month Antidepressant Remission in Depressed Caucasian Patients,« *Journal of Affective Disorders* 175 (April 2015): 233–240.

12 M. Kato und A. Serretti, »Review and Meta-Analysis of Antidepressant Pharmacogenetic Findings in Major Depressive Disorder,« *Molecular Psychiatry* 15/5 (Mai 2010): 473–500.
A. Serretti et al., »Meta-Analysis of Serotonin Transporter Gene Promoter Polymorphism (5-HTTLPR) Association with Selective Serotonin Reuptake Inhibitor Efficacy in Depressed Patients,« *Molecular Psychiatry* 12/3 (März 2007): 247–257.
Stefano Porcelli, Chiara Fabbri und Alessandro Serretti, »Meta-analysis of Serotonin Transporter Gene Promoter Polymorphism (5-HTTLPR) Association with Antidepressant Efficacy,« *European Neuropsychopharmacology* 22/4 (April 2012): 239–258.

13 Davide Seripa et al., »Role of the Serotonin Transporter Gene Locus in the Response to SSRI Treatment of Major Depressive Disorder in Late Life,« *Journal of Psychopharmacology* 29/5 (2015): 623–633.

14 Srijan Sen, Margit Burmeister und Debashis Ghosh, »Meta-Analysis of the Association between a Serotonin Transporter Promoter Polymorphism (5-HTTLPR) and Anxiety-Related Personality Traits,« *American Journal of Medical Genetics Part B: Neuropsychiatric Genetics* 127B/1 (Mai 2004): 85–89.

15 Ahmad R. Hariri et al., »A Susceptibility Gene for Affective Disorders and the Response of the Human Amygdala,« *Archives of General Psychiatry* 62/2 (Februar 2005): 146–152.

16 Manuel A. R. Ferreira et al., »Collaborative Genome-Wide Association Analysis Supports a Role for *ANK3* and *CACNA1C* in Bipolar Disorder,« *Nature Genetics* 40/9 (September 2008): 1056–1058.

17 Ferreira et al., »*ANK3* and *CACNA1C* in Bipolar Disorder,« 1056–1058.
Fei Wang et al., »The Association of Genetic Variation in *CACNA1C* with Structure and Function of a Frontotemporal System,« *Bipolar Disorders* 13/7–8 (November/Dezember 2011): 696–700.
Daixing Zhou et al., »AnkyrinG Is Required for Clustering of Voltage-Gated Na Channels at Axon Initial Segments and for Normal Action Potential Firing,« *Journal of Cell Biology* 143/5 (1998): 1295–1304.
T. G. Schulze et al., »Two Variants in *Ankyrin 3 (ANK3)* Are Independent Genetic Risk Factors for Bipolar Disorder,« *Molecular Psychiatry* 14/5 (Mai 2009): 487–491.

18 Sabrina Schilling et al., »*APOE* Genotype and MRI Markers of Cerebrovascular Disease: Systematic Review and Meta-analysis,« *Neurology* 81/3 (Juli 2013): 292–300.

19 Madhav Thambisetty et al., »APOE ε4 Genotype and Longitudinal Changes in Cerebral Blood Flow in Normal Aging,« *Archives of Neurology* 67/1 (Januar 2010): 93–98.

Stichwortverzeichnis

O

P

Q

R

S

Dank

So viele Menschen waren am Schaffungsprozess dieses Buches beteiligt. Ich bin ihnen allen dankbar, insbesondere den Zehntausenden von Patienten und Familien, die zu uns in die Amen Clinics gekommen sind und uns erlaubt haben, sie auf ihrem Heilungsweg zu begleiten.

Ich bin den wunderbaren Mitarbeitern der Amen Clinics dankbar, die jeden Tag hart für unsere Patienten arbeiten. Mein besonderer Dank gilt Frances Sharpe, die mir geholfen hat, das Buch so zu gestalten, dass es für unsere Leser leicht zugänglich ist. Auch meinen Freunden und Kollegen Dr. Parris Kidd, Dr. Rob Johnson und Natalie Buchoz danke ich für ihren Beitrag, ihre Liebe und ihre Unterstützung. Ich bin auch Jan Long Harris und dem Tyndale-Team dankbar für ihren Glauben an das Buch und ihre Hilfe, es der Welt zugänglich zu machen, sowie meiner Herausgeberin Andrea Vinley Converse, die mir dabei geholfen hat, dieses Buch so gut wie möglich zu machen.

Ich bin meiner wunderbaren Frau Tana dankbar, die bei allem, was ich tue, meine Partnerin ist, und meiner Familie, die meine Besessenheit, die Gesundheit der Gehirne der Menschen zu verbessern, toleriert hat. Ich liebe euch alle.

Über den Autor

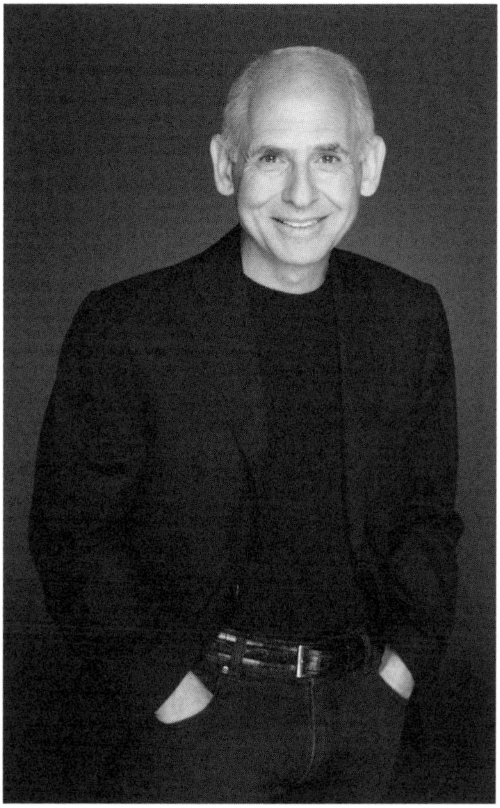

Die *Washington Post* hat Dr. Daniel G. Amen als den beliebtesten Psychiater Amerikas bezeichnet und Sharecare, ein digitales Gesundheitsunternehmen, das Menschen dabei helfen soll, ihre Gesundheit von einem einzigen Ort aus managen zu können, hat ihn zum einflussreichsten Experten und Fürsprecher für psychische Gesundheit im Internet ernannt.

Dr. Amen ist Arzt, zweifach zertifizierter Psychiater, zehnmaliger Bestsellerautor der *New York Times* und internationaler Redner. Er ist der Gründer der Amen Clinics in Costa Mesa, Los Angeles, und San Francisco, Kalifornien; Bellevue, Washington; Reston, Virginia; Atlanta; New York und Chicago. Die Amen Clinics haben eine der höchsten publizierten Erfolgsraten bei der Behandlung komplexer psychiatrischer Krankheiten und sie haben die weltweit größte Datenbank funktioneller Hirnscans aufgebaut, die insgesamt mehr als 170 000 Scans von Patienten aus 121 Ländern umfasst.

Dr. Amen ist der leitende Forscher der weltweit größten Studie zur Bildgebung des Gehirns und Rehabilitation von Profifootballspielern. Seine Forschungen haben nicht nur ein hohes Maß an Hirnschäden bei Spielern nachgewiesen, sondern auch die Möglichkeit einer signifikanten Heilungschance für viele durch die Prinzipien, die seiner Arbeit zugrunde liegen, aufgezeigt.

Zusammen mit Pastor Rick Warren und Dr. med. Mark Hyman ist Dr. Amen auch einer der Hauptarchitekten des Daniel-Plans der Saddleback Church, einem Programm, um die Gesundheit der gesamten Weltbevölkerung mithilfe religiöser Organisationen zu verbessern.

Dr. Amen ist Autor und Co-Autor von mehr als 70 Fachartikeln, sieben Buchkapiteln und mehr als 30 Büchern, darunter mehrere Bücher, die Nummer eins der Bestsellerliste der *New York Times* wurden: *The Daniel Plan* (auf Deutsch: *Der Daniel Plan*) und *Change Your Brain, Change Your Life* (auf Deutsch: *Das glückliche Gehirn*) sowie *Magnificent Mind at Any Age; Change Your Brain, Change Your Body; Use Your Brain to Change Your Age; Healing ADD; The Brain Warrior's Way; The Brain Warrior's Way Cookbook; Captain Snout and the Super Power Questions; Memory Rescue* und *Feel Better Fast and Make It Last.*

Dr. Amens veröffentlichte wissenschaftliche Artikel erschienen in den angesehenen Zeitschriften *Brain Imaging and Behavior, Natures Molecular Psychiatry, PLOS ONE, Natures Translational Psychiatry, Natures Obesity, Journal of Neuropsychiatry and Clinical Neurosciences, Minerva Psichiatrica, Journal of Neurotrauma, American Journal of Psychiatry, Nuclear Medicine Communications, Neurological Research, Journal of the American Academy of Child & Adolescent Psychiatry, Primary Psychiatry, Military Medicine* und *General Hospital Psychiatry.* Seine Forschung über posttraumatische Belastungsstörungen und Schädel-Hirn-Traumata wurde von der Zeitschrift *Discover* in ihrer Ausgabe zum Wissenschaftsjahr als eine der 100 Top-Storys des Jahres 2015 ausgezeichnet.

Dr. Amen hat 14 populäre Sendungen über das Gehirn im öffentlichen Fernsehen geschrieben, produziert und moderiert. Er trat in Filmen auf, darunter *After the Last Round* und *The Crash Reel*, sowie in mit einem Emmy Award ausgezeichneten Fernsehsendungen, wie *The Truth about Drinking* und *The Dr. Oz Show*. Er war Berater für den Film *Concussion* mit Will Smith in der Hauptrolle. Er hat auch für die National Security Agency (NSA), die National Science Foundation (NSF), die Harvard's Learning & the Brain Conference, das US-amerikanische Innenministerium, den National Council of Juvenile and Family Court Judges und die Obersten Gerichte von Delaware, Ohio und Wyoming gesprochen. Über Dr. Amens Arbeit wurde in *Newsweek*, dem *Time Magazine*, der *Huffington Post*, der *BBC*, dem *Guardian*, dem *Parade Magazine*, der *New York Times*, dem *New York Times Magazine*, der *Washington Post*, der *Los Angeles Times*, *Men's Health* und *Cosmopolitan* berichtet.

Dr. Amen ist mit Tana verheiratet. Er ist Vater von vier Kindern und Großvater von Elias, Emmy, Liam, Louie und Haven. Er ist auch ein begeisterter Tischtennisspieler.